女性生育力保存理论和实践

主编 张翠莲 张少娣 梁琳琳

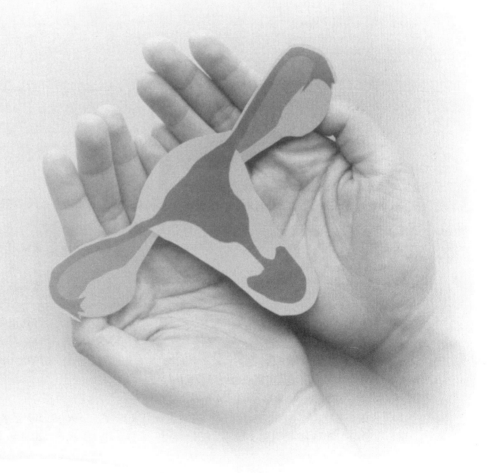

郑州大学出版社

图书在版编目(CIP)数据

女性生育力保存理论和实践／张翠莲，张少娣，梁琳琳主编. -- 郑州：郑州大学出版社，2024. 12.

ISBN 978-7-5773-0657-5

Ⅰ. R169.1

中国国家版本馆 CIP 数据核字第 2024143P19 号

女性生育力保存理论和实践

NÜXING SHENGYULI BAOCUN LILUN HE SHIJIAN

策划编辑	李龙传	封面设计	曾耀东
责任编辑	张 楠	版式设计	王 微
责任校对	吕笑娟 杨 鹏	责任监制	朱亚君

出版发行	郑州大学出版社	地 址	郑州市大学路 40 号(450052)
出版人	卢纪富	网 址	http://www.zzup.cn
经 销	全国新华书店	发行电话	0371-66966070
印 刷	河南瑞之光印刷股份有限公司		
开 本	787 mm×1 092 mm 1／16		
印 张	22.25	字 数	503 千字
版 次	2024 年 12 月第 1 版	印 次	2024 年 12 月第 1 次印刷

书 号	ISBN 978-7-5773-0657-5	定 价	139.00 元

作者名单

主　编　张翠莲　张少娣　梁琳琳

副主编　于　岚　李　妍　毛增辉　谢娟珂

编　委　（按姓氏拼音排序）

常　硕　崔趁趁　韩　笑　胡金龙

姜李乐　李　丹　马赫男　时明月

王淑娜　殷宝莉　张瑞晓

前 言

　　生育能力是女性生殖健康的重要组成部分,是女性生命中最为重要的权利之一,也是人类繁衍和延续的基础。随着科学技术进步、社会经济发展和医学模式转变,恶性肿瘤患者的综合治疗取得重大进展,实现了患者的长期存活。恶性肿瘤放化疗、生殖系统肿瘤手术治疗及肿瘤治疗后随访时间长,年龄的增长均会造成生育力的不可逆性损伤。如何保护和保存有生育需求患者的生育力也因此成为了当今医学界亟待解决的问题。随之诞生的肿瘤生殖学是肿瘤学和生殖医学交叉的新兴学科,该学科专注于实现延长肿瘤患者生存期和保存生育力的平衡。

　　目前我国的肿瘤生殖学尚处于起步阶段,因此在有生育需求的肿瘤患者诊疗过程中存在以下多个薄弱环节,例如对肿瘤治疗方案的生殖毒性告知不充分、生育力保存意识较低、缺乏成熟的生育力保存转诊流程和实操体系以及患者及家属对生育力保存的价值和时机的认知低下。目前生育力保存相关专著较少,临床相关科室例如乳腺外科、血液科、肿瘤科、妇科及生殖科医生尤其是基层医生缺乏生育力保存的理论知识和实践方案。因此我们团队从生育力保存和评估入题,通过研究有生育需求肿瘤患者综合治疗过程中生殖腺毒性作用,分析其对生育力影响及不同时期女性生育力保存技术的演变及实践方案,并总结了生育力保存的门诊咨询及前沿技术与伦理管理,紧抓生育力保存实施过程中存在的薄弱环节,以实际临床工作为导向,为相关科室医务人员提供女性患者生育力保存的理论指导和实践操作指导。因此本书不但适用于生殖科、妇产科、乳腺外科、血液科、肿瘤内科等专业的医务工作者,也适用于有生育力保存需求的患者。

　　本书由河南省人民医院生殖医学中心、肿瘤科、血液科和乳腺外科联合长沙市妇幼保健院生殖中心共同策划、组织、撰写和审校。参与编写的人员是长期从事临床工作的医务人员,在繁重的临床工作、科研任务之余,为该书的筹划、选题、撰写等付出了巨大心血。我们尽力确保本书内容的准确性、科学性和实用性，但由于医学领域日新月异的进步，书中内容难免有滞后和不足之处，敬请广大读者批评指正，您的宝贵意见将是我们不断进步的动力。

感谢所有参与本书编写人员，感谢王雪童对本书部分图片的设计和制作，感谢郑州大学出版社有限公司对我们的信任和指导，感谢在本书校对、排版、出版过程中所有幕后工作人员。

在结束前言之际，我们希望本书能帮助您充分了解女性生育力保存的理念和操作实践，也期待本书能推动这一领域的研究与实践不断向前发展。愿每一位女性都能享有健康、幸福的生育权利，希望我们能够共同守护女性生命之源。

张翠莲

2024 年 1 月

目录 CONTENTS

第六章　青春期前女性肿瘤患者的治疗及其对生育力的影响 204

第七章　生育力咨询与临床实践 237

第九章 生育力保存的伦理与管理 *328*

第一章

女性生育力评估

第一节 卵巢的结构与功能及评估

女性生育力是指女性能够产生卵母细胞及卵母细胞正常受精、孕育胎儿的能力。近年来,全球生育问题逐年增多,女性生育力整体呈下降趋势,且随着我国生育政策的调整,三孩政策全面放开,如何对女性生育力进行科学、精准的评估愈发重要。生育力评估不仅能对不同目标人群提出合理的指导建议,而且可帮助有生育需求的女性选择合适的途径妊娠和生育力保存,并在此基础上在妊娠过程中进行围产保健,从而实现优生优育的目标。女性生育力评估主要包括三个方面,即卵巢储备功能、输卵管的通畅性及相关功能、子宫及生殖道的结构和功能。其中,卵巢储备功能的评估最为重要,包括卵巢内卵泡数量和质量。本章节讲围绕这三个方面对生育力评估进行阐述。

一、卵巢的解剖结构与生理功能

(一)卵巢解剖结构

正常女性的卵巢为呈扁椭圆形的左右对称的实质器官。卵巢位于小骨盆腔侧壁的卵巢窝内,输卵管的后下方。其有内外侧两面、上下两端和前后两缘:内侧即子宫端,毗邻小肠,以卵巢固有韧带与子宫相连,外侧面即盆壁端,靠近卵巢窝,以卵巢悬韧带与盆壁相连;上端以卵巢悬韧带与小骨盆上口相连,下段以卵巢固有韧带与子宫相连;前缘借系膜连于子宫阔韧带,且前缘中部因有神经血管出入而被称为卵巢门,后缘游离。

卵巢表面无腹膜覆盖,组织由外至内分别为生发上皮、白膜、皮质和髓质。生发上皮即覆盖在卵巢表面的单层立方上皮细胞,白膜是包裹皮质和髓质的一层纤维组织。皮质中含有大量始基卵泡和不同阶段的囊状卵泡,其厚度与卵泡数量相关。髓质作为卵巢的中心,与卵巢门相连,内有丰富的血管、神经、淋巴管,疏松的结缔组织和少量参与卵巢运动的平滑肌纤维。

在女性一生中,卵巢体积随年龄不同而差异较大。育龄期女性卵巢大小约 4 cm×3 cm× 1 cm,重 5~6 g,表面凹凸不平,成灰白色。而儿童早期(8 岁以前)卵巢长而窄,表面光滑,卵泡大量自主生长,但其发育至窦前期即退化,儿童后期(8 岁以后)卵巢逐渐转变为扁卵圆形,绝经后的女性卵巢因生理功能衰退而逐渐萎缩、变小、变硬,盆腔检查时不易触及。

(二)卵巢生理功能

卵巢是女性的性器官,其主要生理功能是产生并排出卵子,分泌甾体激素、多肽激素、生长激素、细胞因子等。

1.卵泡的发育与排卵

在胚胎发育过程中,起源于卵黄囊尾侧的内胚层细胞发育成原始生殖细胞(primordial germ cell,PGC),胚胎6~8周时,原始生殖细胞通过有丝分裂变成卵原细胞(oogonia),而在胚胎11~12周时卵原细胞逐渐通过第一次减数分裂成为初级卵母细胞(primary oocyte)。胚胎16周至出生后6个月期间,初级卵母细胞被单层梭形前颗粒细胞包围,形成始基卵泡(primary follicle)。始基卵泡不仅是卵细胞储备的唯一形式、女性的基本生殖单位,也是卵泡发育的起点。卵巢周期前生殖细胞的数量不断变化,胚胎6~8周时,卵原细胞数量约60万个,胚胎11~12周时卵原细胞和初级卵母细胞数目达到高峰,共600万~700万个,而后卵泡不断闭锁,出生时始基卵泡约110万~200万个,青春期仅剩下30万~40万个。

根据卵泡的大小、形态、组织学特征、发育时机,将卵泡分为始基卵泡、窦前卵泡,窦状卵泡和排卵前卵泡(preovulatory follicle)。始基卵泡由减数分裂双线期的初级卵母细胞和其周围单层梭形前颗粒细胞组成。单层梭形前颗粒细胞逐渐分化、有丝分裂,卵泡进一步增大,形成窦前卵泡。窦前卵泡周围颗粒细胞存在对卵泡的生长发育有促进作用的卵泡刺激素(follicle-stimulating hormone,FSH)受体、雌激素受体和雄激素受体,卵泡基底膜存在黄体生成素受体。随着卵泡的进一步发育,卵泡周围的颗粒细胞不断增殖、分化,分泌液体增多并融合为卵泡腔,卵泡体积增大,直径达500μm,形成窦卵泡。排卵前卵泡又称成熟卵泡,是卵泡发育的终点。排卵前卵泡的卵泡液迅速增加,卵泡腔及卵泡体积增大,卵泡直径多达18~23 mm。排卵前卵泡周围颗粒细胞分泌雌激素水平增多,且在原有激素受体的基础上出现促黄体生成素(luteinizing hormone,LH)受体、催乳素(prolactin)受体。排卵前卵泡结构上由外至内分别为卵泡外膜、卵泡内膜、颗粒细胞、卵泡腔、卵丘、放射冠和透明带。

始基卵泡向初级卵泡进行转化被称为启动募集,标志着卵泡开始发育。始基卵泡发育为窦前卵泡,窦前卵泡发育至窦状卵泡,窦状卵泡再发育为排卵前卵泡,最终卵泡发育成熟并排卵。其中始基卵泡发育为窦前卵泡需9个月以上的时间,而窦前卵泡发育至卵泡成熟并排卵需近3个月。通常情况下,在女性的月经周期中有一批卵泡通过募集、选择,最终形成一枚优势卵泡成熟并排卵,而其余卵泡在发育过程中发生闭锁(图1-1)。正常女性虽青春期时有30万~40万个始基卵泡,但仅有400~500枚卵子成熟并排卵,大多数始基卵泡均以闭锁为结局。

卵巢周期中卵泡的发育与成熟主要依赖下丘脑、垂体和卵巢之间相互调节、相互影响从而形成的完整的神经内分泌系统:下丘脑-垂体-卵巢轴(hypothalamus-pituitaryovary axis，HPOA）的调控，下丘脑通过分泌促性腺激素释放激素调节垂体分泌促性腺激素，促性腺激素的水平调控卵巢性激素的水平，而卵巢性激素同样对下丘脑、垂体的促性腺激素释放激素、促性腺激素的分泌具有正、负反馈调节的作用。

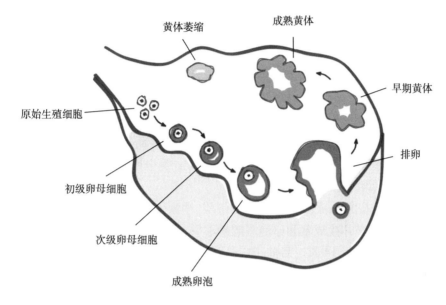

图 1-1　卵泡的发育过程

　　排卵前，优势卵泡分泌雌二醇达到可对下丘脑正反馈调节的水平，在该水平持续约48 小时后，下丘脑大量分泌促性腺激素释放激素，从而垂体大量分泌促性腺激素，LH 和 FSH 水平激增。高水平 LH 即 LH 峰是临床上常见的预测排卵的指标，通常开始出现在排卵前 36 小时，并持续约 48 小时。LH 峰的出现可使停留在第一次减数分裂的初级卵母细胞完成第一次减数分裂，排出第一极体并成为次级卵母细胞。次级卵母细胞开始第二次减数分裂并停留于第二次减数分裂中期，从而完成卵子的成熟。LH 峰除了可预测排卵、促使初级卵母细胞进行减数分裂、成熟外，仍可使排卵前卵泡黄素化，从而孕酮水平少量上升。FSH、LH 与孕酮的协同作用与高水平的前列腺素均刺激卵巢平滑肌的收缩，对卵泡的排出有一定促进作用。卵子排出后 12～24 小时内具有受精能力，但其仅在受精后完成第二次减数分裂，排出第二极体，与精子结合形成受精卵。

　　卵子排出后，卵冠丘复合体、部分颗粒细胞和卵泡液排出，卵泡腔内压下降导致卵泡壁塌陷，颗粒细胞和卵泡内膜细胞侵入，毛细血管出血，黄体随之形成。其中卵泡颗粒细胞和卵泡内膜细胞在 LH 的作用下形成颗粒黄体细胞和卵泡膜黄体细胞。这两种细胞中的胡萝卜素含量与黄体颜色有关，含量越高，黄体颜色越深。在血管内皮生长因子的作用下，颗粒黄体细胞形成新生血管，构建起新的毛细血管网。黄体体积在排卵后 7-8 日达到高峰，直径约 1～2 cm。

　　黄体分泌的雌、孕激素是排卵后甾体激素的主要来源。如前文所述，排卵前，高 LH

水平促进颗粒细胞内类固醇合成急性调节蛋白（steroidogenic acute regulatory protein，STAR）水平升高，从而促进孕激素的合成及分泌。而排卵后形成的新的毛细血管网帮助由黄体分泌的孕激素进入血液循环，孕激素水平上升。雌、孕激素作为甾体激素，二者均属于类固醇激素，是胆固醇在卵泡膜细胞和颗粒细胞中经过多种羟化酶及芳香化酶的作用下合成的。促黄体生成素与卵泡膜细胞的对应受体结合后胆固醇转变为睾酮和雄烯二酮，二者进入颗粒细胞。卵泡刺激素与颗粒细胞上对应受体结合后激活芳香化酶，从而将睾酮和雄烯二酮转化为雌二醇和雌酮，使雄激素转化为雌激素。

若卵子排出后与精子结合形成受精卵，胚胎滋养细胞分泌的绒毛膜促性腺激素替代LH持续作用于黄体细胞受体，并持续分泌雌、孕激素。黄体在绒毛膜促性腺激素的作用下体积增大，转变为妊娠黄体。随着妊娠的进展，母-胎界面日趋完善，胎盘逐渐发育，妊娠黄体逐渐萎缩，约在妊娠3个月末妊娠黄体退化。孕中期、孕晚期由胎盘代替妊娠黄体分泌甾体激素以维持妊娠。

若卵子排出后未受精，在黄体产生的大量雌、孕激素以及抑制素A的联合负反馈作用下，垂体分泌的促黄体生成素和卵泡刺激素水平均降低，黄体的功能在排卵后9~10日开始退化，并终于排卵后14日。目前相应机制仍不明确。研究显示，黄体结构以凋亡和自噬2种方式退化——凋亡是人类溶黄体的一个重要特征，形态学研究提示自噬促进了黄体的溶解。黄体在退化过程中黄体细胞逐渐发生萎缩，周围结缔组织中的成纤维细胞逐渐侵入黄体，使黄体组织纤维化，形成白体。同时，由于黄体细胞的凋亡，雌、孕激素的水平迅速降低，使子宫内膜失去了性激素的支持作用，子宫内膜发生剥脱，引起月经来潮。同时由于雌、孕激素和抑制素A的减少，下丘脑和垂体的负反馈抑制被解除，FSH分泌增加，卵巢中又有新的卵泡发育，下一个月经周期正式开始。

2. 卵巢的分泌功能

卵巢的分泌功能包括合成及分泌的甾体激素和部分多肽激素、细胞因子、生长因子等。

卵巢合成及分泌的甾体激素包括雌激素、孕激素和少量的雄激素。其中甾体激素的分泌受卵巢周期影响：排卵前，雌激素主要由卵泡膜细胞和颗粒细胞分泌；排卵后，雌、孕激素主要由黄体细胞分泌。雄激素主要由卵巢间质细胞和门细胞合成。

卵巢的雌、孕激素分泌呈周期性变化。卵泡开始发育的时候，雌激素水平较低，在卵泡发育至一定程度时卵泡分泌雌激素量迅速增加，并在排卵前达到第一个高峰。排卵后1~2日左右，黄体开始分泌雌激素，血液中雌激素水平再次上升。若卵子排出后未受精，约在排卵后7~8日，黄体成熟时，血液循环中雌激素水平达到第二个高峰。由于黄体在排卵后9~10日开始退化，其分泌功能逐渐衰退，雌激素水平随之下降。卵泡的发育过程中不分泌孕酮，排卵前，受促黄体生成素峰影响，卵泡颗粒细胞黄素化，分泌少量孕酮。排卵后，黄体分泌孕酮，血液循环中孕酮含量上升，并在排卵后7~8日，黄体成熟时，血液循环中孕激素水平达高峰。而后与雌激素一样，随着黄体分泌功能的衰退，孕激素水平下降，并在下一次月经来潮时恢复至卵泡期水平（图1-2）。

卵巢分泌的雄激素包括睾酮、雄烯二酮和脱氢表雄酮。其中卵泡间质细胞和卵巢细胞主要合成与分泌睾酮,雄烯二酮则由卵巢内泡膜层合成及分泌。在血液循环中,雄激素水平往往在排卵前升高,一方面促进非优势卵泡的闭锁,一方面对提升性欲有一定作用。

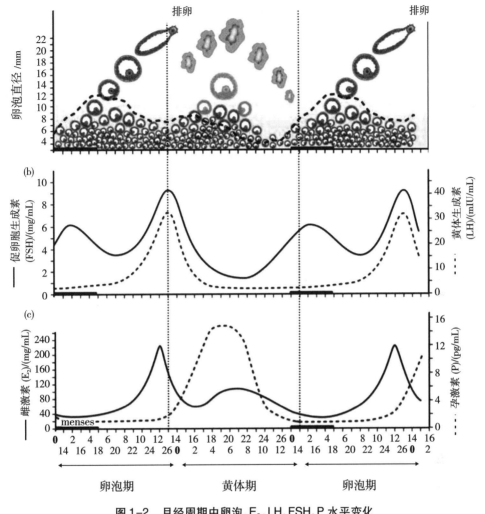

图1-2 月经周期中卵泡、E₂、LH、FSH、P水平变化

卵巢分泌的甾体激素对女性生殖系统、妊娠过程和机体代谢功能均有不可或缺的生理作用。

雌激素可使子宫内膜间质和腺体增殖和修复,促进子宫肌层增厚、促使和维持子宫发育,使宫颈口松弛、扩张,促进输卵管收缩及上皮的分泌,维持阴道酸性环境,促进外生殖器发育,维持第二性征,通过 HPOA 轴对下丘脑和垂体进行正负反馈调节,促进水钠潴留,调节脂质代谢,维持和促进骨代谢,保持血流稳定,维持妊娠状态的稳定,妊娠早期促进子宫增大等。

孕激素则使子宫内膜由增殖期转变为分泌期,与钙离子相结合使子宫平滑肌处于静息状态、降低子宫平滑肌兴奋性从而抑制宫缩,促进宫颈口闭合,抑制输卵管收缩,促进乳腺发育,在雌激素的作用基础上参与 HPOA 轴从而对下丘脑、垂体进行正负反馈调节,促进水钠排泄,升高体温等。在妊娠过程中,孕激素抑制促性腺激素的分泌从而抑制排卵,诱导子宫内膜间质细胞完成增生和分化,使子宫内膜完成蜕膜化。并且,孕激素参与妊娠过程中母-胎界面免疫微环境的调节。若在妊娠过程中孕激素水平偏低,可能会导致自然流产等不良妊娠结局。

除此之外,雌激素和孕激素仍有协同和拮抗作用:孕激素可在雌激素作用的基础上促进女性生殖系统的发育,而拮抗作用则表现在子宫内膜增生、卵泡发育、子宫收缩、输卵管蠕动、宫颈黏液及阴道上皮变化、水钠潴留等方面。

正常生理水平的雄激素可促使阴蒂、阴唇和阴阜的发育并促进阴毛、腋毛的生长,于机体代谢方面,可促进肌肉生长,刺激骨髓中红细胞增生,促进长骨骨基质生长,促进钙的保留,并在性成熟时使骨骺闭合、生长停止。但高水平的雄激素因可拮抗雌激素生理功能,对生殖系统、生理过程和机体代谢方面均有一定影响,如抑制卵泡及内膜的生长等。

卵巢仍分泌部分多肽激素、细胞因子、生长因子等。卵巢颗粒细胞分泌的多肽激素包括抑制素、激活素和卵泡抑制素,三者构成调节垂体促性腺激素合成与分泌的激活素-抑制素-卵泡抑制素系统。其中,抑制素可抑制卵泡刺激素的合成及分泌,同时增加促黄体生成素的活性。激活素提高垂体对促性腺激素释放激素的敏感性,促进垂体对促性腺激素的合成及分泌。卵泡抑制素抑制卵泡刺激素的合成及分泌。

卵巢分泌的细胞因子和生长因子包括白细胞介素-1,肿瘤坏死因子-α,胰岛素样生长因子,表皮生长因子等,这些细胞因子和生长因子参与卵泡的生长发育过程。

除此之外,卵巢仍分泌抗苗勒管激素(anti-mullerian hormone,AMH),其处于转化生长因子β超家族,详见第二节。

(三)卵巢储备功能及临床意义

卵巢储备功能是指卵巢内留存卵泡的数量和质量,其是反映女性的生育潜能的重要指标。如果卵巢储备功能下降,对应卵巢内可募集的卵泡数量减少,排出的卵子质量也会下降。在临床工作中,对患者卵巢储备功能进行评估有助于预测患者对促排卵药物反应不佳或反应过度,制定出最适合患者的控制性促排卵方案(controlled ovarian stimulation,COS),实现方案个体化,以达到最佳反应,同时最大限度地降低风险。同时,卵巢储备功能的评估可预测患者绝经年龄,并有助于为接受性腺毒性治疗的育龄期女性癌症患者提供咨询和治疗方案的选择;此外,它可能有助于确定多囊卵巢综合征的诊断等,在控制性促排卵过程中降低卵巢过度刺激综合征的发病率;并且,它可尽早识别卵巢储备功能下降且有生育需求的病人,尽早使用恰当的临床手段助其成功妊娠等。

二、影响卵巢储备功能相关因素

(一)年龄

年龄是影响卵巢储备功能最重要的相关因素。女性生殖系统自胚胎时期便开始发育,随后经历成熟和走向衰老。随着女性年龄的增加,其分别经历胎儿期、新生儿期、儿童期、青春期、性成熟期、绝经过渡期和绝经后期。每个阶段具有一定的个体差异,且无明显界限。一般情况下,卵巢储备功能随着年龄的增加而降低,这是生理性的卵巢储备功能下降。有研究指出,生育力下降的可能机制包括卵泡的数量急剧下降、卵子质量下降、颗粒细胞产生激素水平下降、凋亡率升高、卵泡闭锁加速等。

卵子成功受精至出生这段时间被称为胎儿期,在胎儿期,性腺组织出现卵巢结构,副中肾管发育成女性生殖道。出生后4周内是新生儿期,女性胎儿在母体内受到胎盘及母体来源激素的影响,血中女性激素水平较高,可短暂出现内外生殖器的发育、泌乳等生理现象,而后由于激素水平骤降可能出现阴道少量出血。出生后4周至12岁左右为儿童期,其中出生后4周至8岁左右被称为儿童早期,其HPOA轴受抑制,卵泡仅发育至窦前期便萎缩、退化。8岁至12岁左右称为儿童后期,HPOA轴的中枢性负反馈抑制状态被解除,下丘脑分泌的促性腺激素释放激素呈脉冲式释放,促性腺激素水平升高,卵泡在促性腺激素的作用下逐渐发育,性激素水平也较儿童早期有所上升,但卵泡仍不可发育成熟。儿童期与性成熟期之间的快速生长阶段被称为青春期,而青春期的发动时间具有个体差异性,受遗传、心理等多个因素影响。世界卫生组织(WHO)规定女性青春期为10~19岁。青春期的女性在促性腺激素的作用下,卵巢体积增大,其皮质表面也因发育在不同阶段的卵泡而变得凹凸不平。若雌激素水平足以使子宫内膜增殖,且雌激素出现明显波动时,月经初潮出现。当卵巢储备功能成熟即卵巢可周期性分泌性激素、周期性排卵时,女性正式进入性成熟期,又名生育期,通常由18岁左右开始,持续约30年。当卵巢储备功能开始衰退,女性进入绝经过渡期,在此期间,卵泡质量下降甚至出现成熟障碍,甚至不能正常排卵。最终当卵巢内卵泡储备消失为零,卵巢储备功能衰竭,卵巢对促性腺激素反应消失,月经停止来潮。绝经后期体内雌激素来源仅从卵巢间质分泌少量雄激素转化而来。卵巢储备功能完全衰竭,出现骨质疏松等症状。

自20世纪50年代起,在近70年的研究中,人们普遍认为,在女性一生过程中,卵母细胞的数量随着卵泡生长和闭锁的过程中逐渐下降,直到完全耗尽。如前文所述,女性出生时始基卵泡约110万~200万个,青春期仅剩下30万~40万个。始基卵泡持续下降的机制尚不明确,一是其与卵巢皮质内卵泡迁移至卵巢表面并与表面上皮结合,二是卵泡消失于腹腔中,三是受相关基因影响,减数分裂过程中始基卵泡发生退化,无法被颗粒细胞包裹,从而发生卵泡的闭锁。

Galey—fontaine等研究发现,约1/3的35岁以上妇女生育力存在问题,随年龄增长,体外受精-胚胎移植过程中的获卵数目、受精卵数目、可移植胚胎数目、种植率、临床妊娠率等均明显降低。Lobke M. Moolenaar等研究发现,女性生育潜能在35岁前无显著性改变,而在35岁以后出现明显的下降,具体表现为窦卵泡数明显下降,卵泡刺激素(FSH)用药量及刺激时间和周期取消率明显上升,并且卵巢反应不良组患者的年龄与反应正常组间存在显著性差异。

既往研究表明,年龄是胚胎染色体异常的重要影响因素。研究显示,随着孕妇年龄的增长,她们的卵巢储备功能随之减退,胚胎染色体异常发生率增加,增加了胚胎非整倍体的发生率,进而增加了流产率。Gleicher N 等的研究表明 35 岁为高龄孕妇的界定标准,女性在 35 岁之后受孕率开始下降,流产率开始上升。另外,对于≥35 岁患者,高龄是患者胚胎染色体核型异常的主要高危因素,超过 35 岁者比小于 35 岁者生育子代染色体异常风险升高 25% 左右。

除了卵母细胞质量、排卵过程是否顺利以及性功能等,随着年龄的增加,患有生殖系统疾病、妊娠期合并症的风险也增加,其同样对卵巢储备功能有负面影响。

(二)遗传因素

遗传因素包括染色体异常、拷贝数变异(copy number variations, CNVs)、基因突变等。

1. 染色体异常

染色体异常包括染色体数目和染色体结构的异常,对于女性而言,染色体异常常见于特纳综合征(Turner syndrome)、其他类型的性发育异常疾病(disorder of sex development, DSD)、早发性卵巢储备功能不全(premature ovarian insufficiency, POI)等。

特纳综合征又名先天性卵巢发育不全综合征,发病率为 1/4000 ~ 1/2000。特纳综合征的患者体内全部或部分体细胞中 1 条 X 染色体发生完全或者部分缺失,抑或是 X 染色体结构发生异常。其中最常见的是 1 条 X 染色体发生完全缺失,约占特纳综合征人群的40% ~ 50%,另外 15% ~ 25% 为 45, X/46, XX 嵌合型,3% 为 X 三体嵌合型,10% 左右为X 染色体结构异常,如 X 染色体长臂等臂 Xi(Xq),10% ~ 12% 人群含不同比例的父源的Y 染色体物质。由于 X 染色体数目或结构异常,特纳综合征人群先天性卵巢发育不全,其自然妊娠率较常人大大降低,仅 5% ~ 7%,而自然流产率则高达 22.8% ~ 30.8%。

DSD 指由于染色体、性腺和表型性别发育异常或不匹配而导致的一组先天性疾病,其中包括先天性代谢异常和畸形,主要表现为外生殖器的发育异常。根据 2016 年芝加哥会议共识,DSD 按照染色体核型可分为以下 3 种:①染色体异常型:如特纳综合征、克氏综合征、混合性腺发育不良等;②46, XY 型:主要表现为男性性腺发育异常、雄激素合成或作用异常;③46, XX 型:主要表现为女性性腺发育异常、雄激素过多等因素相关,其中先天性肾上腺皮质增生症(congenital adrenal hyperplasia, CAH)是导致新生儿阶段外阴性别模糊最常见的病因。DSD 患者常伴性腺功能低下,且不孕率较常人高。

POI 是一种生殖内分泌疾病,而遗传因素是 POI 发病的重要原因之一,包括染色体异常和基因突变,占 POI 病因的 20% ~ 25%。10% ~ 13% 的 POI 患者染色体数目或结构异常,其中绝大多数患者 X 染色体异常,如 45, X 及其嵌合、X 染色体长臂或短臂缺失、X 染色体-常染色体易位等异常核型,少部分患者发生常染色体重排。POI 患者在 40 岁之前出现卵巢储备功能减退,主要症状有月经异常(频发或稀发,甚至闭经)、排卵异常(稀发排卵,甚至不排卵)、促性腺激素水平升高等,生育力明显下降,甚至丧失。

2. CNV

CNV 指与参照基因组相比,≥1kb 的基因组大片段拷贝数的重复或缺失。其具有覆盖范围广、可遗传、相对稳定和高度异质性等特点。多项研究表明,多个基因如 *FMN2*、*SGOL2*、*TBP*、*SCARB1*、*BNC1*、*ARFGAP3* 等参与卵母细胞的成熟、减数分裂、卵泡发育和成熟的过程,而这些基因的微重复或微缺失与卵巢早衰(premature ovarian failure)有关。部分 CNV 涉及性别发育的关键调控基因,通过干扰基因表达从而导致剂量效应,从而影响性腺发育和成熟。

3. 基因突变

越来越多的研究表明,多种基因参与性别决定、性腺发育、激素合成、卵母细胞成熟、减数分裂、卵泡发育等多个过程,而基因突变则会导致卵巢储备功能减退、生殖系统发育异常、卵母细胞成熟障碍等。

基因突变是导致 POI 的重要遗传因素,随着国内外研究的进展,目前已知致病基因包括生殖内分泌相关基因如 *FSHR*、*CYP17*、*ESR1* 等、卵泡发生相关基因如 *NOBOX*、*FIGLA*、*GDF9* 等、减数分裂和 DNA 损伤修复相关基因如 *MCM8*、*MCM9*、*CSB-PGBD3* 基因等。而 *FMR1* 基因突变导致的脆性 X 综合征(fragile X syndrome);*FOXL2* 基因突变导致的小睑裂综合征(blepharophimsis-ptosis-epicanthus syndrome);*HSD17B4*、*HARS2*、*CLPP*、*LARS2*、*TWNK*、*ERAL* 基因突变导致的佩罗综合征(Perrault syndrome);*GALT* 基因突变导致的半乳糖血症;AIRE 基因突变导致的自身免疫性多内分泌病变综合征(I 型);*BLM* 导致的 Bloom 综合征;*ATM* 基因突变导致的共济失调性毛细血管扩张症(ataxia telangiectasia,AT)等,患者卵巢储备功能减退均为以上综合征的临床表现之一。

线粒体基因在线粒体内发挥作用,包括线粒体 DNA 的复制、基因表达以及蛋白质合成和降解,而线粒体功能障碍可导致性腺功能减退、卵巢储备功能下降。目前已知与卵巢储备功能相关的基因有 *MRPS22*、*POLG*、*TWNK*、*LARS2*、*HARS2*、*AARS2*、*CLPP* 和 *LRPPRC* 等。

(三)免疫因素

10%~30% 的 POI 患者合并自身免疫性疾病,通常情况下,罹患自身免疫性疾病的女性卵巢储备功能较常人降低,常见的自身免疫性疾病包括系统性红斑狼疮、桥本甲状腺炎、皮肌炎、Addison 病、类风湿关节炎等。自身免疫性疾病的特点是存在自身反应性 T 细胞和非特异性自身抗体,而对应自身免疫性卵巢炎的患者,其卵巢活检可发现炎性反应变化,血液循环中亦可发现较高水平的抗卵巢抗体和(或)肾上腺自身抗体。80% 以上自身免疫性卵巢储备功能不全的患者都伴有类固醇细胞自身抗体的升高、卵巢组织淋巴细胞和浆细胞的浸润以及 CD4$^+$T 细胞、CD8$^+$T 细胞的活跃。自身免疫性卵巢储备功能不全包括以下三种:与肾上腺自身免疫相关的自身免疫性卵巢储备功能不全、非肾上腺自身免疫相关的自身免疫性卵巢储备功能不全如桥本甲状腺炎、重症肌无力、克罗恩病、斑秃、白癜风、溃疡性结肠炎、肾小球肾炎、多发性硬化、自身免疫性溶血性贫血、特发性血小板减少性紫癜等和独立性特发性卵巢储备功能不全。60%~80% 的与肾上腺自身免疫相关的自身免疫性卵巢储备功能不全患者体内可检测到几种类固醇生成细胞的自身抗体,如肾上腺皮质、睾丸、胎盘和卵巢,卵巢组织学活检可见大量炎性细胞浸润,且可产生类固醇的细胞是主要攻击对象。非肾上腺自身免疫相关的自身免疫性卵巢储备功能不全则较少在组织活检中发现炎性细胞浸润,但当患者患有甲状腺自身免疫性疾病时,血清中高水平的抗甲状腺过氧化物酶抗体可能导致甲状腺功能减退或亚临床甲状腺功能减退。自身免疫性卵巢炎相关抗体包括抗透明带抗体、抗颗粒细胞抗体、抗卵泡膜抗体等。卵巢组织学活检可确诊自身免疫性卵巢储备功能不全,在镜下可发现炎症细胞如 B 细胞、T 细胞浸润生长期卵泡的卵泡膜细胞,而早期卵泡则无炎症细胞浸润。周围血管和神经也可能被炎症细胞浸润。同样可确诊自身免疫性卵巢储备功能不全的还有卵巢或肾上腺皮质或类固醇生成抗体水平升高、Addison 病等。

(四)感染因素

部分感染性疾病与卵巢储备功能相关,例如人类免疫缺陷病毒、痢疾杆菌、带状疱疹病毒、麻疹病毒、巨细胞病毒感染及严重的结核性、淋菌性或化脓性盆腔炎等可破坏卵巢组织,造成卵巢储备功能减退。

人类免疫缺陷病毒(HIV)感染的女性较未感染的同龄女性血清中 AMH 水平明显降低,卵巢储备功能下降,更年期提前,月经不调的发病率增加。并且,由于 HIV 感染的患者免疫系统功能低下,固有免疫吞噬作用降低、感染过程延长,其较未感染的女性更易患卵巢脓肿,进而影响卵巢储备功能。有研究表明,HIV 感染女性体内的 HIV 病毒载量和 $CD4^+T$ 细胞数量是影响患者血清中 AMH 水平的独立因素。腮腺炎病毒可能导致卵巢炎和卵巢储备功能下降。患有生殖器结核的女性出现卵巢储备功能下降,血清中 AMH 及窦卵泡计数、卵母细胞数和 M Ⅱ 卵子数均较同龄未感染女性显著降低。

(五)卵巢肿瘤及占位性病变

1. 卵巢肿瘤

卵巢肿瘤是全身各脏器原发性肿瘤类型最多的肿瘤疾病,按组织学分类可分为上皮性肿瘤、生殖细胞肿瘤、性索间质肿瘤和继发性肿瘤。无论卵巢肿瘤为良性、恶性还是交界性,一旦发现,应行手术治疗。但卵巢恶性肿瘤是否可行保留生育功能治疗主要取决于病人的年龄、肿瘤的病理类型及手术病理分期。

2. 子宫内膜异位症

子宫内膜异位症是指具有生长功能的子宫内膜组织出现在子宫腔被覆内膜及宫体肌层以外的其他部位,是生育期女性最常见的疾病之一。子宫内膜异位症的患者盆腔结构异常,卵巢周围广泛粘连,影响卵巢排卵等正常生理行为。子宫内膜异位症患者腹腔液中含有多种炎性物质,刺激卵巢,降低卵巢储备功能。另外内异症患者腹腔中前列腺素升高,影响卵巢内卵泡发育和正常排卵,即使可正常排卵,患者卵泡和黄体细胞上的LH 受体量减少,黄体功能不全,妊娠率下降。卵巢子宫内膜异位囊肿又名巧克力囊肿,是子宫内膜异位症的常见临床表现。巧克力囊肿周围组织发生氧化应激反应,进而诱发卵子凋亡和早期卵泡坏死。当巧克力囊肿形成,局灶性炎症使囊肿周围卵巢组织正常皮质结构改变,皮质特异性基质纤维化和丢失,始基卵泡募集增强、闭锁,卵泡发育出现障碍,原始卵泡被消耗,病灶周围卵巢组织的卵泡总数下降。当巧克力囊肿最大直径≥4 cm时,目前临床上以手术治疗为主,手术途径无论是经腹还是腹腔镜,均会导致卵巢储备功能下降。

(六)环境、社会(心理)因素

4-乙烯基环己烯二环氧化物(VCD)是一种有毒职业化学试剂。有动物实验研究表明,较大剂量的VCD可加速卵泡的闭锁和凋亡,并选择性地破坏大鼠和小鼠的原始卵泡和初级卵泡。VCD特异性地与细胞生长相关的关键信号通路中的关键分子——c-kit受体相互作用并抑制其自身磷酸化,从而干扰正常卵母细胞生长。因此,有VCD接触史的女性患POI的风险增加。

吸烟可导致不良妊娠结局的发生,并且与更年期的提前和患特发性卵巢储备功能不全的风险增加有关。有研究表明,吸烟与基础FSH水平升高、窦卵泡计数下降、血清中AMH水平下降有关。烟草霉素作为烟草重要的组成成分可能通过增加原始生殖细胞凋亡加速卵泡萎缩和闭锁,从而影响卵巢储备功能。

近年来,通过大量研究,人们不断证实,重金属、有机溶剂、杀虫剂、塑料、工业化学品、烟雾、大气污染均对人类卵巢储备功能下降和不良妊娠结局的发生相关,但具体机制仍不明确。

除了环境因素,心理因素同样可对卵巢储备功能产生一定影响。有研究表明,情绪较低且心理压力较大的女性其AFC水平较正常女性显著降低。

(七)医源性因素

随着医疗水平的不断进步,虽然疾病治愈率和长期生存率较以往有显著提升,但医源性因素导致卵巢储备功能下降的情况也在增加。

1. 手术

手术操作主要通过损伤卵泡及影响卵巢血供影响卵巢储备功能。卵巢血供由卵巢动脉供血。卵巢动脉自腹主动脉分出,沿腰大肌前下行至盆腔,跨越输尿管与髂总动脉下段,随骨盆漏斗韧带向内横行,再经卵巢系膜进入卵巢内。卵巢门前卵巢动脉分出若干分支供应输卵管血供,其末梢在宫角旁侧与子宫动脉上行的卵巢支相吻合。

常见子宫手术包括子宫肌瘤剔除术和子宫切除术。子宫肌瘤剔除术一般不损伤子宫动脉,对卵巢储备功能影响较小。子宫切除术术中子宫动脉上行支被切断,且切除子宫后子宫分泌的多种生物活性物质水平下降,从而影响卵巢内分泌功能,影响卵巢储备功能。在手术过程中,应尽量保留子宫的完整性,若必须切除子宫,可考虑保留子宫动脉上行支。

常见输卵管手术包括输卵管积水造口术、输卵管妊娠手术、输卵管切除术、输卵管结扎术等。输卵管积水时由于管壁扭曲重叠压迫输卵管系膜内血管,使盆腔脏器静脉回流不畅,盆腔血流动力学改变,卵巢血供减少,影响卵泡发育。输卵管积水造口术可解除系膜内血管压力,保持卵巢血供通畅,有利于改善卵巢的储备功能。辅助生殖技术前输卵管近端结扎远端造口术可使局部血流阻力轻微增加,但对动脉血流及卵巢储备功能未造成不良影响。输卵管妊娠手术一般对卵巢储备功能无明显影响,但若绒毛组织多、着床面广、术中电凝烧灼功率大、手术时间长,则可能损伤系膜内血管,卵巢血供减少,影响卵泡发育、卵巢储备功能降低。输卵管切除术术中易损伤卵巢动脉在输卵管–卵巢系膜内吻合形成的动脉弓,从而影响卵巢血供和卵巢储备功能。输卵管结扎术一般采用单极或双极电凝输卵管峡部靠近宫角部,若电凝烧灼功率适当,一般不会对输卵管系膜内血管造成影响。但若电凝时间过长、范围过大,其电损伤可能损伤输卵管系膜内血管,进而影响卵巢血供和卵巢储备功能。对于输卵管妊娠的病人,若行妊娠病灶切除术,则应尽量保护输卵管及卵巢的功能。

常见卵巢手术包括卵巢囊肿剥除术、卵巢切除术、卵巢打孔术等。卵巢囊肿剥除术一般在腹腔镜下操作完成,囊肿壁粘连处的卵巢组织主要由无卵泡或仅有原始卵泡的组织组成,而卵巢门处的卵巢组织大多由初级或次级卵泡的组织组成,卵巢囊肿剥除术术中囊肿壁粘连处的卵巢组织结构被破坏,若囊肿囊壁剥除层次不当,或损伤卵巢血供,或电凝烧灼损伤卵巢实质,则可能损伤更多的卵巢组织,进而影响卵巢储备功能。卵巢囊肿剥除术术中应尽量保留卵巢组织,剥离层次清楚、正确,动作轻柔,切勿剥离过深破坏卵巢组织及血供,减少卵巢组织损伤。卵巢切除术多应用于生殖系统肿瘤的手术治疗,其严重影响卵巢储备功能。若双侧卵巢同时切除,则卵巢储备功能将彻底消失。卵巢打孔术既往应用于多囊卵巢综合征的治疗,是多囊卵巢综合征合并不孕及促排卵治疗不敏感的一种手术治疗方法,现临床上较为少见。术中单极电凝或激光在卵巢表面穿刺出孔,与此同时卵巢组织受到破坏,电损伤后卵巢处置出现上皮消失、脱落、始基卵泡核孤缩、破裂、窦状卵泡核坏死溶解、颗粒细胞与卵泡膜细胞分离等,进而影响卵巢储备功能。卵巢打孔术术中应掌握好打孔的器械、功率、时间和打孔数量,尽量避免在卵巢门附近打孔,打孔后立即用生理盐水冲洗降温等。

2. 放化疗

详见第三章肿瘤治疗对生育力的影响。

三、常见卵巢储备功能评估指标

卵巢储备功能评估指标应具有方便、可重复性强、特异性高的特点。卵巢真实结构功能检测的绝对金标准是通过卵巢组织学活检,活检即可发现卵巢内真正的始基卵泡量,根据始基卵泡的数量反映卵巢的功能状态及预测绝经年龄。然而,组织学活检在现实中缺乏可操作性。早在 20 世纪 80 年代,随着辅助生殖技术的兴起,妇产科及生殖医学领域工作者开始通过研究卵巢储备功能的评估指标以更为准确地判断患者对控制性促排卵药物的反应性和预测患者通过辅助生殖技术助孕的结局。最先应用的指标是基础FSH 水平(1988 年),随后有枸橼酸氯米芬刺激试验(1989 年)、促性腺激素释放激素激动剂刺激试验(1989 年)、抑制素 B 水平(1997 年)、窦卵泡计数(1997 年)、抗苗勒管激素(2002 年)等。

(一)年龄

年龄是预测卵巢储备功能最简单、最直接的指标。随着年龄的增长,卵巢储备功能逐渐下降,一般认为大于 35 岁的女性卵巢储备功能急剧下降。虽然女性卵巢储备功能随着年龄的增长呈不可逆的下降趋势,但年龄评估卵巢储备功能具有很大个体差异,因此单纯依靠年龄并不能准确评估卵巢储备功能,需与其他指标结合进行综合评估。

(二)抗苗勒管激素(AMH)

如前文所述,抗苗勒管激素由卵巢内卵泡的颗粒细胞分泌,是同型二聚体糖蛋白、转化生长因子 β(TGF-β)超家族的成员,其于 1947 年在兔胎盘睾丸细胞中发现。AMH 仅由大小不等的初级卵泡、窦前卵泡和小窦卵泡的颗粒细胞产生,并通过卵泡局部自分泌和旁分泌途径发挥作用。大约在妊娠 36 周时,胎儿卵巢就开始产生 AMH,婴儿期就可以检测到,从青春期开始上升,到 25 岁达峰值,之后逐渐下降,直到围绝经期几乎检测不到。编码 AMH 的基因位于 19 号染色体短臂(19p13.2-13.3),长度 2.4~2.8 kb。转化生长因子 β 超家族成员通过异聚体丝氨酸/苏氨酸激酶受体复合体发出信号,有Ⅰ、Ⅱ、Ⅲ型共 3 种受体。当配体与受体相结合形成配体受体复合物后,Ⅱ型受体磷酸化并激活Ⅰ型受体,从而激活 smad 信号通路。

在卵泡的发育过程中,虽然初级卵泡、窦前卵泡和小窦卵泡的颗粒细胞均分泌 AMH,但不同阶段的卵泡颗粒细胞对应 AMH 的表达水平不同:AMH 表达水平与卵泡直径呈负相关,初级卵泡、次级卵泡、窦前卵泡以及直径<4 mm 的早期窦卵泡的颗粒细胞中 AMH 高表达,而直径介于 4~8 mm 的卵泡颗粒细胞 AMH 表达水平下降,直径>8 mm 的卵泡颗粒细胞中 AMH 表达水平更低,在依赖 FSH 的卵泡发育至最后阶段时和闭锁卵泡阶段,卵泡颗粒细胞不表达 AMH。AMH 在一定程度上调控卵泡发育、初始卵泡募集以及优势卵泡的选择。在卵泡发育早期,AMH 通过旁分泌的形式抑制始基卵泡向初级卵泡的转化,抑制 FSH 对窦前卵泡、窦卵泡生长发育的刺激,负向调控始基卵泡的募集过程,防止卵泡池过快耗竭。在卵泡发育后期,AMH 降低卵泡对 FSH 的敏感性,从而使 FSH 阈值上升,且减少芳香化酶的产生,卵泡不易被选择,参与优势卵泡的选择过程,卵泡的募集、选择、生长发育得以调节。AMH 对类固醇激素的分泌具有调节作用,其可增加促性腺激素释放激素脉冲式分泌。

血清中 AMH 水平与卵巢窦卵泡数目和生殖年龄密切相关,是预测卵巢储备功能和生育力的重要指标(图1-3、图1-4)。有研究表明,对正常卵巢储备功能育龄期女性进行月经周期不同阶段血清 AMH 测定,其血清 AMH 水平差异无统计学意义,证明其水平在月经周期中较为稳定,且不同月经周期血清中 AMH 水平重复性较好,可在月经周期任何一天测定。临床应用中,血清 AMH 测定还在性腺发育异常、多囊卵巢综合征、卵巢储备功能不全、卵巢早衰等疾病的诊断中具有重要作用。在辅助生殖领域,AMH 除可评估不孕症女性卵巢储备功能外,亦可预测患者的获卵数、优质胚胎率、临床妊娠率等重要指标。2021 年的一项 Meta 分析显示,AMH 预测自然妊娠价值较差,血清 AMH 低水平与生育能力下降无关。有文献表明,当 AMH 低于 $0.7 \sim 1.3$ ng/mL 时,可预测在控制性促排卵过程中的卵巢反应较差(获卵数<4 枚),AMH 处于中间值时可预测卵巢正常反应,AMH 高于 3.5 ng/mL 则与卵巢过度刺激综合征(OHSS)高风险有关,但是不同研究针对 AMH 对卵巢反应性预测的截点仍未达成一致。相较于双侧卵巢窦卵泡计数,AMH 是预测卵巢反应性较为准确的生物学标志物。AMH 对临床结局尤其是活产率的预测存在争议。

早期卵泡颗粒细胞产生的 AMH 不受 HPO 轴的调节,也不受外源性促排卵药物的影响,因此在同一月经周期不同时间和不同月经周期之间相对稳定,可检测的时间窗口较长。但需要注意的是,在长期使用口服避孕药的女性中,由于其体内 FSH 水平处于较低水平,AMH 水平可能会降低,停服口服避孕药 $3 \sim 4$ 个月后其血清 AMH 浓度可恢复原有水平。作为评估卵巢储备功能的重要内分泌指标,AMH 较基础 FSH 更为敏感,对于卵巢储备功能下降的患者,其 AMH 的下降早于基础 FSH 水平的上升,在临床上具有一定指导意义。

在临床检验过程中,AMH 的测定主要采用酶联免疫吸附法,目前常用单位为 ng/mL 和 pmol/L,其中 1 ng/mL=7.143 pmol/L。

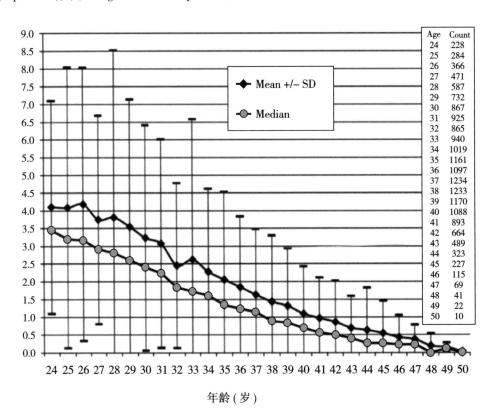

图 1-3　AMH 与年龄呈负相关

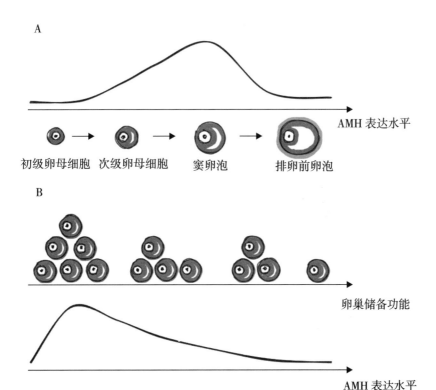

A：不同阶段的卵泡颗粒细胞对应 AMH 的表达水平不同。

B：AMH 随卵巢储备功能下降而下降。

图1-4　AMH 表达水平与不同级别卵泡及卵巢储备功能的关系

（三）窦卵泡计数

窦卵泡计数（antral follicle count，AFC）是早卵泡期于二维超声或三维超声下监测到的双侧卵巢中直径处于 2～10 mm 的卵泡数目之和。目前以 AFC<5 枚作为预测卵巢储备降低的标准。AFC 较 bFSH 可更早地表现出卵巢储备功能的变化。AFC 数目与年龄呈负相关，窦卵泡数以每年 0.35～0.98 枚的速度下降，对应每年下降 4.5%。同时 AFC 也与血清 AMH 水平呈正相关（$r=0.77$；$P<0.01$）。值得注意的是，与基础 FSH 水平和卵巢体积等指标相比，虽然 AFC 在不同月经周期较为稳定，但与 AMH 相比较，不同月经周期 AFC 仍有一定差异。AFC 是评估卵巢储备、预测卵巢反应性和潜在的 OHSS 风险方面的重要指标。若 AFC<2～6 枚同时伴基础 FSH>10 IU/L，无论年龄大小，均提示卵巢反应低下、妊娠结局差。AFC 作为一个超声指标受超声仪器和检查医生的主观影响，由于无法区分同等大小的闭锁卵泡和窦卵泡，AFC 计数可能高于实际值。超重和肥胖的女性、卵巢位置过高或者存在卵巢囊肿的患者 AFC 计数的准确性可能会受到影响。

（四）基础性激素

性激素水平检测是女性生殖内分泌的重要部分，可以评估卵巢储备功能、判断卵泡

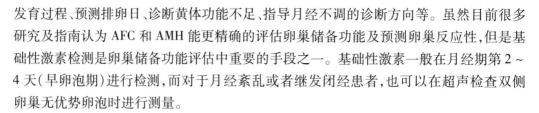

发育过程、预测排卵日、诊断黄体功能不足、指导月经不调的诊断方向等。虽然目前很多研究及指南认为 AFC 和 AMH 能更精确的评估卵巢储备功能及预测卵巢反应性,但是基础性激素检测是卵巢储备功能评估中重要的手段之一。基础性激素一般在月经期第 2～4 天(早卵泡期)进行检测,而对于月经紊乱或者继发闭经患者,也可以在超声检查双侧卵巢无优势卵泡时进行测量。

1. 基础 FSH 水平

基础 FSH 水平(base FSH, bFSH)指早卵泡期的血清 FSH 水平。如前文所述,作为垂体前叶细胞分泌的糖蛋白激素,FSH 一方面促进卵泡的选择和生长发育,这也是我们使用 FSH 进行促排卵的理论基础;另一方面 FSH 可作用于卵泡颗粒细胞,促进颗粒细胞的增生分化,激活芳香化酶,从而产生 E_2。早卵泡期时抑制 FSH 分泌的 E_2 和抑制素 B 达最低水平,故此时血清中 FSH 水平可反映未被抑制的 HPO 轴水平。卵巢储备功能正常的女性在早卵泡期有足量的卵巢激素分泌,其 FSH 水平较低。尽管 FSH 在月经周期内和不同月经周期间有较大差异,且具有一定的滞后性,卵巢储备降低初期可能 bFSH 并没有明显改变,但因其便于检测,价格低廉,目前仍是临床上较为常用的评估卵巢储备功能的指标。不同实验室之间 bFSH 的参考值范围略有差异,bFSH 水平升高提示卵巢储备功能的减退:通常认为 bFSH 水平≤10 IU/L,提示卵巢储备功能正常;连续 2 个周期 bFSH 水平>10～15 IU/L,预示卵巢储备功能不良;连续 2 个周期 bFSH 水平>20 IU/L 提示卵巢储备功能衰竭隐匿期;连续 2 个周期 bFSH 水平>40 IU/L,提示卵巢储备功能衰竭。虽然有研究发现 bFSH 升高的患者卵巢反应性差,IVF/ICSI 周期取消率显著增加,获卵率、临床妊娠率及活产率均明显降低。但是单用 bFSH 并不能准确预测卵巢储备功能、卵巢反应性及妊娠结局,应结合其他指标如基础 LH 和 E_2 进行评估,例如部分卵巢储备降低患者 FSH 并不升高,是由于基础 E_2 水平升高对 HPO 轴的负反馈作用抑制其 FSH 分泌。

2. 基础 FSH/LH 比值

基础 FSH/LH 比值指早卵泡期的血清 FSH 与 LH 水平的比值。当女性卵巢储备功能下降时,体内雌激素水平下降,由于缺少雌激素的负反馈作用,FSH 升高早于 LH 升高,可导致 FSH/LH 比值升高,而该比值的升高预示卵巢储备降低、卵巢低反应,其可能较基础 FSH、基础 E_2 更为敏感。卵巢储备功能下降初期 FSH 的水平可能仍处于正常范围(FSH<10 mIU/mL),但若 FSH/LH 升高,同样能反映早期卵巢储备功能下降。FSH/LH>3.6 往往被作为评价卵巢储备功能下降的截点,其预测促排反应不良的敏感性达 85%,特异性达 95%。基础 FSH/LH 比值升高,LH 水平降低提示卵巢对促性腺激素的反应性下降,在促排卵过程中可适量添加 LH。FSH/LH 比值对控制性促排卵方案的选择及促性腺激素使用具有一定临床指导意义,其预测 IVF/ICSI 周期临床妊娠率的价值还有待研究。

3. 基础 E_2 水平

基础 E_2 水平指早卵泡期的血清 E_2 水平。基础 E_2 水平在卵巢储备功能下降早期保持正常或轻度升高,随着卵巢储备功能衰退,bFSH 水平升高,基础 E_2 水平逐渐下降。基础

E$_2$>80 pg/mL(293 pmol/L),无论年龄和 bFSH 如何,均提示卵泡发育过早和卵巢储备功能下降,在控制性促排卵方案时易因卵巢反应差而出现 IVF/ICSI 周期取消率增加和临床妊娠率的下降。基础 E$_2$水平升高而基础 FSH 正常提示是卵巢储备功能降低的早期阶段,如基础 FSH 和 E$_2$水平均升高,提示卵巢储备功能降低,基础 E$_2$下降而 FSH ≥ 40 IU/L 提示卵巢储备功能衰竭。但若上一月经周期中黄体萎缩不全其基础 E$_2$水平也会偏高,并往往伴有孕酮水平的升高。基础 E$_2$水平虽可在一定程度上反映卵巢储备功能,但是其单独使用的临床价值有限,需要结合临床症状、其他激素指标、超声指标等方可提高其准确性。

(五)卵巢超声学指标

1. 卵巢体积

卵巢体积(ovarian volume, OV)大小与卵巢内窦卵泡数目有关,早卵泡期经阴道超声测量的卵巢体积被称为基础卵巢体积。卵巢体积的计算方法与球体类似,先通过经阴道超声扫查包括整个卵巢,从卵巢的一侧外缘至另一侧全部清晰显示,冻结图像后测量卵巢 3 个平面的最大直径 D$_1$、D$_2$、D$_3$,则 OV = D$_1$×D$_2$×D$_3$×π/6。卵巢的正常体积约为 4.0 ~ 6.0 mL,卵巢体积明显减小者卵巢储备功能下降。卵巢体积>3 mL,提示卵巢反应性好,卵巢体积≥10 mL 是多囊卵巢综合征诊断标准之一,卵巢体积≤3 mL 提示卵巢储备功能下降,可能其在 IVF/ICSI 周期中获卵数较正常卵巢体积女性减少,周期取消率增加。卵巢体积的测量虽然简单易行,但是其对卵巢储备功能的评估在临床使用较少,临床上更多的使用 AFC 来评估卵巢储备功能。

有研究显示,卵巢体积由 10 岁时的 0.7 mL 增至 17 岁时的 5.8 mL,在整个生育年龄直到 40 岁,卵巢体积没有太大的变化。Frattarelli 等以卵巢最大平面的平均直径 2 cm 为界进行卵巢体积的预测,认为在 FSH 上升之前,卵巢体积即有所改变。有文献通过大型调查研究表明女性卵巢体积在 30 岁之后开始缩小。卵巢体积变小与卵巢窦卵泡数量的下降、年龄的增高及血清 FSH 水平的上升有明确的关联。Frattarelli 等研究则报道卵巢体积的缩小要早于 bFSH 水平升高,卵巢体积大小预测获卵数的灵敏度约 75%,其特异度也为 75%,卵巢体积大小是获卵数的独立预测因素。卵巢体积的大小在月经周期的不同时间呈现周期性变化,卵泡早期体积最小,随着优势卵泡的发育及排卵后黄体的形成卵巢体积逐渐增大,黄体中期后随着黄体萎缩卵巢体积慢慢变小,因此我们需要在卵泡早期进行测量,以尽量减少优势卵泡或者黄体对卵巢体积的影响。

2. 卵巢血流

卵巢血流(ovarian blood flow, OBF)是通过超声评估卵巢动脉的波动指数和阻力指数。先用二维 B 超观察子宫及双侧附件,然后用多普勒探头进行血流测量,在卵巢组织中,选择血流最明显处,取样容积 2 mm^3,伞扩角度 120°,血流方向与声束夹角 0 ~ 15°,待多普勒频谱稳定 3 个波型后截取图像,显示卵巢间质动脉收缩期峰值流速(S)、舒张期低值流速(D),计算并记录血流指数:搏动指数(pulsatility index, PI)和阻力指数(resistance index, RI)。PI、RI 是反映血流阻力的血流动力学参数。计算阻力指数 RI:RI =(S-D)/ S,PSV,RI 数据均可从超声仪的内置软件直接读取,取值两次测量的平均值。

卵巢间质动脉收缩期血流速度峰值(peak systolic velocity, PSV)低提示卵巢储备功能下降。器官的血流及血管分布模式与其形态及功能直接相关,卵巢间质动脉血供在下丘脑-垂体-卵巢轴的生理变化下会产生相应的周期变化,影响卵泡发育、排卵和黄体的功能。

(六)激活素 A

激活素 A(Activin A)是转化生长因子(transforming growth factor, TGF)-β 蛋白家族的成员之一,最初从卵泡液中分离提取而来,被认为是 FSH 的激动剂,主要由颗粒细胞分泌,在生殖内分泌的功能调节中发挥重要作用。激活素 A 不仅可通过自分泌和旁分泌的方式调节卵泡的发育和排卵,还影响卵巢类固醇激素的合成和分泌。激活素 A 通过与激活素 II 型丝氨酸/苏氨酸激酶受体(ACVR2A 或 ACVR2B)结合在细胞表面发出信号,招募并磷酸化激活素 I 型受体[ACVRIB,也称为激活素受体样激酶 4(ALK4)]。磷酸化的 I 型激活素受体诱导 SMAD2 和 SMAD3 磷酸化,然后与 SMAD4 形成异三聚体复合物。这些复合物随后移位到细胞核中,并作为转录因子调节基因表达。Bloise 等指出在哺乳动物中 ACTA 对 HPO 轴有调节作用并调节卵泡生长发育,且在妊娠的发生、维持中均有不可缺少的作用。

(七)抑制素 B

抑制素是在 FSH 刺激下由卵巢内颗粒细胞分泌的一种糖蛋白激素,属于转化生长因子-β 家族。人体的脑垂体、骨髓及卵巢中颗粒细胞等多个器官及细胞均可产生抑制素,但 INH 大部分是由女性卵巢的颗粒细胞分泌。INH 有两种亚型:抑制素 A(INH-A)和抑制素 B(INH-B)。INH-A 主要由优势卵泡和黄体分泌,INH-B 由中小窦状卵泡分泌。INH-B 可抑制垂体分泌 FSH,并通过 FSH 和胰岛素样生长因子 1 联合作用,对发育中的卵泡起旁分泌作用。在女性正常月经周期中,血清抑制素水平有明显波动,在晚卵泡期及黄体中期血清 INH-A 存在两次分泌高峰。在女性前次月经周期的黄体晚期,体内 INH-B 水平开始上升,在早、中卵泡期升高幅度较大,其分泌高峰出现在 FSH 高峰后的第二天,之后 INH-B 维持在较低水平,直至本次月经的黄体中期。INH-B 是可以预测卵巢储备功能标志物,其比 bFSH 更敏感,INH-B 与 bFSH 呈负相关。目前认为,INH-B <40 ng/L 提示卵巢储备功能下降。INH-B 预测卵巢储备功能较 AMH、AFC 等指标差,因此在临床上并没有将其作为常规检测项目和评估卵巢储备功能指标。

(八)其他细胞因子

近来有研究表明,卵泡液中的一些细胞因子也可反映卵巢的储备功能,如骨形成蛋白-15(bone morphogenetic protein-15,BMP-15)、生长分化因子-9(GDF-9)、干细胞因子(SCF)等,这些因子作为卵泡发育的卵巢内调节器,它们之间相互作用,协同调节卵泡的募集、选择和成熟,影响卵子受精以及胚胎着床和发育。

BMPs 是二硫键固定的双链多肽二聚体(同源或异源二聚体),属于转化生长因子 β

（TGF-β）超家族成员，由卵母细胞分泌，参与卵泡的募集、选择和发育成熟。BMP-15 有助于维持窦前卵泡超微结构的完整性。动物实验表明，在鼠卵母细胞由始基卵泡转化为初级卵泡的阶段中有 BMP-15 的表达，并持续贯穿于卵泡发育及排卵的过程，由此说明 BMP-15 参与了排卵前卵丘的扩展。BMP-15 基因杂合突变 p. Y235C 会导致卵巢疾病-原发性卵巢储备功能不全（Primary ovarian insufficiency，POI）的发生。

Norbert 等研究发现进行 IVF 治疗的患者卵巢储备功能下降组的胰岛素样生长因子1（IGF-1）和胰岛素样生长因子结合球蛋白-1（IGFBP-1）含量显著降低。性腺激素峰衰减因子（GnSAF）可降低促性腺激素分泌激素诱导的黄体生成素的分泌作用，在接受 IVF 治疗的患者中，正常组 GnSAF 峰出现在给予促性腺激素释放激素之后的第 7 天，而反应异常组出现在 HCG 后，研究提示 GnSAF 可作为卵巢储备功能的评估指标。目前上述细胞因子仅应用于科研中，尚未在临床工作中使用。

（九）卵巢刺激试验

1. 枸橼酸氯米芬刺激试验（clomiphene citrate challenge test，CCCT）

CCCT 检测枸橼酸氯米芬（CC）刺激后卵巢的反应能力。测定方法为检测月经周期第 2~3 天 FSH 及 E_2 水平，在月经周期第 5 天开始每日口服 CC 100mg，持续 5 天，检测月经周期第 10 天的血清中 FSH 及 E_2 水平。若周期第 10 天 FSH ≤ 10 IU/L，提示卵巢储备功能良好；FSH 水平>10 IU/L 或给药前后血清 FSH 之和>26 IU/L，为 CCCT 异常，提示卵巢储备功能下降和卵巢低反应。卵巢储备功能与反应性正常的女性，CC 通过竞争性占据下丘脑雌激素受体，干扰内源性雌激素对下丘脑的负反馈，促进黄体生成激素（LH）与促卵泡生成激素（FSH）的分泌，促进卵泡发育及 E_2 分泌，优势化的卵泡可产生足量的 INH-B 和 E_2，对 FSH 的分泌产生负反馈作用，抑制 CC 诱发的 FSH 水平过度上升。CCCT 操作简单、经济，能有效预测卵巢低反应，敏感性优于基础 FSH 和卵巢体积等指标。目前由于有更简单、快捷和灵敏的评估卵巢储备功能的指标，因此在临床工作中 CCCT 几乎不再用来评估卵巢储备功能。

2. 促性腺激素释放激素激动剂刺激试验（GAST）

GnRH-a 短效制剂的生物活性为天然 GnRH 的 50~300 倍，其与垂体的 GnRH 受体特异性结合后会刺激垂体在短期内释放大量的促性腺激素，血清中 FSH、LH 水平急剧升高，即点火（flare up）效应。在高浓度的促性腺激素刺激下，卵巢分泌的 E_2 升高，若卵巢储备功能降低，则 E_2 的合成、分泌减少。GAST 能够很好地预测正常月经周期妇女的卵巢低反应性。具体方法为月经周期第 2~3 天检测基础 E_2、LH、FSH 水平，随后给予注射 GnRH-a 短效制剂 1 次，24 小时后，检测血 E_2、LH、FSH 水平，如较注射前基础值增加1 倍或 1 倍以上者为 E_2 有反应。如增加不足 1 倍提示卵巢储备功能降低。有研究认为 GAST 能很好预测卵巢低反应性，但其临床应用价值及预测准确性不及早卵泡期 AFC 和 AMH，很少在临床中使用。

3. 外源性 FSH 卵巢储备试验（exogenous FSH ovarian reserve test，EFORT）

促性腺激素刺激试验包括 EFORT 和尿促性素（HMG）刺激试验，机制与 GAST 类似。刺激试验直接反映卵巢对 FSH 的敏感性，大剂量 FSH 作用于卵巢，刺激卵巢内的卵泡合成 E_2，若卵巢储备功能下降，卵巢内存留的卵泡数量减少，质量下降，卵巢对 FSH 的敏感性下降，则 FSH 刺激后的 E_2 上升幅度较小，甚至无改变。具体方法为月经周期第 3 天给予重组 FSH 或 HMG 150～300 IU，并在给药前、后 24 小时测量血清 E_2 水平。若血清 E_2 水平的升高<30 pmol/L 为异常，预示卵巢储备功能下降。EFORT 在预测卵巢低反应方面低于 CCCT，而在预测卵巢高反应则优于 CCCT，但是存在一定的假阳性。临床也很少使用该试验评估卵巢储备功能。

第二节　输卵管的结构与功能及评估

一、输卵管的解剖结构与生理功能

（一）输卵管解剖结构

输卵管是细长的肌性管道，自两侧宫角向外延伸，外侧端游离，开口于腹腔并与卵巢相邻。两条输卵管各长 8～14 cm，呈对称分布。

输卵管由内向外分别为以下四个部分：间质部、峡部、壶腹部、伞部（图 1-5）。间质部长约 1 cm，在宫角肌层内，管腔直径仅 0.5～1 mm。峡部紧接间质部外侧，短而细直，壁厚腔窄，长约 2～3 cm，管腔直径 0.9～2 mm。壶腹部位于峡部外侧，占输卵管全长一半以上，5～8 cm，管壁薄，形状弯曲，管腔直径 6～8 mm。伞部开口于腹腔，其管口因有多个放射状不规则凸起而被称为输卵管伞，长度 1～1.5 cm。输卵管伞内面有黏膜及纵行黏膜襞，可与卵巢的输卵管端相接触。

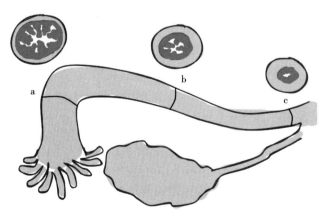

a. 伞部；b. 壶腹部；c. 峡部。

图 1-5　输卵管

输卵管管壁组织学结构由内而外为黏膜层、肌层和浆膜层所构成。黏膜层由上皮的纤毛细胞、分泌细胞、未分化细胞、楔形细胞和纤维结缔组织层-固有膜组成。黏膜层沿输卵管长轴向管腔突出许多皱襞,每个皱襞又有第二级甚或第三级分支突起。因此,在输卵管横切面上,输卵管腔被无数的皱襞所占据。黏膜层的厚度和皱襞多不一致,以壶腹部黏膜层最厚,皱襞最多,峡部皱襞较少,而间质部则更短而少。纤毛细胞细长,在伞部和壶腹部最多,峡部较少。纤毛细胞的纤毛摆动方向朝向宫腔,其摆动有助于卵子的运输;分泌细胞又称为无纤毛细胞,在上皮皱襞的底部及皱襞间较为明显,其形态及核的位置随月经周期而不同,可分泌糖原、中性黏多糖等物质;未分化细胞是上皮的储备细胞;楔形细胞可能是无纤毛细胞的前身,在月经前期和月经期,楔形细胞较多而明显。固有膜为一层疏松、由细纤维组成的结缔组织,内有许多游走细胞和肥大细胞。固有膜直接移行于肌膜的结缔组织,内有血管、淋巴管网和无髓鞘神经,壶腹部血管特别丰富。输卵管妊娠时,固有膜内的结缔组织可转化为蜕膜细胞。输卵管肌层为平滑肌,与子宫肌层相连,具体分为外、中、内 3 层,但 3 层间无明显分界。外层呈纵行排列,中层与环绕输卵管的血管平行,内层主要呈螺旋状。浆膜层系阔韧带上缘腹膜延伸而成。

输卵管动脉血供由子宫动脉和卵巢动脉吻合形成的弓形动脉提供。弓形动脉分支经输卵管系膜至输卵管。子宫动脉分支供应输卵管间质部和内侧 2/3 段血流,而输卵管其他部分由卵巢动脉分支供应。子宫动脉和卵巢动脉各发出 20～30 个小支分布于输卵管管壁,两动脉分支的末端在输卵管系膜内相互吻合。

输卵管的静脉血流与同名动脉并行。动脉和静脉间毛细血管网分布在输卵管管壁各层。黏膜皱襞间毛细血管网引流至黏膜层和肌层间的血管丛,黏膜层和肌层毛细血管网引流至肌层血管丛,浆膜层毛细血管网引流至浆膜血管丛。而所有 3 种血管丛均在浆膜下汇合,并沿相应静脉向外引流。

(二)输卵管生理功能

输卵管是卵子和精子结合的场所,对拾卵、精子获能、卵子受精、受精卵输送及早期胚胎的生存和发育起着重要作用。卵子和精子相遇后形成受精卵,通过输卵管的蠕动将受精卵送至宫腔内。

排卵后,孕激素水平明显上升,在孕激素的作用下,输卵管伞端广泛分散、充血,输卵管收缩强度增加,肌层收缩导致输卵管管内形成负压,加上大量纤毛摆动,将卵泡液带着卵丘细胞的次级卵母细胞黏附在伞端的纤毛上,并迅速送至输卵管壶腹部,完成输卵管的拾卵过程。

输卵管对精子获能有一定促进作用。第一,精子在 CatSper 激活后鞭毛运动加强。第二,输卵管液主要来自输卵管黏膜的无纤毛细胞和渗出的血浆成分。输卵管液内含有大量蛋白质,其含量受雌孕激素水平调节,月经期前后蛋白质含量最高,排卵期蛋白质含量最低。蛋白质浓度及其含量的变化可改变液体粘度,从而影响液体流速。输卵管内液体的流动方向为壶腹部流向峡部,精子顺着输卵管内液体流动。第三,精子具有驱热性,在钙敏感瞬时受体电位通道(TRPM8)和 G 蛋白偶联受体(视蛋白)的介导下,人类精子的这种热敏感性可以检测到 0.006 ℃的差异。精子根据输卵管温度梯度定向运动,同时输卵管中的温度梯度可影响卵子和胚胎的基因表达和蛋白质修饰。第四,排卵后的卵泡液和输卵管液内有大量孕酮和趋化因子,有助于精子获能。例如,磷脂信号分子 AEA(anandamide)存在于输卵管液内,通过调节胰岛素分泌、诱导钙离子流入精子从而使精子获能。

精子通过对输卵管环境的反应来确定自己的方向,继续沿着受精的路径前进。输卵管也通过调节液体粘度、输卵管肌肉收缩和促进精卵识别,优化输卵管管腔内的微环境。输卵管内的心钠素(Atrial natriuretic peptide,ANP)与精子表面心钠素受体相结合,PKG通路被激活,诱发顶体效应,有助于卵子受精。同时,精子内的热休克蛋白(heat shock proteins)与精卵识别有关。

输卵管微环境是指输卵管的结构完整性、输卵管的通畅性、输卵管的柔韧性、输卵管环形肌和纵形肌的规律收缩功能和规律性(输送能力)、输卵管黏膜细胞结构的完整性、黏膜表面纤毛细胞的纤毛摆动功能是否正常(图 1-6)、黏膜表面无纤毛细胞的分泌功能是否健全、输卵管腔内黏液的酸碱度、输卵管伞端的位置及拾卵能力、盆腔的炎症及粘连情况、体内性激素的水平和比例、末梢神经功能及调节情况、微血管系统功能及血液供应(供应氧气、营养物质,排除细胞代谢产物)情况等一系列功能结构的完整性,健康性,健全性。输卵管微环境的稳定对输卵管生理功能的稳定至关重要。

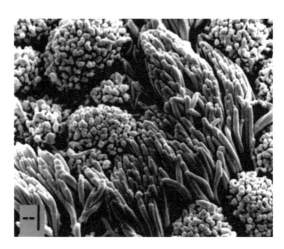

图 1-6　人输卵管黏膜表面纤毛细胞

受精卵在着床前,被输卵管液包围,并于输卵管上皮细胞相接触。通常,受精卵及早期胚胎在输卵管内停留 3~4 天,在此期间,其通过输卵管液中丙酮酸、乳酸等物质进行能量代谢。来自输卵管的胚胎营养因子-3 通过促进增殖和抑制凋亡在促进着床前胚胎发育中发挥重要作用。输卵管液中含有的表皮生长因子(epidermal growth factor, EGF)、转化生长因子(transforming growth factor, TGF)、胰岛素样生长因子(insulin-like growth factor, IGF)、成纤维细胞生长因子(fibroblast growth factor, FGF)均对早期胚胎生长发育具有一定促进作用。

当受精卵即将进入子宫时,在子宫输卵管交界处肌肉和黏膜狭窄的作用下,输卵管内液体容量减少,输卵管液向相反方向流动从而进入子宫,从而帮助受精卵从输卵管峡部运送至子宫。

二、影响输卵管解剖与功能因素

(一)输卵管发育畸形

输卵管发育畸形包括输卵管缺失、发育不良、双输卵管或副输卵管、输卵管憩室等。一侧输卵管缺失常与单角子宫同时存在,而双侧输卵管缺失常与先天性无子宫或仅有残存子宫畸形并存。输卵管若发育不良,输卵管细长,肌层薄弱,蠕动功能下降,甚至部分缺失或无管腔,患不孕症或输卵管妊娠风险增加。单侧双输卵管或双侧双输卵管都可能与宫腔相通,也有可能与宫腔不通,称为副输卵管。输卵管憩室患者易发生输卵管妊娠,多见于壶腹部。

(二)感染性输卵管炎

输卵管炎症包括感染性输卵管炎和其他伴有炎症细胞浸润的非肿瘤性病变。

输卵管感染性病变属于盆腔炎性疾病(pelvic inflammatory disease, PID),作为最常见的盆腔炎性疾病,大多发生在性活跃期的妇女,主要危险人群是年轻、性活跃且经济条件欠佳的女性,而月经初潮前、绝经后或无性生活的女性较少发生。

输卵管炎症高危因素包括年轻女性、性生活过频、下生殖道感染、宫腔内手术操作后感染、宫内节育器置入、性卫生不良、邻近器官炎症、PID病史等。通过下生殖道感染上行蔓延、淋巴系统蔓延、血液循环、周围脏器直接蔓延而感染。

输卵管炎常见病原体有淋病奈瑟菌、沙眼衣原体、支原体、厌氧菌、流感嗜血杆菌、A类链球菌、放线菌等。不同传播途径对应不同的病变特点:若病原体通过子宫内膜蔓延,输卵管炎往往从黏膜水肿开始,引起输卵管黏膜炎,黏膜上皮发生退变、脱落和粘连,输卵管管腔及伞端闭锁,最终进展到管腔内充满渗出物,即输卵管积脓;若病原体通过淋巴系统蔓延至宫旁结缔组织,则输卵管浆膜层最先受到侵袭,输卵管与周围组织粘连严重。若输卵管伞端与卵巢粘连,则为输卵管卵巢炎,可能继发输卵管-卵巢脓肿,进而演变称为输卵管-卵巢粘连,输卵管和卵巢解剖结构模糊。

急性输卵管炎部分痊愈后转变为慢性输卵管炎,输卵管的结构和上皮细胞的超微结构被破坏,慢性输卵管炎患者的输卵管表面粘连,常紧贴附于卵巢,可导致输卵管阻塞和增粗,部分病变扩散形成输卵管-卵巢脓肿。若输卵管伞端阻塞,则可引发输卵管积脓和积水。

感染性输卵管炎在急性期若未及时得到诊疗,可能会导致患者出现不孕、异位妊娠风险增加、慢性盆腔痛、再次感染风险增加等,进而影响女性生育力。

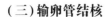

（三）输卵管结核

输卵管结核属于全身结核的表现之一，占生殖器结核的85%以上，几乎所有的生殖器结核均累及输卵管。输卵管结核多见于育龄期女性，是不孕症的常见病因，部分老年女性也可感染输卵管结核。输卵管结核大多由血源性途径传播而来，是原发性肺结核的继发性播散。临床多表现为不孕、月经不调、盆腔疼痛，输卵管结核的病人中，90%均累及双侧输卵管，但双侧输卵管的病变程度不一定相同。输卵管结核的病人输卵管口通常保持通畅，但输卵管多与邻近器官如卵巢、子宫、肠管广泛粘连。

输卵管结核的特有表现是输卵管增粗肥大、伞端外翻如烟斗嘴状；也可表现为伞端封闭、管腔内充满干酪样物质；或表现为输卵管增粗，管壁内有结核结节；或表现为输卵管僵直变粗、峡部多个结节隆起。干酪样坏死可有可无，但在老年女性中更为常见。输卵管浆膜面可见多个粟粒结节，输卵管管腔内可见到干酪样物质。

三、常见输卵管评估方法

（一）子宫输卵管造影

作为临床上最常用于判断输卵管通畅性的手段，子宫输卵管造影（hysterosalpingography，HSG）是输卵管通畅性检查首选的诊断方法，具有微创、价格低廉、方便的特点。

HSG通过导管向宫腔及输卵管注入造影剂后，在X线透视作用下观察造影剂在宫腔及输卵管的显影情况、输卵管伞端开放状态及盆腔内对比剂的弥散情况。通过观察输卵管走形和位置、延迟摄片盆腔对比剂弥散情况、输卵管内造影剂残留情况等，HSG检查可评估子宫形态、输卵管通畅程度、输卵管有无炎症、盆腔有无粘连、宫颈机能等，若输卵管梗阻，还可判断梗阻部位。

不同显影情况对应输卵管不同通畅程度。若双侧输卵管均显影良好、盆腔造影剂弥散均匀，则输卵管通畅；若推注造影剂时有阻力、造影剂通过输卵管缓慢、延迟摄片示少量造影剂残留且盆腔内少量造影剂弥散，则输卵管通而不畅；输卵管梗阻分为间质部梗阻、峡部梗阻、伞端梗阻，若为间质部梗阻，则输卵管不显影；若为峡部梗阻，则梗阻近端的输卵管间质部及峡部显影，梗阻远端的输卵管不显影；若为伞端梗阻，造影剂无法弥散至盆腔，同侧输卵管壶腹部积水扩张，延迟摄片示输卵管内造影剂残留，盆腔内无造影剂弥散。

输卵管造影剂包括水溶性碘和油性碘造影剂。水溶性碘尽量选择非离子型，等渗或次高渗造影剂，避免使用高渗造影剂。值得注意的是，甲状腺功能亢进未治愈患者不能使用含碘造影剂。不同种类造影剂各有优缺点，水溶性碘造影剂吸收快、价格低、操作简单，油性造影剂则因其黏稠度适当，造影结果更加清晰。多项研究表明，使用油性造影剂较水溶性碘造影剂能显著提高自然妊娠率。

若 HSG 示输卵管不全梗阻或梗阻,则需结合病史进一步排除假阳性,例如是否存在黏液栓、组织碎片阻塞、子宫输卵管口痉挛等因素,因此近端梗阻的敏感性不如远端梗阻。行 HSG 检查时,通过适当外拉或旋转导管、调整球囊大小、改变体位等方法,降低假阳性的发生率。

(二)超声下子宫输卵管造影

超声下子宫输卵管造影无放射性,可同时诊断子宫、输卵管、卵巢病变,具有较高敏感度和特异度,但对医生经验依赖性较高。其通过向子宫腔内注入超声造影剂,因造影剂在超声下呈无回声或强回声,在超声监视下实时观察造影剂在宫腔及输卵管内的流动情况,从而诊断输卵管通畅程度和宫腔内病变。

若超声造影剂注入无明显阻力,宫腔充盈较好,输卵管全程显示,显影清晰流畅,走形自然,粗细均匀,呈连续条带状强回声,伞端可见造影剂溢出,则输卵管通畅;若注入超声造影剂后有阻力且宫腔内造影剂流动缓慢,输卵管显影不全,某一段显影不完全,伞端有少量造影剂溢出,则输卵管通而不畅;若输卵管仅部分显影,伴有明显的管腔直径变化、迂曲,或输卵管扩张呈"串珠状"或"囊状",卵巢周围无明显弥散,则输卵管梗阻。

(三)输卵管通液术

输卵管通液术是最早应用于检测输卵管通畅性的方法之一,由于其误诊率高,无客观证据,目前临床上很少用于子宫输卵管通畅性的评估。

在输卵管通液过程中,操作者经水囊通液管向宫腔内注入液体,而后根据注入液体时阻力大小、注入液体的容量、液体有无回流、患者疼痛感受来判断输卵管通畅性。

若推注压力小($<60 \sim 80$ mmHg),推注剂量>20 mL 无阻力,或开始稍有阻力,随后阻力减小,无液体回流,患者无明显不适,则输卵管至少一侧通畅;若注射液体有阻力,再经加压注入又能推进,说明有轻度粘连已被分离,患者感轻微腹痛,则输卵管通而不畅;若推注剂量<5 mL,阻力明显,并在推注压力逐渐增加的情况下,患者出现明显腹痛,停止推注后出现回流现象,则输卵管梗阻。

输卵管通液术是一种盲性操作,无直视或客观性指标,若患者有输卵管梗阻,无法确定梗阻的具体部位。虽操作简单、方便易行,但误诊率高,假阳性和阴性率高。但有研究显示,输卵管加压通液有一定治疗作用,可提高妊娠率。在基层医院,若无 HSG 等检查条件,可将输卵管通液术作为输卵管通畅程度检查的方法之一。

(四)宫腔镜下输卵管通液术

宫腔镜下输卵管通液术是使用膨宫介质扩张宫腔,通过光导玻璃纤维束和柱状透镜将冷光源经宫腔镜导入宫腔内,直视下观察宫颈管、宫颈内口、子宫内膜及双侧输卵管开口,同时将导管插入输卵管口,通过人工加压将液体直接注入输卵管腔,判断输卵管通畅性。

在宫腔镜下输卵管插管后,在推注亚甲蓝液 $10 \sim 20$ mL 后,若无阻力及无液体反流入宫腔,则输卵管通畅;若推注亚甲蓝液时有一定阻力,加压后阻力减小,则输卵管通而不畅;若推注亚甲蓝液有明显阻力,加压后仍不可注入,则输卵管梗阻。

宫腔镜主要用于检查患者子宫的异常情况如宫腔粘连、黏膜下肌瘤、子宫内膜息肉、子宫畸形等。宫腔镜下输卵管通液术虽然可检查输卵管的病变情况且有较高敏感性和特异性,但因其费用相对较高且具有侵入性,多用于 HSG 提示近端梗阻或超声提示合并宫腔病变后的进一步验证。

(五)腹腔镜下输卵管通液术

腹腔镜下输卵管通液术是判断子宫输卵管通畅性最准确的方法,但因其具有一定创伤性,大多数共识和指南将腹腔镜下输卵管通液术作为诊断输卵管梗阻的二线检查方法。但对于合并有腹腔镜检查或手术适应证的患者,可直接选择腹腔镜直视下输卵管通液术进行输卵管通畅性的评估和诊断。

腹腔镜下输卵管通液术是将亚甲蓝或靛胭脂稀溶液经子宫颈注入子宫和输卵管进行染色,并在腹腔镜下直视观察输卵管是否通畅。若输卵管无明显膨胀,注入亚甲蓝液体时无阻力或阻力小,可见输卵管伞端有亚甲蓝液流出,则输卵管通畅;若注入亚甲蓝液体时有阻力,伞端有少量液体流出,则输卵管通而不畅;若输卵管明显膨胀,注入亚甲蓝液体时阻力较大,伞端未见亚甲蓝液体溢出,则输卵管梗阻。

作为检查子宫输卵管通畅性的金标准,腹腔镜下输卵管通液术具有极高的准确率。有研究显示,在 HSG 检查下示双侧输卵管梗阻的患者,腹腔镜直视下输卵管通液有约一半的患者为假性梗阻。但若腹腔镜下输卵管通液术中显示双侧输卵管梗阻,该患者自然妊娠率几乎为零。对合并盆腔炎性疾病病史、子宫内膜异位症或异位妊娠病史的患者,若使用 HSG 进行输卵管通畅性检查时,其假阳率偏高,腹腔镜下输卵管通液术应用更为普遍。腹腔镜下输卵管通液术也可用于不明原因不孕症患者不孕原因的检查。腹腔镜下输卵管通液术不但可以检查输卵管通畅性还可以同时对发现的问题进行治疗以帮助妊娠。

第三节　子宫-阴道结构与功能及评估

一、子宫-阴道解剖结构与生理功能

(一)子宫-阴道解剖结构

1.子宫解剖结构

子宫包括宫体和宫颈两部分,长 7～8 cm,宽 4～5 cm,厚 2～3 cm,容量约 5 mL。子宫体顶部称为宫底部,宫底两侧称为宫角,与输卵管相通。宫体与宫颈长度比与年龄相关,婴儿期为 1:2,成年期为 2:1。

宫体由浆膜层、肌层和子宫内膜层构成:浆膜层即覆盖宫体的盆腔腹膜,与肌层紧密相连,不能分离;肌层由大量平滑肌组织、少量弹力纤维和胶原纤维组成;宫体肌层又分为外层、中层和内层,外层即浆膜下层,肌纤维呈纵行排列,中层较厚,肌纤维呈交叉排列,内层即黏膜下层,肌纤维呈纵向排列。子宫内膜层与肌层直接相贴,分为致密层、海绵层和基底层。致密层和海绵层又称为功能层,在性激素的影响下发生周期性变化,详细描述参见本节"(二)子宫-阴道生理功能章节——子宫内膜容受性"。基底层无周期性变化,紧贴肌层。

宫颈与宫体相连部位被称为子宫峡部,非孕期长约 1 cm,较为狭小。

宫颈主要由结缔组织构成,并有少量弹力纤维和平滑肌。宫颈呈梭形,未育成年女性的宫颈管长约 2.5 ~ 3 cm。颈端与子宫峡部相连,称为解剖学内口,而其稍下方子宫内膜转变为宫颈黏膜,该处称为组织学内口。宫颈管下端称为宫颈外口,伸入阴道内的部分称为宫颈阴道部,其余部分称为宫颈阴道上部。

子宫韧带主要由结缔组织增厚形成,在维持子宫位置方面发挥重要作用。子宫韧带有阔韧带、圆韧带、主韧带和宫骶韧带。阔韧带起自子宫侧浆膜层,止于两侧骨盆壁,上端游离,下端与盆底腹膜相连。阔韧带内有丰富的血管、神经和淋巴管,其统称为子宫旁组织。圆韧带长约 12 ~ 14 cm,起自双侧子宫角的前面,穿行于阔韧带与腹股沟内,止于大阴唇前端,可使得宫底维持前倾位置。主韧带横行于宫颈阴道上部与宫体下部侧缘达盆壁之间,起到固定宫颈的作用。宫底韧带从宫颈后面上部子宫峡部水平位置起,绕过直肠,终于第 2 ~ 3 骶椎前面的筋膜内,牵引宫颈向后、向上,维持子宫前倾。

子宫由子宫动脉供血,其分为上下两支:子宫动脉上支又称宫体支,至宫角处分为宫底支、卵巢支和输卵管支;下支又称宫颈-阴道支,分布于宫颈及阴道上段。

宫体和宫颈淋巴回流通路不同。宫体淋巴回流包括以下五个通路:宫底部淋巴结沿阔韧带上部淋巴网、经骨盆漏斗韧带至卵巢、向上至腹主动脉旁淋巴结;子宫前壁上部或沿圆韧带回流到腹股沟淋巴结;子宫下段淋巴回流至宫旁、闭孔、髂内外及髂总淋巴结;子宫后壁淋巴沿宫底韧带回流至直肠淋巴结;子宫前壁回流至膀胱淋巴结。宫颈淋巴主要回流至腹主动脉旁淋巴结和(或)骶前淋巴结。

2. 阴道解剖结构

阴道位于真骨盆下部,上宽下窄,前壁长 7 ~ 9 cm,与膀胱和尿道相邻,后壁长 10 ~ 12 cm,与直肠相邻。阴道上段包绕宫颈,下端开口于阴道前庭后部。

阴道壁由黏膜、肌层、弹力纤维组成。阴道黏膜是复层鳞状上皮,没有腺体,但阴道上端 1/3 处黏膜可受性激素影响而呈周期性变化。阴道肌层由外纵和内环的两层平滑肌构成,肌层外有纤维组织膜,主要为弹力纤维,并含有少量平滑肌纤维。

阴道上段由子宫动脉的宫颈-阴道支供血,中段由阴道动脉供血,下端主要由阴道内动脉和痔中动脉供血。

（二）子宫-阴道生理功能

1. 子宫生理功能

宫体主要生理功能是月经来潮和为胚胎生长发育提供场所。

如前所述，子宫内膜从形态学上可分为功能层和基底层。子宫内膜功能层受性激素变化的调节，具有周期性增殖、分泌和脱落性变化。根据子宫内膜功能层变化可将月经周期分为增殖期、分泌期、月经期三个阶段，下文将以月经周期 28 天为例介绍上述三个阶段。

增殖期与卵巢周期中卵泡期相对应，一般为月经周期第 5 ~ 14 日。在雌激素的作用下，子宫内膜表面的上皮、腺体、间质、血管均开始增殖，子宫内膜厚度也在雌激素的作用下逐渐增加。增殖期又分为增殖早期、增殖中期和增殖晚期。增殖早期为月经周期第 5 ~ 7 日，子宫内膜偏薄，腺体、间质、血管刚刚进入增殖状态，腺体短、直、细、少，多呈立方形或低柱状，间质致密，间质细胞呈星形，血管较直且壁薄，血流量较少。增殖中期为月经周期第 8 ~ 10 日，子宫内膜较增殖早期增厚，腺体数量增多，体积增大、伸长，腺上皮细胞增生活跃，间质出现水肿，细胞呈柱状，可见分裂象，血管壁增厚，血流较增殖早期丰富。增殖晚期为月经周期第 11 ~ 14 日，子宫内膜继续增厚，内膜表面高低不平，腺上皮呈高柱状，核分裂象继续增多，腺体更长，间质细胞相互结合呈网状，间质水肿明显，小动脉增生，管腔增大，血流更为丰富。

分泌期与卵巢周期中黄体期相对应，一般为月经周期第 15 ~ 28 日。在黄体分泌的雌激素、孕激素作用下，增殖期内膜继续增厚，腺体出现分泌现象，血管迅速增加，更加弯曲，间质水肿。分泌期内膜厚且松软，营养物质丰富，有利于受精卵着床、发育。分泌期分为分泌早期、分泌中期和分泌晚期。分泌早期为月经周期第 15 ~ 19 日，腺上皮出现含糖原的核下空泡，间质水肿，小动脉继续增生，更加弯曲。分泌中期为月经周期第 20 ~ 23 日，内膜较前更厚，呈锯齿状，腺体内的分泌上皮细胞顶端胞膜破裂，糖原溢出细胞，进入腺体，即顶浆分泌。腺上皮细胞有丝分裂停止，腺体增长弯曲，分泌功能达到顶峰。超微结构出现巨大线粒体、糖原沉积和核通道系统的形成。腔上皮胞饮突形成，间质细胞中的成纤维细胞在孕激素的作用下转化为假蜕膜细胞，其细胞肥大、细胞核大而深染。血浆中大量免疫球蛋白渗出，进入宫腔内，期间间质水肿，在局部前列腺素和促肾上腺激素释放激素等血管扩张因子的作用下，间质血管通透性增加，小动脉进一步增生、弯曲。并且，细胞外基质同样发生变化，有利于受精卵着床、母-胎界面的形成和后续胎儿的发育。分泌晚期为月经周期第 24 ~ 28 日，黄体退化，内膜呈海绵状，腺体开口面向宫腔，有糖原等分泌物溢出，间质疏松、水肿，螺旋小动脉迅速增长，更加弯曲，血管管腔同时扩张。

月经期为月经周期第 1 ~ 4 日，此时因黄体退化，体循环内雌、孕激素水平骤降，子宫内膜海绵状功能层从基底层崩解脱落，子宫内膜螺旋动脉血管痉挛性收缩，远端血管壁及组织缺血坏死、剥脱，其一同从阴道流出，即月经来潮。

月经是伴随卵巢周期性变化而出现的子宫内膜周期性脱落和出血。月经初潮是青春期的重要标志,而规律月经周期是生殖功能成熟的重要标志。月经血中,除了血液外,还有子宫内膜碎片、炎性细胞、宫颈黏液、脱落的阴道上皮细胞等。四分之三经血来自动脉,余来自静脉。通常月经血因纤维蛋白溶酶对纤维蛋白的溶解作用而不凝,从而有利于经血和组织纤维的液化和顺利排出。

胚胎在子宫生长发育的第一步是受精卵的着床。在受精后第 6～7 日,囊胚透明带消失,植入子宫内膜,此过程称为受精卵着床。囊胚透明带消失,体积迅速增大,通过定位、黏附、穿透共三个阶段植入子宫内膜,从而完成胚胎的着床。

在胚胎成功着床后,"母胎界面"正式形成,其为妊娠期间母体健康和胚胎/胎儿正常生长发育提供了绝对保障(图1-7)。此时,子宫内膜在雌激素、孕激素的作用下腺体增大、弯曲,此时的子宫内膜被称为蜕膜。根据其与囊胚的位置关系,将其分为底蜕膜、包蜕膜和壁蜕膜。随着妊娠的进展,当宫腔消失时,宫腔壁蜕膜与包蜕膜贴近,统称为真蜕膜。妊娠是一个极其复杂的过程,在此期间,母体和胚胎/胎儿通过母胎界面进行气体交换、营养物质供应与胎儿代谢产物排出,而母胎界面还有免疫调控、内分泌、合成作用、屏障作用等生理功能。

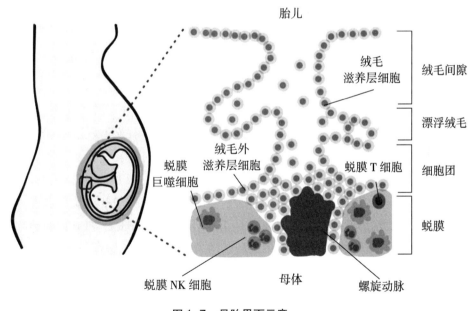

图1-7 母胎界面示意

母胎界面由多种细胞构成,例如多种滋养层细胞、蜕膜基质细胞、蜕膜免疫活性细胞、上皮细胞、间质细胞等,其中蜕膜免疫活性细胞和其分泌的多种细胞因子被认为是维持母胎界面免疫微环境平衡的重要因素。母胎界面作为母亲与胚胎/胎儿沟通的媒介,于胚胎/胎儿方面,处于绒毛间隙中的多核合体滋养层细胞不仅促进母胎之间物质交换正常运行,还为胚胎/胎儿抵抗致病性微生物感染提供强大的结构支撑;于母体方面,绒毛外滋养层细胞与蜕膜基质细胞、蜕膜免疫活性细胞等细胞相互接触、相互作用,促进母胎界面免疫排斥与免疫耐受的平衡,从而实现母胎界面免疫微环境的稳定。一旦母胎界面免疫微环境失衡,可能导致流产、早产、先兆子痫、胎儿生长受限等病理妊娠结局。

母胎界面仍可分泌多种激素、酶、细胞因子和神经递质,如人绒毛膜促性腺激素(human chorionic gonadotropin, hCG)、人胎盘生乳素(human placental lactogen, HPL)、雌激素、孕激素、缩宫素酶、耐热性碱性磷酸酶、表皮生长因子(epidermal growth factor, EGF)、胰岛素样生长因子(insulin like growth factor, IGF)等。多种激素、酶、细胞因子、神经递质共同作用,对维持正常妊娠、促进胚胎/胎儿正常生长发育具有重要作用。

妊娠期间,子宫逐渐增大、变软,其大小、容量、重量和肌壁厚度发生重要改变,如下表 1-1 所示。

表 1-1　非孕时和妊娠足月子宫变化

	非孕时	妊娠足月
子宫大小/cm^3	$(7 \sim 8) \times (4 \sim 5) \times (2 \sim 3)$	$35 \times 25 \times 22$
子宫容量/mL	5	500
子宫重量/g	$50 \sim 70$	1000
子宫肌壁厚度/cm	1	$2.0 \sim 2.5$

宫颈管黏膜由单层高柱状上皮细胞组成,黏膜层腺体可分泌碱性黏液,形成宫颈管内黏液栓,从而防止细菌、病毒等病原体的入侵。宫颈管分泌的黏液受体内雌激素、孕激素水平的影响:当处于月经期即基础状态时,宫颈管分泌的黏液量极少,进入卵泡期后,雌激素水平逐渐上高,黏液量也逐渐增多,排卵期时,宫颈黏液非常稀薄、透明,涂片可见羊齿植物叶状结晶。排卵后,随着孕激素水平上升,黏液量逐渐减少,质地由稀薄变为黏稠而浑浊,涂片镜检可见结晶逐渐模糊甚至消失,取而代之的是排列成行的椭圆体。综上所述,宫颈黏液不仅可维持宫腔内免受病原体的侵袭,还可了解卵巢的功能状态、体内雌激素水平以及有无正常排卵。

2. 阴道生理功能

阴道是性交器官、月经经血排出和胎儿娩出的通道。阴道黏膜上皮同样受月经周期的影响而呈周期性变化。随着雌激素水平的升高,阴道黏膜越来越厚,表层细胞角化程度增高,细胞内糖原含量增多,被乳杆菌分解成乳酸,从而维持阴道内酸性环境,抑制致病菌的繁殖,防止病原体逆行感染。排卵后,孕激素水平上升,阴道表层细胞逐渐脱落。在临床上,同样可根据阴道脱落细胞的变化了解卵巢的功能状态、体内雌激素水平以及有无正常排卵。

3. 子宫内膜容受性

子宫内膜容受性是指子宫内膜对胚胎的接受能力。子宫内膜在雌孕激素的作用下，从增殖期到分泌期发生诸多形态、组织结构变化。子宫内膜只有特定的短暂时期允许胚胎着床，这个时期被称为"着床窗"（window of implantation，WOI）。着床是胚泡植入子宫内膜的过程。子宫内膜着床窗仅限于正常排卵后的第6~9天，在此期间，与胚胎发育同步的子宫内膜上皮和基质细胞相继发生增殖和分化，分泌活动增加，子宫内膜血管更为丰富，并且许多分子参与子宫内膜容受性的形成。子宫内膜容受性可以通过子宫内膜组织学、超声下形态学和分子生物学等方法进行评估。

胞饮突是组织学重要指标，是着床窗期子宫内膜上皮细胞膜顶端出现的大而平滑的膜突起。电镜显示，胞饮突是上皮细胞顶端的胞浆突起，内含细胞器、囊泡及糖原颗粒。胞饮突被认为是子宫内膜容受性的超微结构性标记。根据表达有胞饮突的子宫内膜占整个内膜的百分比，将其表达量划分为：丰富（abundant）、适中（moderate）、微量（few）3个层次（百分比分别为> 50%、20%~50%和< 20%）。根据胞饮突形态随时间的变化划分为发育中（developing）、充分发育（fullydeveloped）、衰退（regression）3个发育阶段。胞饮突由于检测时机严苛且有创，而且病理学检查对仪器和人员要求较高，因此临床较少应用该技术判断子宫内膜容受性和着床窗。

子宫内膜容受性超声学指标包括解剖学参数（内膜的厚度、内膜类型、内膜容积）和生理学参数（子宫动脉及内膜下的血流情况），超声学指标由于其无创、价格低廉而广泛应用于临床，但是该项指标无法精确评估子宫内膜容受性和着床窗，但是临床医生不断积累经验以通过内膜厚度、形态、血流学指标来判断内膜功能。

胚胎着床是一个复杂的过程，机制目前尚未明晰。内膜上存在许多蛋白或因子（例如白细胞介素（IL）、白血病抑制因子（LIF）、胎盘蛋白（glycodelin-A）、半乳糖凝集素-1（galectin-1）、同源框基因（HOXA10和HOXA11），它们与细胞表面特异性受体结合后在受精卵定位及粘附于子宫内膜等方面发挥了重要的作用，子宫内膜容受性相关的调控因子在其容受性形成过程中呈现出显著的时空表达特征，通过检测上述调控因子的基因表达来评估子宫内膜容受性和着床窗近几年在临床上已经应用，但是由于其费用较高，因此一般应用于反复种植失败患者。

二、影响子宫-阴道解剖与功能因素

（一）生殖器官发育畸形

女性生殖器官在形成和分化的过程中，若受到某些内源性因素（如基因或染色体异常等）或外源性因素（如使用己烯雌酚等性激素类药物）的影响，原始性腺的内生殖器以及外生殖器的分化、生长和发育、衍变可能发生改变，导致女性内、外生殖器官畸形的发生。女性生殖器官发育畸形常见症状有闭经、痛经和周期性下腹痛等生殖道梗阻症状、不良妊娠结局、泌尿系统发育异常甚至合并骨骼系统、心脏、耳、眼等其他多发性畸形。

女性生殖器官畸形的治疗原则是解除梗阻、恢复解剖、促进生育和提高生命质量。

1. 子宫畸形

目前在世界范围内广为接受的女性生殖器官畸形分类是 1988 年美国生育协会（American Fertility Society，AFS）修订的，其虽是临床上最常使用的分类方法，但外生殖器、子宫颈、阴道畸形分类尚不明确（表 1-2）。

欧洲人类生殖与胚胎学会（ESHRE）及欧洲妇科内镜学会（ESGE）于 2013 年 6 月发布了新的女性生殖器官畸形分类共识，其中子宫畸形分类见下表 1-3 所示。

子宫发育不良分为先天性无子宫、始基子宫和幼稚子宫。先天性无子宫常合并无阴道，始基子宫体积极小，大多无宫腔及子宫内膜，因无胚胎/胎儿生长发育场所而无法正常生育。幼稚子宫系双侧副中肾管融合形成子宫后发育停止。

若一侧副中肾管正常发育形成单角子宫而另外一侧副中肾管未发育或发育缺陷，则分别形成对侧伴有宫腔的残角子宫或对侧无宫腔的残角子宫甚至残角子宫缺如。部分残角子宫有宫腔并与单角子宫腔相通，部分残角子宫虽有宫腔但与单角子宫腔不相通，仍有部分残角子宫无宫腔，仅以纤维带与单角子宫相连。单角子宫可妊娠，但妊娠期间需加强监护，防止流产、子宫破裂、早产、胎盘粘连、胎盘植入等不良妊娠结局的发生。残角子宫妊娠可导致子宫破裂，甚至危及生命。

若双侧副中肾管融合不良，则有可能导致双角子宫，并根据宫角在宫底水平分为完全双角子宫和不全双角子宫。既往无不良孕产史的患者可试孕，若有不孕史或不良孕产史，可行宫腹腔镜联合手术予以子宫整形，使得宫腔扩大，预防不良妊娠结局的发生。

表 1-2　美国生育协会修订的女性生殖器官畸形分类（1988）

类型	描述	解剖图示
I	不同程度的子宫发育不全或缺失	a. 阴道发育不全　　b. 宫颈发育不全 c. 仅有宫底　　d. 双侧输卵管未发育　　e. 复合型

类型	描述	解剖图示
II	单角子宫、残角子宫	a.宫腔互通　　　　b.宫腔不通 c.无宫腔残角子宫　　d.单角子宫
III	双子宫	
IV	双角子宫	a.完全性　　　　b.部分性
V	纵隔子宫	a.完全性　　　　b.部分性
VI	弓形子宫	
VII	己烯雌酚相关异常	

表1-3 欧洲人类生殖与胚胎学会修订的女性生殖器官畸形分类(2013)

类型	描述	亚类	解剖图示
U0	正常子宫		
U1	子宫形态	a. T形子宫异常	
		b. 幼稚子宫	
		c. 其他子宫发育不良	
U2	纵隔子宫	a. 部分纵隔子宫(宫底内陷<宫壁厚度的50%且宫腔内隔厚度>宫壁厚度的50%)	
		b. 完全纵隔子宫(宫底内陷<宫壁厚度的50%)	
U3	双角子宫	a. 部分双角子宫(宫底内陷>U3宫壁厚度的50%)	
		b. 完全双角子宫	
		c. 双角纵隔子宫(宫底内陷>宫壁厚度的50%且宫腔内隔厚度>宫壁厚度的150%)	
U4	单角子宫	a. 对侧伴有宫腔的残角子宫(与单角子宫相通或不相通)	
		b. 对侧为无宫腔残角子宫或缺如	

续表 1-3

类型	描述	亚类	解剖图示
U5	发育不良	a. 有宫腔始基子宫（双侧或单侧）	
		b. 无宫腔始基子宫（双侧或一侧子宫残基，或无子宫）	
U6	未分类畸形		

若早孕期间服用己烯雌酚，可能导致副中肾管发育缺陷，胎儿子宫发育不良，若既往无不良孕产史，可试孕。若有不孕史或不良孕产史，可行宫腔镜手术治疗。

纵隔子宫是最常见的子宫畸形种类，其病因是子宫在发育过程中，双侧副中肾管融合后，纵隔吸收出现障碍。纵隔子宫分为完全纵隔子宫和不全纵隔子宫，其中完全纵隔子宫的纵隔末端到达甚至超过宫颈内口，不全纵隔子宫的纵隔末端在宫颈内口以上水平。纵隔子宫常与多种不良妊娠结局相关，例如流产、早产、胎膜早破等。若既往无不良孕产史，可试孕。若有不孕史或不良孕产史，可行宫腔镜下子宫纵隔电切术。

2. 外生殖器、子宫颈和阴道畸形

AFS 于 1998 年完善了外生殖器、子宫颈和阴道畸形的分类，如下表 1-4 所示。外生殖器畸形包括处女膜闭锁、外生殖器男性化、小阴唇融合等。处女膜闭锁是因发育过程中阴道末端的泌尿生殖窦组织未腔化而导致的。无孔的处女膜使阴道分泌物和经血无法顺利从阴道排出，从而导致宫腔、输卵管甚至盆腔积血。常见症状有闭经，周期性下腹坠痛且进行性加剧，腹部包块，感染等。处女膜闭锁多在青春期时发现，故大多数患者会及时通过手术切开处女膜治疗。外生殖器男性化多表现为阴蒂增大，通常对生育功能无明显影响。小阴唇融合作为手术绝对适应证，手术方式多选用融合小阴唇切开+会阴体重建术。

表1-4　美国生育协会完善后的女性生殖器官畸形分类（1998）

畸形总称	分类	亚类
子宫颈畸形	子宫颈未发育	
	子宫颈完全闭锁子宫颈管狭窄	
	子宫颈角度异常	
	先天性子宫颈延长症伴子宫颈管狭窄	
	双子宫颈等子宫颈发育异常	

续表 1-4

畸形总称	分类	亚类
阴道畸形	副中肾管发育不良（MRKH 综合征）	阴道闭锁Ⅱ型
	泌尿生殖窦发育不良	阴道闭锁Ⅰ型
	副中肾管垂直融合异常	完全性阴道横隔
		不完全性阴道横隔
	副中肾管侧面融合异常	完全性阴道纵隔
		部分性阴道纵隔
	副中肾管垂直-侧面融合异常	阴道斜隔
外生殖器畸形	处女膜闭锁（无孔处女膜）	
	外生殖器男性化	

ESGE 于 2013 年发表的分类如下表 1-5 所示。

表 1-5　欧洲人类生殖与胚胎学会修订的女性生殖器官畸形分类（2013）

类型	描述
C0	正常子宫颈
C1	纵隔子宫颈
C2	双（正常）子宫颈
C3	一侧子宫颈发育不良
C4	（单个）子宫颈发育不良
	子宫颈未发育
	子宫颈完全闭锁
	子宫颈外口闭塞
	条索状子宫颈
	子宫颈残迹
V0	正常阴道
V1	非梗阻性阴道纵隔
V2	梗阻性阴道纵隔
V3	阴道横隔和（或）处女膜闭锁
V4	阴道闭锁

子宫颈畸形病因系副中肾管尾端发育不全或者发育停滞。常见子宫颈畸形包括宫颈缺如、宫颈闭锁、先天性宫颈管狭窄、宫颈角度异常、双宫颈等。先天性宫颈发育不全的发病率约为 1/80 000 ~ 1/100 000,其中约 50% 的先天性宫颈发育不全的患者合并先天性阴道发育不全。主要临床表现为原发性闭经和经血潴留导致的进行性加重的周期性下腹痛,与处女膜闭锁相似,多在青春期发现。先天性子宫颈发育畸形应满足以下三项原则:缓解梗阻症状,建立正常的性功能及尽量恢复正常解剖结构以保存生育力。

(二)感染因素

1. 子宫内膜炎

子宫内膜炎属于盆腔炎性疾病(pelvic inflammatory disease, PID),系女性上生殖道感染性疾病的一种,主要由于病原体的宫腔内感染引起。细菌通过阴道、宫颈上行或输卵管下行、经淋巴系统蔓延等途径到达子宫内膜从而患病。随着生殖道微生物组学技术的发展,既往"子宫腔内为绝对的无菌环境"这一理论被推翻,多项研究证实,宫腔内存在大量的微生物和具有免疫活性的细胞。子宫内膜炎可导致子宫内膜局部点状或弥散性充血、水肿,有大量炎性分泌物,甚至导致子宫内膜坏死、脱落,镜下可发现大量浆细胞、淋巴细胞等炎症细胞浸润、子宫内膜血管增多并扩张。

子宫内膜炎可分为急性子宫内膜炎和慢性子宫内膜炎。若急性期的炎症治疗不彻底,或长期存在病原体造成感染,或致炎症反复发作,甚至深部侵入,形成子宫肌炎。当子宫内膜持续处于炎症状态时,则称为慢性子宫内膜炎(chronic endometritis, CE)。频繁的性生活、下生殖道感染、子宫腔内手术操作后感染、性卫生不良、邻近器官炎症直接蔓延等均是发病的高危因素。对子宫内膜病理取材后进行 CD138 免疫组织化学染色是一种更准确、更敏感的慢性子宫内膜炎的诊断方法。CD138 是浆细胞特异型表面抗原,其除了可标记典型浆细胞外,还可发现镜下可能遗漏的纺锤形浆细胞。

慢性子宫内膜炎患者与非慢性子宫内膜炎女性相比,其子宫内膜微生物组成成分有显著差异,例如 Phylobacterium 和 Sphingomonas 较正常女性更为丰富,二者可通过调整子宫内膜的碳水化合物代谢和/或脂肪代谢过程来调节子宫内膜免疫细胞。慢性子宫内膜炎可导致子宫内膜局部发生浆细胞的异常浸润及 IgM、IgG、IgA 抗体的分泌,子宫内膜免疫微环境遭到破坏,大量致敏的炎性细胞浸润,一方面可能会杀灭精子、呈现胚胎毒性作用,一方面不利于子宫内膜容受性的稳定,从而导致胚胎着床失败、流产等多种不良妊娠结局。

2. 生殖道结核

生殖道结核是由结核分枝杆菌引起的女性生殖道结核疾病,包括子宫内膜结核和宫颈结核。子宫内膜结核占生殖器结核的 50% ~ 80%,大多由输卵管结核蔓延而来;宫颈结核仅占生殖器结核的 5% ~ 15%。结核分枝杆菌多通过血行传播侵犯输卵管,而后依次扩散至子宫内膜、卵巢、宫颈、阴道等。少数通过直接蔓延、淋巴传播、性生活传播。子宫内膜结核可导致宫腔粘连、子宫内膜容受性受损,从而导致不孕、下腹疼痛、月经量减少、月经稀发甚至闭经。宫颈结核可表现为乳头状增生。在临床上,子宫内膜病理检查是诊断子宫内膜结核准确性最高的方法。

(三)肿瘤及占位性病变

1. 宫颈癌

详见第五章不同疾病的女性生育力保存方法及现状。

2. 子宫内膜癌

详见第五章不同疾病的女性生育力保存方法及现状。

3. 阴道肿瘤

阴道肿瘤包括良性肿瘤和恶性肿瘤。良性肿瘤包括阴道平滑肌瘤、纤维瘤、乳头状瘤、神经纤维瘤、血管瘤和阴道腺病等,其发病率较低。恶性肿瘤包括阴道鳞癌、阴道腺癌、阴道恶性黑色素瘤、胚胎性横纹肌肉瘤、继发性阴道恶性肿瘤等。原发性阴道肿瘤可能与高危型 HPV 持续感染、阴道壁反复损伤、免疫抑制治疗、吸烟、宫颈放疗史、长期接触阴道分泌物刺激有关,近年来研究表明,子宫切除史也可能与阴道癌的发生有关。阴道腺癌好发于青春期,可能与己烯雌酚有关。阴道恶性黑色素瘤多发于老年及绝经后妇女,其病因多与基因突变或基因表达异常有关,虽发病率低,但恶性程度高,误诊率高,预后差。胚胎性横纹肌肉瘤好发于儿童和青少年,其十分罕见,但经规范治疗后生存率较高,预后良好。

4. 子宫肌瘤

子宫肌瘤由平滑肌及结缔组织组成,是子宫平滑肌组织增生而形成的良性肿瘤。作为女性生殖系统最常见的良性肿瘤,子宫肌瘤多发于 30 ~ 50 岁的妇女,有尸体解剖统计数据报道称子宫肌瘤发病率高达 50% 以上。子宫肌瘤的发病机制可能和遗传易感性、性激素水平、干细胞突变和功能失调有关,年龄>40 岁、初潮年龄小、未育、晚育、肥胖、多囊卵巢综合征、外源性补充激素治疗、子宫肌瘤家族史等都是子宫肌瘤发病的高危因素。

子宫肌瘤按生长部位可分为子宫体肌瘤和子宫颈肌瘤,其中子宫体肌瘤占比 90%。按肌瘤与子宫肌壁的关系可分为肌壁间肌瘤、浆膜下肌瘤、黏膜下肌瘤和阔韧带肌瘤。其症状与肌瘤的部位、数量、生长速度及肌瘤变性相关。除月经量增多、经期延长、阴道淋漓出血、阴道分泌物增多、阴道流液等常见症状外,若肌瘤体积较大,仍可能出现压迫相邻脏器等症状。另外,子宫肌瘤若影响宫腔形态、堵塞输卵管开口或压迫输卵管,则有可能导致不孕。

5. 子宫肉瘤

子宫肉瘤是一组来源于子宫平滑肌、子宫内膜间质和结缔组织的恶性肿瘤,多见于40 ~ 60 岁的妇女,占子宫恶性肿瘤的 2% ~ 6%。绝经后、长期使用雌激素或他莫昔芬、未产、肥胖、接受盆腔放射治疗等都是子宫肉瘤发病的高危因素。子宫肉瘤主要包括子宫平滑肌肉瘤、子宫内膜间质肉瘤、未分化子宫肉瘤、子宫腺肉瘤、血管周上皮样细胞肿瘤、横纹肌肉瘤等。由于通过影像学检查难以辨别子宫体肿瘤的良恶性,部分患者就诊时常被诊断为子宫良性疾病,术后病理学检查时才确诊为子宫肉瘤。其有误诊率高、发病率低、恶性程度高、复发率高、预后差的特点。

三、常见评估手段

(一)妇科检查

妇科检查范围包括外阴、阴道、宫颈、宫体和双侧附件。对于无性生活史、阴道闭锁或因其他原因无法行阴道窥器检查及双合诊、三合诊检查的女性,应行直肠-腹部诊,严禁做阴道窥器检查及双合诊、三合诊检查。

外阴部检查主要观察外阴发育、阴毛分布情况,大阴唇、小阴唇及会阴部位皮肤情况即有无皮炎、溃疡、赘生物、色素减退等,婚产式,阴蒂大小、长度,尿道口周围黏膜情况、有无赘生物,处女膜是否完整等。

阴道检查主要观察阴道壁黏膜、皱襞、有无溃疡、赘生物、囊肿、阴道横隔等阴道发育畸形。在阴道检查时仍需注意阴道分泌物的量、颜色、有无臭味,必要时取阴道分泌物行病原体相关检查。

宫颈检查主要观察宫颈大小、颜色、宫颈外口情况,有无柱状上皮异位、囊肿、息肉、赘生物,有无接触性出血等。在宫颈检查时可采集宫颈处分泌物行宫颈细胞学检查。

作为妇科检查中最重要的项目,双合诊可扪及阴道、宫颈、宫体、输卵管、卵巢、韧带及宫旁结缔组织。行双合诊检查时,一只手的一指或二指放入阴道,另一只手放于腹部相配合。双合诊检查不仅可扪及上述器官、组织,还可了解盆腔内有无肿块及病变,若有病变,病变质地和癌肿大致浸润范围。检查子宫时,主要了解子宫大小、形状、位置、质地、活动度、有无压痛、宫颈摇摆痛等。检查附件时,双侧输卵管不能扪及,正常卵巢偶可扪及。

必要时,双合诊需联合腹部、阴道、直肠检查即三合诊,多用于了解病变范围。通过三合诊检查,可大致判断有无子宫后壁、直肠子宫陷凹及宫骶韧带的病变,从而估计病变范围、癌肿的浸润范围等。

(二)超声检查

妇产科常用超声检查包括 B 型超声检查、彩色多普勒超声检查、盆腔三维超声检查,根据途径不同可分为经阴道、经腹、经直肠三种。

B 型超声即 B 超是通过二维超声诊断仪在荧光屏幕上显示探头所在部位脏器、组织的断面形态以及其与周围脏器、组织的关系。经腹部 B 超选用弧阵探头和线阵探头,频率多用 3.6 MHz。为便于观察盆腔内脏器的解剖结构和关系,需告知患者适度充盈膀胱。检查时,患者取仰卧位,均匀涂抹耦合剂后检查者手持探头以适度压力于患者下腹部滑行探测观察,根据需要做纵断、横断和斜断等多断层面扫查。经阴道 B 超选用高频探头获得高分辨率图像,常用频率为 5~7.5 MHz。检查前,探头在常规消毒的基础上使用一次性橡胶套(常用避孕套)并在橡胶套内外均匀涂抹耦合剂。患者在检查前需排空膀胱。检查时,患者取膀胱截石位,检查者将探头轻柔放置于患者阴道内,根据探头与监视器的方向标记对探头的深度和方向进行调整。经阴道 B 超较经腹部 B 超更为简便易行,患者无需充盈膀胱,但对超出盆腔的肿物无法完全探及,且不适用于无性生活、小阴唇融合、阴道闭锁的患者。必要时应用经直肠 B 超进行检查。

彩色多普勒超声检查可用于评估血管收缩期和舒张期血流状态,进而了解探测部位血流情况。在同一面积内有多个声束发射并被接受,利用靶识别技术和计算机编码,朝向探头方向为红色,背离探头方向为蓝色,从而构成血流显像图。彩色多普勒超声检查同样分为经腹和经阴道两个途径,检查前准备及体位均与普通 B 超检查相同。用于评估血管血流情况的常用三个指数分别是阻力指数(RI)、波动指数(PI)和收缩期、舒张期比值(S/D)。

盆腔三维超声检查可显示出盆腔的立体图像,即在检查时,用探头对盆腔脏器进行各种轴向的检查,二维图像存储后计算及合成立体图像,静态、动态均可。静态三维影像以空间分辨力为主,动态三维影像以时间分辨力为主。

(三)其他影像学检查

1. 磁共振成像检查

磁共振成像检查(MRI)原理是利用原子核在磁场内共振所产生的信号经过重建后获得图像。MRI 图像所反映的是不同弛豫时间 T1 和 T2 的长短及 MRI 信号的强弱。通过 MRI 检查,可观察到肿瘤信号与正常组织信号的差异,从而准确判断肿瘤大小、与周围正常组织关系、肿瘤转移情况、有无流空的血管和肿大的淋巴结。

2. 正电子发射体层成像

正电子发射体层成像(positron emission tomography, PET)是一种通过示踪原理,以解剖结构方式显示体内生化和代谢信息的影像技术。因示踪剂在细胞内的浓聚程度与细胞内葡萄糖代谢水平高低呈正相关而肿瘤细胞内糖酵解代谢率明显高于正常组织细胞,故可通过对示踪剂现象进行分析显示体内肿瘤情况。在妇产科领域,多用于妇科肿瘤的相关诊疗工作,其灵敏性和特异性均显著高于 MRI。

3. 宫腔镜检查

宫腔镜(hysteroscope)通过连接于摄像系统和监视屏幕将宫腔、宫颈管内图像放大显示,诊断宫腔及宫颈管病变,在临床中广泛应用于宫腔及宫颈管病变的诊断和治疗,包括宫腔镜、能源系统、光源系统、灌流系统和成像系统。

(1)适应证:异常子宫出血,包括月经过多、过少、经期及周期异常、不规则子宫出血、绝经后子宫出血等。宫腔镜检查术有助于鉴别子宫功能性或器质性病变,同时若在检查中发现宫腔内可疑病灶,可在宫腔镜直视下准确对其进行组织活检,增强诊断的准确性。

宫腔环境异常是女性不孕症和复发性流产的重要病因,具体包括宫腔粘连、黏膜下肌瘤、子宫内膜息肉、子宫内膜炎、子宫内膜结核、子宫发育畸形等。必要时对可疑病灶进行切除和(或)组织活检、矫正部分子宫发育畸形如子宫纵隔、松解宫腔粘连等。

宫腔镜检查术可检查宫内节育器有无移位、嵌顿等情况,可发现宫腔内有无胎骨及陈旧性胎盘残留,并可在术中取出嵌顿的宫内节育器、残留在宫腔内的胎骨或陈旧性胎盘。

当子宫输卵管碘油造影或B超提示子宫异常,例如宫腔充盈缺损、变形等,需宫腔镜检查术甚至术中定位取组织活检进行诊断。除影像学检查,经子宫探针及诊刮异常、阴道脱落细胞检查异常也是宫腔镜检查术的适应证之一。

偶有宫腔镜代替阴道窥器用于幼女或未婚妇女的阴道检查以尽可能避免损伤处女膜,或应用宫腔镜检查术经输卵管插管吸取输卵管液检查活动精子。

(2)禁忌证:急性、亚急性生殖道炎症及严重的心肺、肝、肾等脏器疾病是宫腔镜的绝对禁忌证。月经期及活动性子宫出血、宫颈恶性肿瘤、近期有子宫穿孔或子宫手术史是相对禁忌证。

(3)操作步骤:排除手术禁忌证、完善术前准备后,病人取膀胱截石位,在全麻或局麻作用下行宫腔镜手术。置入阴道窥器暴露宫颈后,钳夹宫颈,消毒宫颈管,探针探及宫腔深度、屈度后,扩张宫颈管至大于镜体外鞘直径半号。设定电切和电凝输出功率、膨宫压力后,接通液体膨宫泵,排空灌流管内气体后,在宫腔内冲入膨宫液的同时将宫腔镜在直视下插入宫腔。观察顺序为两侧宫角、输卵管开口、宫底、宫腔前壁、后壁、侧壁。在宫腔镜退出宫腔的同时常规观察宫颈内口和宫颈管的情况。

(4)并发症:较传统手法使用扩张棒、探针、活检钳等器械进行盲视操作减少了子宫肌壁间损伤和发生如子宫穿孔等并发症的可能性,提高了手术的安全性。但若操作不当,易导致子宫穿孔、灌流液过量吸收综合征、气体栓塞、感染等并发症。

在宫腔镜膨宫压力的作用下,灌流介质可通过开放的血管进入体循环。若灌流介质超过体循环负荷,导致体液超负荷、稀释性低钠血症,可引起心、脑、肺等脏器的功能异常等。宫腔镜术中应控制灌流液差值,保持宫腔内压力正常,时刻监测患者生命体征和电解质等生化指标。若发生灌流液过量吸收综合征,则纠正电解质紊乱和水中毒,保护心、脑、肺等脏器功能。

在宫腔镜手术操作过程中,组织气化或空气可通过开放的血管进入体循环,导致气体栓塞。气体栓塞发病突然且进展迅速,严重者可导致心肺功能衰竭而死亡。所以,术中应对患者进行密切的生命体征监测,若气体栓塞发生,应立即停止操作并正压给氧,密切关注心肺功能。

4.阴道镜检查

阴道镜检查(colposcopy)是将充分暴露的外阴、阴道、宫颈在放大10～40倍后对这些部位进行观察,观察内容包括上皮结构及血管形态,以发现异型上皮、异型血管,并对可疑病灶进行定位、组织活检,从而协助外阴、阴道、宫颈病变的诊断。

(1)适应证:当宫颈细胞脱落学检查为LISL及以上、ASC-US伴高危型人乳头瘤病毒感染时,需行阴道镜检查明确宫颈是否发生病变。另外,宫颈锥切术前确认手术切除范围时或外阴、阴道、宫颈病变治疗后复查或妇科检查怀疑外阴、阴道及宫颈恶性肿瘤时需行阴道镜检查(图1-8)。

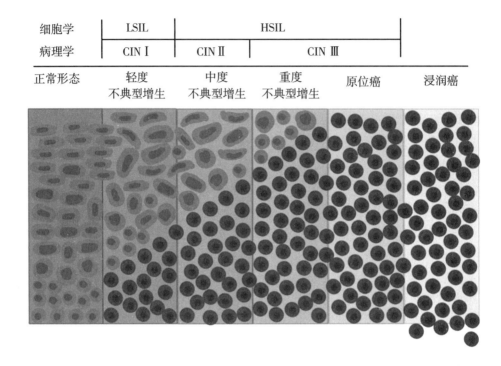

细胞学	LSIL		HSIL		
病理学	CIN Ⅰ	CIN Ⅱ	CIN Ⅲ		
正常形态	轻度 不典型增生	中度 不典型增生	重度 不典型增生	原位癌	浸润癌

图1-8 宫颈病变进展示意

(2)禁忌证:急性、亚急性生殖道炎症及严重的心肺、肝、肾等脏器疾病是阴道镜的绝对禁忌证。阴道镜应在月经干净3~4日内进行,检查前24 h避免性生活、阴道冲洗、阴道上药等。

(3)操作步骤:排除操作禁忌证、完善检查前准备后,病人取膀胱截石位,通过阴道窥器暴露宫颈,生理盐水擦拭后移动阴道镜位置,对准宫颈或病变部位,调节焦距,观察宫颈大小、糜烂组织范围、宫颈黏膜有无外翻、上皮有无异常、病变范围及程度、血管形态等。

在阴道镜检查过程中,常用醋酸白试验、碘试验协助检查。醋酸白试验即用3%醋酸溶液浸湿宫颈组织表面30秒以上,因上皮内癌细胞含蛋白质较多,应用醋酸后蛋白凝固,上皮变白,从而协助诊断。碘试验为应用复发碘溶液浸湿宫颈组织表面30秒后观察宫颈上皮变化,因柱状上皮、未成熟化生上皮、角化上皮、不典型增生上皮及癌变上皮内糖原少不易被染色,通过观察染色情况,对不着色部位进行取材行活组织检查协助诊断。

参考文献

[1] SUN C C, YANG X X, WANG T X, et al. Ovarian biomechanics: From health to disease [J]. Frontiers in Oncology, 2021, 11: 744257.

[2] BAERWALD A R, ADAMS G P, PIERSON R A. Ovarian antral folliculogenesis during the human menstrual cycle: A review[J]. Human Reproduction Update, 2012, 18(1): 73–91.

[3] VOGIATZI P, POULIAKIS A, BETTOCCHI S, et al. Age at menarche and clinical outcomes following medically assisted reproduction (MAR): A cohort study[J]. Gynecological Endocrinology, 2019, 35(5): 448–452.

[4] GALEY-FONTAINE J, CÉDRIN-DURNERIN I, CHAÏBI R, et al. Age and ovarian reserve are distinct predictive factors of cycle outcome in low responders [J]. Reproductive Biomedicine Online, 2005, 10(1): 94–99.

[5] MOOLENAAR L M, MOHIUDDIN S, MUNRO DAVIE M, et al. High live birth rate in the subsequent IVF cycle after first-cycle poor response among women with mean age 35 and normal FSH[J]. Reproductive Biomedicine Online, 2013, 27(4): 362–366.

[6] GLEICHER N, KUSHNIR V A, ALBERTINI D F, et al. Improvements in IVF in women of advanced age[J]. The Journal of Endocrinology, 2016, 230(1): F1–F6.

[7] ZHANG X H, QIU L Q, YE Y H, et al. Chromosomal abnormalities: Subgroup analysis by maternal age and perinatal features in Zhejiang Province of China, 2011–2015[J]. Italian Journal of Pediatrics, 2017, 43(1): 47.

[8] GRAVHOLT C H, ANDERSEN N H, CONWAY G S, et al. Clinical practice guidelines for the care of girls and women with Turner syndrome: Proceedings from the 2016 Cincinnati International Turner Syndrome Meeting[J]. European Journal of Endocrinology, 2017, 177 (3): G1–G70.

[9] 李晨曦, 党玉洁, 秦莹莹. 特纳综合征患者生育力相关问题的研究进展[J]. 中华妇产科杂志, 2021, 56(1): 73–76.

[10] 中华医学会小儿外科学分会泌尿外科学组. 性别发育异常中国专家共识 [J]. 中华小儿外科杂志, 2019, 40(4): 289–97.

[11] 陈子江, 田秦杰, 乔杰, 等. 早发性卵巢功能不全的临床诊疗中国专家共识[J]. 中华妇产科杂志, 2017, 52(9): 577–581.

[12] VOCKEL M, RIERA-ESCAMILLA A, TÜTTELMANN F, et al. The X chromosome and male infertility[J]. Human Genetics, 2021, 140(1): 203–215.

[13] JIAO S Y, YANG Y H, CHEN S R. Molecular genetics of infertility: Loss-of-function mutations in humans and corresponding knockout/mutated mice[J]. Human Reproduction

Update,2021,27(1):154-189.

[14]TIOSANO D,MEARS J A,BUCHNER D A. Mitochondrial dysfunction in primary ovarian insufficiency[J]. Endocrinology,2019,160(10):2353-2366.

[15] CARP H J A, SELMI C, SHOENFELD Y. The autoimmune bases of infertility and pregnancy loss[J]. Journal of Autoimmunity,2012,38(2/3):J266-J274.

[16]SILVA C A,YAMAKAMI L Y S,AIKAWA N E,et al. Autoimmune primary ovarian insufficiency[J]. Autoimmunity Reviews,2014,13(4/5):427-430.

[17]LA MARCA A,BROZZETTI A,SIGHINOLFI G,et al. Primary ovarian insufficiency:Autoimmune causes [J]. Current Opinion in Obstetrics & Gynecology, 2010, 22 (4): 277-282.

[18]VISSER J A,SCHIPPER I,LAVEN J S E,et al. Anti-Müllerian hormone:An ovarian reserve marker in primary ovarian insufficiency [J]. Nature Reviews. Endocrinology, 2012,8(6):331-341.

[19]SANTULLI P,DE VILLARDI D,GAYET V,et al. Decreased ovarian reserve in HIV-infected women[J]. AIDS (London,England),2016,30(7):1083-1088.

[20]JIN M,YU Y Q,HUANG H F. An update on primary ovarian insufficiency[J]. Science China. Life Sciences,2012,55(8):677-686.

[21]JIRGE P R,CHOUGULE S M,KENI A,et al. Latent genital tuberculosis adversely affects the ovarian reserve in infertile women[J]. Human Reproduction,2018,33(7):1262-1269.

[22]FALCONE T,FLYCKT R. Clinical management of endometriosis[J]. Obstetrics and Gynecology,2018,131(3):557-571.

[23] KAPPELER C J, HOYER P B. 4-vinylcyclohexene diepoxide:A model chemical for ovotoxicity[J]. Systems Biology in Reproductive Medicine,2012,58(1):57-62.

[24] SCHUH-HUERTA S M, JOHNSON N A, ROSEN M P, et al. Genetic variants and environmental factors associated with hormonal markers of ovarian reserve in Caucasian and African American women[J]. Human Reproduction,2012,27(2):594-608.

[25]BLEIL M E,ADLER N E,PASCH L A,et al. Depressive symptomatology,psychological stress, and ovarian reserve:A role for psychological factors in ovarian aging? [J]. Menopause,2012,19(11):1176-1185.

[26] READ M D, EDEY K A, HAPESHI J, et al. The age of ovarian failure following premenopausal hysterectomy with ovarian conservation [J]. Menopause International, 2010,16(2):56-59.

[27]AMATO P,ROBERTS A C. Transient ovarian failure:A complication of uterine artery embolization[J]. Fertility and Sterility,2001,75(2):438-439.

[28]TAL R,SEIFER D B. Ovarian reserve testing:A user's guide[J]. American Journal of

Obstetrics and Gynecology,2017,217(2):129-140.

[29]JOSSO N. Professor Alfred Jost:The builder of modern sex differentiation[J]. Sexual Development: Genetics, Molecular Biology, Evolution, Endocrinology, Embryology, and Pathology of Sex Determination and Differentiation,2008,2(2):55-63.

[30]VISSER J A,SCHIPPER I,LAVEN J S E, et al. Anti-Müllerian hormone:An ovarian reserve marker in primary ovarian insufficiency [J]. Nature Reviews. Endocrinology, 2012,8(6):331-341.

[31]JEPPESEN J V,ANDERSON R A,KELSEY T W,et al. Which follicles make the most anti-Mullerian hormone in humans? Evidence for an abrupt decline in AMH production at the time of follicle selection [J]. Molecular Human Reproduction, 2013, 19 (8): 519-527.

[32]LIN C X,JING M M,ZHU W J,et al. The value of anti-müllerian hormone in the prediction of spontaneous pregnancy:A systematic review and meta-analysis[J]. Frontiers in Endocrinology,2021,12:695157.

[33]DE VET A,LAVEN J S E,DE JONG F H,et al. Reprint of:Antimüllerian hormone serum levels:A putative marker for ovarian aging[J]. Fertility and Sterility,2019,112(4):e183 -e188.

[34]TAL R,SEIFER D B,WANTMAN E,et al. Antimüllerian hormone as a predictor of live birth following assisted reproduction:An analysis of 85,062 fresh and thawed cycles from the Society for Assisted Reproductive Technology Clinic Outcome Reporting System database for 2012-2013[J]. Fertility and Sterility,2018,109(2):258-265.

[35] ILIODROMITI S, ANDERSON R A, NELSON S M. Technical and performance characteristics of anti-Müllerian hormone and antral follicle count as biomarkers of ovarian response[J]. Human Reproduction Update,2015,21(6):698-710.

[36]PRACTICE COMMITTEE OF THE AMERICAN SOCIETY FOR REPRODUCTIVE MEDICINE. ELECTRONIC ADDRESS A A O, PRACTICE COMMITTEE OF THE AMERICAN SOCIETY FOR REPRODUCTIVE M. Testing and interpreting measures of ovarian reserve:a committee opinion [J]. Fertil Steril,2020,114(6):1151-7.

[37]KOTLYAR A M,SEIFER D B. Ethnicity/race and age-specific variations of serum AMH in women-a review[J]. Frontiers in Endocrinology,2021,11:593216.

[38]BROEKMANS F J,ZIEGLER D D,HOWLES C M,et al. The antral follicle count: Practical recommendations for better standardization[J]. Fertility and Sterility,2010,94 (3):1044-1051.

[39]BROER S L,DOLLEMAN M,OPMEER B C,et al. AMH and AFC as predictors of excessive response in controlled ovarian hyperstimulation:A meta-analysis[J]. Human Reproduction Update,2011,17(1):46-54.

[40]LENSEN S F,WILKINSON J,LEIJDEKKERS J A,et al. Individualised gonadotropin dose selection using markers of ovarian reserve for women undergoing *in vitro* fertilisation plus intracytoplasmic sperm injection (IVF/ICSI)[J]. The Cochrane Database of Systematic Reviews,2018,2(2):CD012693.

[41]LA MARCA A,SUNKARA S K. Individualization of controlled ovarian stimulation in IVF using ovarian reserve markers:From theory to practice[J]. Human Reproduction Update,2014,20(1):124-140.

[42]JIANG S W,LI L M,LI F W,et al. Establishment of predictive model for analyzing clinical pregnancy outcome based on IVF-ET and ICSI assisted reproductive technology [J]. Saudi Journal of Biological Sciences,2020,27(4):1049-1056.

[43]PAVLIK E J,DEPRIEST P D,GALLION H H,et al. Ovarian volume related to age [J]. Gynecol Oncol,2000,77(3):410-412.

[44]FRATTARELLI J L. A prospective analysis of the changes in ovarian morphology during hormonal pituitary suppression before *in vitro* fertilization [J]. Fertility and Sterility,2006,86(3):577-582.

[45] MORIANOS I, PAPADOPOULOU G, SEMITEKOLOU M, et al. Activin-A in the regulation of immunity in health and disease [J]. Journal of Autoimmunity, 2019, 104:102314.

[46] PARK M J, AHN J W, KIM K H, et al. Prediction of ovarian aging using ovarian expression of BMP15,GDF9,and C-KIT[J]. Experimental Biology and Medicine,2020, 245(8):711-719.

[47]ZHANG H H,XU P Y,WU J,et al. Dehydroepiandrosterone improves follicular fluid bone morphogenetic protein-15 and accumulated embryo score of infertility patients with diminished ovarian reserve undergoing *in vitro* fertilization:A randomized controlled trial [J]. Journal of Ovarian Research,2014,7:93.

[48]SHEN M J,QI C,KUANG Y P,et al. Observation of the influences of diosgenin on aging ovarian reserve and function in a mouse model [J]. European Journal of Medical Research,2017,22(1):42.

[49]BELLI M,SHIMASAKI S. Molecular aspects and clinical relevance of GDF9 and BMP15 in ovarian function[J]. Vitamins and Hormones,2018,107:317-348.

[50]GLEICHER N,DARMON S K,MOLINARI E,et al. Importance of IGF-I levels in IVF: Potential relevance for growth hormone (GH) supplementation[J]. Journal of Assisted Reproduction and Genetics,2022,39(2):409-416.

[51]LI S,WINUTHAYANON W. Oviduct:Roles in fertilization and early embryo development [J]. The Journal of Endocrinology,2017,232(1):R1-R26.

[52]FERREIRA L M R,MEISSNER T B,TILBURGS T,et al. HLA-G:At the interface of

maternal-fetal tolerance[J]. Trends in Immunology,2017,38(4):272-286.

[53] MIKOS T, GORDTS S, GRIMBIZIS G F. Current knowledge about the management of congenital cervical malformations: A literature review[J]. Fertility and Sterility,2020,113 (4):723-732.

[54] AL - NASIRY S, AMBROSINO E, SCHLAEPFER M, et al. The interplay between reproductive tract microbiota and immunological system in human reproduction [J]. Frontiers in Immunology,2020,11:378.

[55] FRANASIAK J, SCOTT R. Endometrial microbiome[J]. Current Opinion in Obstetrics and Gynecology,2017,29:146 - 152.

[56] CHEN P G,CHEN P Y,GUO Y C,et al. Interaction between chronic endometritis caused endometrial microbiota disorder and endometrial immune environment change in recurrent implantation failure[J]. Frontiers in Immunology,2021,12:748447.

第二章

辅助生殖技术在女性生育力保存中的应用

辅助生殖技术(assisted reproductive technology,ART)是一种治疗不孕不育症的方法,是运用医学方法对配子、合子、胚胎进行人工操作,以达到受孕的目的,即用人工方法辅助自然受孕的某个或者全部环节来完成生育的一种方法,核心技术为体外受精-胚胎移植(invitrofertilization and embryo transfer,IVF-ET)及其衍生技术。1978 年世界上第一例 IVF-ET 婴儿诞生,具有划时代的意义。近 40 余年来,人类辅助生殖技术飞速发展,得到了大众的认可,应用也越来越广泛。

我国癌症发病率近 10 年呈上升趋势,并且越来越低龄化,女性肿瘤发病率也快速上升;同时,肿瘤的治疗效果也越来越好,但是肿瘤的手术、放疗、化疗均会对生育力造成不可逆的损伤;另外,非肿瘤疾病,比如早发型卵巢功能不全、严重的自身免疫性疾病等也存在生育力下降的风险,因此对育龄女性、青春期以及青春前期女性进行生育力保存显得日益重要。随着社会的发展、科学技术的进步、生育观念的改变,人类对于生育力有了更多的认识,越来越多的人主动寻求专业的生育力保存。辅助生殖技术不仅能够解决不孕夫妇的生育问题,也可以为有生育力损伤风险的人提供生育力的保存。

我国的生育力保存尚处于起步阶段,广义来说,生育力保存指在用手术或是放化疗治疗疾病时,选择毒性小、对生育力损伤小的技术和方法。狭义的生育力保存指的是应用冷冻技术保存配子、胚胎和组织。目前应用的生育力保存技术,包括卵母细胞冷冻和胚胎冷冻卵巢组织冷冻技术,都属于辅助生殖技术的范畴。选择何种生育力保存方法,需要综合考虑多种因素:年龄、疾病的轻重缓急、肿瘤分期、病理类型、分子分型、治疗阶段、拟采取的治疗手段、可能的治疗效果、就诊的时机、是否已婚、有无性生活、患者及家属的意愿等。进行生育力保存前特别是恶性肿瘤女性,均需多学科会诊,明确疾病及对应的治疗手段对生育力的影响,结合疾病预后和患者的生育意愿,全面评估后有保存生育力必要性及未来有生育可能性的患者才考虑行生育力保存,并需告知生育力保存相关的风险,在充分知情理解的情况下方可进行。

对于做了生育力保存的女性,在病情稳定,相应专科认为可以尝试妊娠的时候,如果卵巢功能尚可,仍鼓励其尝试自然试孕或者 ART 助孕。冷冻的卵子和/或胚胎是女性无法妊娠时的最后选择,不能因为有保存的卵子和/或胚胎就延迟受孕。任何一种生育力保存方法都不能保证未来一定可以获得活产。

本章节涉及到的 ART 主要是指目前临床上常用的人工授精(artificialinsemination,

AI)和体外受精-胚胎移植(in vitro fertilization and embryo transfer,IVF-ET)相关的 ART技术,重点阐述 ART 助孕过程中相关的药物、促排卵方案、ART 的临床操作流程等,上述技术既可以用来治疗不孕症也可以进行生育力保存。通过本章节的介绍,希望与生育力保存相关的各个专业的临床医师和有生育力保存需求的群体对 ART 有初步的了解并能够从中获益。生育力保存适用的人群及生育力保存技术会在第 5~8 章详细介绍。

第一节　控制性卵巢刺激药物与方案

世界上诞生的第一例"试管婴儿"是自然周期获卵形成胚胎后移植成功的。1981年,克罗米芬联合尿促性素的卵巢刺激方案开始应用于 IVF,之后越来越多的促排卵方案出现,增加了获卵数及可利用胚胎数,从而大大提高了 ART 的妊娠率,降低了治疗费用。

常用的卵巢刺激类药物有克罗米芬、来曲唑、促性腺激素以及促性腺激素释放激素类似物。促性腺激素药物的发展使得可选择的卵巢刺激方案越来越多,临床中的应用也越来越灵活,使得更多的患者获益,比如对于乳腺癌或者子宫内膜癌这类激素依赖性肿瘤患者,可以选择来曲唑结合促性腺激素的方法,在生育力保存的同时减少促排卵中雌激素水平过高对于原发疾病的影响。

一、卵巢刺激类药物

卵巢刺激类药物有很多种,在下丘脑-垂体-卵巢轴上通过不同的机制发挥作用。应用卵巢刺激药物必须有明确的适应证,使用过程中需要严密监测卵泡发育并适时调整药物品种和剂量,需要临床医师具备扎实的生殖内分泌基础,并时刻警惕严重的不良反应,例如卵巢过度刺激综合征和多胎妊娠等。

常用的卵巢刺激药物包括口服的克罗米芬(clomiphene citrate,CC)、来曲唑(letrozole,LE);各种促性腺激素(gonadotropin,Gn),如卵泡刺激素(follicle stimulation hormone,FSH)、黄体生成素(luteinizing hormone,LH)、人绒毛膜促性腺激素(human chorionic gonadotropin,hCG)、人绝经期促性腺激素(human menopausal gonadotrophin,HMG);促性腺激素释放激素类似物:促性腺激素释放激素激动剂(gonadotropin releasing hormone agonist,GnRH-a)和促性腺激素释放激素拮抗剂(gonadotropin releasing hormone antagonist,GnRH-ant)。

(一)克罗米芬

克罗米芬(clomiphene citrate,CC),也叫枸橼酸氯米芬,是一种三苯乙烯衍生物,有类雌激素和抗雌激素的特性,但是以抗雌激素作用为主,仅在内源性雌激素水平非常低的时候才表现出雌激素的作用。CC 发挥作用依赖下丘脑-垂体-卵巢轴的正负反馈功能正常。CC 与内源性雌激素竞争性和下丘脑、垂体的雌激素受体结合,具有雌激素拮抗和激动效应,以拮抗效应为主,只有当内源性雌激素很低时,才表现出弱的雌激素激动效应。CC 与雌激素受体的亲和力是雌激素的数十倍,使得下丘脑不能识别内源性雌激素,从而解除了雌激素对下丘脑的负反馈,导致下丘脑释放 GnRH,进而刺激垂体分泌 FSH 和 LH,升高的 FSH 刺激卵巢卵泡发育。CC 在子宫上表现出抗雌激素作用,导致子宫内膜薄,这是外源性添加雌激素无法改变的,但是妊娠和未妊娠患者之间子宫内膜厚度无明显差异。

CC 主要适用于无排卵女性的诱导排卵,常见于多囊卵巢综合征,也用于不明原因不孕女性。对 HPO 轴有缺陷的低促性腺激素性腺功能减退患者效果差;对于高促性腺激素性腺功能减退患者效果也不好,因为这类患者本身的 FSH 已经很高,卵巢对于药物处于无反应或者低反应状态。

CC 使用方法为在月经见红的第 2~5 天开始用药,连用 5 天。首先从 50 mg/d 开始,若 1~2 个周期无效,可以 50 mg 为单位逐渐加量,最大剂量一般是 150 mg/d。每日服用一次。CC 治疗的前 3 个周期是效果最好的,最多 6 个周期若仍未妊娠,则需要改变策略。

(二)来曲唑

来曲唑(letrozole,LE)是第三代芳香化酶抑制剂,是人工合成的苄三唑类衍生物。芳香化酶的活性存在于多种组织中,如卵巢、脑、肌肉、肝、脂肪、乳腺组织以及一些恶性乳腺肿瘤。LE 用于绝经后女性乳腺癌的治疗,目前被广泛用于卵巢刺激中。LE 的促排卵作用也依赖于下丘脑-垂体-卵巢轴的功能正常。LE 抑制雄激素向雌激素转化,从而降低外周血中的雌激素浓度,进而解除雌激素对下丘脑和垂体的负反馈,增加下丘脑和垂体释放 Gn,刺激卵泡生长;同时卵泡中雄激素的富集,也会增加卵泡对于 FSH 的敏感性。LE 不与下丘脑的雌激素受体结合,随着卵泡的发育,雌激素升高对于下丘脑有负反馈,使得 FSH 不至于过高,降低多卵泡发育的风险。LE 降低了体内的雌激素水平,可能导致子宫内膜上的雌激素受体增加,增加了子宫内膜对于雌激素的敏感性,进而提高子宫内膜厚度,这和 CC 对于子宫内膜的影响不同。

CC 和 LE 的适用的人群相同。既往 LE 是 CC 反复治疗失败后的另一种促排卵药物选择,近年来多项高质量的研究认为使用 LE 诱导排卵的临床妊娠率优于 CC,并可以大大降低卵巢过度刺激综合征和多胎妊娠的风险,也可用于卵巢低反应患者的 COS,因此目前将其作为一线口服促排卵药物。在雌激素依赖性肿瘤患者使用 LE 可以降低雌激素水平,从而减少肿瘤复发或者进展风险,这使得来曲唑在生育力保存中占有重要地位。

LE 的用法与 CC 类似,从月经周期的 2~5 天开始用药,连用 5 天,剂量可以 2.5 mg/d、5 mg/d、7.5 mg/d,结合卵泡大小和激素水平,必要时联合促性腺激素促排卵。

(三)促性腺激素

促性腺激素(gonadotropin,Gn)有卵泡刺激素(follicle stimulation hormone,FSH)、黄体生成素(luteinizing hormone,LH)、人绒毛膜促性腺激素(human chorionic gonadotropin,hCG)、人绝经期促性腺激素(human menopausal gonadotrophin,HMG)。20 世纪 60 年代,

HMG 已经开始用于诱导排卵。1980 年,Card Wood 及 Bruno 等首次将人绝经期促性腺激素(HMG)联合 hCG 促排卵方案用于体外受精-胚胎移植中并获得成功分娩。

FSH、LH 和 hCG 都属于糖蛋白激素,是有 2 个非共价连接的 α 和 β 亚单位组成的异二聚体。三者有共同的 α 亚单位,由位于 6 号染色体上的基因编码。β 亚单位决定了激素特异的生物活性,FSH 的 β 亚单位基因位于 11 号染色体;而 LH、hCG 的 β 亚单位基因位于 19 号染色体上,两者在结构和功能上高度相似。

目前临床常用的外源性 Gn 有三种类型:尿源性、高纯化尿源性和基因重组。最初使用的 HMG,是从绝经期女性尿液中提取的,随着单克隆技术的发展,出现了高纯化尿源性 FSH(uFSH),含有很低量的 LH 及一定量的尿蛋白。20 世纪 90 年代,重组 Gn 飞速发展,基因重组 Gn 是将其共有的 α 亚单位和特异性的 β 亚单位基因序列转入中国仓鼠卵巢细胞系基因组中,以实现体外大规模的生产,供给稳定,生物活性稳定,纯度高,可以皮下注射。目前辅助生殖技术中常用的 Gn 见表 2-1。

表 2-1 目前临床上常用的促性腺激素

药品名	通用名	类型	规格	用法	储存方法
注射用尿促性素	乐宝得	尿源性	75 IU/支	肌注	避光 阴凉保存
注射用高纯度尿促性素	贺美奇	尿源性	75 IU/支	肌注	2~8 ℃ 避光保存
注射用尿促卵泡素	丽申宝	尿源性	75 IU/支	肌注	避光 阴凉保存
注射用重组人促卵泡激素	果纳芬	重组	75/300/450 IU/支	皮下	2~8 ℃ 避光保存
重组促卵泡素 β 注射液	普利康	重组	50/100/300/600 IU/支	皮下	2~8 ℃ 避光保存
注射用重组人促黄体激素 α	乐芮	重组	75 IU/支	皮下	25℃ 以下避光保存
人绒毛膜促性腺激素	HCG	尿源性	2000 IU/支	肌注	避光 阴凉保存
重组人绒促性素	艾泽	重组	250 μg/支	皮下	2~8 ℃ 避光保存

Gn 的临床应用:广泛应用于排卵障碍人群及接受辅助生殖技术助孕的人群。排卵障碍人群中对口服诱导排卵药物后卵泡发育不良的患者可以联合 Gn 来促进卵泡发育;Gn 也用于对 CC/LE 没有反应的低促性腺激素性腺功能减退患者的促排卵治疗;Gn 更多地应用于体外受精-胚胎移植技术的控制性卵巢刺激周期中,通过使用适量 Gn 促进多个卵泡同步发育并成熟,以便获得适量的卵子和可利用胚胎,从而提高辅助生殖技术的临床结局。

(四)促性腺激素释放激素类似物

促性腺激素释放激素(gonadotropin releasing hormone, GnRH),是由下丘脑促垂体区肽能神经元分泌的十肽激素,由神经突触末端每 60~120 分钟释放一次,然后通过垂体门脉系统进入垂体,与垂体的促性腺细胞表面的 GnRH 受体结合,促进垂体前叶分泌 FSH 和 LH。1971 年,Schally 等成功从猪下丘脑提取出 GnRH,并阐明了其氨基酸结构。

GnRH 的十肽结构中,1、2、3 位氨基酸与 GnRH 的生物活性有关,而 5 ~ 6、6 ~ 7、9 ~ 10 位的氨基酸连接稳定性差,极易受内切酶作用而裂解,导致天然 GnRH 的半衰期仅为 2 ~ 4 分钟。通过对不同位置的氨基酸进行改造,可得到一些与 GnRH 相似的化合物,也叫促性腺激素释放激素类似物。根据类似物对 GnRH 受体的作用性质分为促性腺激素释放激素激动剂(gonadotropin releasing hormone agonist,GnRH-agonist/GnRH-a)和促性腺激素释放激素拮抗剂(gonadotropin releasing hormone antagonist,GnRH-antagonist/GnRH-ant)。

1. 促性腺激素释放激素激动剂

促性腺激素释放激素激动剂(GnRH-a)在第 6、10 位以不同的氨基酸、酰胺替换 GnRH 天然结构的氨基酸,使得 GnRH-a 稳定性大大增强,半衰期延长,与 GnRH 受体的亲和力也大为增强,使其生物学效应增加 50 ~ 200 倍。由于 GnRH-a 与受体亲和力强,导致其与受体结合之初,会刺激垂体释放大量的 FSH 和 LH 形成一个小高峰,称为"点火"效应。又由于其与受体强大而持久的亲和力,随着作用时间的延长,绝大部分受体被占据并内移至细胞内,导致垂体细胞表面缺少 GnRH 受体,使其不能对内、外源性 GnRH 发生反应;此外,持续而非脉冲式兴奋垂体导致垂体的无反应性,就使分泌的 FSH、LH 逐渐降低,用药 5 ~ 7 天开始下降,14 天可降低到基础值及以下,呈"药物性去垂体状态",继而卵巢内的卵泡停止生长,E_2 甚至达到了绝经期的水平,也叫做垂体的降调节,GnRH-a 降调节已经广泛地用于 COS 方案中,由于降调节后出现的低雌激素状态,目前 GnRH-a 也用于辅助治疗雌激素敏感的子宫内膜癌或者乳腺癌以进行生育力保护。

2. 促性腺激素释放激素拮抗剂

促性腺激素释放激素拮抗剂(GnRH-ant)是对跟 GnRH 生物活性有关的 1、2 或者 3 位的氨基酸及其他位置的氨基酸进行改造形成的 GnRH 类似物,可与 GnRH 受体紧密结合,占领受体,但不转导信号,阻断了 GnRH 对垂体的作用。该药物主要用于辅助生殖技术的拮抗剂方案。

二、卵巢刺激方案

随着医药技术的发展及 ART 技术在临床的广泛应用,出现了多种 COS 方案:GnRH 激动剂(GnRH-a)相关方案:黄体中期短效/长效长方案、早卵泡期长效长方案、超长方案、短方案、超短方案;GnRH 拮抗剂方案;高孕激素状态下的 COS 方案;微刺激方案;自然周期方案等。COS 方案的选择强调个体化,需要考虑多种因素,如患者的基础疾病、年龄、体重、卵巢储备功能、当前的治疗目标、药物的差异、患者的经济状况、医患的时间安排、既往促排周期的卵巢反应情况等,应根据患者自身情况选择合适的 COS 方案和 Gn 启动剂量,并根据促排过程中卵泡及激素水平变化合理的调整用药,以期达到临床、经济和社会效益平衡的最佳结局。临床方案的选择在不同国家或者地区、不同生殖中心、不同医生之间均有不同,但是目前专家指南或者共识认为不同 COS 方案其临床结局基本相当。

（一）卵巢刺激方案的基本原理

不同 COS 方案虽然使用的药物不同，但是原理基本相似，首先是使用一定剂量外源性 FSH 募集适量卵泡同步发育，其次是使用 GnRH-a、GnRH 拮抗剂等药物抑制内源性 LH 升高，防止卵泡早排或者黄素化，COS 的过程如下。

1. 促进卵泡募集、生长发育

自然周期单卵泡发育和成熟的过程包含卵泡的募集、选择和优势化。每个卵泡的募集都有一个最低的 FSH 水平，也就是 FSH 阈值，只有超过这个阈值并持续一段时间（阈值窗），卵泡才能持续发育直到成熟。卵泡的募集和选择取决于卵泡的 FSH 阈值以及血清 FSH 水平及持续时间。在卵泡的募集阶段提高 FSH 水平使之超过多个卵泡的阈值，可使多个卵泡被募集。血清持续高水平 FSH 将使募集的卵泡同步发育成长并成熟，从而达到 COS 的目的。使用外源性 Gn 是 COS 的主要手段，Gn 启动的时间和剂量以及剂量的调整是 COS 的关键点。不同促排卵方案 Gn 启动时机不同，GnRH-a 激动剂方案在垂体降调节达到标准后再启动 Gn，而拮抗剂方案或者微刺激等非垂体降调节方案一般在月经第 2~4 天启动，对于恶性肿瘤患者行生育力保存后进一步进行手术、放疗或者化疗，可以随时启动 Gn，以争取最短时间完成生育力保存。一般情况下 Gn 剂量越高将募集更多的卵泡，但是对于卵巢功能低下的患者增加 Gn 剂量并不能增加募集卵泡的数量。

2. 抑制早发 LH 峰

在 COS 中，由于多个卵泡同时发育，雌激素水平升高比较快，并明显高于自然周期，更早达到正常生理状态下产生正反馈的水平，在主导卵泡成熟前即出现 LH 峰，称为早发 LH 峰（LH≥10 U/L 或高于基础 LH 2~3 倍）。这种内源性的早发 LH 峰的峰值相较于自然周期更低、更持久、更隐匿。早发的 LH 峰会使卵子在不合适的时机恢复减数分裂，在取卵时这些卵子已错过最佳受精的时间；使卵子胞核-胞质发育不同步，影响卵子质量及胚胎发育潜能；早发的 LH 峰因在卵泡还未成熟时出现或峰值不足，卵泡中各种参与排卵的机制不能对这种 LH 峰做出恰当的反应，导致卵泡过早黄素化；卵泡的过早黄素化还会引起孕酮提前升高，从而影响子宫内膜的容受性等。早发 LH 峰会影响卵子和胚胎质量及子宫内膜容受性而降低 IVF-ET 助孕的临床妊娠率。抑制早发 LH 峰是 COS 的重点之一，抑制措施主要是 GnRH 类似物或者拮抗剂的应用。

3. 诱发卵母细胞的最后成熟和触发排卵

随着卵泡的生长发育，卵母细胞会发生一系列变化，但是卵母细胞的最后成熟特别是核的成熟以及卵子从卵泡中排出需要 LH 峰的激发。因 hCG 与 LH 的 β 亚单位在结构和功能上类似，临床上 COS 中常用 hCG 模拟 LH 峰，hCG 相对于 LH 半衰期长，作用时间更久，容易引起早发卵巢过度刺激综合征。近年来，在非垂体降调节方案中，可以利用短效 GnRH-a 的 flare-up 效应，诱发内源性 LH 的升高及卵子的成熟，GnRH-a 作为扳机药物诱发排卵或者促进卵子成熟相对于 hCG 更安全。但是需要注意的是，在使用 GnRH-a 垂体降调节方案时,由于垂体功能的抑制,无法对短效 GnRH-a 产生反应分泌内源 LH,因此只能使用 hCG 扳机。另外,使用短效 GnRH-a 扳机患者雌孕激素在取卵后迅速降低,且不影响取卵数量和质量,因此对于激素敏感性肿瘤患者可以使用垂体非降调节方案联合短效 GnRH-a 扳机,以降低激素水平和缩短高激素水平持续的时间。

(二)各种卵巢刺激方案的应用

临床上常用的促排卵方案包括激动剂垂体降调节方案、拮抗剂方案、微刺激方案、PPOS 方案等,其中 GnRH 激动剂方案根据 GnRH-a 开始使用的时间、剂量及与 COS 中 Gn 的使用方法,GnRH-a 方案可分为长方案、超长方案、短方案、超短方案。对于肿瘤患者进行生育力保存时常用的方案包括拮抗剂方案、高孕激素状态下的卵巢刺激方案、随机启动方案及自然周期进行详细阐述

1. 拮抗剂方案

拮抗剂方案一般在月经周期第 2 天开始使用 Gn,根据患者自身情况进行个体化 Gn 剂量的确定。根据添加 GnRH-ant 的时机分为固定方案和灵活方案。拮抗剂固定方案在 Gn 刺激的第 5~6 天开始添加;拮抗剂灵活方案拮抗剂的使用时机目前尚无统一的标准,一般在主导卵泡达到 12~14 mm,或者 E_2 达到 300~400 pg/mL 时开始使用。对于生育力保存的患者,拮抗剂方案由于灵活、高效、安全而作为首选 COS 方案,对于雌孕激素敏感的恶性肿瘤患者一般建议拮抗剂方案联合芳香化酶抑制剂(来曲唑)达到多卵泡发育的同时血清雌激素水平维持在较低水平。拮抗剂方案优点:拮抗剂方案不需要提前进行垂体降调节,治疗周期短,可以缩短生育力保存患者治疗时间,以便尽快开展肿瘤相关治疗;可以用短效 GnRH-a 作为扳机药物诱导卵泡成熟,可以降低该方案卵巢过度刺激综合征风险,并且扳机后雌孕激素迅速下降,降低激素敏感性恶性肿瘤患者风险。

2. 高孕激素状态下的卵巢刺激方案

高孕激素状态下的卵巢刺激方案包括早卵泡期高孕激素状态下卵巢刺激方案(progestin primed ovarian stimulation, PPOS)、黄体期卵巢刺激方案(luteal phase stimulation, LPS)以及双刺激方案

(1)PPOS 方案:PPOS 方案是自卵泡早期使用足量的孕激素结合 Gn 进行卵巢刺激,孕激素可以是醋酸甲羟孕酮,也可以是天然孕酮。因为醋酸甲羟孕酮价格便宜,且其在血中检测不到,便于识别晚卵泡期孕激素的升高,帮助临床医生确定扳机时机;其对垂体的抑制作用强于天然黄体酮,因此临床上常用醋酸甲羟孕酮来模拟高孕激素状态,月经初期开始用 6~10 mg/d 至扳机日。PPOS 方案在生育力保存患者尤其是子宫内膜癌保留生育功能的患者中有保护内膜的优势。

(2)黄体期促排卵方案或者随机启动促排卵方案:黄体期卵巢刺激方案(LPS),利用生理性黄体期自身的高雌激素和孕激素水平可有效抑制垂体 FSH 和 LH 的分泌,阻断早发 LH 峰。在排卵后 1~3 天开始 Gn 促排。随机促排卵方案即月经周期的任何阶段进行 Gn 促排卵。上述两种方案打破了经典的早卵泡期启动促排卵的时机,更便于生育力保

存患者灵活进行促排卵,缩短治疗和等待时间,为后续原发疾病的治疗争取时间。

3. 双刺激方案

在同一月经周期的卵泡期和黄体期各进行一次卵巢刺激,即卵泡期开始非降调节方案卵巢刺激(follicular phase stimulation,FPS),取卵后开始 LPS。利用月经周期中卵泡生成的波动性,即卵泡生成是一个不连续的过程,可能有 2～3 次的卵泡发育波,与月经周期并无直接关系,发生在卵泡期的发育波可最终发生排卵,而在黄体期出现的发育波则不发生排卵。双刺激方案用于生育力保存的患者可以在短时间内实现两次取卵,增加患者冷冻的卵子或者胚胎数量。

4. 微刺激方案

月经期直接用 CC/LE 结合小剂量(不超过 150 IU/d)的 Gn、适时加用 GnRH-ant 抑制早发 LH 峰,以获得少量卵子为目标的 COS 方案。该方案具有简单方便,Gn 用量少、时间短、费用少、依从性高,对卵巢刺激小、OHSS 发生率低、安全等优点。微刺激方案适用于医学因素不适合用大量 Gn 刺激卵巢的患者、有生育需求的恶性肿瘤患者,包括早期乳腺癌、早期子宫内膜癌、早期卵巢肿瘤患者。

5. 自然周期

利用卵泡的生长发育规律,结合性激素,决定取卵时机;自然周期可能随时出现 LH 峰,导致卵泡早排风险增多或者需要紧急取卵。对于既往乳腺癌、卵巢恶性肿瘤、交界性肿瘤术后患者不愿意接受常规卵巢刺激方案时可以考虑自然周期 IVF。

(三)卵巢刺激过程的监测

在 COS 的过程中,需要根据卵巢对药物的反应性、卵泡的生长情况,并最大限度地降低 OHSS 和早发 LH 峰的发生率,对 Gn 进行药物品种和/或剂量的调整并适时扳机,同时了解子宫内膜情况,给后续治疗提供参考,因此 COS 过程中的监测非常重要,目前监测手段主要是超声监测和性激素水平测定。ART 中的超声监测一般采用的经阴道超声,因为卵巢位置比较靠后,阴超看得更清楚;不受腹部脂肪、膀胱等影响,准确性高;同时不用憋尿、方便、快捷、无创、可重复,即时获得相关信息。COS 中的性激素测定主要是 FSH、LH、雌二醇和孕酮的测定。激素敏感肿瘤患者进行生育力保存时监测激素变化有利于评估患者风险。

第二节　人工授精

人工授精(artificial insemination,AI)是指将男性精液通过非性交的方式注入女性生殖道内,以使卵子和精子自然受精达到妊娠目的的一种 ART 技术,是一种相对比较自然的助孕方法。不孕症患者就诊后应尽可能明确病因,在男方精液尚可的前提下女方行输卵管通畅度检查,需证实至少一侧输卵管通畅,即双侧输卵管梗阻患者不宜行人工授精助孕。

人工授精是 ART 中发展历史较长的技术之一,其成功应用临床始于 20 世纪 50 年代。1953 年,美国阿肯色大学医学中心的 Sherman 等首次报道取得成功。1994 年 Bunge 等报道首例冷冻精子 AID 获得妊娠。我国人工授精起步相对较晚,1983 年湖南医科大学完成首例冷冻精液人工授精,成功妊娠并顺利分娩。

一、人工授精的分类

(一)按照精液来源的分类

1. 夫精人工授精

夫精人工授精(artificial insemination with husband's sperm,AIH)指用丈夫精子进行人工授精

2. 供精人工授精

供精人工授精(artificial insemination by donor,AID)指用供者的精子进行人工授精

(二)根据精液贮存时间分类

1. 新鲜精人工授精

新鲜精人工授精指精液离体后立即(一般在射精 1 小时内使用)进行处理并进行人工授精。主要适用于夫精人工授精。

2. 冻精人工授精

冻精人工授精指精液离体后采用超低温冷冻保存(一般在液氮罐中),当需要时再将冷冻精液复温后进行人工授精。主要适用于供精人工授精。

(三)根据授精部位分类

1. 阴道内人工授精

阴道内人工授精将未经处理的整份精液标本直接注入女性阴道后穹隆。此方法不需暴露宫颈,无需洗精,操作简单,更接近于生理状态。主要适用于女方生育无障碍、男方精液正常但性交困难者。

2. 宫颈管内人工授精

宫颈管内人工授精直接将处理过的精液注入宫颈管内。主要适用于宫腔人工授精困难、性交困难者。

3. 宫腔内人工授精

宫腔内人工授精临床应用最为广泛。将洗涤处理过的精液通过导管直接注入宫腔内,注入体积为 0.5 mL 左右。主要适用于男性不育、女性宫颈因素不孕、免疫性不孕以及不明原因不孕。

二、人工授精的适应证和禁忌证

（一）夫精人工授精适应证

（1）男方精液正常，但性功能障碍、畸形、心理因素等导致性交困难或者精液不能射入阴道内，如严重的阳痿、早泄、逆行射精或不射精、尿道下裂、尿道上裂。

（2）男方精液异常，轻度少弱精（10×10^6/mL<精子密度<20×10^6/mL，前向运动的精子少于50%，或 a 级精子少于25%）、精液不液化或者液化不全。

（3）女方因素生殖道异常、心理因素等导致性交困难，或者由于宫颈因素使精子在女性生殖道内运行受阻，不能进入阴道或者宫颈。

（4）免疫因素。

（5）不明原因的不孕。

（6）轻度子宫内膜异位症。

（二）供精人工授精适应证

（1）不可逆的无精子症、严重的少精症、弱精症和畸精症。

（2）输精管复通失败。

（3）射精障碍。

（4）适应证 1、2、3 中，除不可逆的无精子症外，其他需行供精人工授精技术的患者，医务人员必须向其交代清楚，通过卵胞浆内单精子显微注射技术也可能使其有自己血亲关系的后代。如果患者本人仍坚持放弃通过卵胞浆内单精子显微注射技术助孕的权益，则必须与其签署知情同意书后，方可采用供精人工授精技术助孕。

（5）男方和（或）家族有不宜生育的严重遗传性疾病。

（6）母儿血型不合不能得到存活新生儿。

（三）人工授精禁忌证

（1）任一方患有严重的精神疾患、泌尿生殖系统急性感染、性传播疾病。

（2）患有《中华人民共和国母婴保健法》规定的不宜生育的疾病。

（3）任一方具有吸毒等严重不良嗜好。

（4）任一方接触致畸量的射线、毒物、药品并处于作用期。

（5）女方子宫不具备妊娠功能或患有严重躯体疾病不能承受妊娠（如严重心脏病，肝、肾疾病等）。

第三节　体外受精-胚胎移植技术

体外受精-胚胎移植（invitrofertilization and embryo transfer，IVF-ET），俗称试管婴儿，

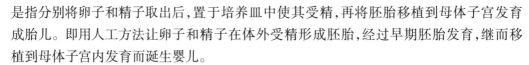

是指分别将卵子和精子取出后,置于培养皿中使其受精,再将胚胎移植到母体子宫发育成胎儿。即用人工方法让卵子和精子在体外受精形成胚胎,经过早期胚胎发育,继而移植到母体子宫内发育而诞生婴儿。

世界上首例试管婴儿诞生至今已有 40 余年,辅助生殖技术帮助不孕症夫妇生育健康的宝宝,为数以百万的家庭带来了欢乐;辅助生殖技术的完善与发展为女性生育力保存提供了更多的选择,使得越来越多的女性获益,得到了遗传学后代。目前体外受精-胚胎移植技术及其衍生的配子冷冻技术是生育力保存的核心技术。

一、体外受精-胚胎移植的分类

体外受精-胚胎移植(IVF-ET),根据授精方式的不同和形成胚胎后是否检测胚胎遗传学信息,可以分为常规 IVF、卵胞浆内单精子注射(intracytoplasmic sperm injection,ICSI)和植入前遗传学检测(preimplantation genetic testing,PGT)。

(一)常规 IVF

Steptoe 和 Edwards 在 1978 年完成了世界上首例常规试管婴儿——Louise Brown,在人类生殖领域中具有里程碑意义,目前世界各地的试管婴儿已达数百万名,也因此获得了 2010 年的诺贝尔生理学或医学奖,为治疗不孕不育开辟了新的途径。1983 年,澳大利亚诞生了首例采用冷冻胚胎复融移植的宝宝。我国的 IVF 技术起步较晚,但是发展迅速,1988 年国内首例常规试管婴儿在北京医科大学(现北京大学医学部)诞生,现在 IVF 相关技术如 PGT、囊胚培养、辅助孵化、胚胎和卵子冷冻等技术均已开展,并与国际水平同步。目前全国有数百家生殖中心可以实施 IVF 及其衍生技术,每年数十万试管婴儿出生。该技术适应证如下:

(1)女方各种因素导致的配子运输障碍,如双侧输卵管阻塞、输卵管缺如、严重盆腔粘连或输卵管手术史等输卵管功能丧失者。

(2)排卵障碍,经反复常规治疗,如反复诱发排卵,或结合宫腔内人工授精技术治疗后仍未获妊娠者。

(3)子宫内膜异位症和子宫腺肌病,单纯药物治疗不能提高子宫内膜异位症和子宫腺肌病患者的自然妊娠率。可以选择腹腔镜手术,需要评估内异症的类型、分期及子宫内膜异位症生育指数(EFI)评分。对于年轻、轻中度内异症、EFI 评分高者,可期待自然妊娠 6 个月;对于 EFI 评分低、有高危因素者(年龄在 35 岁以上、不孕年限长;重度内异症、盆腔粘连、病灶切除不彻底者;输卵管不通者),应积极行 IVF 助孕,助孕前可使用 GnRH-a 预处理。复发型内异症或卵巢储备功能下降者,建议首选 IVF 治疗。但是目前对于子宫内膜异位症是否需要手术尚有争议。

(4)男方患少、弱、畸形精子症,经宫腔内人工授精治疗仍未获妊娠。

(5)不明原因不孕或免疫性不孕,反复经宫腔内人工授精或其他常规治疗仍未获妊娠者。

（6）卵巢储备低下患者（AMH<1.1ng/mL 或 AFC<7），不孕年限长，或年龄超过 40 岁常规治疗仍不孕者。

（7）有医学指征的女性生育力保存。

（二）卵胞浆内单精子注射（ICSI）

常规的 IVF-ET 技术帮助了许多输卵管因素不育的夫妇，然而男性因素也是引起不育的主要原因之一，不育夫妇中约 40% 是由男性因素引起的，还有 20% 左右是夫妇双方因素共同导致的。传统的体外受精在某些男性因素导致受精障碍或者受精失败的患者中无效。例如，严重的男性少弱精子症在常规体外受精中精子不能穿过卵母细胞透明带达到精卵融合；或者精子顶体酶缺陷导致受精率低下；或者梗阻性无精子症患者从附睾或者睾丸中取出的精子数目较少，达不到体外受精的要求。因此，各种显微操作辅助受精技术开始应用于试管婴儿的治疗中，显微受精经历了将部分透明带打孔/切除、精子直接注入卵周隙即透明带下以及最终的卵胞浆内单精子注射（ICSI）来实现受精等阶段的发展。前两种方法由于多精受精率较高或早期的透明带缺损可能影响其对卵子的保护，导致胚胎碎片产生增加，优胚率较低，妊娠结局欠佳等负面影响，目前已基本被淘汰。ICSI 成为主流的显微受精方式，成功地解决了少弱精患者的精子不能穿过卵母细胞透明带完成精卵融合而致受精率低下的问题。1987 年澳大利亚的 Laws-King 等首次报道可以通过单精子显微注射的方法获得胚胎；第 1 例 ICSI 受孕的案例是由布鲁塞尔自由大学的 Palermo 等在 1992 年报道的。1994 年 Silber 等报道了睾丸穿刺取精术治疗男性梗阻性或者非梗阻性无精子症的案例；1996 年 Reijo 等发现了一些严重少弱精子症的男性 Y 染色体的部分缺失。1996 年我国首例 ICSI 试管婴儿在中山医科大学诞生。之后 ICSI 技术在全国多个生殖中心广泛展开，成为最主要的辅助生殖技术之一。该技术适应证如下：

（1）重度少、弱精症（精子密度 ≤5×10^6/mL，或精液洗涤后前向运动精子数<1×10^6/mL）。

（2）通过手术从睾丸或者附睾获得的精子。

（3）常规 IVF 受精失败或者低受精率，小于 30%。

（4）精子顶体异常（圆头精子症、严重的小头精子症）。

（5）不成熟卵体外培养（IVM），获得的未成熟卵母细胞需要经过体外培养诱导成熟，长时间的体外培养可能导致卵母细胞透明带韧性发生改变妨碍精子穿透，可使用 ICSI 辅助受精。

（6）冻融卵母细胞，冷冻保存的卵母细胞经过冻融后其受精潜能受到影响，ICSI 可以提高冻融卵子的受精率。

（7）植入前遗传学检测（PGT），为了最大限度地减少母源颗粒细胞和父源精子对检测结果的影响，需采用 ICSI 受精方式。

ICSI 的适应范围越来越广，但不能取代常规 IVF。用正常精液进行 IVF 与 ICSI 比较，两组妊娠率无显著差异。与常规 IVF 相比，显微操作需要的额外显微操作仪及其控制系统,另外还需显微注射针、显微固定针、透明质酸酶、精子制动液等,治疗费用高,耗时长,是一种侵入性治疗。另外,在高龄、获卵数少、不明原因不孕患者中行 ICSI 并未体现出优势,所以 ICSI 要限于有适应证的患者。

(三)植入前遗传学检测(PGT)

PGT 是在体外受精的基础上,经活检胚胎或卵子获取少量遗传物质,行染色体和(或)遗传学检测,将检测后可移植胚胎植入子宫,并出生表型正常子代的技术。检测范围包括单基因遗传病(PGT for monogenic gene defects,PGT-M)、染色体结构异常(PGT for chromosomal structural rearrangements,PGT-SR)及非整倍体筛查(PGT for aneuploidies,PGT-A)。

遗传性疾病已经成为威胁人类健康的主要疾病之一。用产前诊断技术预防遗传病患儿的出生,是目前减少遗传性疾病发生的主要途径。20 世纪 60 年代以来,羊膜腔穿刺术、绒毛膜取样技术已经常规地应用于产前诊断,有效地减少了遗传病患儿的出生。PGT 把遗传性疾病控制在胚胎植入子宫内膜前,是产前诊断技术的延伸,属于遗传病的一级预防。PGT 可以降低受检夫妇等待产前诊断结果期间的心理压力和产前诊断手术操作的并发症及确定是异常胎儿终止妊娠带来的生理损伤,也可以缩短妊娠需要等待的时间;PGT 还可以解决因政治和宗教的因素在终止异常妊娠问题上的争议,在伦理上更易被接受。

PGT 是一门充满挑战的技术,需要获得具有发育潜能的胚胎;在不损害胚胎发育潜能的前提下采集遗传分析的材料;需要在有限的材料上完成遗传学分析,最终要将胚胎植入同步化的子宫,因此需要生殖医学临床专家和医学遗传学家的共同协作。

1989 年,Handyside 等采用卵裂期胚胎活检结合聚合酶链式反应(polymerase chain reaction,PCR)扩增 Y 染色体特异性 DNA 片段,为 X 连锁隐性疾病携带者进行性别检测,成功诞生第一例 PGT 婴儿,开创了 PGT 的新纪元。进入 20 世纪 90 年代,植入前检测技术有了飞速发展,荧光原位杂交(fluorescent in situ hybridization,FISH)、多重 PCR、荧光PCR、多色 FISH 等技术,特别是 1999 年以来开展的间期核转换技术,全基因组扩增,比较基因组杂交技术相继用于 PGT。21 世纪以来,微阵列比较基因组杂交、单核苷酸多态性微阵列和二代测序技术逐渐应用于临床。目前我国数十家生殖中心可以开展 PGT 诊疗工作。该技术适应证如下:

(1)染色体异常,夫妇任一方或双方携带染色体结构异常,包括相互易位、罗伯逊易位、倒位、复杂易位、致病性微缺失或微重复等。

(2)单基因遗传病,理论上适合所有外周血可以诊断的单基因遗传性疾病。

(3)具有遗传易感性的严重疾病,夫妇任一方或双方携带有严重疾病的遗传易感基因的致病突变,如遗传性乳腺癌的 BRCA1、BRCA2 致病突变。

(4)人类白细胞抗原(HLA)配型,曾生育过需要进行骨髓移植治疗的严重血液系统疾病患儿的夫妇,可以通过 PGT 生育一个和先前患儿 HLA 配型相同的同胞,通过从新生儿脐带血中采集造血干细胞救治患病同胞。

（5）女方高龄 38 岁及以上。

（6）反复种植失败,移植 3 次及以上或移植高评分卵裂期胚胎数 4~6 个或高评分囊胚数 3 个及以上均失败。

（7）反复自然流产 2 次及以上。

（8）男方严重畸精子症。

二、体外受精-胚胎移植技术的实施

体外受精-胚胎移植技术的实施流程详见图 2-1。

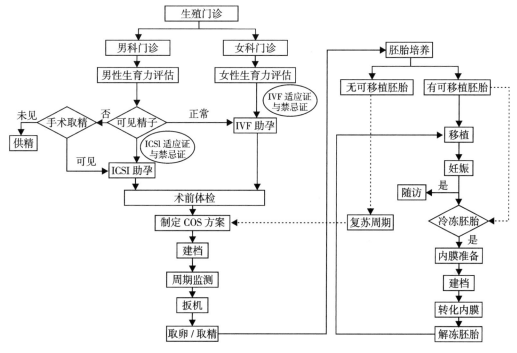

图 2-1 体外受精-胚胎移植技术流程

（一）超声阴道下取卵术

经阴道超声引导下穿刺取卵术是 IVF 的常规手术操作,可以全麻也可以局麻。一般情况下,尽量穿刺直径 12 mm 以上的所有卵泡,获卵率与手术者熟练程度、负压是否稳定有效、卵泡成熟度等因素相关。卵子成熟度跟 hCG 日卵泡径线、夜针用药、剂量及夜针作用时间等有关。过大的卵泡容易自然破裂、卵子逃逸、卵子退化;过小的卵泡容易发生卵子不脱落,也会导致获卵率低。本节主要介绍经阴道超声引导下的穿刺取卵术。

1.取卵前准备

患者术前更衣,测量体温,排空大小便;手术室护士接患者进入手术室,手术医生仔细翻阅病例,了解扳机日患者双侧卵泡数、激素水平、是否合并输卵管积水及巧克力囊肿、内膜情况、是否移植、既往周期取卵情况;协助患者摆放膀胱截石位,接监护仪监测生命体征;手术医生与实验室捡卵者共同核对患者身份信息和周期信息;准备手术器械,加热台预热,调整负压吸引器;告知手术护士及麻醉医生准备手术,手术医生洗手消毒。

2. 取卵操作过程

消毒铺巾,摆好取卵器械,用 PBS 液冲洗取卵针;嘱患者尽量放松,进行窥检(全麻患者在麻醉后再行窥检),用棉纱块擦干净穹隆及阴道部;检查取卵手术台上的恒温试管架温度是否达到标准(37~37.2℃),穿刺针是否通畅,负压是否合适;阴道超声观察子宫、子宫内膜、双侧卵巢及成熟卵泡的数目、大小,调节 B 超参数,打开穿刺线,设计合适的穿刺路线,使其稳定在阴道穹隆与卵巢的最近距离上,并避开膀胱、肠道、子宫肌层、宫颈等组织器官及血管丛。如避开膀胱子宫有困难者,可由手术护士帮助轻压腹部,适当改变卵巢位置后查看是否有所改善。术中无法避开膀胱、子宫者尽量选择最短路径、避开血管,并在手术记录中详细记录穿刺情况;单腔或双腔取卵针在阴道超声引导下由阴道后/侧穹隆进针,沿穿刺线穿刺,从最靠近阴道壁的卵泡开始,由近及远,逐一穿刺位于穿刺线上的所有卵泡。穿刺针应沿卵泡最大径线穿刺卵泡,并保持在卵泡的中央,卵泡壁围绕针尖塌陷,确认已抽吸尽卵泡后再穿刺另一个卵泡,沿长轴方向转动穿刺针有利于卵泡液的排空。抽吸干净每个卵泡的卵泡液,待一侧卵巢内所有可见卵泡吸尽后退出穿刺针,用 PBS 缓冲液冲洗穿刺针,同法穿刺对侧卵巢,尽可能减少穿刺针进出阴道壁的次数。如卵泡数量少或者获卵数和穿刺卵泡数不一致,及时冲洗卵泡腔。收集的卵泡液及时送实验室捡卵;穿刺结束时,退出穿刺针,再次以 PBS 液冲洗穿刺针;超声复查盆腔有无出血;退出阴道探头,窥开阴道,观察阴道壁或宫颈有无活动性出血,可予纱块按压止血,必要时填塞纱块止血;书写手术记录,特殊情况及时备注。

3. 取卵注意事项

术前外阴、阴道及宫颈要彻底消毒;手术过程中手术医生和助手注意观察负压及恒温架的稳定性;及时与实验室交流,注意抽吸过程中的获卵数与抽吸卵泡数是否一致,若差异较大需及时查找原因;术中术后要注意监测患者生命体征;双侧卵巢位置不好取卵困难者,术前与患者沟通谈话,告知获卵差、取消取卵等风险;术中调整探头位置、按压腹部或者改变体位尽量使卵巢位置下移,如必须经过子宫肌层时尽量避免穿刺子宫内膜;尽量不经过膀胱,如确需经过,减少穿刺次数,嘱术后多饮水,注意尿量尿色;必要时为手术安全放弃部分卵泡,术后与患者及时沟通;手术者应熟悉盆腔解剖及超声显像图像特征,切勿将盆腔血管横断面误以为是卵泡;穿刺时不宜反复进针,穿刺前 B 超下设计好进针路径,尽量减少进针次数。理想状态下,取卵针刺入卵巢内并固定,防止卵巢移动,以至于损伤邻近器官;在所有操作过程中,应确定针尖的回声,如看不到针尖,不能进针;避免针的横向移动,以减少血管损伤的风险。

4. 取卵术中的并发症

(1)出血:取卵时穿刺针经过阴道壁及卵巢,还可能经过宫颈、盆腔静脉丛、膀胱和其他盆腔脏器,从而导致出血,主要包括阴道出血和腹腔内出血。取卵后出血可能跟凝血功能障碍导致的阴道穿刺部位出血或者卵泡腔内出血。

1)诊断方法:腹痛、腹胀、腹部压痛、反跳痛;失血性贫血的表现,如头晕、面色苍白、心率加快;血红蛋白进行性下降;超声提示盆腔内积液,透声差。

2)预防措施包括:取卵手术前常规检查血小板及凝血功能;手术中注意避开血管的位置;设计进针的路径,避免穿刺针反复进出卵巢、盆腔及阴道;尽量避免从侧穹隆进针;手术过程中避免穿刺针在盆腔和阴道壁上来回摆动;选择小号穿刺针减少对组织的损伤;对远距离的卵巢要特别当心,必要时可改为腹部进针取卵或者放弃部分卵泡。

3)治疗方法包括:阴道出血,首选压迫止血,必要时钳夹止血;腹腔内出血,发生率低,但是要十分重视,积极建立静脉通道,扩容,观察生命体征,吸氧;及时复查血常规;止血药的应用;必要时开腹或者腹腔镜手术治疗。

(2)感染:主要包括盆腔炎、输卵管卵巢脓肿、腹膜炎等。多数 IVF-ET 患者其生殖系统原有慢性炎症,取卵等手术操作增加了盆腔感染及急性发作、扩散的可能,严重者可形成盆腔脓肿。高危人群主要包括:子宫内膜异位病史、输卵管炎症、积水、盆腔炎病史、盆腔粘连、盆腔手术史等。

1)诊断方法:发热,下腹痛、反跳痛;分泌物异味;白细胞升高,中性粒细胞增多。

2)预防措施包括:取卵前完善阴道分泌物检查;严格无菌操作;在 B 超引导下穿刺,减少穿刺针进出阴道次数,避免多个穿刺点,尽量不穿刺输卵管积水和卵巢异位囊肿,术后预防性使用抗生素,复查血常规,有异常及早处理。

3)治疗主要是保守治疗,足量广谱抗生素的使用;必要时经阴道脓肿穿刺引流、开腹或者腹腔镜手术治疗。

(3)脏器损伤:脏器损伤主要包括膀胱、输尿管和肠管损伤。多发生于盆腔粘连严重的取卵手术,少部分见于穿刺针受力后弯曲或者取卵操作不熟练等情况。

1)诊断方法:取卵后出现腹痛、发热、排尿困难、血尿、严重者发生休克;体征:出现腹膜刺激征症状,包括腹部肌紧张、压痛反跳痛明显,严重者出现休克症状。辅助检查提示血红蛋白进行性下降,B 超下膀胱积血声像,或者腹部超声、腹部平片可见膈下气体、肠管扩张等表现。

2)预防措施包括:术前评估可能存在的风险,高危患者应充分告知取卵损伤风险;COS 监测过程中若发现位置异常或者其他可能增加损伤风险的情况,需要病历中提示;取卵前排空大小便,如术前膀胱充盈,可导尿;卵巢位置高,尽量调整探头、按压腹部、改变体位等使卵巢位置降低;若损伤不可避免,可以适当放弃困难穿刺处的卵泡;术后多喝水多排尿,确定无排尿困难及肉眼血尿后方可离院;预防性应用抗生素。

3)根据损伤脏器种类及严重程度决定治疗方法。多数脏器损伤可经保守治疗得到痊愈。

（二）胚胎实验室捡卵

1. 取卵前准备

取卵前工作人员应核对患者的病史、精液情况、受精方式、卵泡数目及传染性疾病等。取卵手术前 30 分钟应确认打开 IVF 工作站风机及恒温台，显微镜状态良好，取卵所需耗材如皿、巴氏德吸管等。

2. 卵冠丘复合物收集

护士将收集的卵泡液放在恒温试管上，胚胎实验室工作人员迅速将卵泡液倒入直径 10 cm 的培养皿中。体视显微镜下观察，寻找由卵细胞、透明带、放射冠及卵丘细胞构成的黏液团，即卵冠丘复合物。在 IVF 实验室记录单上登记取卵数目、评估卵子卵丘复合物形态学特征、成熟度等。

3. 卵冠丘复合物评估

卵冠丘复合物回收后，需要对卵母细胞成熟情况进行判断以颗粒细胞形态为主并对其分期，以决定其培养时间。

（1）Ⅰ期：即前期Ⅰ，无第一极体，周围细胞紧紧包围卵丘细胞，没有任何松散。有时可以看到 GV 期卵母细胞，透明带看不清，体外培养时间 24 小时以上，成熟率极低。

（2）Ⅱ期：即前期Ⅰ与中期Ⅱ之间，生发泡消失，但无第一极体，外周大量卵丘细胞紧紧包裹，一层紧密的放射冠细胞围绕卵母细胞，分散，透明带看不清，体外培养 6~12 小时。

（3）Ⅲ期：即中期Ⅱ，可见第一极体排出，放射冠细胞呈放射状排列，卵丘细胞松散，透明带清晰可见。

（4）Ⅳ期：即中期Ⅱ，仍可见第一极体，放射冠细胞常聚堆或不完整，卵丘细胞大量分散，常易脱落，仍有细胞结构，透明带清楚可见。

（5）Ⅴ期：卵母细胞色泽暗淡，有时难以找到，卵丘细胞已经分散。

4. 卵子脱颗粒细胞

在进行卵胞浆内单精子注射（ICSI）时需要进行去除颗粒细胞的操作，通常采用透明质酸酶消化联合机械法去除颗粒细胞。

去除卵周围颗粒细胞又称"拆卵"一般在取卵后 1~2 小时进行，继续培养至少 1 小时后进行 ICSI 受精。在 10 cm 的培养皿里制作配子体外操作液微滴和透明质酸酶微滴，37℃恒温操作台上用口径 135~140 μm 巴斯德氏吸管先在酶滴消化掉颗粒细胞，然后在操作液滴机械性去除颗粒细胞，以尽可能少的带颗粒细胞为宜。

5. 卵子冷冻与解冻

（1）卵子冷冻程序

1）从冰箱取出配子缓冲液及玻璃化冷冻试剂（包括 ES、VS 液），室温复温 30 分钟。

2）核对需冷冻卵子患者的姓名、冷冻日期、冷冻卵子数目、冷冻位置及载杆颜色标识等信息。

3）卵子取出体外2小时后拆除颗粒细胞（步骤同ICSI），拆除颗粒细胞后卵子放入受精皿培养1小时。

4）在3002培养皿的皿盖配制配子缓冲液及ES微滴待用，其中配子缓冲液液滴1个，ES液滴3个（分别为ES1、ES2、ES3），各约20 μL，配子缓冲液液滴与ES1、ES2尽量等大且呈等边三角形排列。

5）从培养箱端出培养皿，由另一实验室人员核对患者信息，在配子缓冲液漂洗去油后的卵子首先移至配子缓冲液滴中，时间共1分钟，然后将配子缓冲液与ES1连线，计时2分钟，由于渗透压的不同，过程中可见卵子漂向配子缓冲液滴顶端；在配子缓冲液与ES1连线的中点与ES2液滴再次连线，计时2分钟；最后将卵子移至ES3放置5分钟。

6）卵子置于ES3期间，在3002皿盖继续配制VS液滴3个，每滴约20 μL，5分钟后将卵子从ES3中移至VS液滴，依次漂洗数次，至最后一个VS液滴停留，准备装载，在VS液滴中的总时间需大于60秒，不超过120秒。装载体积小于2 μL。

7）每个载杆根据冷冻载杆标识放置相应数目的卵子，最多放置4枚，迅速将载杆置入盛有液氮的泡沫盒中，在液氮面下装外套管后转移至胚胎冷冻罐中。

8）完善冷冻记录本和胚胎记录单相关记录。

（2）卵子解冻程序

1）准备工作台，37℃和常温工作台各一个。

2）提前30分钟从冰箱取出玻璃化解冻试剂盒，恢复至室温。

3）将1 mL TS液加入3037培养皿内圈，置于37℃培养箱预热10分钟，准备四孔板，在2~4号孔中依次加入复温的DS、WS1、WS2各0.5 mL。

4）根据手术通知单核实要解冻的病例，确认患者姓名、病例号、冷冻日期、冷冻卵子数目、载杆颜色标识、冷冻位置及需解冻的卵子个数。

5）从液氮罐中取出冷冻载杆，放入装有液氮的泡沫盒，再次核对载杆标识，核对无误后，从液氮中取出载杆，快速拔下外套杆，将内杆前端放入已预热的TS液（3037培养皿），体视镜下确认卵子落入液体中，停留1分钟，此步骤在37℃热台操作。

6）在室温工作台上依次将卵子移入2~4号孔中的DS、WS1、WS2，每孔停留时间均为3分钟，前两次转移卵子时需少量携带上一孔液体，最后一步要尽量避免携带WS1。

7）解冻后的卵子放入平衡好的受精培养皿，在皿底部刻上患者姓名，在液滴中漂洗干净后于显微镜下观察卵子解冻后存活情况并记录在操作记录和冷冻本上，将卵子于CO_2培养箱继续培养2~4小时，待ICSI操作。

（三）取精和精子处理

精子取出的时间和取卵的时间一般是同一天。

1. 精液标本收集方法和时间

精液采集前应让患者禁欲2~7天，为防止精液在体外暴露时间过长，应靠近胚胎实验室私密房间进行并给予患者清晰的书面和口头指导。精液的采集方法分为:手淫法、避孕套采集精液法、逆行射精采集精液法。

(1)手淫法:手淫法采集精液,全部射入一个无菌对精子无毒的洁净广口玻璃或塑料容器中。标本采集后将容器放置在 37 ℃实验台上,手淫采集失败后可口服万艾可再次取精。容器上应记录获取标本时间、禁欲天数等信息。

(2)避孕套采集精液法:当患者不能手淫取精时,可以用无毒专用避孕套通过性交方法采集精液并置于医院提供的容器里。

(3)逆行射精采集精液法:逆行射精主要是由于膀胱颈不能关闭或膜部尿道阻力过大所致。收集精液前应禁欲 3 天,同时服用碳酸氢钠以碱化尿液,避免酸性尿液破坏精子的活力,每次 2 克,每天 3 次。收集精液时先插导尿管排空尿液,然后用林格葡萄糖液冲洗膀胱,留 2 ~ 3 mL 液体在膀胱内,拔除尿管。让患者手淫排精,离心沉淀后可获得精子。

2. 精液标本的处理

(1)直接上游法:该方法适用于正常精液标本,将液化的精液混匀后,取 1 mL 置于 15 mL 离心管,在其上层加入 2 mL 受精液,将离心管倾斜 45°,置于 37 ℃培养箱,培养上游 30 ~ 90 分钟。用吸管取云雾状上层液体到另一个试管,加入 2 mL 培养液混匀,300 ~ 500 g 离心 5 分钟。弃上清,加培养液 0.3 ~ 0.5 mL,轻弹管底,让沉淀松散。加入培养液 1mL, 45°倾斜,37℃培养箱静置 20 分钟待用。

(2)非连续密度梯度分离法:密度梯度离心法应根据不同精液样本进行离心时间、离心速度、梯度体积进行调整。离心速度越高,获得活动精子越多,时间可缩短。梯度体积越大,得到精子越少,对于严重少精样本,采用小体积密度梯度离心。在锥形离心管内加入 80% PureSperm 1 ~ 1.5 mL,再缓慢加入 40% PureSperm 1 ~ 1.5 mL,保持清晰的界面。在配置好的梯度液表面加入液化的精液 1 ~ 1.5 mL,300 g 离心 20 分钟。

(3)洗涤法:对于重度少弱精、活动精子数目极少的患者,WHO 推荐密度梯度法,也可根据情况采用直接洗涤法。将液化的精液与培养基按 1:1 混匀后,300 ~ 500 g 离心 5 分钟,弃上清。加入 2 mL 培养基,混匀,300 g 离心 5 分钟,弃上清。沉淀用 0.2 mL 培养基混匀放置于 37 ℃培养箱待用。

(四)体外受精

1. 常规体外受精

常规体外受精是指从女性体内取出卵子、体外培养后加入经过处理的获能精子使之受精,受精卵发育至 4 ~ 8 个细胞胚胎或囊胚后,移植回子宫内使之着床的过程。常规体外受精又分为过夜受精和短时受精。短时受精可明显增加 2PN 受精率,短时受精失败后及时行补救 ICSI 可以大大提高卵子利用率。

(1)过夜受精:过夜受精即传统的体外受精方式即精卵共同孵育过夜。一般是取卵后 4 ~ 6 小时进行体外受精,各生殖中心不统一,可采用四孔板或培养皿微滴中进行。我中心采用的是微滴法,加精浓度为 5 万～10 万条精子/卵,置于 5%～6% CO_2 的 37℃ 培养箱内培养或三气培养箱,大多中心是三气培养箱,精卵孵育 18 小时后,去除颗粒细胞,观察原核确定是否受精。

(2)短时受精:短时受精即精卵共同孵育 2～6 小时后去除精子,缩短了精子暴露给卵子的时间,使精子氧化应激产物释放减少,短时受精在提高优质胚胎率和临床妊娠率方面优于常规受精,但两组的受精率、多精受精率和流产率无明显差异。

(3)受精判断与补救:授精后 16～18 小时观察到双原核出现提示受精成功。受精率少于 25% 提示受精失败或低下。精子透明带结合和穿透异常是 IVF 受精失败的主要原因,为精子异常所致。卵子因素包括透明带异常、纺锤体异常和胞质缺陷。近年来早补救 ICSI 在国内许多生殖中心得到应用,短时受精联合早补救 ICSI 能极大地提高卵子利用率,并能获得很好的临床妊娠结局,对预防及降低受精失败有重要意义。

2. 卵胞浆内单精子注射

将卵子周围的颗粒细胞去除,方法同前,作用时间尽量短并且注意减少对卵子的机械性损伤,精液处理同前。在 ICSI 皿里制作 PVP 和 G-MOPS 培养液滴,PVP 液滴形状根据操作习惯来定,盖矿物油放入培养箱中预热。将注射针和固定针下降至 PVP 液滴中,调整至针清晰可见,吸入少量 PVP,旋转注射器微调,调整液体进出速度,再调整物镜至 X20,使液滴边缘和注射针清晰。从 PVP 液滴中挑选形态正常的精子并转移至干净的 PVP 滴,用注射针在精子尾部的中段或下段轻压,迅速回拉,划过精子尾部,使细胞膜破裂,精子制动,先尾后头吸入显微注射针。将固定针降至卵母细胞 G-MOPS 微滴中,同时注射针拨动卵母细胞,使第一极体位于 6～7 点或 11～12 点处固定卵母细胞,调节注射针 Z 轴,将注射针尖调至卵母细胞 3 点处,将精子推出距针尖 10～20 μm 处,确认注射针、固定针内口及卵膜在同一平面进针。针进入卵中央时,回吸胞质,卵膜破后,停止回吸,将精子与回吸的胞质和尽量少的 PVP 一起注入卵胞质内,撤出注射针检查精子是否在胞质内。记录卵母细胞质量、精子制动、注射方式和特殊情况等。

(五)胚胎培养、评估、选择与移植

1. 胚胎培养

胚胎培养技术对胚胎培养环境、试剂、耗材要求严格,如温度、CO_2、湿度应长期稳定,矿物油、培养液、巴斯德氏吸管、培养皿等经过质控,任何程序的改变都可能影响培养结局。

胚胎培养经历了单一培养基培养、共培养和序贯培养 3 个阶段。最初单一培养是从受精卵到囊胚都在一种培养基中培养,共培养是利用来源于生殖系统或其他上皮细胞与胚胎一起培养,序贯培养是胚胎在 8 细胞期前后代谢需求不同采用分阶段的培养基即大多数生殖中心采用的卵裂期胚胎培养和囊胚培养。

2. 胚胎评估

(1)合子评估:原核期合子评估主要围绕原核大小与排列、核仁数目与排列以及分布位置等特征进行评估,观察数量、排列与对称性,主要有 Scott-Z 和 Tesarik-P 法。目前我中心用的是 Tesarik-P 法,将合子分为 0 型合子和非 0 型合子,即非正常形态合子,强调原核的同步性。0 型合子:每个原核中核仁数目不小于 3 个;两原核中核仁数目相差小于 3 个;核仁数目小于 7 个时极性排列,大于 7 个时分散排列;两原核核仁中核仁同时极性排列或分散排列。非 0 型合子:1 型,两原核中核仁数目相差大于 3 个;2 型,至少一个原核中分散排列核仁数目小于 7 个;3 型,至少一个原核中极性排列核仁数目大于 7 个;4 型,至少一个原核中核仁数目小于 3 个;5 型,核仁在一个原核中呈极性排列,另一个原核中呈非极性排列。

(2)卵裂期胚胎评估:胚胎形态学评分是目前最常用的评价胚胎质量的方法,评估指标涵盖反映胚胎发育速度的卵裂球数目、碎片程度、卵裂球大小的均一性及卵裂球形状、多核、空泡等细胞质形态在内的胚胎形态特征。ICSI 后 25 ~ 27 小时、常规体外受精后 27 ~ 29 小时,受精卵完成第一次分裂,形成 2 细胞。受精后 43 ~ 45 小时形成 4 细胞,67 ~ 69 小时形成 8 细胞胚胎。碎片与卵裂球区分是在直径上,是一种无核的片段,细胞外膜包裹的胞质结构,碎片第 2 天直径小于 45 μm,第 3 天胚胎直径小于 40 μm。作为胚胎评估参数的碎片,以碎片在胚胎中的体积评分,1 级胚胎无碎片,2 级胚胎碎片少于 20%,3 级胚胎碎片超过 20%,4 级胚胎碎片超过 50%,25% 碎片相当于 1 个 4 细胞胚胎卵裂球的体积。卵裂球多核产生与有丝分裂无胞质、部分碎裂、缺陷染色体在有丝分裂后期迁移有关。空泡是与周围胞质分界清楚的单个或多个大小不一的圆形结构,内含液体,由滑面内质网、高尔基体囊泡融合而成。具体卵裂期胚胎评分见表 2-2 和表 2-3。

表 2-2　胚胎观察时间点设置(修改自 Istanbul 共识)

观察点	时间点(h,授精后)	期望值
卵子活化	4±2	第二极体排出
受精	17±1	原核形成
合子	23±1	1 细胞发生率 50% 2 细胞发生率 20%
早卵裂	26±1(ICSI) 28±1(IVF)	2 细胞
D2 卵裂期评估	44±1	4-5 细胞
D3 卵裂期评估	68±1	8-9 细胞
D4 评估	92±2	桑葚胚
D5 评估	116±2	囊胚

表2-3　胚胎的形态学评级（引自 Istanbul 共识）

评分	质量	形态描述
1	优	碎片<10% 细胞大小与发育阶段相符,无多核现象
2	中等	碎片含量为10%～25% 多数细胞的大小与发育阶段相符,没有多核的证据
3	差	大量碎片(>25%) 细胞大小与发育阶段不相符,有多核现象

（3）囊胚期胚胎评估:卵母细胞受精后106～108小时即受精后第5天可能发育成囊胚,有些胚胎在受精的第6天、第7天甚至更晚时间形成囊胚。对于囊胚评分,目前广泛应用的是 Gardner 提出的方法,从囊胚的扩张状态、内细胞团和滋养外胚层细胞的发育情况进行评估。根据囊胚腔大小和是否孵化将囊胚发育分为6个时期。1期:早期有腔囊胚,囊胚腔体积小于胚胎总体积1/2;2期:囊胚腔体积大于或等于胚胎总体积1/2;3期:完全扩张囊胚,囊胚腔完全占据胚胎总体积;4期:扩张囊胚,囊胚腔完全充满胚胎,胚胎总体积变大,透明带变薄;5期:正在孵出的囊胚,囊胚的一部分从透明带逸出;6期:孵出的囊胚,囊胚全部从透明带逸出。内细胞团和滋养细胞评级见表2-4。

表2-4　细化的扩张期囊胚形态学评分标准

评分	内细胞团	滋养细胞等
A	形态规则,直径在60 μm 以上,细胞大小均匀,融合	沿囊胚"赤道面"分布的卵裂球数明显超过10个,大小均匀,在囊胚底面的细胞全部形态清晰,大多数可见细胞核
B	形态不规则,直径在60 μm 以上,细胞大小不匀,有相当一部分没有融合	沿囊胚"赤道面"分布的卵裂球数10个左右,大小欠均匀,在囊胚底面的部分细胞形态清晰,部分可见细胞核
C	明显小于正常大小,卵裂球数极少	沿囊胚"赤道面"分布的卵裂球数明显少于10个,大小明显不均匀,滋养细胞与透明带之间有明显的碎片残留,囊胚底面的细胞难以辨认

3. 胚胎冷冻与复苏

胚胎冷冻保存及复苏程序基于日本 Kitazato 公司的 Cryotop 方法。

（1）胚胎冷冻程序

1）提前30分钟将冷冻液从冰箱拿出恢复至室温。

2）核对需冷冻患者的姓名、病历号、冷冻时间、冷冻胚胎数目、冷冻载杆数、储存位置、胚胎评分等。

3）取 1 个 3002 皿，在盖子外侧面标记冷冻胚胎患者姓名，内侧面制作冷冻液微滴，每滴 50~60 μL，制作一定数目的洗滴。

4）液氮准备准备一个装液氮容器，装满液氮，并准备一根长镊子。

5）从培养箱内拿出培养皿，由另一实验室人员核对培养皿底部患者姓名与载杆标记姓名一致后用拉制的巴斯德管将胚胎转入 ES 液滴，洗涤数次后放入新鲜的 ES2 液表面，使其自然下沉，静置 5~10 分钟。在此过程中，胚胎会出现皱缩并随即膨胀，当其复膨到最大程度（至少 80%）时，即达到平衡状态，此时迅速将胚胎移入 VS 滴中（注意：50 μL VS 可在等待胚胎平衡时制作），在此之前将姓名标识粘贴。

6）将胚胎依次在 VS 液滴洗涤 2 遍以上后将胚胎以尽可能小的液滴（约 2 μL）移至冷冻载杆前端，总时间 30~60 秒；注意有 Mark 笔标记面为正面，根据标识放置相应数目胚胎，迅速将载杆置入盛有液氮的泡沫盒中，在液氮中将载杆从前端套入外套管中，并装入冷冻支架内迅速将其投入液氮罐中保存。

7）完善相应的实验室记录

8）囊胚期胚胎冷冻前先做激光打孔皱缩处理，将待冷冻囊胚置于激光镜头下，将激光孔径调至 400 μm，避开内细胞团，打孔皱缩。

（2）胚胎解冻程序

1）室温复温玻璃化解冻液：包含冷冻精液解冷溶液（thawing solution，TS）、稀释液（diluent solution，DS）、洗涤液 1（washing solution 1，WS1）、洗涤液 2（washing solution 2，WS2）。其中 TS 需预热至 37℃。

2）根据手术通知单核对待解冻患者夫妇姓名、冷冻日期、储存罐号、存放位置、胚胎数目、类型，冷冻载杆数等。

3）准备一个深度大于 15 cm 的盛满液氮的泡沫盒，从液氮罐中拿出待解冻胚胎的载杆，再次核对信息。

4）在预热的 3002 皿盖上做 TS 液滴 0.5mL，置于 37 度加热台上，四孔皿中按照标识 2 加入 DS 0.5mL、标识 3 加入 WS1 0.5mL、标识 4 加入 WS2 0.5mL。

5）小心将载杆从液氮中取出，迅速将前端叶片浸入 TS 中，注意正面朝上，1 min 内胚胎脱落到液滴中，此步骤是在恒温加热台操作，在 TS 中吸取少量液体连同胚胎转移至 DS 中，记时 3 min，胚胎细胞部分恢复至冷冻前形态；随后至 WS1 中 5 min，胚胎细胞形态继续恢复，但仍未恢复至冷冻前形态；在 WS2 吸取少量液体后从 WS1 中将胚胎转入 WS2，恒温加热台上放置 5 min，此步骤尽量避免携带 WS1，此时胚胎形态将完全恢复。

6）如果解冻胚胎需进行激光辅助孵化，可在 WS2 停留的时间完成，操作步骤见激光辅助孵化操作流程。

7）解冻完成后，在培养箱取一个平衡好的移植皿，底部刻名后将胚胎在外圈洗涤后转入中间孔，如果是胚胎优选或囊胚培养则在囊胚培养皿底部刻名后将胚胎转入，洗涤数次后放入编号的培养滴中，然后在倒置显微镜下检查胚胎存活情况并记录，有≥50%

细胞数目存活的胚胎可以移植,其余的可选择继续培养或丢弃,将培养皿放入培养箱中待移植或培养。

8)完善胚胎解冻操作记录。

(六)胚胎移植

将体外培养形成的胚胎装入移植管经宫颈管送入宫腔中的过程称为胚胎移植(embryo transfer,ET)。胚胎移植是体外受精-胚胎移植的最后环节,也是最为关键环节。需要经验丰富的临床医生和胚胎学家共同完成。胚胎移植技术直接影响到了 ART 的妊娠结局。

1. 胚胎移植时机

对于 ART 周期,D1 ~ D6 的胚胎均可移植。不同发育时期的胚胎具有不同的优缺点。大部分中心选择取卵后 D3 或 D5 移植,D3 胚胎可以为胚胎学家提供更多的信息,包括原核评分、早期卵裂、卵裂速率等,这些信息结合 D3 的形态学评分,可以帮助胚胎学家选择最具发育潜能的胚胎用于移植。D5/D6(D6 囊胚主要用于冷冻移植)囊胚移植更符合生理情况,也可以降低 D3 胚胎在宫腔内游走发生宫外孕的风险。囊胚培养淘汰了发育潜能差的胚胎,提高了种植率。生育力保存患者一般进行全部胚胎冷冻保存后立即进行原发疾病治疗,当相关专科医生评估原发疾病达到治愈标准并可以妊娠时再来进行胚胎复苏移植。

2. 胚胎移植个数

我国原卫生部 2003 年制定的《人类辅助生殖技术规范》规定:"每周期移植胚胎总数不得超过 3 个,其中 35 岁以下妇女第一次助孕周期移植胚胎数不得超过 2 个"。我国批准开展人类辅助生殖技术的医疗机构移植胚胎数目都依据此规定。随着 IVF-ET 及其衍生技术广泛开展、COS 方案逐步完善、实验室技术不断提高,胚胎种植率明显提高。在临床妊娠率显著增高的同时,由于移植多枚胚胎(2 ~ 3 枚),导致 IVF 助孕的患者中多胎妊娠的发生率明显高于自然妊娠者。多胎妊娠及分娩给母婴健康带来极大风险,给医疗健康体系和家庭带来巨大的经济负担。ART 助孕的目的是单胎、足月、健康的婴儿出生,尽量减少双胎妊娠,杜绝三胎妊娠分娩。临床医生有必要根据患者的具体情况,包括年龄、孕产史、健康情况、子宫病理情况以及胚胎质量与胚胎发育时期等,选择恰当的移植胚胎数目,在不影响临床妊娠率或累积临床妊娠率的前提下,做到个体化选择胚胎移植数目,以降低多胎妊娠率。减少移植胚胎数目是降低多胎妊娠的最有效措施。关于胚胎移植数目,需由医生与患者夫妇进行充分沟通,告知多胎妊娠的母婴风险及预防的重要性并签订知情同意书。无论任何年龄、移植周期次数,建议每周期胎移植数目均≤2 枚。存在以下情况时建议选择性单胚胎移植(SET)策略,包括卵裂期胚胎或囊胚:①第 1 次移植,没有明显影响妊娠因素的患者;②子宫因素不宜双胎妊娠者,例如疤痕子宫、子宫畸形或矫形手术后、宫颈机能不全或既往有双胎妊娠/流产/早产等不良孕产史者;③全身状况不适宜双胎妊娠者,例如全身性疾病未得到有效控制,还包括身高<150 cm、体重<40 kg

等;④经过 PGT 检测获得可移植胚胎者;⑤经卵子捐赠的受卵者胚胎移植周期。我中心新鲜周期平均移植胚胎数从 2 个降低到 2022 年的 1.31 个,双胎妊娠率从 42.02% 降至 2022 年的 9.87%,同时仍有较好的临床妊娠率和胚胎着床率,虽然较往年略有下降,但双胎妊娠率的大幅度下降,有效减少了母婴并发症。

3. 胚胎移植过程

患者取膀胱截石位,充盈膀胱,按常规铺消毒巾,窥器暴露宫颈,用生理盐水棉球及棉棒擦去阴道、宫颈分泌物及宫颈管内黏液,用干棉球将阴道内多余液体拭净;根据腹部 B 超监测下的宫腔、宫颈内口位置及其弯曲程度调整移植管弯曲度,轻轻插入移植外管,越过宫颈内口多有轻微突破感,移植困难者加硬芯引导;将载有胚胎的移植内管插入移植外管,当内管前端超出外管 1 ~ 2 cm 时,注入胚胎,在原位置停留 4 ~ 5 秒,缓慢退出移植内、外管;检查有无胚胎残留,如有胚胎残留则需再次移植;患者卧床休息 1 ~ 2 小时后,如无特殊不适可离院,交代患者避免剧烈活动,保持心情愉快。

4. 胚胎移植注意事项

胚胎移植是极为关键的步骤。移植前,临床医生、胚胎学家、护士必须与患者反复核对姓名及移植胚胎数目;移植操作尽量轻柔,减少对子宫的刺激;尽量避免出血;移植外管插入宫颈内口时,如遇阻力,可调整金属内芯及移植外管弯曲度,或用宫颈钳牵拉宫颈调整子宫弯曲情况;移植特别困难者,可将胚胎冷冻,进一步明确原因;取出移植内管时,忌放松注射器械,以免回弹作用将胚胎吸入移植管内而致胚胎残留;胚胎装管后从移植管到进入患者子宫内的时间不应超过 2 分钟。如内管进入困难,预计时间超过 2 分钟时应退管,将装有胚胎的移植内管送回胚胎培养室,重新置管,待顺利进入后再次移植。

(七)胚胎移植后的随访和管理

胚胎移植后 12 ~ 14 天,查血 hCG 判断是否妊娠;如未妊娠,停止黄体支持药物,并制定后续治疗方案;如妊娠(必要时复查血 hCG),继续用黄体支持药物,移植后 28 天,行经阴道超声,了解孕囊位置、大小,评估胚胎发育情况;移植后 35 天,再次行经阴道超声,了解孕囊、胚芽、胎心情况,如胚胎发育正常,则黄体支持药物逐渐减量,并转产科围产保健门诊。

(八)辅助生殖技术的并发症

辅助生殖技术并发症有多种包括卵巢过度刺激综合征、多胎妊娠、异位妊娠、损伤和出血以及感染等,本节重点介绍卵巢过度刺激综合征和多胎妊娠。

1. 卵巢过度刺激综合征

卵巢过度刺激综合征(ovarian hyperstimulation syndrome,OHSS)是辅助生殖技术中最常见的一种医源性疾病。轻度 OHSS 的发生率为 20% ~ 30%,中重度 OHSS 的发生率约为 3% ~ 8%,随着个体化卵巢刺激方案及预防意识的增加,OHSS 的发生率呈下降趋势。

OHSS 的发病机制至今尚未完全阐明,可能与多种炎性介质和炎性细胞因子有关,是一种多因素参与的复杂过程。卵巢刺激过程中由于使用促性腺激素导致多卵泡发育,使得体内雌激素水平处于超生理水平,加之内、外源性人绒毛膜促性腺激素的升高,激发了体内一系列炎症反应。血管内皮生长因子是 OHSS 发生的关键炎性介质。

OHSS 的主要病理生理特征是全身毛细血管通透性增加导致血管内白蛋白渗漏到组织间隙,引起组织间隙胶体渗透压升高,血管内水分迅速进入组织间隙,形成腹腔积液、胸腔积液、外阴水肿甚至弥漫性水肿;大量的体液渗出导致血液浓缩,进一步导致凝血功能障碍甚至血栓形成;有效循环血容量下降,肾灌流量减少,肾近曲小管对盐和水分重吸收增加,导致尿量减少,甚至无尿、水电解质紊乱、氮质血症、肝肾功能受损及低血容量休克。临床表现有:胃肠道不适,比如恶心、呕吐、纳差,严重者不能进食;全身或者局部水肿,腹胀、胸闷气促、少尿,严重者出现无尿;双侧卵巢增大质脆,卵巢蒂扭转或破裂时可出现剧烈腹痛;急性血栓形成、脱落、血栓栓塞等,病情发展可导致单一或多器官功能衰竭,甚至死亡,是一种复杂的综合征。体征主要有:体重增加、腹部不同程度的膨隆、腹围增大、下腹部压痛,以及胸、腹腔积液等症状。

根据 OHSS 的发生时间可分为早发型和迟发型 OHSS。早发型 OHSS 多发生于注射 HCG 后 3~9 天左右,主要跟卵巢刺激有关,一是因为卵巢刺激中有多发卵泡发育,血中雌激素明显增加;二是由于外源性的 HCG 作为扳机促进卵泡的最终成熟。迟发型 OHSS 多发生于注射 HCG 后的 10~17 天左右,主要跟妊娠有关,是由妊娠分泌内源性 HCG 或者用于黄体支持的外源性 HCG 引起的。

OHSS 的分类方法有很多,1989 年 Golan 根据 OHSS 的临床症状、体征和超声检查将 OHSS 分为轻、中、重度,因分类简单明确,该分类方法也是临床上比较常用的方法——Golan 分类法(表 2-5)。2016 年美国生殖医学会发布了 OHSS 防治指南,根据临床症状、超声和实验室检查结果对 OHSS 进行分类(表 2-6),更具有指导意义。

表 2-5　1989 年 Golan 分类法

分度	分级	卵巢大小/cm	症状
轻度	1	≤5	腹胀和(或)腹部不适
	2		1 级+恶心、呕吐和/或腹泻
中度	3	5-12	2 级+超声提示腹水
重度	4	>12	3 级+腹水和(或)胸腔积液、呼吸困难
	5		4 级+血液浓缩,血容量减少,血液黏稠度增加,凝血功能异常,肾灌注减少,少尿

表 2-6 2016 年 ASRM OHSS 临床分类法

OHSS 分期	临床症状	实验室检查
轻度	腹胀/腹部不适 轻度恶心/呕吐 轻度呼吸困难 腹泻 卵巢增大	无明显异常
中度	轻度 OHSS 的症状 超声提示腹水	红细胞压积>41% 白细胞升高(>15×10⁹/L)
重度	轻中度 OHSS 的症状 腹水的临床表现 胸腔积液 严重的呼吸困难 少尿/无尿 难治性的恶心/呕吐	红细胞压积>55% 白细胞>25×10⁹/L 肌酐清除率<50 mL/min 肌酐>1.6 mg/dL Na⁺<135 mmol/L K⁺>5 mmol/L 转氨酶升高
极重度	低血压/低中心静脉压 胸腔积液/大量胸腔积液 心包积液 体重快速增加(>1 kg/24 h) 晕厥 严重腹痛 静脉血栓/动脉血栓 无尿/急性肾衰竭 心律失常 急性呼吸窘迫综合征 败血症	较重度加重

年龄<35 岁、卵巢多囊样改变、AFC>14 个、AMH>3.36 ng/mL、hCG 作为扳机诱发排卵或/和黄体支持、早期妊娠等是明确的与 OHSS 发生相关的危险因素,属于 A 级证据;既往 OHSS 病史、过敏体质、瘦小、过高或者增长迅速的雌二醇及大量卵泡、中/大卵泡数量多、获卵数、甲状腺功能低下等与 OHSS 发生的相关性尚存争议,但是要引起临床医生足够的重视。

OHSS 是一种医源性疾病,但是发病机制尚不明确,难以做到杜绝 OHSS 的发生,但临床上及早识别 OHSS 的高危因素,积极采取预防措施可以显著降低 OHSS 的发生率,改善预后,即 OHSS 的预防较治疗更重要。预防措施有:选择个体化的卵巢刺激方案,对存在高危因素如年轻、瘦小、多囊样卵巢等的人群,可以使用促性腺激素释放激素拮抗剂

（GnRH-ant）方案或者微刺激方案；促排过程中减少促性腺激素（Gn）的用量；通过监测 B 超及 E_2 水平来适时调整 Gn 用量；coasting：COS 中出现 OHSS 早期表现时，停用 Gn 1 天或数天，继续应用 GnRH-a，可以减少 OHSS 的发生或者降低严重程度，但是一些病例中会发生部分或全部卵泡的退化或闭锁；提前卵泡穿刺：对有 OHSS 倾向者在注射 hCG 后 10～12 小时先抽吸一侧卵巢的卵泡，34～36 小时后再取另一侧卵巢的卵泡，或者注射 hCG 前选择性的穿刺抽吸小卵泡；取卵术中尽量抽吸所有卵泡；未成熟卵母细胞体外培养（IVM）：在卵泡直径 12～14 mm 以下时注射 hCG，36 小时后穿刺卵泡，检出未成熟卵，体外培养成熟后 ICSI；hCG 替代或减量：对存在 OHSS 倾向的患者，可以使用 GnRH-a 触发排卵或者减少 hCG 用量；不用 hCG 进行黄体支持；全胚冷冻：OHSS 高危患者取消新鲜胚胎移植，全胚冷冻，尽管不能阻止早期 OHSS 发生，但可大大降低晚期 OHSS 发生率；预防性用药：静脉滴注羟乙基淀粉或者白蛋白可提高血管内胶体渗透压，预防和减轻 OHSS；钙剂、多巴胺受体激动剂、糖皮质激素、阿司匹林和拮抗剂也可能预防 OHSS 的发生。

　　OHSS 是一种自限性疾病，如未妊娠，则随着黄体溶解会自然恢复，一般需要 10～14 天；如果妊娠，病情会随着排卵后第 2 周内源性 hCG 的升高而持续甚至恶化，病程会延长至 20～40 天。轻度 OHSS 一般无需特殊处理，密切观察；中度 OHSS 适当干预，重度 OHSS 积极治疗，必要时住院治疗。治疗方法：患者应多休息，避免剧烈活动，中重度患者应卧床，防止增大的卵巢发生扭转或者卵巢囊肿破裂。每天记录体重、腹围、出入量及监测生命体征。检查血尿常规、肝肾功能、电解质和凝血功能、D-二聚体。能进食者高蛋白饮食，补充多种维生素，摄入足够的液体、能量；纳差、进食困难者可使用脂肪乳、氨基酸、葡萄糖和维生素合剂。给予羟乙基淀粉、白蛋白等，纠正血容量；少尿时静脉滴注多巴胺，慎用或者禁用利尿剂。停用任何促性腺激素和 hCG。鼓励患者翻身，活动四肢，按摩双腿，结合肝素或阿司匹林的使用。给予抗组胺药、吲哚美辛和糖皮质激素减少毛细血管渗出，维持血管通透性，减少血液外漏。当大量胸、腹腔积液引起严重不适或脏器功能受损时，可在超声引导下穿刺抽吸胸腹水。若卵巢黄体囊肿巨大，可行 B 超引导下囊液抽吸，注意感染和出血；若出现卵巢扭转或囊肿破裂，需行急诊手术，尽量保留卵巢；若发生极重度 OHSS 如肾衰竭、急性呼吸窘迫综合征等需终止妊娠。

2. 与妊娠相关的并发症

　　随着辅助生殖技术的广泛开展以及辅助生殖技术的进步，胚胎着床率及临床妊娠率均得到明显提高，导致接受辅助生殖的患者中多胎妊娠率显著高于自然妊娠者。多胎妊娠的自然发生率仅为 $1:89^{n-1}$（n 表示 1 次妊娠的胎儿数）。美国辅助生殖技术协会数据显示，2015 年小于 38 岁人群中通过 IVF-ET 鲜胚移植周期妊娠者中有 23.4% 是多胎妊娠，欧洲人类生殖与胚胎协会的数据显示 2013 年该数据为 18%。我国每年的多胎妊娠率尚无文献报道，中华医学会生殖医学分会数据上报系统统计显示 2016 年我国生殖医学中心 IVF/ICSI 周期多胎妊娠率超过 30%。多胎妊娠在妊娠期及围产期发生母婴并发症的风险远高于单胎妊娠，如自然流产、胎儿畸形、胎膜早破、早产、贫血、妊娠剧吐、妊娠期高血压、妊娠期糖尿病、剖宫产、产前产后出血、产后抑郁等。双胎类型之一单绒毛膜双羊膜囊双胎还有一些特有的并发症,如选择性胎儿生长受限、双胎输血综合征、一胎无心畸形也称动脉反向灌注序列等。另外,双胎之一宫内死亡、双胎之一畸形、单羊膜囊双胎、联体双胎。所有早产的多胎幸存儿发生精神和身体残障的风险增加。为了降低多胎妊娠相关并发症,三胎妊娠及以上者必须行减胎术。2018 年中华医学会生殖医学分会第四届委员会发表了《关于胚胎移植数目的中国专家共识》,在不显著影响辅助生殖成功率的前提下,减少移植胚胎数目,以争取尽早将我国的 IVF-ET 多胎率降低至 20% 以下。

本章详细介绍了辅助生殖技术及其衍生技术的适应证、禁忌证、临床用药方案和并发症,以及胚胎实验室的操作流程。由上述介绍可见,辅助生殖技术是生育力保存技术的核心技术之一,目前卵子冷冻技术和胚胎冷冻技术是非常成熟的生育力保存技术,其均属于辅助生殖技术,但是我们也要清楚地认识到辅助生殖技术与生育力保存技术的不同:①目标人群不同:生育力保存技术针对的是有生育需求且需要进行影响后续生育力的诊疗行为例如放化疗的肿瘤患者,而人类辅助生殖技术主要针对的是现阶段有生育要求的不孕症患者,包括排卵障碍、精液异常、输卵管梗阻、子宫内膜异位症等;②任务不同:生育力保存的目的是在女性有生育能力的时候将卵巢组织、卵子或胚胎冷冻保存,为后续的妊娠储备"种子",而人类辅助生殖技术的目的是尽快获得妊娠及活产;③流程不同:女性生育力保存需要根据患者自身情况结合生育力保存专家、肿瘤科医生、生殖科医生等专家的建议和会诊之后,评估患者是否符合生育力保存条件,并为符合条件的患者制定具有针对性的生育力保存方案,依据方案的不同选择生殖中心或妇科进行生育力保存,而人类辅助生殖技术服务的不孕症患者将由生殖中心医生评估后按照相关流程进入助孕周期。因此我们应该在临床工作中充分认识辅助生殖技术在生育力保存中的意义和价值,合理而规范使用辅助生殖技术进行生育力保存。

参考文献

[1]郑荣寿,顾秀瑛,李雪婷,等.2000—2014 年中国肿瘤登记地区癌症发病趋势及年龄变化分析[J].中华预防医学杂志,2018,52(6):593-600.

[2]梁晓燕,李晶洁.生育力保存中国专家共识中华医学会生殖医学分会[J].生殖医学杂志,2021,30(09):1129-1134.

[3]乔杰,马彩虹,刘嘉茵,等.辅助生殖促排卵药物治疗专家共识[J].生殖与避孕,2015,35(4):211-223.

[4]PORTER R N,SMITH W,CRAFT I L,et al. Induction of ovulation for *in-vitro* fertilisation using buserelin and gonadotropins[J]. Lancet(London,England),1984,2(8414):1284-1285.

[5]FRYDMAN R,CORNEL C,ZIEGLER D D,et al. Prevention of premature luteinizing hormone and progesterone rise with a gonadotropin-releasing hormone antagonist,Nal-

Glu, in controlled ovarian hyperstimulation[J]. Fertility and Sterility, 1991, 56 (5): 923–927.

[6]中国女医师协会生殖医学专业委员会专家共识编写组. 辅助生殖领域拮抗剂方案标准化应用专家共识[J]. 中华生殖与避孕杂志, 2022, 42 (2): 109–116.

[7]TREMELLEN K P, LANE M. Avoidance of weekend oocyte retrievals during GnRH antagonist treatment by simple advancement or delay of hCG administration does not adversely affect IVF live birth outcomes[J]. Human Reproduction (Oxford, England), 2010, 25 (5): 1219–1224.

[8]KUANG Y P, CHEN Q J, HONG Q Q, et al. Double stimulations during the follicular and luteal phases of poor responders in IVF/ICSI programmes (Shanghai protocol)[J]. Reproductive Biomedicine Online, 2014, 29 (6): 684–691.

[9]《胚胎植入前遗传学诊断/筛查专家共识》编写组. 胚胎植入前遗传学诊断/筛查技术专家共识[J]. 中华医学遗传学杂志, 2018, 35 (2): 151–155.

[10]孙赟, 黄国宁, 孙海翔, 等. 卵子捐赠与供/受卵相关问题的中国专家共识[J]. 生殖医学杂志, 2018, 27 (10): 932–939.

[11]章志琴, 龙生根, 黄志辉, 等. 短时受精联合早补救ICSI在辅助生殖技术中的应用研究[J]. 江西医药, 2019 (03): 215–218.

[12]简启亮, 王芳, 丁楠, 等. 短时受精与常规受精在体外受精周期效果的Meta分析[J]. 中国循证医学杂志, 2014, 14 (12): 1504–1509.

[13]SCOTT L, ALVERO R, LEONDIRES M, et al. The morphology of human pronuclear embryos is positively related to blastocyst development and implantation[J]. Human Reproduction, 2000, 15 (11): 2394–2403.

[14]TESARIK J, GRECO E. The probability of abnormal preimplantation development can be predicted by a single static observation on pronuclear stage morphology[J]. Human Reproduction, 1999, 14 (5): 1318–1323.

[15]黄国宁, 孙莹璞, 无. 人类体外受精-胚胎移植实验室操作专家共识 (2016)[J]. 生殖医学杂志, 2017, 3 (1): 1–8.

[16]李萍, 陈媛媛. 早卵裂与胚胎质量及临床妊娠的关系[J]. 中国优生与遗传杂志, 2016, 24 (2): 111–113.

[17]COHEN J. Assisted hatching of human embryos[J]. Journal of in Vitro Fertilization and Embryo Transfer, 1991, 8 (4): 179–190.

[18]BOULET S L, KIRBY R S, REEFHUIS J, et al. Assisted reproductive technology and birth defects among liveborn infants in *Florida*, *massachusetts*, and Michigan, 2000–2010[J]. JAMA Pediatrics, 2016, 170 (6): e154934.

[19]XU W H, ZHANG L, ZHANG L, et al. Laser-assisted hatching in lower grade cleavage stage embryos improves blastocyst formation: Results from a retrospective study[J].

Journal of Ovarian Research,2021,14(1):94.

[20]孙贻娟,黄国宁,孙海翔,等.关于胚胎移植数目的中国专家共识[J].生殖医学杂志,2018,27(10):940-945.

[21]中国医师协会生殖医学专业委员会.孕激素维持妊娠与黄体支持临床实践指南[J].中华生殖与避孕杂志,2021,41(2):95-105.

[22]ZHANG S D,LI Q Y,YIN Y S,et al. The effect of endometrial thickness on pregnancy outcomes of frozen-thawed embryo transfer cycles which underwent hormone replacement therapy[J]. PLoS One,2020,15(9):e0239120.

[23] PRACTICE COMMITTEE OF THE AMERICAN SOCIETY FOR REPRODUCTIVE MEDICINE ELECTRONIC ADDRESS:ASRM@ ASRM ORG,PRACTICE COMMITTEE OF THE AMERICAN SOCIETY FOR REPRODUCTIVE MEDICINE. Prevention and treatment of moderate and severe ovarian hyperstimulation syndrome:A guideline[J]. Fertility and Sterility,2016,106(7):1634-1647.

[24]BEEBEEJAUN Y,ATHITHAN A,COPELAND T P,et al. Risk of breast cancer in women treated with ovarian stimulation drugs for infertility:A systematic review and meta-analysis[J]. Fertility and Sterility,2021,116(1):198-207.

第三章

肿瘤治疗对生育力的影响

据最新统计,2022 年全美国将新确诊超过 150 万癌症病例,相当于每天增加超过 5000 病例,其中约 10% 的病人年龄在 40 岁以下。据估计将有约 60 万人死于癌症,即每天有超过 1000 人死亡。全世界每年新增的癌症患者中大约有 100 万人处在育龄期,与健康的同龄人相比,在接受抗肿瘤治疗后出现生育力降低的发生率高达 80% 左右。随着肿瘤治疗手段的进步以及肿瘤早期诊断率的提高,年轻女性肿瘤病人的生存率明显提高,更多青春期和育龄期肿瘤病人有望获得治愈或是延长生存期,了解和预防肿瘤治疗对患者长期影响(包括对生育力的影响)显得愈发重要,这有利于医师和患者决定最适合的生育力保存时机以及手段。以乳腺癌为例,乳腺癌是全球范围内女性发病率最高的癌症,且以每年约 0.5% 的速度增长。在女性癌症死亡病例数中排名第二位,严重威胁了全球女性的生命健康。相比欧美国家,中国女性乳腺癌发病率上升速度居世界前列,发病年龄更加年轻,主要集中于 45~49 岁,发病年龄 ≤35 岁的乳腺癌患者占总数的 10% 以上,需要注意的是这一比例在逐年升高。

正如英国著名剧作家、诗人莎士比亚在《皆大欢喜》中写到的那样:"全世界是一个舞台,所有的男男女女不过是一些演员,他们都有下场的时候,也都有上场的时候,一个人一生中扮演着好几个角色。"临床医师必须要认识到一位女性可以同时担负着多重社会角色:女儿、妻子、母亲、姐妹、教师或职员等,肿瘤患者和其他所有人一样都是不同社会角色的复合体。近年来对于肿瘤治疗的目的不再仅局限于治疗肿瘤本身及延长患者生存期,正逐步转移到提高患者生存质量,维护患者治疗后健康状态的更高层次,为每一位癌症患者制定人性化、个体化的治疗方案已成为新时代的发展趋势。生育功能保存是人性化治疗中的重要内容,愈来愈受到临床医师及研究学者们的重视,并已成为肿瘤治疗领域的研究热点,被称为"肿瘤生育学"的学科也开始兴起并逐步发展完善。鉴于卵巢对外源性损伤极其敏感,在进行抗癌治疗期间最大限度的保护卵巢功能一直是该新兴医学和研究领域的主要焦点之一。手术、化疗、放疗和内分泌治疗等手段在提高治愈率和延长患者生存期的同时,也会对卵巢功能造成不同程度的损伤。这对现在的临床医师提出了更高要求,除了制定最佳的抗肿瘤治疗方案,还应关注其对患者生育功能的不良影响,并最大限度地帮助患者保护生育能力。

原始卵泡是卵泡储备的唯一形式,其总数构成了原始卵泡池。原始卵泡池中大部分原始卵泡处于生长静止状态,仅少量原始卵泡被启动募集、逐渐发育、成熟、排卵或闭锁,该过程是持续且不可逆的。暴露于强烈的外部因素,如 γ 辐射、化学药物及环境毒物等会导致原始卵泡中的卵母细胞中出现 DNA 双链断裂(double-strand breakage, DSB),使其更容易死亡。随之而来的原始卵泡池的加速枯竭可能导致卵巢早衰(premature ovarian failure, POF)、不孕和更年期提前等一系列问题。研究表明卵母细胞在发生 DNA 双链断裂时能够执行有效的修复程序,以保护生育能力和基因组完整性。转录图谱表明,发育各个阶段的卵母细胞都有修复受损 DNA 的能力,但当损伤超过修复能力时依然会对女性的卵巢储备和生育能力造成不同持续时间、不同程度的负面影响,这与癌症类型、治疗具体方案和患者的年龄等因素相关。经过抗肿瘤治疗后的乳腺癌患者妊娠成功率比正常同龄人群低约40%,并且早产率、低体重儿和小于胎龄儿发生率分别增加了67%、50%和30%。值得庆幸的是随着近年来生育力保存以及辅助生育技术的发展以及重视度的提高,肿瘤患者妊娠成功率和正常新生儿率正稳步升高。

2015 年圣加仑国际乳腺癌会议发布的专家共识中指出,建议对年龄<40 岁未来有生育需求的乳腺癌患者提供卵巢组织或卵母细胞冻存以保存患者的生育能力,并强烈建议在化疗期间对激素受体阴性的患者使用卵巢功能抑制(ovarian function suppression, OFS)以保持卵巢功能和生育能力。2021 年中国抗癌协会乳腺癌专业委员会(CBCS)指南中指出对于有生育需求的乳腺癌患者,在开始全身治疗前应当考虑进行生育力保存,包括但不限于胚胎冻存,卵母细胞冻存及低温保存卵巢组织等方式(详细请参阅本书中"第四章女性生育力保存技术的演变")。我国在年轻乳腺癌患者生育力保护方面起步较晚,马飞教授等专家们于 2019 年共同制定了《年轻乳腺癌诊疗与生育管理专家共识》,对相关内容进行了规范和建议(详细请参阅本书中"第五章不同疾病的女性生育力保存方法及现状")。

尽管国内外的乳腺癌诊疗指南均建议临床医师在有生育需求的年轻患者确诊乳腺癌时就积极进行生育力保护的相关咨询,并提早制定相关方案,但美国学者统计的数据表明,仅有 4%~20% 的女性癌症患者正在使用生育保护技术。报告中指出这可能是由于只有不到 5% 的女性在癌症治疗前与生殖专家进行过生育力保存咨询,这部分患者中约 89% 的女性在咨询后会选择实施生育力保护。同时还因为临床医师对育龄期女性生育力保存的意识并不强,导致没有建议患者在抗肿瘤治疗前进行生育咨询。还有研究在进行调研时发现很多患者指出感觉被排除在生育能力保存决策的过程之外,说明目前临床医师以及生殖科医师在生育力保存建议、手段选择以及最终决策时并没有充分告知患者必要性、获益以及风险等,使患者没有充分参与到生育力保存的决策中。还需注意的是即使这些必要的治疗可能会损害患者的治疗依从性并严重影响他们的生育能力及生活质量等(详细请参阅本书中"第七章生育力咨询与临床实践"),在通常情况下抗肿瘤治疗依然要优先于生育能力保护。目前关于肿瘤治疗对女性生育力造成损伤的确切性质和程度的研究依旧十分有限,将来仍需要更多实验来进一步研究(图 3-1)。

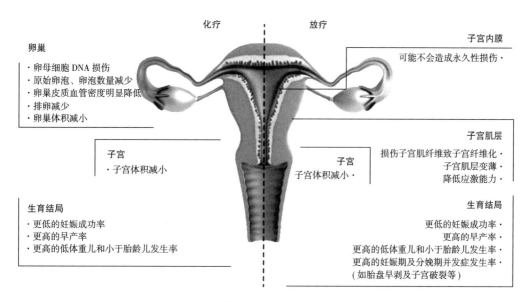

化疗　　　　　放疗

卵巢
·卵母细胞 DNA 损伤
·原始卵泡、卵泡数量减少
·卵巢皮质血管密度明显降低
·排卵减少
·卵巢体积减小

子宫内膜
可能不会造成永久性损伤·

子宫
·子宫体积减小

子宫
子宫体积减小·

子宫肌层
损伤子宫肌纤维致子宫纤维化·
子宫肌层变薄·
降低应激能力·

生育结局
·更低的妊娠成功率
·更高的早产率
·更高的低体重儿和小于胎龄儿发生率

生育结局
更低的妊娠成功率·
更高的早产率·
更高的低体重儿和小于胎龄儿发生率·
更高的妊娠期及分娩期并发症发生率·
(如胎盘早剥及子宫破裂等)

图 3-1　放化疗对女性生育力的影响

第一节　化疗对生育力的影响

　　抗肿瘤药物的开发最早可追溯到 20 世纪 40 年代,首个用于治疗肿瘤的药物氮芥是由臭名昭著的芥子气(即二氯二乙硫醚的俗名)衍生而来。一部分在战争中受芥子气毒害的幸存者会出现不同程度的白细胞减少症,学者们发现其可靶向杀伤快速分裂的细胞以此破坏人体的骨髓和淋巴组织,这启发学者们在 1943 年使用芥子气衍生物氮芥治疗淋巴瘤,目前氮芥仍是活跃在临床的一类重要化疗药物。而随后研究者们使用甲氨蝶呤治疗急性淋巴细胞性白血病,揭开了抗肿瘤化学治疗药物现代化的序幕。从 20 世纪 70 年代开始出现关于化疗药物对女性生育力影响的研究,最初的研究主要与环磷酰胺相关,发现其可导致女性卵巢损伤并更容易出现提前闭经。随后的几十年间不同类别的化疗药物已经在大量临床和生物学研究中被证明会对卵巢造成不同程度的非靶向损害,当这些损伤无法被卵母细胞修复时将最终导致卵巢储备枯竭、不孕和提前绝经。

一、化疗对生育功能的影响因素和机制

　　化疗损伤卵巢功能的影响因素较多,主要包括肿瘤患者年龄、化疗药物种类、剂量及化疗方案等。患者年龄越大,化疗后卵巢功能受损的概率就越大,这是由于年龄较大的女性具有较低的卵巢储备功能,对化疗药物的毒性作用更为敏感。其次,化疗损伤卵巢

的程度因药物种类而异,按照化疗药物对卵巢的损害程度可分为高、中、低性腺毒性,其中烷化剂类化疗药如环磷酰胺和白消安对卵巢的毒性最强。化疗药物剂量也是影响卵巢功能的一个重要因素,随着患者化疗药物的累计剂量不断增加,其对卵巢功能的损伤进一步加重。此外,联合化疗是恶性肿瘤治疗的有效方法,但其对卵巢的毒性作用相对于单一化疗药物则更加严重,且不同化疗方案对卵巢功能的影响程度不同。

化疗药物损伤卵巢功能的机制较复杂,至今尚未被充分揭示。化疗药物在杀伤肿瘤细胞的同时,也会导致卵巢中生殖细胞以及支持细胞(卵泡膜细胞和颗粒细胞)的损伤。由于化疗药物主要作用于增殖活跃的细胞,所以化疗药物对各级卵泡的损伤程度不同,主要导致生长期的卵泡凋亡,而对静止期始基卵泡的影响包括直接损伤或影响其募集。除了对卵泡的影响外,化疗药物也会导致卵巢间质纤维化和血管的减少,最终表现为各级卵泡凋亡和始基卵泡的过度激活,进而引起卵巢储备功能减退。有关化疗后患者生育能力的数据仍十分有限,将来还需要更多的实验室实验和临床试验来研究。

二、不同化疗药物的生殖毒性

化疗药物是一种治疗肿瘤的药物,不同的化疗药物能作用在肿瘤细胞生长的不同阶段,抑制其侵袭生长或直接杀死肿瘤细胞。化疗药物治疗是目前治疗肿瘤的主要手段之一,目前可大致分为五类:①蒽环类药物(亦被称为:蒽环类抗生素或抗肿瘤抗生素,包含阿霉素/多柔比星、表阿霉素/表柔比星及多柔比星脂质体等);②铂类药物(顺铂、卡铂及奥沙利铂等);③烷化剂(环磷酰胺);④抗代谢药物(甲氨蝶呤及5-氟尿嘧啶等);⑤植物类抗肿瘤药物(紫杉烷类、双吲哚型生物碱均属此类,其中紫杉烷类包含:多西紫杉醇、白蛋白结合型紫杉醇及紫杉醇酯质体等,双吲哚型生物碱包含长春新碱等)。依据细胞周期特异性这些药物还可以进一步分为细胞周期特异性药物(cell cycle specific agents,CCSA)和细胞周期非特异性药物(cell cycle non-specific agents,CCNSA)。细胞周期特异性药物仅在细胞周期的特定阶段发挥主要作用,例如紫杉类药物和双吲哚型生物碱主要通过抑制微管发挥作用,作用于细胞周期 M 期,最终导致细胞分裂的中期发生停滞。抗代谢类药物主要针对细胞周期中的 S 期,因此也属于细胞周期特异性药物。与之相反,对于包括以蒽环类、铂类以及烷化剂为首的非细胞周期特异性化疗药物,可以在包括 G0 在内的细胞周期中的任何阶段发挥作用,因此可以损伤静止期和增殖期的细胞。大量研究表明,蒽环类药物、铂类药物以及烷化剂会对原始卵泡卵母细胞造成直接损害。

不同种类化疗药物的作用机制及对女性生育力的影响见下表 3-1。

表 3-1 不同种类的化疗药物的作用机制及对女性生育力的影响

化疗药物	作用机制	对女性生育力的影响
阿霉素（蒽环类药物）	①通过嵌入 DNA 双链的碱基之间，形成稳定复合物，抑制 DNA 复制与 RNA 合成，从而阻碍快速生长的癌细胞的分裂； ②抑制拓扑异构酶Ⅱ，影响 DNA 超螺旋转化成为松弛状态，从而阻碍 DNA 复制与转录；有研究显示拓扑异构酶Ⅱ抑制剂（除蒽环类药物还包括依托泊苷等）能够阻止拓扑异构酶Ⅱ的翻转，而这点对于它从它的核酸底物上脱离是必需的。这就意味着，拓扑异构酶Ⅱ抑制剂使拓扑异构酶Ⅱ的复合物在 DNA 链断裂之后才能更稳定，导致后者催化了 DNA 的破坏；同时，拓扑异构酶Ⅱ抑制剂还能阻碍连接酶对 DNA 的修复； ③螯合铁离子后产生自由基从而破坏 DNA、蛋白质及细胞膜结构	①减少生长中的卵泡数量； ②使排卵减少； ③使卵巢体积缩小； ④造成卵母细胞中 DNA 双链断裂； ⑤使卵巢皮质血管密度明显降低
顺铂（铂类药物）	通过跨膜转运、水合解离、靶向迁移、作用于 DNA，引起 DNA 复制障碍，从而抑制癌细胞的分裂	①引起原始卵母细胞的 DNA 损伤和细胞凋亡； ②使原始卵泡数目减少。
环磷酰胺（烷化剂）	可产生高活性的烷化基团 ①影响核酸、蛋白质的结构和功能； ②产生 DNA 链内和链间的交叉连接，干扰转录和复制； ③使核苷酸发生配对错误，使细胞的分裂增殖受到抑制或引起细胞死亡	①对卵巢内的代谢活性细胞产生非常强的毒性作用，如颗粒细胞； ②可直接对原始卵泡池产生毒性作用，显著减少卵巢储备； ③引起卵母细胞的双链 DNA 断裂和凋亡； ④使卵泡数量明显减少
甲氨蝶呤（抗代谢药物）	①竞争性抑制酶与代谢物间的正常生化反应速率，而减少或取消代谢物的生成； ②以伪代谢物形式参与生化反应，生成无生物活性的代谢产物，而阻断某一代谢，致使该合成路径受阻	对女性生育力影响很小
紫杉醇（紫杉烷类药物）	作用于细胞周期 M 期，通过抑制微管发挥作用，最终导致细胞分裂的中期发生停滞	①对窦卵泡产生损伤但对原始卵泡数量无影响； ②损伤处于细胞中期的卵母细胞

（一）蒽环类

目前蒽环类（anthracyclines）化疗药物是许多肿瘤一线或二线标准化疗方案中不可或缺的药物，是目前最常用的细胞周期非特异性抗癌化疗药物之一。其主要作用机制为：通过嵌入DNA双链的碱基间，形成稳定复合物，从而抑制DNA复制与RNA合成，从而阻碍快速生长的癌细胞分裂；抑制拓扑异构酶Ⅱ，促使DNA超螺旋转化成为松弛状态，从而阻碍DNA复制与转录，同时拓扑异构酶Ⅱ抑制剂还能阻碍DNA连接酶对DNA的修复作用；与铁离子螯合后产生自由基从而破坏DNA、蛋白质及细胞膜结构。越来越多的研究数据表明，蒽环类药物会显著降低卵巢储备。阿霉素/多柔比星（adriamycin/doxorubicin，DXR）会减少生长中的卵泡数量，导致原始卵泡募集增加，以取代"耗尽"的生长卵泡，这种机制会逐渐耗尽卵巢储备。以雌性小鼠作为研究对象研究阿霉素对卵巢的毒性作用，表现为排卵减少，并伴有卵巢体积的缩小，这些可能是由阿霉素所致的卵巢急性损伤引起的。还有研究表明阿霉素在接触原始卵泡后造成细胞的凋亡，其以剂量依赖的方式影响细胞中磷酸化组蛋白H2AX（γH2AX，在DNA修复中起重要作用）的表达水平，使人和小鼠卵母细胞中发生DNA双链断裂。近年来针对阿霉素对卵巢损伤的机制研究越来越多。有研究者发现经过阿霉素处理后的小鼠卵母细胞血管密度明显降低，在造成小鼠卵母细胞DNA损伤的同时也触发了DNA修复机制，促使修复介体毛细血管扩张性共济失调突变激酶（ataxia telangiectasia mutated protein kinase，ATM）的激活和核移位。有研究发现卵母细胞对阿霉素介导的细胞凋亡的抗性与Rad51（由Rad51基因编码的蛋白质，是体细胞和生殖细胞中参与双链DNA断裂修复的重要组分之一）的高度相关，体外显微注射Rad51阻断抗体的可使成熟的MⅡ卵母细胞对由阿霉素介导的细胞凋亡更加敏感，而重组Rad51的显微注射可提高存活率。同时发现在Bax基因（Bax是促进细胞凋亡的Bcl-2家族成员，在维持化疗药物或衰老诱导的DNA损伤的卵母细胞死亡中也起着重要作用，该基因的失活可显著延缓雌性小鼠的卵巢衰老）缺陷小鼠中，由阿霉素诱发的卵母细胞DNA损伤后的DNA修复率明显升高，证实DNA修复效率是影响卵母细胞对化疗药物损伤耐受程度的重要因素。阿霉素对卵巢的损伤是一个复杂的过程，针对阿霉素导致的卵巢急性损伤机制和消耗卵巢储备的机制仍需要更多的研究来探索。鉴于接受阿霉素治疗会损害年轻癌症幸存者未来的生育能力并加速卵巢老化，因此临床医师对于接受含阿霉素方案化疗的育龄期女性应建议其在治疗前进行生育力保存咨询。

（二）铂类

铂类（platinum）抗肿瘤药物是医药类无机化学领域最成功的药物之一，它的出现不仅是因为在药物开发中的机缘巧合所致，同时针对其结构的合理设计也是人类智慧的结晶。目前主要有三种铂类药物，顺铂（cisplatin）、卡铂（carboplatin）及奥沙利铂（oxaliplatin）在全世界范围内被广泛用于治疗肿瘤，尽管铂类药物已经问世40余年，但其仍然是目前使用最广泛的抗癌化疗药物之一。铂类药物顺铂会通过促进链间DNA交联和链内DNA加合物的形成使细胞转录和细胞分裂受到干扰，会引起小鼠原始卵母细胞的 DNA 损伤和细胞凋亡。有研究发现仅单次使用顺铂就可使小鼠体内的原始卵泡数目减少，最终导致小鼠生育能力下降。后来有研究显示顺铂可以直接介导原始卵泡的凋亡，并导致多种小鼠品系的受精寿命缩短。更重要的是，这些研究中的数据显示，尽管使用顺铂处理可能会损害所有原始卵泡和卵母细胞，但其中存活的仍可生育出正常的后代，提示由顺铂诱导的 DNA 损伤也许是可被修复的。在过去的 15 年中，无铂间期（platinum-free interval，PFI）已成为临床上最广泛使用的预测化疗效果、预测预后以及对患者进行分层的指标。这与女性癌症幸存者的生育力研究一致，该研究表明母体是否使用过顺铂进行治疗与其后代的异常妊娠或健康问题无关。

(三)环磷酰胺

环磷酰胺（cyclophosphamide，CTX）是一种被广泛使用的化疗和免疫抑制烷基化剂，具有非常强的卵巢毒性作用，它能够引起 DNA 交联并靶向作用于卵巢内的代谢活性细胞，如颗粒细胞。虽然关于环磷酰胺对人类原始卵泡影响的研究数量有限，但目前已经有强有力的数据表明其可诱导生殖细胞 DNA 损伤，包括双链 DNA 断裂和卵母细胞的凋亡。研究发现小鼠在接受环磷酰胺治疗仅 12 小时后，卵泡的数量就出现了明显的减少，在 12 小时后和 24 小时后原始卵泡数分别减少了 12% 和 53%，并且可以观察到了凋亡染色（TUNEL）阳性的卵母细胞。同时，环磷酰胺可以直接对静态原始卵泡池产生毒性作用也在小鼠模型中得到了证实，在使用环磷酰胺（单次剂量为 50 mg/kg 或 75 mg/kg）后 7 天，环磷酰胺可使小鼠的原始卵泡储备减少约一半。将小鼠卵巢组织暴露于磷酰胺氮芥（phosphoramide mustard，PM），一种环磷酰胺的卵巢毒性代谢产物，在 18 小时内，在卵母细胞中会出现由 γH2AX 介导的双链 DNA 断裂，更可怕的是可在 24 小时内耗尽小鼠的原始卵泡。同时研究者发现降低 γH2AX 的表达显著增加了由磷酸酰胺芥子气诱发的原始卵泡死亡，这表明在化疗期间增加 DNA 修复信号通路中相关因子的表达可以发挥卵巢保护作用。在大鼠卵巢暴露于磷酰胺芥子气后的 12 小时，DNA 损伤修复相关的关键因子，包括 ATM 和 DNA 修复酶 PARP1（poly ADP-ribose polymerase 1）会被激活，研究数据发现抑制 ATM 的表达会保护所有阶段的卵泡免受磷酰胺氮芥的影响，这说明了 ATM 在化疗和由化疗导致的 DNA 损伤中起到举足轻重的作用，而且不难发现如果将来可以在化疗期间控制 ATM 的表达，就可以达到一定程度的保护卵巢的作用。还有研究发现，在经过环磷酰胺（单次剂量 75 mg/kg）处理一周后，小鼠的活胎率大大降低，表明了小鼠卵巢中的成熟卵泡受到了显著的损伤。在 1~3 周后，经环磷酰胺处理组的胎儿畸形率为对照组的近 10 倍。然而，从第 4 周开始，畸形率较之前首次出现了下降，到 12 周，畸形率下降到 3%，表明环磷酰胺导致的生殖毒性是可逆的，在经历过 DNA 损伤修复后，母体仍可生产健康的后代。

(四)抗代谢药物

抗代谢药物（antimetabolite）是指能与体内代谢物发生特异性结合，从而影响或抑制代谢功能的药物，通常它们的化学结构与体内的核酸或蛋白质代谢物相似。常用的抗代谢药物有嘧啶类、嘌呤类和叶酸拮抗剂,目前较常使用的有甲氨蝶呤(methotrexate, MTX)以及5-氟尿嘧啶(5-fluorouracil,5-FU),其主要作用机制为竞争性抑制酶与代谢物间的正常生化反应速率,减少或取消代谢物的生成;以伪代谢物形式参与生化反应,生成无生物活性的代谢产物,而阻断某一代谢,致使该合成路径受阻。目前研究发现甲氨蝶呤治疗对女性生育力的影响很小,同时也缺乏其对男性生育力产生负面影响的证据,有研究发现在停药3个月后,甲氨蝶呤对男性精子的影响是可逆的,但由于其存在对性腺产生毒性作用的风险,因此建议男性在停止甲氨蝶呤治疗后至少3个月后才能准备生育。关于5-氟尿嘧啶的生殖毒性研究也呈现出与甲氨蝶呤类似的结果,在体外实验中发现5-氟尿嘧啶不会影响体外培养的小鼠卵泡的形态,然而其会抑制卵泡的生长、雌二醇产生和卵母细胞成熟。在体内实验中,向雌性小鼠中使用5-氟尿嘧啶[50 mg/(kg·d)]将使卵巢体积缩小并使卵巢中黄体数量减少,最终导致排卵失败。然而该研究发现5-氟尿嘧啶对雌性小鼠的生殖毒性可以在一周后恢复。体外实验进一步表明,5-氟尿嘧啶可抑制卵母细胞成熟并降低植入前胚胎的发育潜力。其他研究也发现了类似的结果,5-氟尿嘧啶不会影响原始卵泡和初级卵泡的数量。在用药后早期,次级卵泡和窦性卵泡闭锁显著增加、黄体数量减少。然而在用药约1周后5-氟尿嘧啶对小鼠的生殖系统的损伤可恢复至与空白对照组相似的水平。总之,这些研究数据都表明在使用5-氟尿嘧啶早期会产生一定的生殖毒性,但在停用后其对生育功能的负面影响会逐渐消失并可恢复至用药前的水平。

(五)抗代谢药物

目前关于紫杉烷类化疗药物(paclitaxel,PTX)生殖毒性的研究较少,其是否会导致女性卵巢早衰目前仍存在争议。初步的研究表明其可对生殖细胞的增殖和减数分裂产生负面影响,进而影响患者的生育能力,其对雌性小鼠的生殖毒性仅仅是暂时且轻度的。紫杉类药物仅在化疗后第1天破坏雌性小鼠的窦卵泡但不减少原始卵泡数量,紫杉类药物会损害处于中期的卵母细胞,但不包括处于生发泡阶段的卵母细胞。在化疗后第1天小鼠的中期Ⅱ(MⅡ)卵母细胞的数量和质量均呈下降趋势,于化疗后第11天可恢复至基线水平。紫杉类药物同样也会损伤男性的生育功能,体外受精实验表明其可显著降低囊胚形成率。

总体而言,以上讨论的各种化疗药物对卵母细胞DNA修复作用的证据主要基于在小鼠模型中的发现。将研究结果从动物模型外推到人类身上时,此类研究中使用的化疗剂量可能是其中一个限制因素。因此,在解释这些发现的临床相关性时应当更加谨慎。许多女性癌症患者在接受顺铂化疗后仍能正常生育,这印证了在小鼠模型上的研究结果。最近的一项研究发现,对接受包括阿霉素、博来霉素、长春碱和达卡巴嗪在内的化疗药物治疗的女性霍奇金淋巴瘤患者进行卵巢活检,发现原始卵泡密度可维持不变。虽然在这项研究中没有对卵母细胞DNA损伤和修复进行探究,但是结合目前已有的研究结果依然可以表明人类的原始卵泡卵母细胞能够在因化疗药物导致的DNA损伤后进行有效的DNA修复。从化疗药物的早期发展开始,就较少出现单独使用一种药物的化疗方案,大多为多种化疗药物联合或序贯使用,因此对于确认某种药物的单独卵巢毒性研究多数为细胞和动物实验,将来还需要更多研究来探索。

三、化疗期间保护生育力的手段

目前已应用于临床的卵巢功能保存措施包括卵子、胚胎及卵巢组织的冻存和移植等,促性腺激素释放激素类似物(gonadotropin-releasing hormone agonist, GnRH-a)药物也可应用于卵巢功能的保护。此外,科学家们正在进行一些前沿探索,包括干细胞治疗、其他保护剂等对化疗性卵巢损伤的保护作用。早在 1996 年研究者就提出化疗时使用 GnRH-a 对卵巢功能具有保护作用。GnRH-a 保护卵巢功能的机制主要包括两点,一是 GnRH-a 抑制促性腺激素的分泌,阻止卵泡发育,防止过多发育中卵泡受到化疗药物的破坏;其次,GnRH-a 可以减少卵巢组织局部血供,从而降低化疗药物在卵巢局部的积累。在 2018 年美国肿瘤协会提出建议,GnRH-a 只在无法应用已证实具有生育能力保护的方法的年轻乳腺癌患者中使用。随着 GnRH-a 对化疗性卵巢功能的保护作用在近年来被越来越多的研究证实,且还有临床研究表明 GnRH-a 能够应用于血液系统肿瘤和卵巢癌化疗中的卵巢功能保护。前文提及的 2021 年 CBCS 指南中建议对于有生育需求的乳腺癌患者,临床酌情考虑使用低卵巢毒性的化疗药物,化疗期间使用 GnRH-a 有防止卵巢早衰价值,但其是否可提高受孕率仍需更多研究来证实。NCCN 乳腺癌指南(2022 Version 2)中指出:在绝经前乳腺癌患者中(无论乳腺癌病灶激素受体状态如何)化学治疗期间给予 GnRH-a 进行卵巢功能抑制可以保护卵巢功能并减少化疗引起闭经的可能性。结合各大指南建议,本书建议将 GnRH-a 作为有意愿保护卵巢功能的女性肿瘤患者的选择之一,并可以与其他生育力保存技术同时使用(关于其余几种生育功能保存措施的详细介绍可参阅本书中"第四章女性生育力保存技术的演变")。

四、化疗后卵巢功能的长期管理

化疗后应对肿瘤患者进行卵巢储备功能的监测,以了解卵巢受损程度,并指导患者选择合适的干预方式。

(一)卵巢储备功能的监测

化疗后对卵巢储备功能的监测十分重要,尤其是对有生育要求的患者,可针对其卵巢储备功能为患者制定合理的生育方案。对于无生育需求的患者,也要注重卵巢储备功能的监测,如果化疗后出现卵巢功能衰退,应进行合理的治疗,以改善围绝经期症状并防治一系列相关疾病的发生(详细请参阅本书中"第一章女性生育力评估")。

(二)卵巢功能衰退的治疗

既往的研究数据表明乳腺癌患者经常在化疗期间或化疗后出现闭经,但大多数35岁以下的患者可在完成化疗后的 2 年内恢复月经。月经不规律,尤其是服用他莫昔芬者,不一定代表没有生育能力(详见后续"第四节内分泌治疗对生育力的影响")。相反,月经正常并不代表一定具备生育能力。患者接受化疗后出现卵巢功能下降甚至衰退时,需积极进行治疗。主要包括生活方式的调整、社会心理支持和激素补充治疗(hormone replacement therapy,HRT)等。有研究提示,健康的生活方式如平衡膳食及热量限制、规律生活、充足睡眠、适度锻炼等有助于卵巢功能的改善。而社会心理支持可以缓解患者的焦虑和压力情绪,进而减缓卵巢功能的衰退。此外,因化疗导致原发性卵巢功能不全(primary ovarian insufficiency,POI)、卵巢早衰(premature ovarian failure,POF)以及早绝经的女性,若无禁忌证应尽早进行激素替代治疗,不仅可以缓解患者围绝经期症状,且对心血管疾病和骨质疏松具有一级预防作用。

(三)生育问题的指导

对于有生育需求的患者,首先对其进行生育力评估,评估的重点是卵巢储备功能,评估后根据患者的生育指数对其进行生育方式的指导。接受卵母细胞、胚胎和卵巢组织冻存的患者,应在肿瘤、妇科内分泌和生殖专家的共同指导下,选择合适的移植和生育时机。而妊娠时机的选择,目前尚无统一标准,主要根据原发疾病治愈与否及临床康复情况进行个体化处理,一般为原发病缓解,距离化疗结束至少 3 ~ 6 个月。接受 GnRH-a 药物卵巢功能保护的患者在停止治疗 3 个月后可先尝试妊娠,对于卵巢储备功能低下,其自然受孕的概率较小,若符合辅助生殖的相关适应证,建议尽快行体外受精–胚胎移植(in vitro fertilization and embryo transfer,IVF-ET)(详细请参阅本书中"第二章辅助生殖技术在女性生育力保存中的应用")。此外,还应告知患者适应未来无子女的生活方式和领养孩子的相关选择。

第二节　放疗对生育力的影响

关于放疗对生育功能影响的研究最早可追溯至 1989 年,研究者们发现所有接受放射治疗的女性发生原发性卵巢功能不全(primary ovarian insufficiency,POI)后的子宫长度明显小于未接受放射治疗的女性。

一、放疗影响生育力的机制

这项 1989 年的研究发现虽然大多数女孩未能进入青春期或出现卵巢早衰,仍有 4 名女性在 20 岁左右时成功受孕,但都经历了 ≥2 次流产。虽然在该研究中并没有发现可能导致流产的胎儿异常,但腹腔镜检查发现其中 1 名女性的子宫出现了萎缩。作者认为,辐射暴露引起的子宫纤维化可能是导致无法正常妊娠的原因。虽然这项研究表明子宫可能直接受到放射治疗的影响,但也不能排除放射治疗导致卵母细胞质量下降的可能性。然而,放射治疗对癌症幸存者后代的先天性异常率没有影响,这表明放疗期间子宫确实出现了损伤,但在治疗后患者的卵母细胞的质量和完整性得到了保持和修复。

(一)放疗损伤子宫内膜的机制

子宫内膜(endometrium、uterine endometrium)是构成哺乳类动物子宫内壁的一层。人类子宫内膜中也存在具有控制和维持细胞的再生功能的干细胞,其可促使子宫内膜在每个月经周期脱落后重新再生。有学者们发现子宫内膜间充质干细胞(mesenchymal stem cells,MSC)在增殖期中子宫内膜组织中被检测到数量增加,并由此推测其可能在月经后子宫内膜再生中发挥重要作用。虽然有研究提出放疗可能会造成子宫内膜干细胞损伤,且对子宫内膜干细胞的影响可能是长期的。由于到目前为止在小鼠中还没有被广泛验证且认可的上皮祖细胞标记物,因此在动物模型中探究干细胞对放射线的反应存在一定的难度,将来需要大量的实验来进一步探索。目前缺乏关于子宫内膜上皮是否因放疗而受到永久性损伤的研究,由于子宫内膜具有高度再生性,据此猜测放疗可能不会诱发子宫内膜的永久性损伤。

(二)放疗损伤子宫肌层的机制

子宫肌层(myometrium)是构成哺乳类动物子宫中层的平滑肌组织。性激素能刺激子宫平滑肌纤维,使其发生周期性的增生和肥大。妊娠时子宫肌层的平滑肌纤维,可肥大到哺乳类平滑肌的最大值(500 μm 以上)。分娩时子宫肌层能对催产素发生反应而收缩。子宫肌层收缩是分娩过程中子宫产生强烈收缩的原因和推进产程的动力。目前已有研究表明,女性癌症患者如果在初潮前经历放射治疗会使子宫生长受到不同程度的抑制,虽然激素替代治疗可以起到在放疗期间保护子宫的作用,但这部分患者的子宫体积仍明显小于既往未接受过放疗的女性。这些研究都提示我们子宫肌层可能会受到放射线的永久损伤。通过长期的随访发现男性和女性癌症幸存者在骨盆放疗后 10 年间都会出现不同程度的盆底肌肉功能减低,具体而言,放疗会使盆底肌肉的自发肌收缩和响应速度降低,这表明放疗可能会损伤子宫肌纤维并减低其应激能力。将来还需要更多的研究来证明放射治疗是否会对子宫肌层造成永久性损伤并探索可能的机制。

(三)放疗损伤子宫血管系统的机制

有研究发现在接受放射治疗的 10 名女性中,有 3 名患者出现了 1 条子宫动脉以及 5 名患者出现了双侧子宫动脉在血管彩色多普勒超声探查下信号消失。还有研究表明,在青春期接受过抗肿瘤治疗的成年女性中,子宫动脉搏动指数(pulsatility index,PI)会受到不同程度的损伤,子宫体积平均缩小约 64%。这些研究结果表明,在青春期前和青春期接受放疗会损害子宫内膜重塑和子宫动脉搏动,阻碍子宫发育,且这种影响在放疗结束后会依然存在很长时间,并最终影响患者的生育功能。

二、不同放疗靶区对生育力的影响

放射治疗对女性生育力影响的最重要因素是卵巢和子宫接受的照射总剂量,妊娠成功率与照射总剂量成反比。如果放疗的靶区不包括骨盆的患者可以保持正常的生育能力并成功受孕。但如果放疗靶区包括骨盆,生育能力损伤的风险会显著增加。双侧卵巢和子宫接受 4 Gy 的照射剂量是可能造成生育能力低下的阈值剂量。需要注意的是,即使子宫直接接受高达 25 Gy 剂量的放疗患者,也有较小概率可在抗肿瘤治疗后成功妊娠。肿瘤相关科室医生对于所有接受腹部、盆腔照射的女性患者应保持高度警惕,并及早告知患者及其家属出现生育力损伤的风险。

对于在抗肿瘤治疗后成功妊娠的女性,产科医师应注意到其在妊娠时常常会发生子宫形态及结构异常,有研究指出采用剖宫产是这部分患者的最佳选择,以避免发生子宫破裂等严重后果。与未接受抗肿瘤治疗的女性相比,癌症幸存者需要剖宫产的相对风险为 2.62。2001 年有学者报道了一位 23 岁女性因恶性肿瘤接受放射治疗而在妊娠 17 周时发生了子宫破裂,该患者的子宫发生了萎缩,子宫肌层薄且胎盘异常,在子宫破裂后接受了子宫切除术。另一位患者同样发生了分娩时子宫壁过薄,并伴有子宫壁纤维化和子宫肌层萎缩。此外,有学者报道一名 28 岁的女性患者在接受单侧骨盆 50 Gy 剂量放疗 2 年后成功怀孕,孕 39 周剖宫产分娩下 1 例生长受限的婴儿,该患者的子宫肌层表现为肌层薄并多处宫腔粘连,研究者对该患者分娩后的胎盘进行组织学分析发现其绒毛发育不成熟,表明子宫胎盘血流量减少,这可能是导致婴儿的生长受限的原因之一。其他病例报告也都发现了对于先前接受过放射治疗的女性在妊娠期间的子宫大小会小于与胎龄相对应的正常子宫大小,并且这些患者会普遍出现子宫瘢痕组织或纤维化。同时还有学者发现,既往有放疗史女性分娩低出生体重儿和死胎的风险显著增加,尤其是接受过盆腔放疗的患者。与未接受放射治疗的癌症幸存者相比,接受 10 Gy 或更高剂量的放射量与死产或新生儿死亡的高度相关。处于青春期前女性的生育功能更容易受到放疗的伤害,低至 2.5 Gy 的照射剂量就可以显著增加上述风险。如果肿瘤放疗时需要高辐射剂量(>15 Gy),则临床医师必须向患者本人及其家属提出生育力损伤风险及可采取的保存生育力的方式,如胚胎冻存、卵母细胞冻存或卵巢移位等。在放射剂量为 4 至 15 Gy 之间时,则需结合患者年龄、肿瘤治疗方案等情况决定是否采取生育力保存手段。

迄今为止的研究结果表明,子宫可能因放疗而发生永久性改变,然而具体机制尚未被研究透彻。现有研究发现可能的机制是由于腹部放疗导致的子宫血流改变和(或)子宫体积的缩小,这可能是未来关于放疗影响生育力研究的方向之一。

已经有研究证明,在接受全身放射治疗的女性中,使用激素替代治疗(hormone replacement therapy, HRT)可帮助重建患者子宫的供血,进而显著增加患者的子宫体积和子宫内膜厚度,但仍显著低于空白对照组,这将为未来的生育提供有利的条件。增加幅度与治疗年龄相关,在青春期前接受放射治疗的女性肿瘤患者在激素替代治疗后子宫体积增加的幅度小于青春期后接受放射治疗的患者。目前的生育力保存技术(包括卵母细胞和胚胎的冷冻保存以及卵巢组织的移植等,详细请参阅本书中"第四章女性生育力保存技术的演变")可以增加癌症患者在治疗后生育的成功率。

第三节 内分泌治疗对生育力的影响

目前内分泌治疗应用最为广泛且成熟的领域是乳腺癌,对于激素受体阳性的乳腺癌患者来说,内分泌治疗是至关重要的治疗手段之一,目前指南建议使用时间为 5 ~ 10 年。对于年轻患者来说,对生育力的重视、推迟生育 5 ~ 10 年以及过早绝经的担忧都导致了这部分患者内分泌治疗依从性相对较差,无法达到有效治疗时长。由于内分泌治疗具有提前绝经及较长治疗周期的特点,许多女性在治疗结束时可能处于围绝经期甚至绝经后期,这也降低了接受内分泌治疗的乳腺癌病人怀孕的概率。因此,无论内分泌治疗是否损伤卵巢功能,长期的内分泌治疗都导致了乳腺癌病人怀孕概率降低。

他莫昔芬是雌激素受体拮抗剂,目前被广泛用于治疗雌激素受体阳性乳腺癌。有研究发现使用环磷酰胺单药或者联合多柔比星处理小鼠的同时,使用他莫昔芬可减少卵母细胞的凋亡、减轻化疗药物对卵泡的损伤,并指出可能的机制是其可降低与炎症相关的多个基因的表达。然而在一项随机对照试验中发现,女性乳腺癌患者在接受 CMF 方案(环磷酰胺、甲氨蝶呤和 5-氟尿嘧啶)化疗的同时服用他莫昔芬,卵巢功能与单纯化疗对照组相比无明显差异。综合现有的研究结果不难发现,他莫昔芬是否可被当作卵巢保护剂使用以及是否会对女性生育力产生影响尚存争议,将来还需要大量的研究来进一步证实。目前该药物说明书中指出绝经前女性在接受他莫昔芬内分泌治疗前必须经过仔细检查(超声、性激素等检查),以排除妊娠。同时建议育龄期女性在服药期间采取非激素的方法避孕。此外,医师还应该警告患者在服用他莫昔芬期间或终止治疗后两个月内怀孕,可能会对胎儿健康产生潜在风险。

芳香化酶(aromatase,AR)也被称为雌激素合成酶,是微粒体细胞色素 P450 的一种复合酶,广泛分布于卵巢、肝脏等正常组织中以及乳腺癌细胞中,是催化生物体内雄激素向雌激素转化的关键酶及限速酶。其作用为催化雄烯二酮和睾酮等雄激素转化为雌酮和雌二醇,此途径为绝经后女性雌激素的最主要来源。芳香化酶抑制剂(aromataseinhibitor,AI)可特异性使芳香化酶失活,从而达到阻断生成雌激素的芳构化反应,降低血液中雌激素水平从而达到治疗乳腺癌的目的,目前是绝经后乳腺癌患者的一线内分泌治疗方案。最常见的芳香化酶抑制剂有阿那曲唑(anastrozole)、来曲唑(letrozole)、依西美坦(exemestane,EXE),前两者为可逆性抑制芳香化酶的非甾体类芳香化酶抑制剂,后者属于甾体类,其与体内芳香化酶为不可逆性结合,实际上属于芳香化酶灭活剂。目前关于芳香化酶抑制剂对女性生育力影响的研究十分有限。有日本学者进行了本土多中心回顾性研究,结果发现芳香化酶抑制剂的使用并没有使乳腺癌患者的卵母细胞数量造成影响。尽管如此,目前阿那曲唑及依西美坦的说明书中仍明确指出本药禁用于孕妇或哺乳期妇女,来曲唑的说明书中指出绝经前女性慎用,如孕妇需使用应注意可能对胎儿健康产生潜在危险。

第四节　肿瘤治疗后妊娠时机

随着乳腺癌诊疗技术的长足发展进步,越来越多的年轻癌症患者在接受系统的抗肿瘤治疗后获得了良好预后,年轻癌症患者普遍有比较强烈的生育需求。同时由于现代女性生育年龄的普遍推迟,乳腺癌患者在接受治疗后的再生育问题近年来愈发受到关注。乳腺癌患者的妊娠时机目前仍有巨大争议,尤其是对于接受内分泌治疗的患者,目前国内外指南中对于符合使用条件的人群均推荐 5～10 年的内分泌治疗,但如此长的治疗时间很可能导致患者错过最佳生育年龄。

近年来全世界学者对于癌症患者在抗肿瘤治疗后再生育的安全性进行了大量的研究。有研究发现在确诊后 5 年内成功怀孕的绝经前雌激素受体阳性乳腺癌患者与未怀孕者相比,无病生存期(disease-free survival, DFS)无明显差异。该研究所纳入的乳腺癌患者的雌激素受体均为阳性,且都接受了他莫昔芬内分泌治疗。

既往专家们建议在化放疗结束 1～2 年后再考虑妊娠,以避开肿瘤复发风险最高的窗口期。对于激素受体阳性的年轻乳腺癌病人,建议在标准内分泌治疗 2～3 年后再考虑妊娠。前文提及的 2021 年 CBCS 指南中建议在生育时机选择时综合考虑患者疾病复发的风险和抗肿瘤治疗对生育力以及后代的影响等多方面因素。关于具体妊娠时机,该指南中建议乳腺原位癌患者可在手术和放疗(如果需要)结束后考虑妊娠,对于乳腺浸润性癌患者可在术后 2～5 年后考虑妊娠,对于需要内分泌治疗的患者在怀孕前 3 个月应停止内分泌治疗,直至生育、哺乳结束,然后再继续完成既定的内分泌治疗方案。NCCN 乳腺癌指南(2022 Version 2)中指出:乳腺癌患者在接受放疗、化疗、内分泌治疗期间,或在接受曲妥珠单抗和(或)帕妥珠单抗分子靶向治疗期间或治疗完成后 6 个月内应避免怀孕。2022 年 CSCO 乳腺癌指南中并未提及妊娠时机,但建议有生育需求的育龄期患者在接受新辅助治疗或辅助治疗前需要进行生育咨询。尽管目前相关研究数据有限,但各大指南中指出无论肿瘤患者病灶的激素受体状态如何,均不推荐使用激素方法进行避孕。还需注意的是,随着肿瘤患者年龄的增加,其生育能力也在逐年下降,几年后可能已自然绝经或因内分泌治疗而闭经,不再适合生育或者出现生育意愿随治疗进程逐渐下降。因此肿瘤患者在治疗后的再生育问题不仅要考虑安全性,同时还应考虑生育成功率以及生育意愿的变化。总之,临床医师在抗肿瘤治疗前及治疗过程中需要与患者及其家属进行充分的沟通,并建议有生育需求的患者进行生殖咨询,同时还应充分权衡病人的疾病复发风险、治疗需求和生育意愿等因素,帮助患者制定最合适的抗肿瘤治疗方案以及生育力保存方式。

参考文献

[1] SIEGEL R L, MILLER K D, FUCHS H E, et al. Cancer statistics, 2022 [J]. CA Cancer J Clin, 2022, 72 (1) :7-33.

[2] PATTERSON P, MCDONALD F E J, ZEBRACK B, et al. Emerging issues among adolescent and young adult cancer survivors [J]. Seminars in Oncology Nursing, 2015, 31 (1) :53-59.

[3] BARR R D. Adolescents, young adults, and cancer—the international challenge [J]. Cancer, 2011, 117 (10 Suppl) :2245-2249.

[4] GRIFFITHS M J, WINSHIP A L, HUTT K J. Do cancer therapies damage the uterus and compromise fertility? [J]. Human Reproduction Update, 2020, 26 (2) :161-173.

[5] PFEIFFER R M, WEBB-VARGAS Y, WHEELER W, et al. Proportion of U. S. trends in breast cancer incidence attributable to long-term changes in risk factor distributions [J]. Cancer Epidemiology, Biomarkers & Prevention: a Publication of the American Association for Cancer Research, Cosponsored by the American Society of Preventive Oncology, 2018, 27 (10) :1214-1222.

[6] FAN L, STRASSER-WEIPPL K, LI J J, et al. Breast cancer in China [J]. Lancet Oncol, 2014, 15 (7) :e279-89.

[7] YAO S, XU B, MA F, et al. Breast cancer in women younger than 25: Clinicopathological features and prognostic factors [J]. Annals of Oncology: Official Journal of the European Society for Medical Oncology, 2009, 20 (2) :387-389.

[8] WINSHIP A L, STRINGER J M, LIEW S H, et al. The importance of DNA repair for maintaining oocyte quality in response to anti-cancer treatments, environmental toxins and maternal ageing [J]. Human Reproduction Update, 2018, 24 (2) :119-134.

[9] SIGNORELLO L B, MULVIHILL J J, GREEN D M, et al. Stillbirth and neonatal death in relation to radiation exposure before conception: A retrospective cohort study [J]. Lancet, 2010, 376 (9741) :624-630.

[10] FERLAY J, SOERJOMATARAM I, DIKSHIT R, et al. Cancer incidence and mortality worldwide: Sources, methods and major patterns in GLOBOCAN 2012 [J]. International Journal of Cancer, 2015, 136 (5) :E359-E386.

[11] 刘嘉琦, 齐立强. 乳腺癌患者的生育力保护及保存 [J]. 中国计划生育和妇产科, 2020, 12 (10) :29-33.

[12] KERR J B, HUTT K J, MICHALAK E M, et al. DNA damage-induced primordial follicle oocyte apoptosis and loss of fertility require TAp63-mediated induction of *Puma* and

Noxa[J]. Molecular Cell,2012,48(3):343-352.

[13]TITUS S,LI F,STOBEZKI R,et al. Impairment of BRCA1-related DNA double-strand break repair leads to ovarian aging in mice and humans[J]. Science Translational Medicine,2013,5(172):172ra21.

[14]KUJJO L L,LAINE T,PEREIRA R J,et al. Enhancing survival of mouse oocytes following chemotherapy or aging by targeting Bax and Rad51[J]. PLoS One,2010,5(2):e9204.

[15]HUNT P A,LAWSON C,GIESKE M,et al. Bisphenol A alters early oogenesis and follicle formation in the fetal ovary of the rhesus monkey[J]. Proceedings of the National Academy of Sciences of the United States of America,2012,109(43):17525-17530.

[16]SUSIARJO M,HASSOLD T J,FREEMAN E,et al. Bisphenol A exposure *in utero* disrupts early oogenesis in the mouse[J]. PLoS Genetics,2007,3(1):e5.

[17]ZHANG H Q,ZHANG X F,ZHANG L J,et al. Fetal exposure to bisphenol A affects the primordial follicle formation by inhibiting the meiotic progression of oocytes[J]. Molecular Biology Reports,2012,39(5):5651-5657.

[18]SUH E K,YANG A N,KETTENBACH A,et al. p63 protects the female germ line during meiotic arrest[J]. Nature,2006,444(7119):624-628.

[19]CARROLL J,MARANGOS P. The DNA damage response in mammalian oocytes[J]. Frontiers in Genetics,2013,4:117.

[20]BOLCUN-FILAS E,RINALDI V D,WHITE M E,et al. Reversal of female infertility by Chk2 ablation reveals the oocyte DNA damage checkpoint pathway[J]. Science,2014, 343(6170):533-536.

[21]HUTT K,KERR J B,SCOTT C L,et al. How to best preserve oocytes in female cancer patients exposed to DNA damage inducing therapeutics[J]. Cell Death and Differentiation,2013,20(8):967-968.

[22]RINALDI V D,HSIEH K,MUNROE R,et al. Pharmacological inhibition of the DNA damage checkpoint prevents radiation-induced oocyte death[J]. Genetics,2017,206 (4):1823-1828.

[23]GREEN D M,KAWASHIMA T,STOVALL M,et al. Fertility of female survivors of childhood cancer:A report from the childhood cancer survivor study[J]. Journal of Clinical Oncology:Official Journal of the American Society of Clinical Oncology,2009,27 (16):2677-2685.

[24]SOLEIMANI R,HEYTENS E,DARZYNKIEWICZ Z,et al. Mechanisms of chemotherapy-induced human ovarian aging:Double strand DNA breaks and microvascular compromise [J]. Aging,2011,3(8):782-793.

[25]PEREZ G I,JURISICOVA A,WISE L,et al. Absence of the proapoptotic Bax protein extends fertility and alleviates age-related health complications in female mice[J].

Proceedings of the National Academy of Sciences of the United States of America,2007, 104(12):5229-5234.

[26]OZBUDAK E M,TASSY O,POURQUIÉ O. Spatiotemporal compartmentalization of key physiological processes during muscle precursor differentiation[J]. Proceedings of the National Academy of Sciences of the United States of America, 2010, 107 (9): 4224-4229.

[27]ZHENG P,SCHRAMM R D,LATHAM K E. Developmental regulation and *in vitro* culture effects on expression of DNA repair and cell cycle checkpoint control genes in *Rhesus* monkey oocytes and embryos[J]. Biology of Reproduction,2005,72(6):1359-1369.

[28]JAROUDI S,KAKOUROU G,CAWOOD S,et al. Expression profiling of DNA repair genes in human oocytes and blastocysts using microarrays[J]. Human Reproduction,2009,24 (10):2649-2655.

[29]SU Y Q,SUGIURA K,WOO Y,et al. Selective degradation of transcripts during meiotic maturation of mouse oocytes[J]. Developmental Biology,2007,302(1):104-117.

[30]MENEZO Y Jr,RUSSO G,TOSTI E,et al. Expression profile of genes coding for DNA repair in human oocytes using pangenomic microarrays, with a special focus on ROS linked decays [J]. Journal of Assisted Reproduction and Genetics, 2007, 24 (11): 513-520.

[31]GASCA S,PELLESTOR F,ASSOU S,et al. Identifying new human oocyte marker genes: A microarray approach[J]. Reproductive Biomedicine Online,2007,14(2):175-183.

[32]CUI X S,LI X Y,YIN X J,et al. Maternal gene transcription in mouse oocytes:Genes implicated in oocyte maturation and fertilization[J]. The Journal of Reproduction and Development,2007,53(2):405-418.

[33]YOON S J,KIM K H,CHUNG H M,et al. Gene expression profiling of early follicular development in primordial,primary,and secondary follicles[J]. Fertility and Sterility,2006, 85(1):193-203.

[34]PAN H,O'BRIEN M J,WIGGLESWORTH K,et al. Transcript profiling during mouse oocyte development and the effect of gonadotropin priming and development *in vitro*[J]. Developmental Biology,2005,286(2):493-506.

[35]ZENG F Y,BALDWIN D A,SCHULTZ R M. Transcript profiling during preimplantation mouse development[J]. Developmental Biology,2004,272(2):483-496.

[36]GERSTL B,SULLIVAN E,IVES A,et al. Pregnancy outcomes after a breast cancer diagnosis:A systematic review and meta-analysis[J]. Clinical Breast Cancer,2018,18 (1):e79-e88.

[37]BLACK K Z,NICHOLS H B,ENG E,et al. Prevalence of preterm, low birthweight, and small for gestational age delivery after breast cancer diagnosis:A population-based study

［J］.Breast Cancer Research,2017,19(1):11.

［38］COATES A S,WINER E P,GOLDHIRSCH A,et al. Tailoring therapies—improving the management of early breast cancer:St Gallen International Expert Consensus on the Primary Therapy of Early Breast Cancer 2015［J］. Annals of Oncology:Official Journal of the European Society for Medical Oncology,2015,26(8):1533-1546.

［39］中国年轻乳腺癌诊疗与生育管理专家共识专家委员会.年轻乳腺癌诊疗与生育管理专家共识［J］.中华肿瘤杂志,2019,41(7):486-495.

［40］OKTAY K,HARVEY B E,PARTRIDGE A H,et al. Fertility preservation in patients with cancer:asco clinical practice guideline update ［J］. J Clin Oncol, 2018, 36 (19): 1994-2001.

［41］OKTAY K,HARVEY B E,LOREN A W. Fertility preservation in patients with cancer: ASCO clinical practice guideline update summary［J］. Journal of Oncology Practice, 2018,14(6):381-385.

［42］LETOURNEAU J M,SMITH J F,EBBEL E E,et al. Racial, socioeconomic, and demographic disparities in access to fertility preservation in young women diagnosed with cancer［J］.Cancer,2012,118(18):4579-4588.

［43］GOODMAN L R,BALTHAZAR U,KIM J,et al. Trends of socioeconomic disparities in referral patterns for fertility preservation consultation［J］. Human Reproduction,2012,27 (7):2076-2081.

［44］FLINK D M,SHEEDER J,KONDAPALLI L A. A review of the oncology patient's challenges for utilizing fertility preservation services［J］. Journal of Adolescent and Young Adult Oncology,2017,6(1):31-44.

［45］PEDDIE V L,PORTER M A,BARBOUR R,et al. Factors affecting decision making about fertility preservation after cancer diagnosis: A qualitative study ［J］. BJOG: an International Journal of Obstetrics and Gynaecology,2012,119(9):1049-1057.

［46］GORMAN J R,USITA P M,MADLENSKY L,et al. Young breast cancer survivors:Their perspectives on treatment decisions and fertility concerns［J］. Cancer Nursing,2011,34 (1):32-40.

［47］GAJJAR R,MILLER S D,MEYERS K E,et al. Fertility preservation in patients receiving cyclophosphamide therapy for renal disease［J］. Pediatric Nephrology, 2015, 30 (7): 1099-1106.

［48］TOMAO F,PECCATORI F,DEL PUP L,et al. Special issues in fertility preservation for gynecologic malignancies ［J］. Critical Reviews in Oncology/Hematology, 2016, 97: 206-219.

［49］PARTRIDGE A H,PAGANI O,ABULKHAIR O,et al. First international consensus guidelines for breast cancer in young women (BCY1) ［J］. Breast, 2014, 23 (3):

209-220.

[50] GOODMAN L S, WINTROBE M M, DAMESHEK W, et al. Landmark article Sept. 21, 1946: Nitrogen mustard therapy. Use of methyl－bis（beta－chloroethyl）amine hydrochloride and tris（beta－chloroethyl）amine hydrochloride for Hodgkin's disease, lymphosarcoma, leukemia and certain allied and miscellaneous disorders. By Louis S. Goodman, Maxwell M. Wintrobe, William Dameshek, Morton J. Goodman, Alfred Gilman and Margaret T. McLennan[J]. JAMA,1984,251(17):2255-2261.

[51] MILLER J J, WILLIAMS G F, LEISSRING J C. Multiple late complications of therapy with cyclophosphamide, including ovarian destruction[J]. The American Journal of Medicine, 1971,50(4):530-535.

[52] FRIES J F, SHARP G C, MCDEVITT H O, et al. Cyclophosphamide therapy in systemic lupus erythematosus and polymyositis[J]. Arthritis Rheum,1973,16(2):154-62.

[53] KOYAMA H, WADA T, NISHIZAWA Y, et al. Cyclophosphamide－induced ovarian failure and its therapeutic significance in patients with breast cancer[J]. Cancer,1977,39(4): 1403-1409.

[54] MEIROW D. Reproduction post－chemotherapy in young cancer patients[J]. Molecular and Cellular Endocrinology,2000,169(1/2):123-131.

[55] YUCEBILGIN M S, TEREK M C, OZSARAN A, et al. Effect of chemotherapy on primordial follicular reserve of rat:An animal model of premature ovarian failure and infertility[J]. The Australian & New Zealand Journal of Obstetrics & Gynaecology,2004, 44(1):6-9.

[56] DESMEULES P, DEVINE P J. Characterizing the ovotoxicity of cyclophosphamide metabolites on cultured mouse ovaries[J]. Toxicological Sciences:an Official Journal of the Society of Toxicology,2006,90(2):500-509.

[57] OKTEM O, OKTAY K. A novel ovarian xenografting model to characterize the impact of chemotherapy agents on human primordial follicle reserve[J]. Cancer Research,2007,67 (21):10159-10162.

[58] NOZAKI Y, FURUBO E, MATSUNO T, et al. Collaborative work on evaluation of ovarian toxicity. 6) Two－ or four－week repeated－dose studies and fertility study of cisplatin in female rats[J]. The Journal of Toxicological Sciences,2009,34(Suppl 1):SP73-SP81.

[59] PETRILLO S K, DESMEULES P, TRUONG T Q, et al. Detection of DNA damage in oocytes of small ovarian follicles following phosphoramide mustard exposures of cultured rodent ovaries *in vitro* [J]. Toxicology and Applied Pharmacology, 2011, 253 (2): 94-102.

[60] YUKSEL A, BILDIK G, SENBABAOGLU F, et al. The magnitude of gonadotoxicity of chemotherapy drugs on ovarian follicles and granulosa cells varies depending upon the

category of the drugs and the type of granulosa cells[J]. Human Reproduction,2015,30 (12):2926-2935.

[61]BEDOSCHI G,NAVARRO P A,OKTAY K. Chemotherapy-induced damage to ovary: Mechanisms and clinical impact[J]. Future Oncology (London, England), 2016, 12 (20):2333-2344.

[62]MORGAN S,ANDERSON R A,GOURLEY C,et al. How do chemotherapeutic agents damage the ovary? [J]. Human Reproduction Update,2012,18(5):525-535.

[63]FLEISCHER R T,VOLLENHOVEN B J,WESTON G C. The effects of chemotherapy and radiotherapy on fertility in premenopausal women [J]. Obstetrical & Gynecological Survey,2011,66(4):248-254.

[64]HAO X,ANASTÁCIO A,LIU K,et al. Ovarian follicle depletion induced by chemotherapy and the investigational stages of potential fertility-protective treatments-a review[J]. International Journal of Molecular Sciences,2019,20(19):4720.

[65]李星.肿瘤患者卵巢储备功能受损机制及保护并促进生育力的研究进展[J].东南国防医药,2020,22(1):60-64.

[66]RUSSO A,PACCHIEROTTI F. Meiotic arrest and aneuploidy induced by vinblastine in mouse oocytes[J]. Mutation Research,1988,202(1):215-221.

[67]ROWINSKY E K,DONEHOWER R C. Paclitaxel (taxol)[J]. N Engl J Med,1995,332 (15):1004-1014.

[68]TORINO F,BARNABEI A,VECCHIS L D,et al. Chemotherapy-induced ovarian toxicity in patients affected by endocrine-responsive early breast cancer[J]. Critical Reviews in Oncology/Hematology,2014,89(1):27-42.

[69]MINOTTI G,MENNA P,SALVATORELLI E,et al. Anthracyclines:Molecular advances and pharmacologic developments in antitumor activity and cardiotoxicity [J]. Pharmacological Reviews,2004,56(2):185-229.

[70]BEN-AHARON I,BAR-JOSEPH H,TZARFATY G,et al. Doxorubicin-induced ovarian toxicity[J]. Reproductive Biology and Endocrinology,2010,8:20.

[71]ROTI ROTI E C,LEISMAN S K,ABBOTT D H,et al. Acute doxorubicin insult in the mouse ovary is cell- and follicle-type dependent[J]. PLoS One,2012,7(8):e42293.

[72]XIAO S,ZHANG J Y,LIU M J,et al. Doxorubicin has dose-dependent toxicity on mouse ovarian follicle development,hormone secretion,and oocyte maturation[J]. Toxicological Sciences:an Official Journal of the Society of Toxicology,2017,157(2):320-329.

[73]MEIROW D,BIEDERMAN H,ANDERSON R A,et al. Toxicity of chemotherapy and radiation on female reproduction[J]. Clinical Obstetrics and Gynecology,2010,53(4): 727-739.

[74]MEIROW D,LEWIS H,NUGENT D,et al. Subclinical depletion of primordial follicular

reserve in mice treated with cyclophosphamide:Clinical importance and proposed accurate investigative tool[J]. Human Reproduction,1999,14(7):1903-1907.

[75] DURLINGER A L, KRAMER P, KARELS B, et al. Control of primordial follicle recruitment by anti-Müllerian hormone in the mouse ovary[J]. Endocrinology,1999,140 (12):5789-5796.

[76] JURISICOVA A, LEE H J, D'ESTAING S G, et al. Molecular requirements for doxorubicin-mediated death in murine oocytes[J]. Cell Death and Differentiation,2006, 13(9):1466-1474.

[77] PEREZ G I, ROBLES R, KNUDSON C M, et al. Prolongation of ovarian lifespan into advanced chronological age by Bax-deficiency[J]. Nature Genetics, 1999, 21 (2): 200-203.

[78] ROSENBERG B, VANCAMP L, TROSKO J E, et al. Platinum compounds:A new class of potent antitumour agents[J]. Nature,1969,222(5191):385-386.

[79] ROSENBERG B, RENSHAW E, VANCAMP L, et al. Platinum-induced filamentous growth in *Escherichia coli*[J]. Journal of Bacteriology,1967,93(2):716-721.

[80] ROSENBERG B, VANCAMP L, KRIGAS T. Inhibition of cell division in *Escherichia coli* by electrolysis products from a platinum electrode[J]. Nature,1965,205:698-699.

[81] ROSENBERG B, VAN CAMP L, GRIMLEY E B, et al. The inhibition of growth or cell division in *Escherichia coli* by different ionic species of platinum(IV) complexes[J]. The Journal of Biological Chemistry,1967,242(6):1347-1352.

[82] JOHNSTONE T C, SUNTHARALINGAM K, LIPPARD S J. The next generation of platinum drugs:Targeted Pt(II) agents,nanoparticle delivery,and Pt(IV) prodrugs[J]. Chemical Reviews,2016,116(5):3436-3486.

[83] GORE M E, FRYATT I, WILTSHAW E, et al. Treatment of relapsed carcinoma of the ovary with cisplatin or carboplatin following initial treatment with these compounds[J]. Gynecologic Oncology,1990,36(2):207-211.

[84] MARKMAN M, ROTHMAN R, HAKES T, et al. Second-line platinum therapy in patients with ovarian cancer previously treated with cisplatin[J]. Journal of Clinical Oncology: Official Journal of the American Society of Clinical Oncology,1991,9(3):389-393.

[85] PUJADE-LAURAINE E, BANERJEE S, PIGNATA S. Management of platinum-resistant, relapsed epithelial ovarian cancer and new drug perspectives[J]. Journal of Clinical Oncology:Official Journal of the American Society of Clinical Oncology,2019,37(27): 2437-2448.

[86] GONFLONI S, TELLA L D, CALDAROLA S, et al. Inhibition of the c-Abl-TAp63 pathway protects mouse oocytes from chemotherapy-induced death[J]. Nature Medicine, 2009,15(10):1179-1185.

[87]ROSSI V,LISPI M,LONGOBARDI S,et al. LH prevents cisplatin-induced apoptosis in oocytes and preserves female fertility in mouse[J]. Cell Death and Differentiation,2017, 24(1):72-82.

[88]CHOW E J,STRATTON K L,LEISENRING W M,et al. Pregnancy after chemotherapy in male and female survivors of childhood cancer treated between 1970 and 1999:A report from the Childhood Cancer Survivor Study cohort[J]. The Lancet. Oncology,2016,17 (5):567-576.

[89]MEIROW D,ASSAD G,DOR J,et al. The GnRH antagonist cetrorelix reduces cyclophosphamide-induced ovarian follicular destruction in mice[J]. Human Reproduction,2004, 19(6):1294-1299.

[90]GANESAN S,KEATING A F. The ovarian DNA damage repair response is induced prior to phosphoramide mustard-induced follicle depletion,and ataxia telangiectasia mutated inhibition prevents PM - induced follicle depletion [J]. Toxicology and Applied Pharmacology,2016,292:65-74.

[91] MEIROW D, EPSTEIN M, LEWIS H, et al. Administration of cyclophosphamide at different stages of follicular maturation in mice:Effects on reproductive performance and fetal malformations[J]. Human Reproduction,2001,16(4):632-637.

[92] PARKER W B. Enzymology of purine and pyrimidine antimetabolites used in the treatment of cancer[J]. Chemical Reviews,2009,109(7):2880-2893.

[93]MCLAREN J F,BURNEY R O,MILKI A A,et al. Effect of methotrexate exposure on subsequent fertility in women undergoing controlled ovarian stimulation [J]. Fertility and Sterility,2009,92(2):515-519.

[94]BROUWER J,LAVEN J S,HAZES J M,et al. Levels of serum anti-Müllerian hormone,a marker for ovarian reserve, in women with rheumatoid arthritis [J]. Arthritis Care & Research,2013,65(9):1534-1538.

[95]LEROY C,RIGOT J M,LEROY M,et al. Immunosuppressive drugs and fertility[J]. Orphanet Journal of Rare Diseases,2015,10:136.

[96]WEBER-SCHOENDORFER C,HOELTZENBEIN M,WACKER E,et al. No evidence for an increased risk of adverse pregnancy outcome after paternal low-dose methotrexate:An observational cohort study[J]. Rheumatology,2014,53(4):757-763.

[97]GUTIERREZ J C,HWANG K. The toxicity of methotrexate in male fertility and paternal teratogenicity[J]. Expert Opinion on Drug Metabolism & Toxicology, 2017, 13 (1): 51-58.

[98] BERMAS B L. Paternal safety of anti - rheumatic medications [J]. Best Practice & Research Clinical Obstetrics & Gynaecology,2020,64:77-84.

[99]ALMEIDA J Z,VIEIRA L A,MASIDE C,et al. Invitro cytotoxic effects of 5-Fluorouracil

on isolated murine ovarian preantral follicles[J]. Theriogenology,2022,178:60-66.

[100] NAREN G, WANG L, ZHANG X L, et al. The reversible reproductive toxicity of 5-fluorouracil in mice[J]. Reproductive Toxicology,2021,101:1-8.

[101] LAMBOURAS M, LIEW S H, HORVAY K, et al. Examination of the ovotoxicity of 5-fluorouracil in mice[J]. Journal of Assisted Reproduction and Genetics,2018,35(6):1053-1060.

[102] STRINGER J M, SWINDELLS E O K, ZERAFA N, et al. Multidose 5-fluorouracil is highly toxic to growing ovarian follicles in mice[J]. Toxicological Sciences:an Official Journal of the Society of Toxicology,2018,166(1):97-107.

[103] TAL R, LIU Y, PLUCHINO N, et al. A murine 5-fluorouracil-based submyeloablation model for the study of bone marrow-derived cell trafficking in reproduction[J]. Endocrinology,2016,157(10):3749-3759.

[104] MA N Y, CHEN G, CHEN J, et al. Transient impact of paclitaxel on mouse fertility and protective effect of gonadotropin-releasing hormone agonist[J]. Oncology Reports,2020,44(5):1917-1928.

[105] TARUMI W, SUZUKI N, TAKAHASHI N, et al. Ovarian toxicity of paclitaxel and effect on fertility in the rat[J]. The Journal of Obstetrics and Gynaecology Research,2009,35(3):414-420.

[106] WANG Z X, TENG Z, WANG Z L, et al. Melatonin ameliorates paclitaxel-induced mice spermatogenesis and fertility defects[J]. Journal of Cellular and Molecular Medicine,2022,26(4):1219-1228.

[107] MCLAUGHLIN M, KELSEY T W, WALLACE W H, et al. Non-growing follicle density is increased following adriamycin, bleomycin, vinblastine and dacarbazine (ABVD) chemotherapy in the adult human ovary[J]. Human Reproduction,2017,32(1):165-174.

[108] 彭厚坤. 戈舍瑞林对绝经前乳腺癌患者辅助化疗期间卵巢功能的保护作用[J]. 医药前沿,2021,11(24):70-71.

[109] BRANCATI S, GOZZO L, LONGO L, et al. Fertility preservation in female pediatric patients with cancer:A clinical and regulatory issue[J]. Frontiers in Oncology,2021,11:641450.

[110] SPEARS N, LOPES F, STEFANSDOTTIR A, et al. Ovarian damage from chemotherapy and current approaches to its protection[J]. Human Reproduction Update,2019,25(6):673-693.

[111] DONNEZ J. Chemotherapy and decline of the ovarian reserve:How can we explain it and how to prevent it? [J]. Fertility and Sterility,2020,114(4):722-724.

[112] LEONARD R C F, ADAMSON D J A, BERTELLI G, et al. GnRH agonist for protection

against ovarian toxicity during chemotherapy for early breast cancer：The Anglo Celtic Group OPTION trial［J］. Annals of Oncology：Official Journal of the European Society for Medical Oncology，2017，28（8）：1811-1816.

[113] LAMBERTINI M，MOORE H C F，LEONARD R C F，et al. Gonadotropin-releasing hormone agonists during chemotherapy for preservation of ovarian function and fertility in premenopausal patients with early breast cancer：A systematic review and meta-analysis of individual patient-level data［J］. Journal of Clinical Oncology：Official Journal of the American Society of Clinical Oncology，2018，36（19）：1981-1990.

[114] LAMBERTINI M，BONI，MICHELOTTI A，et al. Long-term outcomes with pharmacological ovarian suppression during chemotherapy in premenopausal early breast cancer patients［J］. Journal of the National Cancer Institute，2022，114（3）：400-408.

[115]任国华，马玫丽，安玉姬，等.戈舍瑞林对绝经前乳腺癌患者辅助化疗期间卵巢功能的保护作用[J].实用医学杂志，2015，31（6）：992-994.

[116]SILVA C，CARAMELO O，ALMEIDA-SANTOS T，et al. Factors associated with ovarian function recovery after chemotherapy for breast cancer：A systematic review and meta-analysis［J］. Human Reproduction，2016，31（12）：2737-2749.

[117] WALLACE W H，SHALET S M，CROWNE E C，et al. Ovarian failure following abdominal irradiation in childhood：Natural history and prognosis［J］. Clinical Oncology（Royal College of Radiologists（Great Britain）），1989，1（2）：75-79.

[118] WINTHER J F，BOICE J D Jr，FREDERIKSEN K，et al. Radiotherapy for childhood cancer and risk for congenital malformations in offspring：A population-based cohort study［J］. Clinical Genetics，2009，75（1）：50-56.

[119]GARGETT C E，SCHWAB K E，DEANE J A. Endometrial stem/progenitor cells：The first 10 years［J］. Human Reproduction Update，2016，22（2）：137-163.

[120]MASUDA H，ANWAR S S，BÜHRING H J，et al. A novel marker of human endometrial mesenchymal stem-like cells［J］. Cell Transplantation，2012，21（10）：2201-2214.

[121]TOSHKOV I A，GLEIBERMAN A S，METT V L，et al. Mitigation of radiation-induced epithelial damage by the TLR5 agonist entolimod in a mouse model of fractionated head and neck irradiation［J］. Radiation Research，2017，187（5）：570-580.

[122]SUDOUR H，CHASTAGNER P，CLAUDE L，et al. Fertility and pregnancy outcome after abdominal irradiation that included or excluded the pelvis in childhood tumor survivors［J］. International Journal of Radiation Oncology，Biology，Physics，2010，76（3）：867-873.

[123]CRITCHLEY H O D，BATH L E，. Radiation damage to the uterus —review of the effects of treatment of childhood cancer［J］. Human Fertility（Cambridge，England），2002，5（2）：61-66.

[124] BATH L E, CRITCHLEY H O, CHAMBERS S E, et al. Ovarian and uterine characteristics after total body irradiation in childhood and adolescence: Response to sex steroid replacement[J]. British Journal of Obstetrics and Gynaecology, 1999, 106(12): 1265-1272.

[125] CRITCHLEY H O D, . Impact of cancer treatment on uterine function[J]. Journal of the National Cancer Institute. Monographs, 2005(34): 64-68.

[126] BERNARD S, OUELLET M P, MOFFET H, et al. Effects of radiation therapy on the structure and function of the pelvic floor muscles of patients with cancer in the pelvic area: A systematic review[J]. Journal of Cancer Survivorship: Research and Practice, 2016, 10(2): 351-362.

[127] CRITCHLEY H O, WALLACE W H, SHALET S M, et al. Abdominal irradiation in childhood: the potential for pregnancy [J]. British Journal of Obstetrics and Gynaecology, 1992, 99(5): 392-394.

[128] HOLM K, NYSOM K, BROCKS V, et al. Ultrasound B-mode changes in the uterus and ovaries and Doppler changes in the uterus after total body irradiation and allogeneic bone marrow transplantation in childhood[J]. Bone Marrow Transplantation, 1999, 23 (3): 259-263.

[129] BENEVENTI F, LOCATELLI E, GIORGIANI G, et al. Adolescent and adult uterine volume and uterine artery Doppler blood flow among subjects treated with bone marrow transplantation or chemotherapy in pediatric age: A case-control study[J]. Fertility and Sterility, 2015, 103(2): 455-461.

[130] HAGGAR F A, PEREIRA G, PREEN D, et al. Adverse obstetric and perinatal outcomes following treatment of adolescent and young adult cancer: A population-based cohort study[J]. PLoS One, 2014, 9(12): e113292.

[131] NORWITZ E R, STERN H M, GRIER H, et al. Placenta percreta and uterine rupture associated with prior whole body radiation therapy[J]. Obstetrics and Gynecology, 2001, 98(5 Pt 2): 929-931.

[132] HAMMER R A, URNES P D, LURAIN J R. Unanticipated pregnancy with intrauterine growth retardation after radiation-induced ovarian failure. A case report[J]. The Journal of Reproductive Medicine, 1996, 41(5): 372-374.

[133] NEZHAT F, FALIK R. Cancer and uterine preservation: A first step toward preserving fertility after pelvic radiation[J]. Fertility and Sterility, 2017, 108(2): 240-241.

[134] PRIDJIAN G, RICH N E, MONTAG A G. Pregnancy hemoperitoneum and placenta percreta in a patient with previous pelvic irradiation and ovarian failure[J]. American Journal of Obstetrics and Gynecology, 1990, 162(5): 1205-1206.

[135] GREEN D M, WHITTON J A, STOVALL M, et al. Pregnancy outcome of female survivors

of childhood cancer:A report from the Childhood Cancer Survivor Study[J]. American Journal of Obstetrics and Gynecology,2002,187(4):1070-1080.

[136]VAN DE LOO L E X M,VAN DEN BERG M H,OVERBEEK A,et al. Uterine function, pregnancy complications, and pregnancy outcomes among female childhood cancer survivors[J]. Fertility and Sterility,2019,111(2):372-380.

[137]SIGNORELLO L B,COHEN S S,BOSETTI C,et al. Female survivors of childhood cancer:Preterm birth and low birth weight among their children[J]. Journal of the National Cancer Institute,2006,98(20):1453-1461.

[138]GRADISHAR W J,MORAN M S,ABRAHAM J,et al. NCCN guidelines(R) Insights: Breast cancer, version 4. 2021[J]. Journal of the National Comprehensive Cancer Network:JNCCN,2021,19(5):484-493.

[139]黄香,蒋梦萍,包胜南,等.2021年CSCO《乳腺癌诊疗指南》更新要点解读[J].中国肿瘤外科杂志,2021,13(3):209-215.

[140]BENEDICT C,THOM B,TEPLINSKY E,et al. Family-building after breast cancer:Considering the effect on adherence to adjuvant endocrine therapy[J]. Clinical Breast Cancer,2017,17(3):165-170.

[141]BLONDEAUX E,MASSAROTTI C,FONTANA V,et al. The PREgnancy and FERtility (PREFER) study investigating the need for ovarian function and/or fertility preservation strategies in premenopausal women with early breast cancer[J]. Frontiers in Oncology, 2021,11:690320.

[142]SHANDLEY L M,SPENCER J B,FOTHERGILL A,et al. Impact of tamoxifen therapy on fertility in breast cancer survivors[J]. Fertility and Sterility, 2017, 107(1):243-252. e5.

[143]MCCRAY D K,SIMPSON A B,FLYCKT R,et al. Fertility in women of reproductive age after breast cancer treatment:Practice patterns and outcomes[J]. Annals of Surgical Oncology,2016,23(10):3175-3181.

[144]TING A Y,PETROFF B K. Tamoxifen decreases ovarian follicular loss from experimental toxicant DMBA and chemotherapy agents cyclophosphamide and doxorubicin in the rat [J]. Journal of Assisted Reproduction and Genetics,2010,27(11):591-597.

[145]PIASECKA-SRADER J,BLANCO F F,DELMAN D H,et al. Tamoxifen prevents apoptosis and follicle loss from cyclophosphamide in cultured rat ovaries[J]. Biology of Reproduction,2015,92(5):132.

[146]SVERRISDOTTIR A,NYSTEDT M,JOHANSSON H,et al. Adjuvant goserelin and ovarian preservation in chemotherapy treated patients with early breast cancer:Results from a randomized trial[J]. Breast Cancer Research and Treatment,2009,117(3):561-567.

[147] SVERRISDOTTIR A, JOHANSSON H, JOHANSSON U, et al. Interaction between goserelin and tamoxifen in a prospective randomised clinical trial of adjuvant endocrine therapy in premenopausal breast cancer[J]. Breast Cancer Research and Treatment, 2011,128(3):755-763.

[148] SIMPSON E R, CLYNE C, RUBIN G, et al. Aromatase—a brief overview[J]. Annual Review of Physiology,2002,64:93-127.

[149] NAKASUJI T, KAWAI K, ISHIKAWA T, et al. Random-start ovarian stimulation with aromatase inhibitor for fertility preservation in women with Japanese breast cancer[J]. Reproductive Medicine and Biology,2019,18(2):167-172.

[150] NYE L, RADEMAKER A, GRADISHAR W J. Breast cancer outcomes after diagnosis of hormone-positive breast cancer and subsequent pregnancy in the tamoxifen era[J]. Clinical Breast Cancer,2017,17(4):e185-e189.

[151] RING A E, SMITH I E, ELLIS P A. Breast cancer and pregnancy[J]. Ann Oncol,2005, 16(12):1855-60.

[152] SLEPICKA P F, CYRILL S L, DOS SANTOS C O. Pregnancy and breast cancer: Pathways to understand risk and prevention[J]. Trends in Molecular Medicine,2019,25 (10):866-881.

第四章

女性生育力保存技术的演变

人类对繁殖的探索由来已久,最早可起源于公元前 5 世纪。当时认为男性和女性均可以产生两种精液,男性比女性更为浓稠;而前者占主导的混合可产生雄性后代,后者占主导的混合可产生雌性后代;男性的精液是生命的种子,而女性的作用则是为种子提供培育的土地。在接下来的公元前 6 世纪,亚里士多德通过对鸡蛋孵化过程进行观察,提出了精液与经血结合生成胚胎之说,尽管认识到女性在生育中所起的关键作用,但其认为在生育过程中男性精液带来的无形力量远大于女性。接下来的几个世纪,人们将这种理论奉为圭臬。1651 年,英国医学家 William 发表《论动物的生殖》一文,提出"包括人类在内的所有动物均起源于卵"推想。在 1672 年,De Graaf 发表《女性生殖器官新论》一文,描述了卵巢中卵泡的存在,证实了人类中"卵"的存在。1677 年,列文虎克观察到精液中存在"数以千计沙粒般大小的活体微型动物正在游动",但其将之称为"小动物",并宣称在这些小动物中看到了神经和血管,并提出"能够形成胎儿的只有男性精液,而女性的一切贡献不过是接受精液并供养它"。1770 年前后,意大利学者 Lazzaro Spallanzani 利用青蛙实验证实精液和卵子都是受孕时不可或缺的因素,并且必须保证两者接触才能成功受孕。直到 1875 年,德国科学家 Hertwig 在观察海胆时发现,精子细胞可以穿透卵子并最终游向卵子的细胞核,最终揭开了困扰人类数千年的难题。

在 1776 年,意大利科学家 Lazaro Spallanzani 首次描述了低温对精子的影响。1866 年,意大利学者 Paolo Mantegazza 首次发现人类精子经过 $-15℃$ 冷冻保存后仍有部分存活。基于此项发现,他提出了关于人类精子库的设想:对于将要参加战争的士兵,可在参战前保存精子,一旦其不幸战死沙场,还可以利用冷冻精子使其妻子受精,以在他死后还能有合法的孩子。笔者认为这一极富远见的设想可以理解为生育力保存概念的起源。1949 年,英国科学家 Polge 等发现使用甘油可以在冷冻过程中有效地保护精子。1954 年,美国科学家 Bunge 和 Sherman 首次利用干冰(-79 ℃)完成精子的冷冻保存,为其妻子实施了人工授精,证实了人类生育力保存的可行性,使 Paolo Mantegazza 的设想得到了实现。1963 年,Sherman 利用液氮($-196℃$)成功冷冻保存精液,至此精子冷冻保存技术基本成熟。并在之后的几十年中实现了人类胚胎、卵子及卵巢组织等的冷冻。生育力保存技术的发展极大依赖于低温生物学的发展,因此在本章中,我们将首先就低温生物学以及人类生育力保存技术的发展和演变进行详细介绍。

第一节　低温生物学简介

　　低温生物学的英文"Cryobiology"一词源自三个希腊单词"cryo"（cold）；"bios（life）"和"logos（science）"，低温生物学作为生物学的一个分支，其主要研究低温对生物体的影响，其目的通常为实现生物体的冷冻保存。低温生物学可以追溯到公元前2500年，古埃及曾将低温用于医学实践，希腊著名哲学家希波克拉底则建议用低温进行止血和防止肿胀。现代科学出现后，不同学科的发现和技术发明共同融合推动了低温生物学的发展。1660年代，爱尔兰哲学家和科学家Robert Boyle发表了温度对气体体积影响的研究，即我们今天所知的波义耳定律："在恒温下，密闭容器中的定量气体的压强和体积成反比关系"。遵循此定律，荷兰物理及化学家Jacobus Van't Hoff发现了化学动力学法则和溶液渗透，这些开创性的研究使其荣获1901年颁发的首届诺贝尔化学奖，同时在阐述冷冻过程中渗透压对细胞体积的影响发挥了极其重要的作用。17世纪早期，伽利略·伽利莱制造出了最早的温度测量设备；1700年代早期，德国物理学家Gabriel Fahrenheit通过在玻璃中应用水银开发出第一个精确测量温度的仪器，使得温度测量更加准确和易于使用；这无疑极大地提高了低温生物学研究的精确性和可重复性。19世纪早期，法国物理学家Louis-Paul Cailletet开发出氧气、氢气和氮气的液化方法，这一发现对现代低温生物学的重要性不言而喻，它使得样本的超低温冷冻和储存得以实现并有了更广阔的应用前景。在接下来的1930年代和1940年代，非哺乳动物和哺乳动物精子的冷冻保存取得了一定的进展，但直到1949年首次发现甘油在冷冻过程中的保护作用，才开启了近代低温生物学的新纪元。这一开创性的发现极具偶然性和故事性：研究者Polge，Parks和Audrey Smith本打算将家禽精液冷冻在果糖中以研究其对冷冻精子活力的影响，然而由于其中一瓶溶液标签的错误导致果糖被替换为不明成分的液体，研究者发现冷冻在这种错误的配方中的精液复苏后的活力远高于果糖。通过对这种"错误"的冷冻液进行化学分析明确了不明成分即为甘油，之后多次试验证实甘油确实具有良好的冷冻保护作用。接下来，Audrey Smith又利用甘油成功地将人红细胞冷冻保存在-79℃。以上两项研究明确了生物冷冻保存发展中发挥关键作用的几大要素：冷冻保护剂的使用、细胞与渗透性冷冻保护剂的作用过程、冷冻和解冻方式，从而奠定了低温生物学的科学理论基础。之后，冷冻保存技术迅速应用于多种组织和细胞的冷冻，包括多种动物的精子、淋巴细胞、造血细胞、内分泌细胞以及体外培养的细胞株。1959年，Lovelock和Bishop首次报道了使用DMSO作为冷冻保护剂对牛精子进行了成功冷冻保存，其细胞渗透性优于甘油能够减轻冷冻相关的细胞损伤，可替代甘油成为更良好的冷冻保护剂。随后，研究人员使用DMSO进行了一系列血细胞亚群和组织的冷冻研究，奠定了DMSO成为应用最为广泛的动物细胞冷冻保护剂的基石。目前，冷冻保存在大多数生物领域中发挥着重要的作用，其在当代科学进步发展中功不可没。如果没有冷冻保存技术，我们将无法保存用于基因工程的细菌、用于移植的冷冻组织、用于疾病研究的大量体外培养细胞,以繁衍生息为目的保存的人类和动物配子、胚胎以及生殖组织。

一、低温生物学原理

利用降低温度来延长分离的细胞和组织存活时间最初的理论基础是低温可以降低化学反应和新陈代谢速率,从而减少对氧气和底物的需求。自现代化学发展以来,人们一直在研究低温降低化学反应速率的能力,并且在过去 300 年中提出了许多相关的数学公式。鉴于生命本质上是通过大量非平衡状态的化学反应同时相互关联而存在的,这些化学反应通过稳态控制(主要在哺乳动物细胞中通过温度、能量和氧气供应进行优化)进行优化,实现长期保存的唯一希望本质上是将这些反应减少到可以忽略不计的水平。

最初的研究寄希望将细胞或组织储存在 0 ℃ 以上的温度,然而研究发现在 0 ℃ 时,生物细胞新陈代谢并不会停止,细胞内的各种反应也不会减慢到相同的程度,所以相互关联的代谢途径可能会因冷却而"错位"。除此以外,冷却至 0 ℃ 以上的温度还会引起细胞损伤:例如,冷却会引起负责调节细胞体积的钠泵关闭而导致细胞膨胀;溶解性较差的物质会出现沉淀,并且解离常数会发生变化,从而导致溶液的组成和 pH 值发生变化;一些细胞会因温度本身的降低尤其快速冷却而受损甚至死亡的情况下。因此,温度降低引起的各种变化叠加在一起严重限制了细胞在高于 0 ℃ 的温度条件的储存时长。

因此,将温度降低到极低水平进行冷冻保存成为生物细胞或组织长期储存的唯一可行办法。常用于储存哺乳动物细胞的温度 -196 ℃,即液氮的温度,在这种温度条件下,活细胞进入"假死"状态,它们可以无限期地保留,并且可以在未来的某个时间点恢复活力。水作为通用的生物相容性溶剂,对活细胞的稳定性也具有重要的维持作用。冷冻保存则是将细胞或者组织中的水分在 0 ℃ 以下的温度凝结成冰,而剩余液相中的所有溶质均被浓缩。虽然低温本身对细胞结构和功能有明确的影响,但水到冰的相变是细胞存活的最严峻挑战。当细胞或细胞系统暴露于零度以下低温的冰层时,它们会受到周围环境的物理状态和化学特性的深刻变化,并且细胞对这些变化发生主要的物理反应。液态水在生命系统的结构和功能中起着典型的作用,伴随着冻结最明显的变化是这种液体的量逐渐减少并最终消失。

(一)水、冰及其对细胞影响

众所周知,水分占哺乳动物细胞组成的 80%,这意味着水在生物学中起着核心作用。由于水分子特殊的"回旋镖"结构和分子间氢键的相互作用,使得水具有较高的沸点、熔点以及热容量。水分子的另一个重要属性是两个负电荷和两个正电荷的重心不重合。这使水具有相当大的偶极矩并使其成为极性分子。此外,如果水分子可以自由旋转,则它具有很大的介电常数。大介电常数意味着它可以将两个带电层之间或两个带电分子(如离子)之间的电场降低到非极性溶剂中的一小部分。得益于这种独特的结构,水分子结构非常稳定,不容易与化合物尤其是有机化合物发生剧烈的反应,从而赋予了生物稳定性。

冰的形成是一个随机过程,其起始于单个水分子形成微小的冰核。在纯水中,常压下可以形成冰的最高温度是 0 ℃,但通常冰核在此温度下难以形成,只有在温度降至 0 ℃以下时才能形成。纯水在不结冰的情况下可以保持的最低温度是-40 ℃,但通常在-5 ℃~-15 ℃,水分子可以通过自发或诱导成核。一旦冰核形成,水分子就可以非常容易地结合到冰核表面,形成冰晶,并随着水分子的不断增加使冰晶不断增大。最初形成的冰核和冰晶极小,即使显微镜也观察不到,之后形成微观冰晶,再不断生长成肉眼可观察到的宏观冰晶。纯水在0℃时,冰晶的形成较为缓慢;而在低于0℃时的过冷状态,冰晶的生长通常很快。向纯水中添加盐或其他溶质可降低冰形成的温度,当溶液中的溶质达到一定量时,溶液可以在任何温度下都不能形成冰晶,而是凝固成无冰的状态。由于冰晶的生长具有特殊的形状和粘合要求,溶液中水分子以外的其他分子被排除在生长的冰晶之外,很难融入冰晶本身,而是倾向于在生长的冰晶之间或者之前聚集。

所有生物体都由水组成,因此它们对冷冻会产生剧烈反应。1990 年,Mazur 等总结出细胞对冷冻做出反应的决定性因素,其包括:①决定细胞渗透特性的相关因素,如细胞膜的水渗透性、细胞的表面积/体积比以及渗透活性细胞水等;②冷冻过程中水渗透性的变化;③冷冻的时间和温度;④随着细胞内冰增加,细胞内和细胞外溶液的渗透压和溶质含量的变化。通过测量以上因素并将其代入至计算方程,可以在一定程度上预测出细胞在零度以下冷冻过程中的细胞变化。如果冷却速率低,细胞膜的水渗透性与溶液的渗透压变化保持平衡,则细胞可以与浓缩的冰基质保持有效的渗透平衡;如果冷却速度过快,过冷状态的水分子没有时间离开细胞而停留在细胞内,那么部分水分子将以细胞内冰的形式成核,从而引起细胞损伤(图 4-1)。

(二)冷冻损伤机制

慢速降温被认为是引起冷冻损伤的原因之一。在缓慢冷却期间,细胞能够通过脱水与细胞外溶液保持渗透平衡。尽管维持了渗透平衡可避免细胞内冰的形成,但仍然会发生损伤。随着冷冻过程的进行,细胞外部水到冰的相变会使细胞外溶质浓度逐渐升高,使水从细胞中流出,导致细胞内溶质浓度增加。虽然高浓度的溶质对细胞产生损伤的分子机制尚不清楚,但可以预见的是,细胞化学平衡的改变将会引起许多生物物理和生化变化,从而导致细胞死亡。已有研究证实缓慢冷冻过程中观察到的损伤与细胞在未冷冻的情况下暴露于等效电解质浓度时观察到的损伤表现相似。这种损伤通常称为溶质损伤或溶质效应,其得到了大多数的低温生物学家的认可,是细胞慢速冷冻死亡时的首要考虑因素。

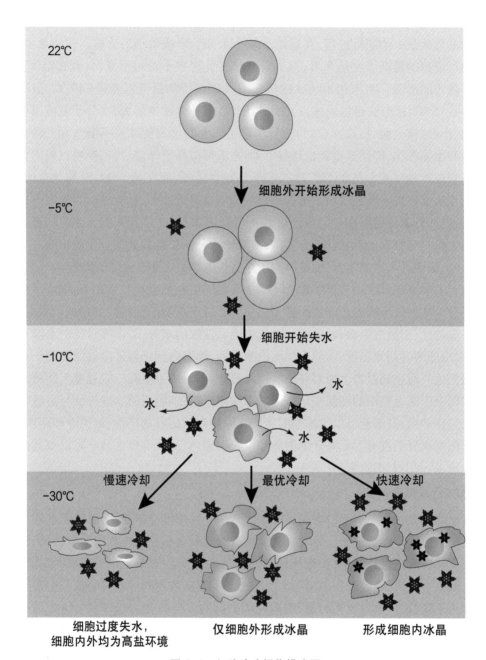

图 4-1　细胞冷冻损伤模式图

除慢速降温冷冻过程中形成的高浓度溶质引起的细胞毒性以外,有学者认为细胞暴露于高浓度溶质时引起的细胞收缩是慢速冷冻导致细胞损伤的可能机制之一。1953 年 Lovelock 在红细胞中开展研究后提出:冷冻过程中,虽然细胞在暴露于高浓度溶质中的阶段会受到损伤,但从高渗条件下恢复到正常渗透压的过程损伤更为严重。同时他认为:高渗后细胞破裂是由于细胞通过渗透收缩所能达到的最小体积受到限制而引起细胞内盐成分超负荷。冷冻过程中,随着温度的降低,由于液态水变成固态冰导致细胞外渗透压持续升高,但细胞一旦达到其最小体积后细胞膜在物理结构上将无法进一步塌陷,就不能再失水以维持渗透平衡,此时只能通过将盐成分从细胞外溶液转移至细胞质中来维持细胞内外渗透压平衡,直到达到共晶点并且剩余的溶液凝固。此时,系统可以冷却到液氮温度,而不会显著改变电池内外的化学结构。解冻时,随着温度的升高,固态冰变成液态水导致细胞外渗透压持续降低,引起细胞质中的盐浓度高于等渗浓度,细胞将吸水以达到渗透压平衡,此时如果细胞吸水引起的细胞膨胀超过了细胞膜的最大承受限度,那么细胞就会破裂。但之后的研究则表明虽然在高渗暴露期间细胞确实有钠的吸收,但其渗透压并不足以使细胞脱水至最小体积,而之前的研究结果是测量技术不完善所导致。之后,有学者提出以上细胞最小体积假说的一个变体,该假说认为细胞一旦达到最小体积,渗透压梯度就会对细胞产生机械应力,从而导致损伤。这个假说成立的前提是细胞存在一个最小体积,低于该最小体积细胞不能渗透收缩,但这种出现这种情况的概率极低。Steponkus 等则认为在冷冻过程中,细胞收缩会导致细胞膜自身脱水,进而引发细胞质膜融合使一些细胞质膜被内化为囊泡,这种细胞膜表面积的减少降低了细胞在稀释至等渗过程中所能承受的膨胀幅度。2000 年,Muldrew 等则提出一种新假说:在高渗暴露期间,细胞中溶解的离子与胞质蛋白上的固定电荷相互作用,将具有盐桥的胞质蛋白质带入溶液中;在解冻时,多余的离子被释放回细胞质中的溶液中,细胞可能膨胀超过其弹性极限。然而,细胞如果在没有冷冻保护剂的情况下被慢速冷冻,它们会随着冰的形成而收缩,最终导致死亡;因此以上这些假说缺乏有效的对比验证无法证实其是否成立。

除了慢速降温过程中细胞内溶质改变引起的损伤以外,细胞内冰晶形成是造成细胞死亡的另外一个重要因素。在冷冻过程中,当细胞无法与外部环境保持平衡时,就会发生细胞内冰晶形成。等渗溶液中的许多细胞会在−5°和−15 ℃时结冰,然而只有在存在细胞外冰的情况下,细胞内冰晶形成才会发生。迄今为止,尚未在没有细胞外冰的情况下观察到过冷细胞中冰形成的现象。因此,细胞外冰的形成是细胞胞质中冰成核的重要因素之一。除此之外,细胞膜也已被证明是细胞内冰生长的有效屏障。对未驯化和驯化植物原生质体的研究表明,冷驯化期间细胞质膜的组成改变会改变细胞内冰形成发生的条件。对亲水性抗冻蛋白的研究表明,通过促进冰与细胞质膜更紧密的相互作用,细胞内冰形成的发生率会受到影响。当存在抗冻蛋白时,细胞外冰似乎会穿过细胞质膜生长,这可能是由于在生长的冰晶疏水表面的抗冻蛋白的两亲性质可允许冰穿透膜的疏水区域。

目前,细胞外冰与细胞质膜相互作用以启动细胞内冰形成的机制假说有三种。第一种是蛋白质通道理论:细胞外部生长的冰晶可以通过细胞膜中的水通道进入细胞内在胞质内形成冰核。由于生长的冰晶的尖端半径必须接近细胞质膜中通道的半径,因此任何给定的细胞膜孔径都会有相应的温度,低于该温度细胞外冰能够通过通道生长。在解冻过程中的再结晶过程使细胞膜通道变大,进而引起细胞损伤。第二种假说是膜受损理论:细胞质膜受损是细胞内成冰的主要因素,并且细胞质膜受损先于细胞内冰形成。之后,有学者观察到植物原生质体膜的破裂发生在细胞内冰形成之前,他们提出这种破坏是由生长的冰晶和水溶液的界面处电荷分离而产生的电瞬变发展所引起。1990 年,Muldrew 等发现在渗透压梯度与冷冻过程中产生的渗透压梯度相似的情况下,即使没有冰的情况下,细胞在 0 ℃也会受损。他们认为当水分子通过扩散或渗透流通过孔穿过膜时,它们通过与脂质分子的碰撞在双层上施加摩擦力,该力的大小将与水分子的速度成正比,如果摩擦力超过膜的拉伸强度将会引起膜破裂,进而导致外部冰通过并随后注入剩余的内部过冷水。在这基于膜受损机制的所有假说中,都认为细胞内冰形成之前都有细胞质膜受损,细胞内冰形成之后都有跨膜冰晶;因此,解冻时的重结晶可能加重先前存在的损伤。第三种假说是表面催化成核理论:细胞内冰是由细胞内水分子成核产生,当受到细胞外冰作用时,细胞膜是细胞内冰的成核位点。1990 年,Toner 提出了表面催化异相成核的想法,其将细胞内冰的形成归因于外部冰与细胞膜结构相互作用并改变其结构的能力。这种相互作用的性质可以是化学的、电的、机械的、离子的或热的,但它似乎使细胞质膜成为有效的成核剂。因此,外部冰可以诱导细胞内冰的形成,而不会物理破坏细胞质膜的完整性。而细胞内成核的第二种形式,体积催化的细胞内成冰,也被提出来解释当细胞失去大部分细胞质水时在低温下发生的细胞内成冰事件。但该模型目前缺乏细胞内冰导致细胞质膜解冻失败的机制。

以上三种机制分别源自于对细胞质膜不同作用的假定:在蛋白质孔理论中,只有在冰晶过大而无法通过永久跨膜孔传播的温度以上时,细胞膜才是外部冰的有效抑制剂;膜受损假说要求膜的完整性被破坏,并假定细胞损伤先于细胞内冰形成;表面催化成核理论表明,细胞膜的屏障特性不是因内部冰的形成而受到损害。尽管这些理论中的每一个都提出了冰进入细胞的不同方式,但每个理论都支持"细胞外冰与细胞质膜相互作用是导致细胞内冰形成的原因"这一推论。

二、冷冻保护剂的作用

在细胞生物学中专门添加冷冻保护剂的概念源于 Polge 等人 1949 年的突破性发现。1974 年,Karow 将冷冻保护剂的定义为"任何可以在冷冻前提供给细胞的添加剂,并且比在没有它的情况下获得的解冻后存活率更高"。随着对冷冻损伤机制研究的不断深入,研究者对冷冻保护剂的研究也得到了快速发展。

早在 1962 年,Nash 提出了一项极富远见的假说,其认为冷冻保护剂和水之间形成的氢键改变水特性的能力与冷冻保护效率有关。随后的多项研究证实了这一假说,是目前解释冷冻保护剂作用的基石。基于这一假说,多种多样的化合物和聚合物被应用到冷冻保护研究中。研究者发现冷冻保护剂的作用受到不同细胞类型生物学差异的影响,不同冷冻保护剂的固有物理特性也可起到不同的保护作用。经过几十年的发展,目前已有多种化学物质被确定具有冷冻保护作用,通过添加这些冷冻保护剂至细胞悬液中,可以显著提高冷冻和解冻后的存活率(表 4–1)。现有的冷冻保护剂可大致分为渗透型和非渗透型两大类。渗透型冷冻保护剂以甘油和DMSO为代表,通常为多羟基化的小分子中性溶质,能够与水形成氢键,可穿过细胞膜扩散至细胞质中,低温下在水中具有高溶解度和低细胞毒性。渗透型冷冻保护剂可通过降低给定温度(冰点)下细胞中存在的冰量以及充当盐的辅助溶剂以降低给定温度下的生理溶液浓度。例如,在相同温度下(-10 ℃),与含有1 mol/L DMSO的盐溶液中的细胞相比,在简单盐溶液中的同种细胞可观察到更高的氯化钠浓度。因此,通过降低细胞冷冻过程中的冰点,渗透型冷冻保护剂能够极大减轻慢速冷冻损伤,但对快速冷冻损伤的保护作用很小。非渗透性冷冻保护剂通常是可溶于水并具有较大渗透系数的长链聚合物,以羟乙基淀粉为代表,它们被认为通过在冷冻前使细胞脱水从而减少细胞在冷冻过程中因保持渗透平衡而失去的水量。由于细胞质不会过冷到相同程度,在给定的冷却速率下细胞质内冰几乎不会形成。因此,这些化合物对慢速冷冻损伤几乎没有保护作用,而使用相对较快的冷却速率可以取得较好的保护效果。

除了化学物质以外,研究人员还通过对在极端环境压力下生存的自然系统的研究发现了一些天然冷冻保护剂。刺激成核的冰成核剂有助于产生细胞外冰晶,促进平衡冷却和脱水并避免细胞内冰的形成;抗冻蛋白可以掩盖不断增长的冰核形成位点并抑制冰晶生长;高浓度的单糖和二糖可以在脱水过程中通过形成稳定的玻璃状基质或通过与先前位点结合来保护生物结构水稳定。在没有传统的冷冻保护剂(例如DMSO和甘油)的情况下,糖类已被证明是哺乳动物细胞冷冻保存中的有效保护剂。

鉴于冷冻保护剂的作用多种多样(其中许多尚未完全确定)以及降低细胞毒性的需要,早期研究就已假设冷冻保护剂的组合可能更有效。例如,与单独使用DMSO相比,使用DMSO和蔗糖的组合增强了角膜的冷冻保存效果。此外,在许多早期研究中,组合型冷冻保护剂是通过将渗透性和非渗透性冷冻保护剂混合来开发的,这一理念也在许多后续冷冻保护剂中得到成功利用。在冷冻过程中,非渗透性冷冻保护剂会使细胞脱水,而渗透性冷冻保护剂可防止细胞内形成冰晶。在解冻过程中,随着细胞外区域渗透压的降低,渗透性冷冻保护剂将从细胞内退出,非渗透性保护剂可避免此过程引起的渗透性休克(表4-1)。

表4-1　冷冻保护剂种类与应用

类型	名称	应用细胞类型	冷冻保护效率
醇类和衍生物	甲醇	真核细胞	低
	乙醇	原核细胞	高
	甘油	多种细胞类	高
	乙二醇	真核细胞	中等,多与其他合并使用
	丙二醇	真核细胞	中等,多与其他合并使用

续表 4-1

类型	名称	应用细胞类型	冷冻保护效率
糖和糖醇	葡萄糖	真核细胞	低
	半乳糖	真核细胞	低
	乳糖	原核细胞	高
	蔗糖	原核细胞	高
		真核细胞	中等,多与其他合并使用
	海藻糖	真核细胞	中等,多与其他合并使用
	棉籽糖	真核细胞	中等,多与其他合并使用
	甘露醇	原核细胞	高
		真核细胞	低
	山梨糖醇	原核细胞	高
聚合物	聚乙二醇	真核细胞	中等,多与其他合并使用
	聚乙烯吡咯烷酮(PVP)	真核细胞	低
	葡聚糖	真核细胞	中等,多与其他合并使用
	聚蔗糖	真核细胞	中等,多与其他合并使用
	羟乙基淀粉	真核细胞	中等,多与其他合并使用
	血清蛋白(复合物)	真核细胞	中等,多与其他合并使用
	牛奶蛋白(复合物)	原核细胞/真核细胞	高/低
	蛋白胨	原核细胞	高
亚砜和酰胺类	二甲基亚砜	所有细胞类型	高
	乙酰胺	真核细胞	低
	甲酰胺	真核细胞	低
	二甲基乙酰胺	原核细胞	高
胺类	脯氨酸	真核细胞	中等,多与其他合并使用
	谷氨酰胺	真核细胞	低
	甜菜碱	真核细胞	低

尽管迄今为止冷冻保护剂在冷冻保存过程中的积极作用一直被强调,但其可能引起的毒性也不容忽视。这种毒性主要源自于以下几个方面。

(1)冷冻保护剂本身的特异性毒性:一些化学物质在用于其他用途时即表现为一定的特异性毒性,在作为冷冻保护剂使用时这一毒性依然存在。例如,甘油被发现具有全身毒性作用,其会耗尽肝脏中的还原性谷胱甘肽引起炎症、氧化应激和细胞凋亡进而导致肾功能衰竭;而在作为冷冻保护剂时,过高的甘油浓度会造成马精子肌动蛋白聚合,以及人类精子形态、线粒体和活力下降。某些化学物质在用于其他用途时不表现出生物毒性,但在用作冷冻保护剂时则表现出特异性毒性。例如,丙二醇作为常用的食品添加剂几乎没有全身毒性作用,然而其在用作冷冻保护剂时通常会表现出毒性,超过 2.5 M 的丙二醇已被证明可降低细胞内 pH 值从而损害小鼠受精卵的发育潜力。

(2)冷冻保护剂的细胞膜毒性:细胞膜毒性是一种特殊的毒性,最常与 DMSO 相关。细胞膜为双层磷脂分子组成,其外表面和内表面均由亲水的极性头部基团构成,膜的中间为疏水性脂肪酸链。因此,分子渗透细胞膜的能力随着亲脂性的增加而增加,但随着分子大小或形成氢键的能力的增加而降低。$DMSO-H_2O$ 形成的氢键的寿命是 H_2O-H_2O 氢键寿命的数倍,而 DMSO 与水的结合随着温度的升高而降低。与 DMSO 相比,细胞膜更容易被水"水合",这种 DMSO 引起的相对排斥会对细胞膜表面造成压力。DMSO 疏水性和脂质双层中的浓度随着温度的升高而降低,这可能有助于解释 DMSO 的毒性增加随着温度的升高,因为 DMSO 位于细胞膜的极性头部周围。

(3)冷冻保护剂引起的氧化应激损伤:DMSO、甲醇、甘油和丙二醇都具有抗氧化能力,其中 DMSO 最有效,丙二醇最弱。但 DMSO 可以通过氧化蛋白质上的游离硫醇基团(影响蛋白质功能)而成为促氧化剂,预计在较低温度下会减少的反应。用含有 EG 的玻璃化溶液冷冻保存猪卵巢会产生氧化损伤,而抗氧化剂处理可以减少这种损伤。抗氧化剂已被证明可以降低暴露于草酸盐和草酸钙的肾上皮细胞的毒性作用。N-乙酰半胱氨酸具有已显示可减少肾脏中甘油诱导的氧化应激。

(4)渗透损伤:在冷冻保存过程中,渗透型冷冻保护剂会积聚在细胞内的隔室中,导致细胞内渗透压升高。解冻时,如果将细胞直接稀释到常规培养液中会引起渗透瞬变导致细胞大量吸收水分,同时细胞内冰融化也会导致细胞内水分增加,从而破坏细胞内平衡机制,导致细胞损伤或死亡。

三、冷冻保存方式

冷冻保存已成为保存各类细胞和组织行之有效的方法。目前建立的冷冻保存方式主要有两种:慢速冷冻和玻璃化冷冻。两者的主要区别在于冷冻程序和冷冻保护剂的添加。前者在冷冻过程中细胞或组织内的液体从液相变为结晶态,后者则是由液态凝固成玻璃状态。相较之下,慢速冷冻保存经过长时间的发展其应用范围更大,被广泛地应用于各种细胞和组织的冷冻;而目前玻璃化冷冻的适用范围则较小,常见于卵子、胚胎的冷冻保存,近年来有学者将其应用于精子、卵巢组织等的保存。

(一)慢速冷冻

慢速冷冻程序分为两个主要过程:在缓慢、受控的冷却速率下降样品温度降至零度以下的温度;之后将样品浸入液氮时快速降温以进行存储。其涉及的主要冷冻保存损伤机制是细胞内冰晶形成,它可能发生在控制速率冷却或快速降温阶段。1963 年,Mazur 率先使用数学模型来预测冷冻保存对细胞的影响,其研究了 0℃下细胞失水的动力学,并阐释了其与冷冻和解冻速率对冷冻存活的影响。1972 年,其提出"双因素假说"来阐释冷冻保存过程中细胞损伤的机制,目前这一此理论已成为所有优化细胞、组织和器官冷冻保存程序的尝试基础。其认为除了冷冻过程中细胞内冰晶形成以外,细胞液成分改变是哺乳动物细胞冷冻损伤的另一关键因素。随着冷冻过程细胞或组织中水分逐渐到冰的相变,细胞液逐渐浓缩导致细胞电解质浓度显著升高、pH 改变从而引起细胞蛋白变性、功能丧失,增加了细胞死亡风险;并且细胞间隙电解质浓度升高会引起细胞内水分向渗透压较高处流失,从而加剧细胞死亡。其中细胞内冰晶形成引起的损伤与冷冻速率成反比,即降温速率越快,细胞损伤越大;细胞液改变带来的损伤与降温速率成正比,即降温速率越慢,细胞在高浓度溶液中暴露的时间越长,细胞损伤越大。因此,低温冷冻保存过程存在最佳冷冻速率,可使得细胞冷冻损伤降到最低。

这一理论提示,为实现最佳存活率,需找到缓慢和快速降温带来的积极和消极影响之间的平衡点,即最佳冷却速率。除细胞类型及其悬浮介质外,影响最佳冷却速率定位的其他因素还包括细胞来源、样品的细胞密度、细胞表面积与体积的比率和细胞水渗透性等。此外,悬浮介质的特性、冷冻保护剂的特性以及为诱导冰核而采取的任何措施也会影响最佳冷却速率。在哺乳动物中,不同类型的细胞或组织的最佳冷却速率不同,其范围非常广泛。以人类红细胞为例,以不同冷冻保护剂作为冷冻介质,其最佳冷冻速率从每分钟数十到数百摄氏度。而精子样本的最佳冷冻速率则更受物种的影响,其范围也从每分钟数十到数百摄氏度不等。对于大多数哺乳动物体细胞悬浮液来说,冷却速率为 1 ℃/min 时可达到较为一致的冷冻复苏效率。0.1~0.5 ℃/min 的更慢速率适用于卵母细胞和胚胎、卵巢组织和肝球体。

基于冷冻保存理论和其他细胞组织中的应用发展,Toner 研究小组在 1993 年开发了一种新的分析模型来预测遭受冷冻压力的小鼠卵子内的冰晶形成,并且依据此模型建立了能够在没有冷冻保护剂情况下将小鼠胚胎快速冷冻至 -45 ℃的方案。之后,该研究小组又对以上模型进行了改进,引入了冷冻保护剂并考虑到细胞内晶体生长的影响,并建立耦合机械模型来设计和优化小鼠卵子的两步冷冻保存方案。1997 年,Critser 课题组提出了一个理论模型,该模型将冷冻保护剂在冷却和解冻过程中跨质膜的运动以及三元相图整合在一起,并于 2000 年以该模型为基础优化了 DMSO 作为冷冻保护剂行大鼠受精卵慢速冷冻的方案。

(二)玻璃化冷冻

除慢速冷冻技术以外,另一种使用较为广泛的技术为玻璃化冷冻。1930 年 Walter Stiles 发现植物由于暴露在足够低的温度下而导致组织中的水冻结而死亡,这是由于原生质中形成冰晶,从而扰乱了分散相和分散相之间的关系介质,这会导致分散相的聚集。这通常是不可逆的;解冻时,活原生质的原始胶体系统没有被改造,因此原生质不再有生命。他提出,通过非常快速的冷冻,有可能形成精细结晶或甚至无定形的物质,在解冻时可能会再次形成原始系统。"玻璃化"这一概念在1930年代被Basile Luyet被提出，其中"玻璃"一词源自希腊语"vitri"，是指太冷或太粘而无法流动的液体;"玻璃化"则是指液体凝固成玻璃状态的动力学过程。Luyet发现有机物的玻璃化受到三个因素的影响:溶液本身的结晶速度、结晶温度范围以及冷却速度，其中前两者为内在因素，后者为外在因素。其认为通过加快冷冻速度可以使细胞内溶液不形成冰晶而是呈玻璃状态。之后，Luyet投入了大量精力来寻找能够在生物系统中产生玻璃体或玻璃态并且活细胞能够存活的条件。1940，Luyet和Gehenio发现良好的玻璃化是无害的，不会造成分子干扰;而不完全的玻璃化或反玻璃化，则可能通过形成结晶对生命结构造成破坏。最终在1968年，Luyet及其同事Rapatz成功地对人类红细胞进行了玻璃化冷冻，使其可以在冷却至－196℃的过程中不形成冰晶，为玻璃化冷冻的研究奠定了基础。1984年，Fahy及其同事发表了题为"*Vitrification as an approach to cryopreservation*"的研究，并认识到:在冰融化和玻璃化转变温度之间的亚稳态非平衡区添加了合适浓度冷冻保护剂的水溶液可以通过快速冷冻和合适的复苏速率实现玻璃化。基于此发现，Fahy等通过改进冷冻保护剂成分及冷冻方案实现了活组织的玻璃化。紧接着，在1985年，Fahy发表了题为"*Ice－free cryopreservation of mouse embryos at 196℃ by vitrification*"的研究论文，将玻璃化冷冻技术确立为一种行之有效的冷冻保存方案。之后，玻璃化冷冻技术因其简便快捷、可避免细胞内冰晶的机械损伤，无需寻找最佳冷却和解冻速率、避免了溶液效应损伤和细胞内冰晶形成之间的不完美折中等特性受到了生物学家的青睐，并得到了快速发展和广泛应用。

慢速冷冻与玻璃化冷冻两者之间的主要区别在于冷冻保护剂的浓度和冷却速率。慢速冷冻首先用冷冻保护剂代替细胞质内的水分，减少细胞损伤，并根据细胞膜的通透性调节冷却速度。例如，在冷冻保护剂浓度低于1.0 M的情况下，利用可控速率冷冻机或台式便携式冷冻容器将冷却速率控制为1℃/min以实现样本的慢速冷冻。其优点在于操作过程中污染风险低，对操作技巧要求不高。然而，由于细胞外冰的形成，慢速冷冻具有很高的冷冻损伤风险。作为慢速冷冻技术的替代方法，玻璃化是一种将细胞悬液直接暴露于液氮后直接从水相转化为玻璃态的过程，该过程需要将细胞或组织暴露于高浓度冷冻保护剂(40%~60%，W/V)之后冷却至超低温(即使用液氮)以达到快速冷冻避免冰核形成。玻璃化在很大程度上取决于三个因素:①样品的粘度;②降温解冻速率;③样品量。只有在所有相关因素之间保持一定的平衡才能确保玻璃化成功。玻璃化冷冻又可分为平衡法和非平衡法，平衡法玻璃化冷冻需要配制多种浓度冷冻保护剂混合物并将其加入至细胞悬浮液中;非平衡玻璃化冷冻则可进一步分为基于载体(包括以前的塑料吸管、石英微毛细管和冷冻环以获得最小液滴体积)和无载体系统，其使用极高的冷冻速率和较低浓度的冷冻保护剂混合物。玻璃化冷冻的一个主要优点是冷冻损伤的风险低，从而确保足够高的细胞存活率。然而，存在病原体污染的高可能性，该技术需要良好的操作技能(表4-2)。

表4-2　慢速冷冻与玻璃化冷冻的比较

特征	慢速冷冻	玻璃化冷冻
时长	大于 3 h	小于 15 min
成本	高,需冷冻设备	低,无需特殊设备
样本体积	100 ~ 250 μL	1 ~ 2 μL
冷冻保护剂浓度	低	高
冷冻损伤风险	高	低
复苏后活力	高	高
冷冻保护剂毒性风险	低	高
系统状态	仅封闭式	开放式或封闭式
病原体污染风险	低	高
操作技术要求	低	高

(三)冷冻保存载体的变化

慢速冷冻技术所使用的胚胎或卵子冷冻保存载体一直为 0.25 mL 授精麦管,这种载体可以很好地适配慢速冷冻技术的各步骤,因此一直没有太多变化。早期的胚胎玻璃化冷冻也以这种麦管作为冷冻载体。然而,这种载体不是为冷冻目的而设计,管壁较厚且需要相对大量的溶液才能保证胚胎或卵子的成功装载。因此,这种麦管理论上可实现的冷却和解冻速度相当有限,仅为 2500 ℃/min,无法满足玻璃化冷冻过程所需的降温速率。此外,这种载体在从液氮中取出转移至水浴中解冻时,可能会由于在封闭的系统中引起极端压力而变化导致麦管崩解以及样品的损失。因此,大多数冷冻方案包括一个过渡步骤,通常是在投放至液氮中前先在液氮蒸汽中冷却,转移至水浴之前先在空气中加热 10 秒以上。然而这些过渡操作不仅导致玻璃化过程中降温速率下降,而且会导致操作条件存在不可控的差异:液氮蒸汽的温度以及实验室空气温度受到多种因素的影响而无法保持恒定。

随着玻璃化冷冻技术和低温生物学研究的进步,研究者发现提高冷却速度的最合理的方法是使用最小体积的液滴承载胚胎,并使其与液氮直接接触完成冷冻。最早的打破传统冷冻载体的尝试采用了最简单的方法:不使用任何容器直接将微滴样品放入液氮中。然而,人们很快发现这种简单的解决方法不是最佳方案:首先形成一个液滴需要相对大量的溶液(大约 5 μL),并没有达到理想的"最小体积";其次,由于容器中的液氮通常处于沸点(-196 ℃),高于此温度的物体与其接触会引起液氮沸腾产生大量蒸汽,导致液滴与液氮接触后不会立即下沉而是浮于表面降低了冷却速度;更为重要的是,无法对液滴直接进行标记,容易将样本混淆。

第一个充分利用最小体积-直接接触法的方法是应用电镜铜网作为玻璃化冷冻载

体。在这种巧妙的方法中,当样品装载至铜网后,通过将其放置于过滤器膜上而使大部分液体从样品周围移除,从而使样品周围的液滴体积尽可能减小,之后用镊子将铜网置于液氮蒸汽中冷却,最后将铜网转移至充满液氮的冻存管中。凝固的冷冻保护剂溶液可以将样品安全地固定在网格上,并且解冻过程中只需将铜网浸入解冻液中样品就可以从铜网中释放。然而,这种载体的冷冻储存成为难题:填充液氮的冻存管极易在解冻过程中因液氮蒸发引起的极端压力变化而导致炸裂,进而引起样品丢失或污染。

1998 年,Vajta 和 M. Kuwayama 等开发了通过改进 0.25 mL 麦管制备了一种开放式麦管系统(OPS)作为玻璃化冷冻载体并获得了较高的冷冻效率。OPS 是基于一个非常简单的想法:通过最小化普通授精麦管的直径来最小化所需的样品体积。实现这一想法的技术也非常简单:与捡卵针等的制作类似,将 0.25 mL 麦管加热后拉动两端使其直径变细,在最薄的地方将其切割后麦管的直径和壁厚可以减少到原来的一半左右。使用这样经过拉伸后的麦管,装载胚胎的安全柱所需溶液量从 5 μL 减少到 1 μL 以下,最终使可实现的冷却速度有了大的飞跃(20 000 ℃/min),从而使所需的冷冻保护剂浓度减少 30%,进一步降低了对卵子或胚胎的损伤。OPS 的解冻过程也较为简便,只需将承载卵子或胚胎的一侧浸入至解冻液内,使用手指堵住对侧使装载物自然脱落或者采用注射器将装载物打入解冻液中即可。另外,由于麦管没有封闭,在解冻时不会发生爆炸。OPS 系统的优势还包括:储存可以基于用于储存其他麦管的工具;透明管壁允许在装载和排出过程中根据玻璃状凝固液滴进行肉眼观察等。对从事生殖医学领域工作的人来说,这种改进更符合他们的操作习惯也更容易接受。因此,在 21 世纪初期 OPS 技术获得了广泛关注并成为当时使用最为广泛的玻璃化冷冻载体。

Cryoloop 是使用最小体积-直接接触原理的第三种方法。一个微小的尼龙环结构被安装在一小段支撑杆上,尼龙环在浸入培养液后会由于表面张力的作用在其环状孔中形成液体薄膜,将胚胎装载后可悬浮在该液体膜上,之后可直接浸入液氮保存。与开放式麦管和电镜铜网相比,冷冻环的液体量更小,与液氮接触的相对面积更大,可以达到更高的冷冻速率(700 000℃/min)。然而,环状结构形成的液体膜非常敏感和脆弱,可能会带来储存安全风险。

另一种最小体积玻璃化策略是将包括将含有卵子或胚胎的微滴直接置于固体载体之后浸入液氮的方法。基于此策略的半麦管系统(hemi-straw system)是将 0.25 mL 的麦管开口端剪成长 1 cm、宽 0.5 mm 的薄片,将含有胚胎或卵子的液滴装载至该薄片处,随后在液氮下将半麦管插入至预冷的 0.5 mL 吸管。这种载体可最多装载 4~5 枚卵裂期胚胎或卵子、2 枚囊胚,制作与使用也非常方便,在当时也赢得了较高的关注度。

Cryotop 是 Kuwayama 和 Kato 在 2000 年基于最小体积法研制的一种玻璃化冷冻载体,其前端为一个长 2.0 mm、宽 0.4 mm、厚 0.1 mm 的长方形薄片,后端为起支撑作用的塑料手柄,并配备了一个保护性塑料管。在冷冻时,利用玻璃吸管吸取包含卵子或胚胎在内的尽可能少的液体并置于薄片前端,通过抽吸几乎完全去除溶液后可使单个卵子周围液体达到极小体积(小于 0.1 μL),然后立即将其浸入液氮中,这样的操作使得冷却速率可达到 23 000 ℃/min。随后,为了安全储存,将载杆在液氮下装于保护性塑料管中。解冻时,在液氮下将保护管套从载杆上取下,将载杆前端直接浸入解冻液中即可。这种方法易于学习和执行,冷冻和解冻速度均高于 OPS 所达到的水平。这种载体很快由日本 Kitazato 公司进行商业化生产,并于 2005 年报道了当时样本量最大的人类胚胎玻璃化冻存的临床试验。在强有力的数据支持下,Cryotop 以其高效、便捷、易于储存等特点很快被胚胎学家接受,逐渐成为最受欢迎的玻璃化冷冻载体。

Cryoleaf 是一种与 Cryotop 制作原理相似的载体由蒙特利尔麦吉尔大学的 Chian 博士和 Tan 教授开发,整体由前端叶片状薄片、支撑手柄以及保护管套组成。Cryotop 在冷冻和解冻过程的操作均与 Cryotop 类似,不同的是 Cryoleaf 的保护管套可以与支撑手柄互锁形成稳定结构,可以有效地降低转移和储存时样本丢失的风险。

以上玻璃化冷冻载体在冷却和/或储存过程均与液氮直接接触,因此又被称为开放式系统。开放式系统的优点在于其可以最大程度的提高降温速率,减少玻璃化过程中的冷冻损伤。但包含卵子或胚胎的液体与液氮直接接触增加了通过液氮传播传染性疾病的潜在风险。因此,为解除这种风险,封闭式玻璃化冷冻系统应运而生(表 4-3)。

Cryotip 由一根塑料吸管组成,其细端内径 250 μm、管壁厚 20 μm、长 3 cm,粗端内径 2000 μm、壁厚 150 μm、长 4.5 cm,并配有可移动的金属保护套。装载胚胎时,使用无菌抽吸工具连接至粗端,将胚胎吸入至较细一端,之后可将两端通过加热形成密闭系统,之后再浸入液氮中冷却。使用该设备可实现 12 000 ℃/min 的冷却速率,且与 Cryotop 相比玻璃化冷冻的人类囊胚复苏后存活率及妊娠率均无差异。

高安全性玻璃化(high security vitrification,HSV)麦管由三部分组成:树脂吸管、带有连接到彩色操作杆的预成型的半麦管结构以及蓝色塑料插入装置。该方法可以视为半麦管载体的改良,可以以最小体积将卵子和胚胎装载至半麦管结构处,之后插入外部吸管然后将其密封。

表 4-3 玻璃化冷冻载体

名称	类型	优点
电镜铜网	开放	改善了对卵子/胚胎的热传导,从而防止因玻璃化溶液浓度增加而引起的渗透损伤
Open pulled straw	开放	极高的冷却和复苏速率(>20 000 ℃/min);操作简单,可利用麦管的虹吸作用进行装载和排出
Cryoloop	开放	操作简单;所需冷冻保护剂浓度较低
Cryotop	开放	操作简单;装载时液体体积<0.1 μL
Cryoleaf	开放	操作简单;保护管套为封闭结构可在一定程度上减少交叉污染

名称	类型	优点
Cryotip	封闭	避免了冷却和储存过程中与液氮的直接接触,消除了潜在的疾病传播风险
HSV	封闭	避免了冷却和储存过程中与液氮的直接接触,消除了潜在的疾病传播风险
Cryotec	开放/封闭	操作简便,易于标准化执行,使用范围广泛

第二节 女性生育力保存技术的演变

冷冻保存是通过使用低温实现器官、组织、细胞和其他生物材料长期保存的一项基本且重要的技术。在低温条件下,活细胞中的化学和生物反应显著减少甚至停止;在解冻后,冷冻保存的细胞或组织不仅保持正常的结构和功能完整性,还可以进行进一步的临床应用或基础研究。迄今为止,低温保存的基础理论、低温装置、低温保存策略和新型冷冻保护剂在低温生物学领域取得了突破,从而促进了包括辅助生殖、干细胞治疗、再生医学、组织工程、生物样本库等多个学科的发展。长期以来,一直有学者们尝试人类生殖能力保存的探索研究。低温生物学的发展使得原有的设想得以实现,冷冻保护剂的出现使得人类精子冷冻保存率先应用于临床。而随着辅助生殖技术的不断发展,卵子和胚胎冷冻等女性生育力保存也在近年来取得了较大突破。

一、女性生育力保存的历史

1866 年,意大利学者 Paolo Mantegazza 提出了对人类精子进行冷冻以保存参战士兵生育能力的设想。1949 年,甘油作为冷冻保护剂被发现,低温冷冻保存技术获得了重大突破。基于此发现,人类精子冷冻保存技术也得以快速发展,在 1953 年即出现了首例人类冷冻精子进行人工授精获得妊娠的报道,到 1976 年利用冷冻精子技术出生的新生儿即已近 1500 名。1972 年,Whittingham 等首次成功利用慢速冷冻技术实现了小鼠早期胚胎冷冻保存,并证实解冻后的卵裂胚胎可在体外发育至囊胚,在胚胎移植后可获得成功妊娠。这种技术的高效性和可重复性使得其很快在其他物种中得到应用。之后几年中相继有牛、大鼠、兔、绵羊和牛胚胎冷冻保存的报道出现。然而,相较于精子冷冻保存技术的快速发展和临床应用推广,尽管已经出现了高效的胚胎冷冻保存技术,但由于缺乏类似人工授精这样的人类辅助生殖技术作为支撑,该技术并未能迅速在临床医学中应用。

1978年,英国生理学家 Robert Edwards 为一名30岁的不孕女性进行自然周期腹腔镜取卵、体外受精和胚胎培养,并将8细胞胚胎移植回其子宫内,于妊娠16周时行羊膜穿刺确定核型正常,最终在妊娠39周时通过剖宫产诞生了世界首例试管婴儿。这一重大突破开启了不孕症治疗的新时代,Robert Edwards 也因此获得"试管婴儿之父"的赞誉,并于2010年荣获诺贝尔生理学或医学奖。随后,生殖内分泌学的发展催生了克罗米芬、尿促性腺激素等药物在辅助生殖助孕中的应用。这些卵巢刺激药物可有效地促进卵泡发育,极大地提高了助孕成功率。但不同于现在辅助生殖助孕诊疗中卵巢刺激药物的规范使用和严格的取消标准,当时克罗米芬和尿促性腺激素的使用经常会引起多个卵泡发育,经取卵和体外受精后形成多个胚胎,而如果移植多个胚胎会导致多胎妊娠并引发各种并发症。因此,如何保存剩余胚胎增加移植机会成为当时亟须解决的问题。

1983年,Trounson 和 Mohr 首次报道了利用慢速冷冻技术将人类卵裂期胚胎在液氮中储存4个月后进行复苏移植后获得成功妊娠。尽管该项研究中的妊娠最终未能活产,但次年 Zeilmaker 即报道了冷冻胚胎复苏移植后获得了双胎活产。从那时起,胚胎慢速冷冻保存技术得以在世界范围内的辅助生殖临床中应用,并从卵裂期胚胎延伸至囊胚冷冻保存,这项技术的应用一直延续至21世纪初期。然而,尽管慢速冷冻技术在辅助生殖临床中得到广泛应用,但该技术需要很长的操作时间,昂贵的程序化冷冻设备以及较高的使用成本,因此研究人员一直在努力寻找一种更为便捷经济的替代方法。早在1985年,Rall 和 Fahy 首次利用玻璃化冷冻保存了小鼠胚胎,虽然该项研究使用的冷冻保护剂具有较大的毒性,但初步显示出了玻璃化冷冻进行胚胎保存的潜力。在接下来的十多年中,尽管研究人员对玻璃化冷冻方案不断进行改良,但该项技术并未在人类辅助生殖临床中得到广泛应用。一方面是因为当时的慢速冷冻试剂、设备和耗材的商业化较为成功,从业者对该项技术的认可度较高,另一方面的原因则是玻璃化冷冻方案需使用较高浓度的冷冻保护剂,大多数从业者担忧其对生殖细胞的毒性而将其视为实验性程序或持怀疑态度。1996年,Martino 等研究发现降温速率会影响玻璃化冷冻的效果,将卵子以悬浮的方式装载在0.25 mL 麦管中再投入液氮中会极大地影响复苏后卵子的受精和发育能力,因此开发了以电镜铜网作为冷冻载体的冷冻方案以尽可能降低微滴体积,并证实该方法可以极大地提高牛卵子玻璃化冷冻的成功率。1998年,Vajita 和 M. Kuwayama 研发了开放式吸管作为胚胎玻璃化冷冻载体,该载体的冷冻和解冻速率超过20 000℃/min,并可极大地缩减胚胎与冷冻保护剂接触的时间,使用此载体对牛卵子、受精卵、卵裂胚及囊胚进行玻璃化冷冻均可取得较好的效果。1999年,Kuleshova 等利用以上这种玻璃化冷冻方案和载体对人卵子进行了冷冻保存并获得了1例妊娠。2000年,Yoon 等采用电镜铜网作为冷冻载体进行人卵子玻璃化冷冻保存获得了两例活产。从那时起,人类卵子及胚胎玻璃化冷冻的报道逐渐增加,也意味着生殖医学临床机构对该技术的认可度越来越高。2000年,日本 Kitazato 公司推出了商品化的玻璃化冷冻试剂和载体——Cryotop 系列产品,之后 Kuwayama 等于2005年报道了日本 Kato Ladies Clinic 使用 Cryotop 进行胚胎玻璃化冷冻保存的临床数据,通过对16 000枚左右人类胚胎(包括原核期、4-细胞期以及囊胚期胚胎）的冷冻保存结局分析证实采用 Cryotop 玻璃化冷冻方案的不同时期人类胚胎的存活率以及体外发育情况均高于慢速冷冻方案，妊娠率和活产率则与慢速冷冻方案相似。这项研究是当时关于玻璃化冷冻样本量最大的研究，该项研究所报道的临床成功率极大地鼓励了全球各地的生殖医学机构转而采用更为便捷、经济、有效的玻璃化冷冻方案代替传统的慢速冷冻技术。时至今日，世界范围内的辅助生殖医疗机构几乎已全部采取玻璃化冷冻来进行卵子或者胚胎的冷冻保存（图4-2）。

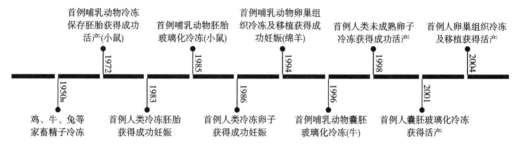

图4-2　女性生育力保存技术的发展历史

　　辅助生殖技术的出现最初是为了解决不孕不育夫妇的生育问题，该学科不断发展的动力也大多来源自生殖医学临床上的各种问题，例如精子活力低下、降低多胎妊娠率、提高胚胎利用率等。借助于冷冻保存技术的发展，人类精子库在全球范围内被广泛推广，人类卵子库也在一些法律法规允许的国家得以建设。同时随着现代医学的不断进步和发展，肿瘤治疗药物和方案也在不断升级，在治愈疾病的同时，肿瘤治疗药物和方案对生育能力的影响也越来越受到关注。早在19世纪中期，即已有关于化疗药物和放疗对男性睾丸和女性卵巢功能损伤的报道发表。因此，在人类精子冷冻技术完善之初，就有学者提出对于行放/化疗治疗的男性可在其治疗前将精子冷冻保存以保存其生育能力。而对于女性患者，早期生育力保护的方法主要为手术和药物。1971年，有学者提出对因患霍奇金瘤的女性患者在放疗前进行卵巢移位手术以保护其卵巢功能。随后，这种手术方法被应用至其他需行放疗的恶性肿瘤治疗中，且被证实可在一定程度上保护女性卵巢功能不被放疗损伤。药物方面，早期研究报道了避孕药、孕酮以及 GnRH-a 可减轻化疗对卵巢功能的损伤，然而后续关于以上药物对卵巢功能保护作用的研究却一直存在争议，美国临床肿瘤学会在2006年、2013年及2018年发布的《肿瘤患者生育力保存临床实践指南（更新）》中均认为目前发表的研究尚不能支持将卵巢抑制药物作为生育力保护的有效手段。而我国学者于2022年发表的一项随机临床试验研究则表明在绝经前乳腺癌患者的化疗中联合使用 GnRH-a 可降低卵巢早衰的风险。尽管手术或者药物的方式能在一定程度上降低放化疗对卵巢功能的损伤，但这两种方案存在一定的失败风险，肿瘤患者在临床治愈后仍存在极大地不孕风险。而随着辅助生殖技术的不断发展，胚胎冷冻和卵子冷冻技术的进步在满足女性肿瘤患者生育需求方面提供了更为可靠的方案。然而对于尚未进入青春期的女童或者是疾病情况不允许取卵的患者来说，卵子或胚胎的冷冻对他们并不适用。卵巢组织冷冻保存技术的发展给这类患者提供了可行的生育力保存方法。

在 20 世纪 50 年代,许多研究人员以实验动物为模型开展了卵巢组织冷冻保存的研究,然而受限于当时的技术,这些研究并未取得理想结果。事实上,一直到 20 世纪 90 年代,由于缺乏合适的冷冻保护剂和有效的冷冻方案,卵巢组织冷冻效果一直欠佳。1970 年代之前,甘油作为当时唯一可用的冷冻保护剂,尽管它在精子、细胞以及原核生物等的保存中均表现良好,但当其被用于卵巢组织冷冻时,只有大约 10% 的原始卵泡在解冻后幸存下来。之后,越来越多更有效的冷冻保护剂被发现,包括丙二醇、乙二醇和 DMSO,为卵巢组织冷冻保存的进步打开了大门。在 1970 年代,有学者尝试过全卵巢移植,但该方法不仅不能保留生育功能,还极易引发并发症。1994 年,Gosden 等报道了世界首例大动物(绵羊)卵巢组织冷冻保存及复苏移植,该研究以 DMSO 作为冷冻保护剂对卵巢组织皮质碎片进行了慢速冷冻保存,复苏只有一小部分卵泡(7%)在冷冻和解冻过程中丢失,移植后组织血运重建的缺血阶段尽管约有 68% 的卵泡丢失,但冻成条状的卵巢组织可以在移植以后自发重建血管并产生功能性卵泡生长,移植受体的性激素水平得以恢复并成功妊娠,初步证实该技术可在一定程度上保留卵巢的内分泌和生育功能。之后,在卵巢组织冷冻保存技术发展的同时,卵巢组织移植技术也随之进步。2000 年,Oktay 等发育报道了将卵巢皮质碎片固定于可吸收支架随后通过腹腔镜移植于腹膜下,实现了组织的长期存活和卵泡发育。之后,Oktay 等又进行了异位卵巢自体移植技术的探索,移植部位包括前臂、下腹壁及皮下,所有这些移植都导致卵巢内分泌功能、卵泡发育、卵子恢复以及在某些情况下胚胎发育的恢复,证明了异位卵巢技术的可行性。经过多方面的探索和研究,Oktay 等人在 2004 年首次报道了冷冻复苏移植的卵巢组织获得胚胎发育。也是在同一年,相继有 3 个研究小组分别报道了冷冻卵巢组织复苏移植后获得活产,为该技术在临床上的应用奠定了坚实的基础。在过去的 20 年中,研究人员对卵巢冷冻保存和移植的研究中取得的各项进展使得该技术向临床的转化更进一步,世界范围内已有数以千计的患者冷冻保存了卵巢组织,卵巢冷冻保存和自体移植提供了一种独特的方法来保护和恢复儿童和女性的自然生育能力。2020 年,首都医科大学附属北京妇产医院阮祥燕教授团队报道了中国首个卵巢组织冻存库中最早 10 例卵巢组织冻存与移植患者的卵巢功能和生育力。2019 年美国生殖医学学会发布的《接受性腺毒性治疗或性腺切除术患者的生育力保存:委员会意见》中,已将卵巢组织冷冻保存从实验性操作的类别中删除,认为其是一种可接受的生育力保存技术。该实验标签的去除是基于卵巢组织获取、组织冷冻保存和解冻组织原位移植的安全性的总体证据。这一意见对于生育力保存的临床实践来说是一个重要的进步,尤其对于没有其他生育力保存选择的儿科和青少年患者尤为重要。

二、女性生育力保存技术的发展

在 1946 年,世界卫生组织将生殖健康定义为健康的一部分。对大多数人来说,生育孩子也是关乎家庭幸福稳定的关键问题。因此,医学一直在寻求帮助受孕或保持女性和男性的受孕能力的方法。20 世纪 70 年代末,人类辅助生殖技术的发展使得帮助不孕夫妇成为可能。之后配子和胚胎冷冻保存技术的发展进一步提高了辅助生殖技术的效率,同时也为有可能损害生育能力的治疗提供了解决方案。近年来,由于肿瘤疾病、良性疾病和社会原因,以及与年龄相关的生育率下降,对保留生育能力的需求急剧增加。生育力保存是指用药物、手术或实验室手段对存在不孕不育风险的成人或儿童提供帮助,以在其自然生殖寿命结束之前保留其产生遗传学后代的能力。经过几十年的不断发展,目前美国生殖医学会认可的生育力保存方法包括三种:胚胎冷冻保存、卵母细胞冷冻保存和卵巢组织冷冻保存。

(一)胚胎冷冻保存技术

1971 年,Whittingham 首次报道了利用聚乙烯吡咯烷酮(PVP)对小鼠胚胎冷冻保存后成功存活存,但当时其他人无法重复 Whittingham 的成功。当 Whittingham 将胚胎培养及处理技术与 Mazur 和 Leibo 的低温生物学知识相结合后,胚胎冷冻保存的真正成功随之而来。Leibo 计算出,为了避免小鼠胚胎那大小的细胞内形成冰晶,其冷冻速度不应超过 $1℃/min$。随后他以甘油和 DMSO 为冷冻保护介质开展实验研究,证实了其对冷却和解冻速度计算的准确性。两年后,Whittingham 和 Whitten 证明了小鼠胚胎在液氮中冷冻保存 8 个月经历跨大西洋运输后仍可获得较高的复苏存活率。当时大多数研究报告表明当胚胎一次性接触冷冻保护剂时,胚胎死亡率很高,因此 Willadsen 和同事开发了梯度浓度冷冻保护剂的方法,以避免胚胎的死亡。随后,利用这种方法在多种哺乳动物(包括灵长类动物)中成功进行了胚胎冷冻保存。1983 年,澳大利亚莫纳什大学的 Trounson 和 Mohr 报告了一个冷冻解冻的人类胚胎怀孕后的死产,许多人认为这是第一次成功冷冻保存人类胚胎的报道。1984 年荷兰的 Zeilmaker 小组则报告了该技术的第一例人类活产。

到 20 世纪 80 年代中期,慢速冷冻技术在世界范围内的大多数实验室都取得了成功,用于多种物种的胚胎冷冻保存。然而,慢速冷冻的方法很烦琐,仪器设备昂贵,而且对实验室工作人员的时间要求很高。通常情况下,每个慢速冷冻周期需要 3 ~ 4 小时才能完成。因此,研究人员一直在寻找能够代替慢速冷冻或者提高工作效率的方法。在探寻这一改进的早期研究中,使用甘油和蔗糖或丙二醇和蔗糖对许多物种的胚胎进行超快速冷冻显示出令人振奋的结果,胚胎解冻后的存活率很高。蔗糖最初是由 Mazur、Miller 和 Leibo 在 1974 年用于牛血细胞冷冻保存,并由 Kasai、Niwa 和 Iritani 于 1980 年首次应用于胚胎冷冻保存工作中。使用快速冷冻方法,小鼠的解冻后存活率已高达 95%。同样,在小鼠中,当使用 DMSO 和蔗糖作为冷冻保护剂时,获得了 92% 的解冻后存活率和与新鲜胚胎类似的体内存活率。在超速冷冻过程中,DMSO 证明比甘油更有效。早期使用 DMSO 和蔗糖对人类胚胎进行超速冷冻的研究也取得了令人鼓舞的活产结果,但超速冷冻并没有获得很大的发展,可能是因为其发展被玻璃化冷冻技术的重新兴起所掩盖了。

大约在 20 世纪 90 年代初期,超速冷冻的工作停止了,研究者的注意力转移到了玻璃化冷冻技术上。1980 年代中期,Rall 和 Fahy 利用玻璃化技术成功地对小鼠胚胎进行了冷冻保存,这引起了人们对这种独特冷冻技术的极大兴趣。在此之前,由于实现玻璃化所需的高溶质浓度会带来较高的化学毒性,玻璃化冷冻的研究曾被搁置许久。Rall 和Fahy 的报道引起了玻璃化冷冻技术作为一种超低温保存策略的复兴。随后,又有两个研究小组成功对大鼠和小鼠胚胎进行了玻璃化冻存且表现出超高的存活率。这是一个重大的发展,它实现了许多低温生物学家对胚胎完全存活的设想。然而,虽然以上研究小组取得了较大成功,但当时其他种类哺乳动物胚胎的玻璃化冷冻结果却不那么尽如人意。1998 年,Vajta 等人在牛胚胎方面的工作改变了历史。他们证明,使用低于一定浓度的 DMSO 作为冷冻保护剂可以消除对细胞的化学毒性,从而达到良好的冷冻效果。然而较低浓度的冷冻保护剂意味着更多的水会留在细胞内,因此需要一个较为快速的降温过程以避免冷冻损伤。为了解决降温速度的问题,他们通过缩小授精麦管开口端的直径以减少需要装载的液体的体积,并将其直接浸入液氮中。这种方法获得了极大的成功,也带动了玻璃化冷冻技术的高速发展。新的理论很快就在实践中盛行起来,其中最流行的是:高浓度的冷冻保护剂是有毒的,接触最高浓度的最终溶液应减少到 60 秒或更少时间;而且冷却速度越快,存活率越高。很快,每个人都跳上了"玻璃化"浪潮,并且这种新方法在动物胚胎冷冻中的有效性也带来了大量的人类胚胎研究。关于人类胚胎冷冻保存妊娠结局的随机对照试验研究如表 4-4 所示,表明不论是卵裂胚还是囊胚,玻璃化冷冻技术都可以实现更好的临床结局。从 21 世纪初开始,通过使用这种更为简单高效的玻璃化冷冻技术,全球各地的生殖医学临床机构已经成功地储存了数以万计的胚胎,并诞生了成千上万的"玻璃化"婴儿。

表4-4 冷冻胚胎移植妊娠结局随机对照临床研究汇总

年份	国家和地区	胚胎类型	随机方案	研究分组	冷冻方案	观察指标					
						冷冻存活率/%	卵裂率/%	囊胚形成率/%	着床率/%	临床妊娠率/%	活产率/%
2005	中国台湾	囊胚	胚胎随机分组	玻璃化冷冻:81 慢速冷冻:72	玻璃化冷冻:20% EG, 20% DMSO and 0.5 mol/L sucrose in human tubular fluid (HTF) medium with 20% human serum albumin (HSA) cryoloop 慢速冷冻:5% glycerol and 9% glycerol with 0.2 mol/L sucrose (in G2 medium with 20% albu-min)	84 *vs.* 56.9 *P*< 0.001	/	/	23.3% 未与慢速冷冻比较	53.8% 未与慢速冷冻比较	/
2005	印度	卵裂胚	胚胎随机分组	玻璃化冷冻:84 周期127 胚胎 慢速冷冻:80 周期 120 胚胎	Vitrification:40% EG + 0.6 M sucrose – open system Slow – freezing: 1.5 M PROH – 0.1 M Sucrose Slowing:Vitrolife commercial kit (1.5 M PROH – 0.1 M Sucrose	95.3 *vs.* 60 *P*< 0.05	/	/	14.9 *vs.* 4.2 *P*< 0.05	35.0 *vs.* 17.4 *P*> 0.05	/
2005	中国	卵裂球活检后胚胎	胚胎随机分组	玻璃化49 慢速冷冻52	Vitrification:30% EG + 0.5 M sucrose – open system Slowing: 1.5 M PROH – 0.2 M Sucrose	94 *vs.* 75 *P*< 0.05	20 *vs.* 31 *P*> 0.05	/	/	/	/

年份	国家和地区	胚胎类型	随机方案	研究分组	冷冻方案	冷冻存活率/%	卵裂率/%	囊胚形成率/%	着床率/%	临床妊娠率/%	活产率/%
2008	土耳其	卵裂胚	胚胎随机分组	玻璃化冷冻（n=234）慢速冷冻（n=232）	Vitrification（RapidVit™ Cleave，Vitrolife）16% PROH + 16% EG + 0.65 M sucrose + 10 mg/mL Ficoll - open system（冷冻环）Slow-freezing：1.5 M PROH - 0.1 M Sucrose	94.8% vs. 88.7%	77.9 vs. 51.4，$P<$ 0.01	60.3 VS 49.5 $P=$ 0.02	玻璃化 29.7%	49.3	24.2
2014	比利时	卵裂期	胚胎随机分组	玻璃化冷冻（516 周期，n=660）慢速冷冻（260 周期 n=395）	Irvine Vitrification（n=575）Medium - 199 containing gentamicin sulfate（35 μg/mL），15%（v/v）of each DMSO and 乙二醇，20 %（v/v）Dextran Serum Supplement and 0.5 M sucrose. Vitrolife Vitrification（n=524）Vitri 1™ Cleave Solution Cryoprotectants concentration is not detailed in the commercial kits Slow - freezing：自制1.5 M PROH + 0.1 M Sucrose + 0.5 人血清白蛋白（n=699）	89.4% 87.6% 63.8% $P<$ 0.05	87.8 81.3 72.2 $P<$ 0.05	\	15.8% 17.0 21.4 $P<$ 0.05	/	10% 10.6% 13.2 $P>$ 0.05

续表 4-4

年份	国家和地区	胚胎类型	随机方案	研究分组	冷冻方案	观察指标					
						冷冻存活率/%	卵裂率/%	囊胚形成率/%	着床率/%	临床妊娠率/%	活产率/%
2015	比利时	卵裂胚	患者随机分组	玻璃化冷冻（121周期，$n=217$）慢速冷冻（85周期 $n=200$）	慢速冷冻：（EmbryoStore Freeze，Gynemed，Lensahn，Germany）：1，2-propanediol and 0.1 M Sucrose 玻璃化冷冻：（Irvine Scientificw Vitrification Freeze kit）：5% DMSO，15% EG，0.5 M sucrose in HEPES-buffered medium	84.3 vs. 52.5，$P<0.0001$	78.3 vs. 61.2，$P=0.0043$	\	20.7 vs. 7.5，$P=0.0012$	27.2 vs. 18.6，$P=0.1984$	16.1 vs. 10，$P=0.0022$

（二）卵子冷冻保存技术

1986 年，Christopher Chen 首次报道了卵子冷冻保存并获得成功活产的案例，其利用 DMSO 作为冷冻保护剂行慢速冷冻保存了 50 个卵子，其中 38 个在解冻后完好无损，75% 的卵子成功受精并在 7 个患者中进行了胚胎移植，最终两例妊娠共活产 3 个新生儿。1987 年，van Uem 等使用类似的技术很快又获得了一例活产，但该项研究中只有 25% 的卵子在解冻后存活下来，并且随后几年的多项研究中的冷冻卵子复苏后存活率均未达到 Christopher Chen 研究中的高成功率。同一时期，早期基础研究揭露了在预测人类卵子的膜通透性特征以及其他生物物理参数方面的困难，同时证实冷冻保存对哺乳动物卵子中微管和微丝稳定性的负面影响。此外，冷冻保存还会引起透明带硬化进而导致随后的受精率下降。以上研究证实卵子冷冻具有可行性，但较低的成功率和可能的损伤限制了其在临床中的应用。

1993 年，Gook 等报道了利用 1，2-丙二醇和蔗糖作为冷冻保护剂行慢速冷冻进行人类卵子冷冻保存，解冻后的卵子存活率显著提高至 64%，且该技术冷冻保存的卵子在受精后表现为正常核型。此外，卵胞浆内单精子注射技术的出现被证实可以纠正由于冷冻后卵子透明带硬化引起的受精问题。随后，多项研究报道了使用这种冷冻保存方法结合 ICSI 受精的活产案例，其中一项研究纳入了 1769 个冷冻卵子，解冻的 1502 个卵子的存活率为 54%，受精率为 58%，卵裂率为 91%，16 次妊娠获得 11 次分娩（7 例单胎和 2 例双胎)。这些研究结果在一定程度上促进了卵子冷冻技术的临床应用。

随着玻璃化冷冻技术的出现,研究人员将其作为卵子慢速冷冻的替代方法,发现该技术可有效减少对卵子内部结构的损伤并显著提高冷冻复苏成功率。1999年,Kuleshova等首次报道了利用乙二醇和蔗糖作为冷冻保护剂进行人卵子玻璃化冷冻并成功获得活产的案例,证实了玻璃化冷冻技术在卵子冷冻保存中的可行性。2003年,Katayama等以乙二醇、DMSO以及蔗糖混合物作为冷冻保护剂,对之前的卵子玻璃化冷冻方案进行了改进,该方案即为日本KITAZATO公司玻璃化冷冻试剂的雏形。按照此改进方案,2007年,Antinori等报道采用此改进后的玻璃化冷冻方案,120个冷冻保存的卵子复苏后存活率为99.4%,与新鲜卵子相比,冷冻复苏后卵子的受精率、D3胚胎利用率和着床率显均无显著差异。之后Coboet的研究也证实这一结果,同时还证明该方案玻璃化冷冻复苏后卵子的囊胚发育率与新鲜卵子类似。2010年,Cobet等报道了一项较大规模的随机对照试验研究,纳入了3000多个新鲜和3000多个玻璃化卵子,证实玻璃化冷冻对随后的受精、发育或植入没有不利影响。

随着各项技术的不断发展,卵子冷冻保存已从试验性技术成为生殖医学临床适用性技术之一。早在2000年,英国人类受精和胚胎学管理局(HFEA)在立法批准冷冻卵子可作为不孕症治疗技术手段之一。美国生殖医学学会(ASRM)也于2013年取消了卵子冷冻技术的试验标签。这些认可极大地促进了卵子冷冻保存技术在全球范围内的推广和应用(表4-5)。

表4-5 卵子冷冻随机对照试验研究汇总

年份	国家	随机方案	研究分组	冷冻方案	观察指标					
					冷冻存活率/%	受精率/%	卵裂率/%	囊胚形成率/%	着床率/%	临床妊娠率/%
2008	意大利	同胞卵子随机分组	玻璃化($n=90$)慢速冷冻($n=90$)	玻璃化:15% DMSO,15% EG,and 0.5 M sucrose 慢速冷冻:1.5 mol/L PROH and 0.3 mol/L sucrose	82.2 vs. 75.6 P>0.05	/	/	/	/	/
2009	中国	同胞卵子随机分组	玻璃化冷冻($n=292$)慢速冷冻:($n=123$)	玻璃化冷冻:15%(v/v)EG + 15%(v/v)PROH + 0.5 M sucrose 慢速冷冻:30%血清替代物 + 1.5M PROH	91.8 vs. 61.0 P<0.01	67.9 vs. 61.3 P>0.05	78.0 vs. 54.4 P<0.01	33.1 vs. 12.0 P<0.05	/	/

年份	国家	随机方案	研究分组	冷冻方案	观察指标					
					冷冻存活率/%	受精率/%	卵裂率/%	囊胚形成率（%）	着床率/%	临床妊娠率/%
2010	西班牙	患者随机分组	玻璃化冷冻（n = 295 患者 3286 卵子）新鲜：（n = 289 患者 3185 卵子）	玻璃化冷冻:15% EG + 15% DMSO + 0.5 M sucrose 冷冻环	92.5%	72.4 vs. 73.3 P>0.05	95.3 vs. 96.0 P>0.05	/	39.9 vs. 40.9 P>0.05	55.6 vs. 55.4 P>0.05
2010	意大利	同胞卵子随机分组	玻璃化冷冻（n = 124）；新鲜冷冻（n = 120）	玻璃化冷冻:15% EG + 15% DMSO + 0.5 M sucrose. (Vitrification and Warming KIT, Kitazato) Cryotop	96.7%	79.2 vs. 83.3 P>0.05	97.9 vs. 100 P>0.05	/	20.4	38.5
2010	美国	患者随机分组	玻璃化冷冻(n = 48 患者 349 卵子) 慢速冷冻:（n = 30 患者 238 卵子）	玻璃化: 15% [vol/vol]乙二醇，15% [vol/vol] DMSO, 0.5 M sucrose,12% [wt/vol]SSS 慢速冷冻12% SSS, 1.5 M propanediol, and 0.3 M sucrose	80.5 vs. 66.8 P<0.001	76.9 vs. 67.1 P<0.05	84 vs. 71.2 P<0.01	/	/	37.5 vs. 13.3 P<0.05
2011	意大利	同胞卵子随机分组	玻璃化冷冻（n = 168 卵子）新鲜：（n = 289 患者 3185 卵子）	玻璃化冷冻:15% EG+15% DMSO+ 0.5 M sucrose. Cryotop	89.9%	84.9 vs. 88.3 P>0.05	71.0 vs. 72.6 P>0.05	/	17.1%	35.5%

（三）卵巢组织冷冻技术

哺乳动物在出生时,卵巢内的原始卵泡库即已形成,初级卵母细胞的数量也已经固定。这些卵母细胞是在胎儿发育过程中从原始生殖细胞发育而来,停滞于第一次减数分裂的前期,被单层扁平上皮细胞包围构成原始卵泡。随着青春期的开始,原始卵泡进入成熟周期,在此期间初级卵母细胞直径增加,并与发育成颗粒细胞和膜细胞的卵泡细胞层相互作用完成第二次减数分裂,整个过程受到全身和局部激素生产的多层次控制。不同激素与细胞之间复杂的动力学相互作用确保在典型的月经周期中只有一个卵泡完全成熟,并且在排卵期间释放单个成熟卵子。因此,要实现卵巢组织的成功冷冻保存,必须保持不同细胞类型的整个混合物的功能状态。

卵巢组织冷冻保存的大部分早期工作都是在动物研究中进行的,这些为人类卵巢组织的研究奠定了基础。早在1950年代,英国的Smith和Parkes就开始了对卵巢组织冷冻保存的基础研究进行了相当全面的研究。甘油作为冷冻保护剂后,该团队尝试将相同的技术应用于卵巢组织。在此之前,在未添加冷冻保护剂的情况下,体外培养并冷冻的大鼠卵巢组织块（$1~mm^3$小块在解冻组后没有表现出任何功能。在使用15%甘油作为冷冻液,使用了慢速冷冻方法冷却至$-79~℃$（当时液氮不容易获得）后,冷冻复苏的卵巢组织表现出一定的活性。Parr于1960年发表了一篇具有里程碑意义的论文,其中对移植卵巢切除小鼠的组织进行了更详细的研究,使用12%甘油血清缓慢冷却冷冻保存的组织。她的成功标准是对尸检时移植物中存活卵子数量的组织学评估、受精者的比例以及体内移植物功能的时间尺度。在接受冷冻移植的动物中记录了一些活产,但与接受未冷冻组织的动物相比,组织中存活的卵子数量很少,并且移植受者的生殖寿命缩短。

在这些早期研究中,评估冷冻移植物长期功能的方法是对先前已切除卵巢的动物的外植体和阴道角化后的组织进行显微镜检查——这是雌激素产生和生殖能力的指标。这些早期的研究确立了许多关于卵巢组织冷冻保存的重要原则,包括组织可能因仅暴露于冷冻保护剂而不冷冻而受损的事实,特别是如果暴露时间延长;血清是冷冻保护剂混合物的重要辅助添加剂,可提高回收率;并且自体移植物（在卵巢切除术后被冷冻保存并返回到同一个人的组织）比同种异体移植物（来自单独的供体动物的组织在冷冻保存后移植到卵巢切除术的受体中）成功得多。后一种观察是在组织移植的免疫学刚刚开始被理解的时候进行的,并且在走向卵巢组织冷冻保存的临床应用时仍然是一个重要的考虑因素。

在1970年代,人们开始尝试对人卵巢组织进行冷冻。1976年,Stahler等报道了从30~41岁之间行卵巢切除术的患者获得的卵巢进行冷冻的研究。通过卵巢动脉用冰冷的肝素化培养基冲洗完整的卵巢,并通过相同的途径引入冷冻保护剂溶液。卵巢缓慢冷却至$-18~℃$,然后通过动脉灌注用温热的、补充胶体的稀释剂迅速复温。卵巢组织对氧气和葡萄糖消耗的测量表明,在这些条件下获得了一定程度的保护,但进一步深度冷却至液氮温度却是致命的。在接下来的几十年里,动物卵巢组织的冷冻保存取得了进一步的进展,包括选择DMSO作为冷冻保护剂的转变。在Gosden等对大型动物（绵羊）卵巢组织冷冻保存进行了令人印象深刻的研究之后,对潜在临床应用感兴趣的重大刺激。这项研究成功地展示了在将自体移植卵巢组织从-196 ℃恢复到卵巢切除术受者的卵巢囊中后生育能力的恢复和羔羊的出生。冷冻保存方案现在基于 DMSO 作为冷冻保护剂,将处理过的组织体积缩小为卵巢皮质的薄片;切片以-2 ℃/min 冷却至-7 ℃,此时通过手动播种诱导冰结晶,冷却速度为-0.3 ℃/min 用于-40 ℃ 的最终温度,然后将速率从-10 ℃增加到-140 ℃,然后下降到-196 ℃。在转移到温水浴以完成该过程之前,使样品最初在室温下解冻。组织学研究表明,在手术后长达 9 个月的冷冻保存移植物中,可以检测到处于各个发育阶段的卵泡。然而,作者评论了自最早的卵巢组织冷冻保存研究以来一直报道的观察结果:如果在移植 1 周后检查移植物,所有发育中的卵泡都在退化,只能检测到原始卵泡。因此,冷冻保存只能维持有活力的未成熟卵泡,然后需要一个支持性的生理环境才能成熟并生长到窦前和窦期。

冷冻保存和随后的自体移植已被认为是解决在癌症治疗期间必须接受消融化疗或放疗的女性患者恢复生育能力问题的理想解决方案。然而,该技术仍必须被视为一种实验性疗法,直到可以实现结果的改进和一致性。大多数最近的研究都采用了基于用于成功人类胚胎储存或动物实验中卵巢组织恢复的冷冻保存方案。Hovatta 等使用 DMSO 和1,2 丙二醇作为冷冻保护剂对人类卵巢皮质组织碎片(直径 0.3 ~ 2 mm)进行了慢速冷冻,解冻后的原始或初级卵泡的组织学外观与新鲜皮质组织中的没有不同。同一组继续对解冻组织进行体外培养长达 21 天。在培养 10 ~ 15 天后,三分之二的早期卵泡阶段的种群在形态学上是可行的,并且随着次级卵泡比例的增加,有明显的卵泡生长迹象。如上所述,卵泡发育和卵子成熟的过程是相互依赖的,需要卵泡细胞层和卵子之间协同作用。来自动物研究的证据表明,冷冻保存卵巢碎片(使用 DMSO 缓慢冷却)可能会导致卵泡膜或颗粒细胞的破坏,而不会明显破坏卵子(图 4-3)。

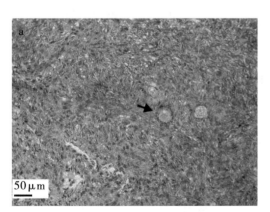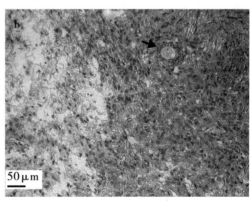

a. 新鲜卵巢组织;b. 玻璃化冷冻复苏后卵巢组织。

图 4-3 卵巢组织玻璃化冷冻对卵泡的影响

第三节 女性生育力保存技术的临床结局

和普通的不孕症患者不同,许多进行生育力保存的女性往往只能实行一次保存手术或者只能选取一种生育力保存技术。对于此类患者来说,生育力保存技术的成功率是实现其生育愿望的关键因素之一。胚胎冷冻和卵子冷冻保存技术是辅助生殖助孕中常用的技术,国内外已积累了大量胚胎及卵子冷冻保存的临床妊娠数据。而卵巢组织冷冻之前一直被视为实验性质的技术,未在临床中大范围应用,而我国更是起步较晚。因此,目前国内外的卵巢组织冷冻临床结局的数据相较其他两种技术相去甚远。

一、胚胎冷冻保存的临床结局

发展至今,胚胎冷冻保存已成为全球范围内的辅助生殖医学机构中不可或缺的一部分,因此也具有可靠的成功率。近年来尽管冷冻胚胎的妊娠率似乎低于不孕症患者的新鲜胚胎,但这可能是胚胎选择偏差,因为在新鲜周期使用了更好的胚胎。当胚胎被冷冻时,例如在卵巢过度刺激的情况下以及我们在生育能力保存方面的经验,妊娠结果似乎是相似的。事实上,最近的一项 Meta 分析表明冷冻胚胎移植的成功率高于新鲜胚胎移植,其可能归因于冷冻胚胎移植(FET)周期中患者胚胎−子宫内膜同步性得到改善。此外,尽管卵子冷冻保存成功率有所提高,但总体而言,胚胎冷冻保存似乎仍能提供更高的成功率,尽管这种差异在非常年轻的患者中可以忽略不计。鉴于已发表的关于结果的更多证据,在可行的情况下,一般将胚胎冷冻保存作为生育力保存的首选方法。

目前关于肿瘤患者利用冷冻保存胚胎进行生育的研究较少,并且大多数都是回顾性研究,有些研究涵盖了很长一段时间。这些研究的一个共同特点是少数女性返回尝试怀孕。一项美国队列研究对 2004—2009 年期间冷冻保存胚胎的 222 名诊断为癌症但未诊断为不孕症的女性与 48 名患有癌症和不孕症的女性以及 68 名没有癌症的不孕症对照者的胚胎使用情况,使用率分别为 10.8%、31.3% 和 85.3%。与对照组相比,患有癌症的女性等待返回的时间也更长。另一项涵盖英国 15 年生育力保存数据的回顾性研究报告了 42 名尝试冷冻保存胚胎的女性,其中 39 名女性成功。5 名妇女返回接受 FET 周期并获得 2 名活产(每个替代周期的活产率 22%,但开始治疗的每名妇女只有 4.8%),而 3 名妇女自然受孕(7.1%),2 对夫妇分居(4.8%)和 14 女性丢弃了她们的胚胎(33%)。在研究发表时,大多数女性仍储存着胚胎。在法国的一项多中心研究中,14 个中心报告了 1999 年至 2011 年间针对胚胎库的 56 个周期。胚胎冷冻保存的适应证包括约 70% 的病例中的癌症和其余病例中的良性疾病。每个周期平均冷冻 4 个胚胎,其中 60% 的胚胎在原核期冷冻,38% 在卵裂期冷冻,2% 在囊胚期冷冻。10 对夫妇移植了 25 个胚胎,每对夫妇的妊娠率为 36%,活产率为 27%。比利时一项针对 1997 年至 2014 年间为生育力保存冷冻保存胚胎的 52 名女性的研究报告称,23% 的女性返回使用她们的胚胎。9 名女性接受了 FET 并获得 6 次妊娠,队列中每名患者的活产率为 44%,或每名女性为 11.5%。

一项英国研究报告了 22 名妇女使用冷冻保存的胚胎尝试怀孕,这些胚胎来自 15 年期间接受生育力保存的 531 名妇女的队列。尽管与患有血液系统恶性肿瘤或乳腺癌的女性相比,患有妇科恶性肿瘤的女性获得的卵子数量较少,但两组之间的受精率和取消的周期数相似。每个周期平均冷冻保存 7.5 个胚胎,使用慢速冷冻方法。每个转移周期的妊娠率为 43.75%,每位患者的妊娠率为 54.5%,但流产率很高,导致每位患者的活产率为 22.7%。

瑞典开展一项前瞻性研究对因良性疾病(如特纳综合征、子宫内膜异位症等)或恶性疾病(如乳腺癌、淋巴瘤等)行胚胎或卵子冷冻的 562 名成年女性进行了长期随访,发现所有患者的复诊率为 27%;在生育力保存后使用冷冻胚尝试怀孕的女性为 29%,其临床妊娠率和活产率分别为 66% 和 46%;然而,行生育力保存的恶性肿瘤患者与良性肿瘤患者相比,在尝试怀孕时,其年龄显著升高,生育力保存解冻周期的活产率显著降低(活产率 21% vs. 47%)。这些结果与使用玻璃化冷冻卵子的一项大型回顾性研究一致,该研究显示 80 名具有肿瘤适应证的女性与 641 名因年龄因素引起生育力丧失而接受卵子玻璃化冷冻的女性相比,其活产率较低(分别为 41.1% 和 68.8%)。

二、卵子冷冻的临床结局

1999 年,Kuleshova 等人报道了世界首例卵子玻璃化冷冻后活产。从那时起,大量使用不同玻璃化方法的出版物证实了该技术的有效性。表 4-5 列出了关于玻璃化冷冻卵子的随机临床试验研究数据。2008 年,Cobo 团队发表了一项研究,旨在评估与新鲜卵子相比,使用捐赠的卵子进行玻璃化冷冻对生存和发育潜力的影响。该研究包括 30 名供体和 30 名受者(509 个卵子;231 个玻璃化冷冻卵子和 219 个新鲜卵子),将来自单个供体的卵子随机分为两组:第一组将玻璃化冷冻卵子,而第二组将剩余的卵子保存在培养箱中(对照新鲜卵子)。使用 Cryotop 玻璃化冷冻的卵子解冻后的存活率为 96.9%,受精后第 3 天的卵裂率和胚胎的形态质量、囊胚发育率和胚胎质量均与新鲜卵子类似。

该团队 2010 年发布的另一项随机、前瞻性、三盲、对照临床试验,是迄今为止公布的最大样本量,旨在验证卵子库捐赠卵子的可行性。该研究包括 600 名捐赠者/受者(每组 300 名),3039 枚玻璃化卵子与 3185 枚新鲜卵子。在这项研究中,通过意向治疗证明了玻璃化卵子在持续妊娠率方面的非劣效性。在这项研究中,接受玻璃化冷冻卵子的患者总生存率为 92.5%,通过意向治疗的持续妊娠率为 43.7%,而新鲜卵子为 41.7%。这项研究明确证实玻璃化冷冻卵子发育成胚胎的潜力并未因冷冻而下降,形成的胚胎能够以与新鲜卵子相似的比例产生有能力的持续妊娠。由于这些卵子的高发育潜力,在用玻璃化冷冻卵子进行的卵子捐赠周期中胚胎移植后,剩余胚胎可用于冷冻保存是很常见的。在这些情况下,涉及两轮玻璃化,分别在 MII 阶段和第 3 天或囊胚阶段。

2013 年发表的一项研究表明探讨了双重玻璃化对分娩率或活产率的影响。这项研究包括从玻璃化冷冻卵子产生的 796 个玻璃化冷冻胚胎(471 个周期)和从新鲜卵子产生的 4394 个玻璃化冷冻胚胎(2629 个周期)。双重和一次玻璃化冷冻胚胎的总胚胎存活率分别为 97.2% 和 95.7%,并没有差异。每个解冻周期的活产率为 33.8% 和 30.6%(NS)。如图所示,无论胚胎处于早期发育(第 3 天)还是囊胚发育,分娩率和双重玻璃化的优势比对胚胎都没有影响。2015 年,该团队发表了一项观察性研究,描述了其所在卵子库使用玻璃化冷冻卵子的经验。该分析包括 3610 个卵子捐赠周期,其中 42152 个 MII 卵子被解冻,解冻后卵子存活率为 92.6%,临床妊娠率、持续妊娠率和分娩率分别为 55.0%、45.3% 和 37.6%。同时还比较了不同储存时间对卵子存活率和临床结果的影响,结果表明在任何情况下储存时间都不会影响生存或临床结果。这是一个非常令人放心的信息,尤其是对于那些考虑保留生育能力的女性而言。3 次冷冻复苏移植后,每个捐赠周期的累积妊娠率提高到 70% 以上,5 次冷冻移植后上升到近 80%。这些结果使卵子捐赠周期变得高效。分析表明,当完成大约 3 到 4 个周期的卵子捐赠(35~40 个卵子)时,活产率呈指数增长,患者获得婴儿的概率接近 100%。

尽管有大量关于卵子冷冻保存的报告,却鲜有对使用因医源性因素选择卵子冷冻保存进行生育力保存的卵子的女性临床结局的研究报道。欧洲报道的第一例使用卵母细胞玻璃化冷冻法进行生育力保存后妊娠的病例,该患者的卵巢皮质被冷冻保存。移植后,进行 4 个刺激周期以积累和玻璃化冷冻成熟的卵母细胞,从而成功实现双胞胎妊娠。从那时起,几项研究报告了冷冻卵母细胞在癌症患者中冷冻用于生育力保存的临床结果。

2011 年,Kim 等人报道了一名慢性粒细胞白血病患者在卵母细胞玻璃化冷冻后出生的第一个婴儿,其卵母细胞在化疗和放疗前被玻璃化冷冻用于生育力保存,并且它们被储存了 9 年,直到患者返回寻求怀孕。

2013 年,加西亚·贝拉斯科等人发表了马德里 IVI 生育力保存计划的第一个临床结果。对于研究中所涉及的肿瘤患者,只有 4 人使用玻璃化冷冻的卵母细胞,其中两人妊娠。不幸的是,其中一人在妊娠第 6 周流产。因此,只有一个从非霍奇金淋巴瘤中康复的人成功地成为了母亲。一年后,Alvarez 等人报道了一名患有卵巢癌的年轻患者利用玻璃化冻存卵子成功生育后代。同年,有研究者报道了一名利用冻存卵母细胞成功分娩的患者,该患者已经战胜了乳腺癌,其卵母细胞在治疗前已被玻璃化冷冻并储存了 6 年。

2014 年,Martínez 等人发表了使用卵母细胞玻璃化冷冻技术进行生育力保存肿瘤女性首次怀孕的结果。在咨询生育力保存的 493 名女性中,共有 357 名冷冻保存了她们的卵母细胞。在 5 年内,共有 11 名患者接受体外受精助孕治疗,共有 4 名健康新生儿出生。两年后,Perrin 等人报道了法国一名肿瘤患者经生育力保存后的首次活产。

Cobo 教授团队最近发表的一项研究显示,在迄今为止发表的最大系列中,在肿瘤治疗前进行选择玻璃化冷冻卵子进行生育力保存的 1077 名患者中,有 80 名患者返回该中心使用了这些卵子,解冻后存活率为 81.8%,累计活产率为 35.2%。与非医源性因素选择卵子冷冻的患者相比,癌症患者的生育结局较差。

几个拥有大型生育力保存技术的中心已经报告了对青春期女孩进行卵巢刺激和卵子冷冻保存的可行性。使用在美国辅助生殖技术临床结果报告进行数据分析发现,针对20 岁以下青少年的卵子冷冻保存周期占 2007—2018 年所有卵子冷冻保存周期的 1.5%。在 Druckenmiller 等人的研究中,176 名女性中只有 10 名返回解冻卵子,并且在 11 个周期中有 9 个获得了用于移植的胚胎。每个胚胎移植(ET)的种植率为 27%,活产率为 44%。

一项针对 562 名因医学适应证而接受卵子或胚胎冷冻保存的成年女性的前瞻性研究发现,无论是良性还是恶性适应证,其返回率都相似,为 27%。有肿瘤适应证和良性适应证的女性相比,在解冻周期后其活产率显著降低(活产率 21% *vs.* 47%)。

Alvarez 等人开展了癌症诊断类型对卵子冷冻保存结果的影响的研究,包括 306 名因多种恶性适应证而接受生育力保存的女性,所有诊断组的受精率和取消周期数具有可比性。22 名患者的 32 个胚胎移植周期的妊娠率为 43.75%,每位患者的累积妊娠率为54.5%,每名患者的活产率为 22.72%。

三、卵巢组织冷冻的临床结局

Met 自 20 世纪 90 年代末以来,在大多数提供卵巢组织冷冻的中心,慢速冷冻一直是首选的方法。2004 年,Donne 等发表了世界首例冷冻卵巢组织移植获得活产的报道,患者是一位霍奇金淋巴瘤Ⅳ期患者,于 1997 年冷冻保存了卵巢皮质,肿瘤治疗后该患者出现了卵巢功能早衰,于 2003 年进行了卵巢组织解冻以及原位移植,最终在移植 11 个月后分娩 1 名健康婴儿,首次证实了该项技术的可行性。除了保留生育子代的能力,冷冻的卵巢组织在移植后还可在一定程度上恢复患者的内分泌功能。2015 年,Silber 等的研究证实移植的慢速冷冻的卵巢组织与新鲜卵巢组织在激素功能和生育能力恢复方面没有明显差异。

目前发表的研究中进行卵巢组织冷冻的患者年龄在 3 个月至 47 岁,患有恶性或良性疾病。然而,ASRM 建议只对 40 岁以下有卵巢储备能力的妇女进行该手术。目前发表的研究多为小规模的样本,很难通过单篇报道确定卵巢组织移植后分泌功能和生育能力的恢复率。Donnez 和 Gellert 等人对通过对丹麦队列数据进行回顾性分析,93% ~ 95% 的患者恢复了月经。有研究报道内分泌功能在卵巢组织移植后的 1 ~ 20 个月内恢复,但大多数研究计算的平均恢复时间为 3 ~ 5 个月,只有一项研究报告的时间超过 12 个月。还有研究报告了广泛的内分泌活动持续时间,从 1 个月到超过 10 年的持续时间。2017 年发表的研究表明卵巢组织移植后内分泌功能的平均持续时间为 4 ~ 5 年。

目前发表的所有文献报告了超过 131 次怀孕和超过 75 次活产,这些都是在解冻/慢速冷冻卵巢组织移植后产生的自然受孕。Gellert 等的报道显示:在 318 名希望受孕的卵巢组织移植患者中,有 170 人怀孕,69 人生下了健康的孩子,131 次怀孕中的 46%,87 次活产中的 51% 是自发的。这表明,在希望恢复生育能力的队列中,55.9% 的妇女怀孕了

(25.7%是自然怀孕),40.6%分娩了健康的孩子(20.7%是自然怀孕)。这些数值与Sheshpari 等通过 Meta 分析得到的数值一致,该研究纳入了25篇已发表的论文,总体怀孕率为52%。其他文献中慢速冷冻/解冻组织的卵巢组织移植后怀孕率为15%~30%。

由于玻璃化的卵巢组织冷冻比慢速冷冻的使用时间更晚,而且卵巢组织冷冻和卵巢组织移植之间有一个时间延迟,只有一小部分接受卵巢组织冷冻的患者会返回进行卵巢组织移植,所以关于玻璃化的疗效的临床数据仍然有限。除了 Silber 等人在 2018 年发表的一项研究外,尚没有报告慢速冷冻和玻璃化冷冻的详细方案和结果。该研究中纳入了由92 名美国妇女组成的队列,她们在 1997 年—2017 年间接受了卵巢组织冷冻(1997 年至 2007 年间通过慢速冷冻,2007 年至 2017 年间通过玻璃化冷冻)。慢速冷冻组的 11 名妇女和玻璃化冷冻组的 4 名妇女返回进行卵巢组织的再植入。两组之间恢复内分泌功能所需的时间、内分泌功能的持续时间,以及移植和怀孕发生之间的时间似乎相似,但样本量不足以明确地确定玻璃化冷冻的疗效。值得注意的是,两组妇女自发怀孕后出现活产的比例相似,包括首次报道的 2 名妇女移植玻璃化冷冻后复融的组织后自发受孕产生的活产(表4-6)。

表 4-6 卵巢组织冷冻活产文献总结

作者	实施冷冻人数/人	冷冻时年龄/岁	手术方法	冷冻方法	冷冻保护剂	移植人数	移植时年龄/岁	移植位置	恢复月经人数/人	内分泌恢复时间/月	自然妊娠次数	自然妊娠结局
Beckmann	399	14~39	卵巢皮质活检	慢速冷冻	1.5 M DMSO	38	27~44	直肠子宫陷凹	19	12	10	9例活产
Biasin	47	2.7~20.3	单侧或双侧卵巢皮质活检	慢速冷冻	1.5 M DMSO	1	29	骨盆腔	1	3	1	1例活产
Dittrich	未报道	20~37	单侧切除 2/3卵巢	慢速冷冻	DMSO(11例)1.5 M乙二醇(6例)丙二醇(3例)	20	27~42	直肠子宫陷凹	16	4~5	8	3例活产
Greve	未报道	9~38	单侧卵巢切除	慢速冷冻	1.5 M乙二醇	18	13~37	对侧卵巢;腹膜陷凹;腹壁	18	未报道	4	2例活产

作者	实施冷冻人数/人	冷冻时年龄/岁	手术方法	冷冻方法	冷冻保护剂	移植人数	移植时年龄/岁	移植位置	恢复月经人数/人	内分泌恢复时间/月	自然妊娠次数	自然妊娠结局
Hoekman	69	10.2 ~ 35.7	单侧卵巢切除	慢速冷冻	1.5 M 乙二醇	6	26.4 ~ 40.1	对侧卵巢	5	2 ~ 6	5	5 例活产
Imbert	225	0.8 ~ 36	单侧卵巢切除	慢速冷冻	1.5 M DMSO	8	22 ~ 39	对侧卵巢；腹膜	5	5	5	2 例活产 2 例未分娩
Jabdoul	545	0.5 ~ 39	卵巢皮质活检	慢速冷冻	未报道	21	未报道	未报道	未报道	未报道	10	未报道
Kim	未报道	28 ~ 37	单侧卵巢切除	慢速冷冻	1.5 M DMSO	5	30 ~ 40	腹部异位	4	2 ~ 6	0	0
Meirow	20	14 ~ 39	卵巢皮质活检（17 例）；单侧卵巢切除（2 例）；双侧卵巢切除（1 例）	慢速冷冻	1.5 M DMSO	20	21 ~ 45	卵巢残留组织；对侧卵巢；腹膜陷凹	19	未报道	6	4 例活产 1 例未分娩
Poirot	未报道	16.6 ~ 31.9	卵巢皮质活检	慢速冷冻	DMSO[a]	25	Mean 32.3	腹膜陷凹	23	2 ~ 8	18	10 例活产 2 例未分娩
Poirot	418	0.3 ~ 14	单侧卵巢切除	慢速冷冻	1.5 M DMSO	3	未报道	未报道	1	未报道	未报道	未报道
Silber	92[b]	6 ~ 35	单侧卵巢切除	慢速冷冻	1.5 M DMSO 或 1.5 M 乙二醇	9	25 ~ 39	对侧卵巢	9	<1 ~ 19	未报道	11 例活产
				玻璃化冷冻	20% DMSO 和 20% 乙二醇	4	28 ~ 33	对侧卵巢	4	2 ~ 9	未报道	2 例活产

续表 4-6

作者	实施冷冻人数/人	冷冻时年龄/岁	手术方法	冷冻方法	冷冻保护剂	移植人数	移植时年龄/岁	移植位置	恢复月经人数/人	内分泌恢复时间/月	自然妊娠次数	自然妊娠结局
Tanbo	164	<35	单侧卵巢切除或卵巢皮质活检	慢速冷冻	1.5 M PrOH	2	28和30	卵巢残留组织或对侧卵巢	未报道	未报道	1	1例活产

参考文献

［1］POLGE C,SMITH A U,PARKES A S. Revival of spermatozoa after vitrification and dehydration at low temperatures［J］. Nature,1949,164(4172):666.

［2］SMITH A U. Prevention of haemolysis during freezing and thawing of red blood-cells［J］. Lancet (London,England),1950,2(6644):910-911.

［3］LOVELOCK J E,BISHOP M W. Prevention of freezing damage to living cells by dimethyl sulphoxide［J］. Nature,1959,183(4672):1394-1395.

［4］WELLS S A Jr,CHRISTIANSEN C. The transplanted parathyroid gland:Evaluation of cryo-preservation and other environmental factors which affect its function［J］. Surgery,1974,75(1):49-55.

［5］LIONETTI F J,HUNT S M,GORE J M,et al. Cryopreservation of human granulocytes［J］. Cryobiology,1975,12(3):181-191.

［6］GRAHAM - POLE J,DAVIE M,WILLOUGHBY M L. Cryopreservation of human granulocytes in liquid nitrogen［J］. Journal of Clinical Pathology,1977,30(8):758-762.

［7］MILLER R A,BEAN M A,KODERA Y,et al. Cryopreservation of human effector cells active in antibody-dependent cell-mediated cytotoxicity［J］. Transplantation,1976,21(6):517-519.

［8］MAZUR P. Equilibrium,quasi-equilibrium,and nonequilibrium freezing of mammalian embryos［J］. Cell Biophysics,1990,17(1):53-92.

［9］LOVELOCK J E. The hemolysis of human red blood-cells by freezing and thawing［J］. Biochimica et biophysica acta,1953,10:414-426.

［10］ZADE-OPPEN A M M. Posthypertonic hemolysis in sodium chloride systems［J］. Acta Physiologica Scandinavica,1968,73(3):341-364.

[11] FARRANT J, WOOLGAR A E. Human red cells under hypertonic conditions: A model system for investigating freezing damage 1. Sodium chloride[J]. Cryobiology, 1972, 9(1): 9-15.

[12] MERYMAN H T. Freezing injury and its prevention in living cells[J]. Annual Review of Biophysics and Bioengineering, 1974, 3(0): 341-363.

[13] WIEST S C, STEPONKUS P L. Freeze-thaw injury to isolated spinach protoplasts and its simulation at above freezing temperatures[J]. Plant Physiology, 1978, 62(5): 699-705.

[14] MULDREW K, ACKER J P, WAN R. Investigations into quantitative post-hypertonic lysis theory using cultured fibroblasts[J]. Cryobiology, 2000, 41(4): 337.

[15] STEPONKUS P. Role of the plasma membrane in freezing injury and cold acclimation [J]. Annual Review of Plant Physiology and Plant Molecular Biology, 1984, 35: 543-584.

[16] MUGNANO J A, WANG T, LAYNE J R Jr, et al. Antifreeze glycoproteins promote intracellular freezing of rat cardiomyocytes at high subzero temperatures [J]. The American Journal of Physiology, 1995, 269(2 Pt 2): R474-R479.

[17] ASAHINA É. Frost injury in living cells[J]. Nature, 1962, 196: 445.

[18] MULDREW K, MCGANN L E. Mechanisms of intracellular ice formation[J]. Biophysical Journal, 1990, 57(3): 525-532.

[19] TONER M, CRAVALHO E G, KAREL M. Thermodynamics and kinetics of intracellular ice formation during freezing of biological cells[J]. Journal of Applied Physics, 1990, 67 (3): 1582-1593.

[20] NASH T. The chemical constitution of compounds which protect erythrocytes against freezing damage[J]. The Journal of General Physiology, 1962, 46(1): 167-175.

[21] EKPO M D, XIE J X, HU Y Y, et al. Antifreeze proteins: Novel applications and navigation towards their clinical application in cryobanking[J]. International Journal of Molecular Sciences, 2022, 23(5): 2639.

[22] WOLFE J, BRYANT G. Freezing, drying, and/or vitrification of membrane - solute - water systems[J]. Cryobiology, 1999, 39(2): 103-129.

[23] BUITINK J, CLAESSENS M M, HEMMINGA M A, et al. Influence of water content and temperature on molecular mobility and intracellular glasses in seeds and pollen[J]. Plant Physiology, 1998, 118(2): 531-541.

[24] CROWE J H, CARPENTER J F, CROWE L M. The role of vitrification in anhydrobiosis [J]. Annual Review of Physiology, 1998, 60: 73-103.

[25] EROGLU A, RUSSO M J, BIEGANSKI R, et al. Intracellular trehalose improves the survival of cryopreserved mammalian cells [J]. Nature Biotechnology, 2000, 18(2): 163-167.

［26］CAPELLA J A,KAUFMAN H E,ROBBINS J E. Preservation of viable corneal tissue［J］. Archives of Ophthalmology（Chicago,Ill.:1960）,1965,74（5）:669-673.

［27］MCGANN L E. Differing actions of penetrating and nonpenetrating cryoprotective agents ［J］. Cryobiology,1978,15（4）:382-390.

［28］LEIBO S P,FARRANT J,MAZUR P,et al. Effects of freezing on marrow stem cell suspensions:Interactions of cooling and warming rates in the presence of PVP,sucrose,or glycerol［J］. Cryobiology,1970,6（4）:315-332.

［29］KIM J H,LEE S S,JUNG M H,et al. N-acetylcysteine attenuates glycerol-induced acute kidney injury by regulating MAPKs and Bcl-2 family proteins［J］. Nephrology,Dialysis, Transplantation:Official Publication of the European Dialysis and Transplant Association - European Renal Association,2010,25（5）:1435-1443.

［30］KORRAPATI M C,SHANER B E,SCHNELLMANN R G. Recovery from glycerol - induced acute kidney injury is accelerated by suramin［J］. The Journal of Pharmacology and Experimental Therapeutics,2012,341（1）:126-136.

［31］O'CONNELL M,MCCLURE N,LEWIS S E M. The effects of cryopreservation on sperm morphology,motility and mitochondrial function［J］. Human Reproduction（Oxford, England）,2002,17（3）:704-709.

［32］MACÍAS GARCÍA B,ORTEGA FERRUSOLA C,APARICIO I M,et al. Toxicity of glycerol for the stallion spermatozoa:Effects on membrane integrity and cytoskeleton,lipid peroxidation and mitochondrial membrane potential［J］. Theriogenology,2012,77（7）: 1280-1289.

［33］DAMIEN M,LUCIANO A A,PELUSO J J. Propanediol alters intracellular pH and devel-opmental potential of mouse zygotes independently of volume change ［J］. Human Reproduction,1990,5（2）:212-216.

［34］MAZUR P. Kinetics of water loss from cells at subzero temperatures and the likelihood of intracellular freezing［J］. The Journal of General Physiology,1963,47（2）:347-369.

［35］TONER M,CRAVALHO E G,KAREL M. Cellular response of mouse oocytes to freezing stress:Prediction of intracellular ice formation［J］. Journal of Biomechanical Engineering, 1993,115（2）:169-174.

［36］KARLSSON J O,EROGLU A,TOTH T L,et al. Fertilization and development of mouse oocytes cryopreserved using a theoretically optimized protocol［J］. Human Reproduction, 1996,11（6）:1296-1305.

［37］KARLSSON J O M,CRAVALHO E G,TONER M. A model of diffusion-limited ice growth inside biological cells during freezing［J］. Journal of Applied Physics,1994,75 （9）:4442-4455.

［38］LIU J,ZIEGER M A,LAKEY J R,et al. The determination of membrane permeability coefficients of canine pancreatic islet cells and their application to islet cryopreservation [J]. Cryobiology,1997,35(1):1−13.

[39]PFAFF R T,AGCA Y,LIU J,et al. Cryobiology of rat embryos I:Determination of zygote membrane permeability coefficients for water and cryoprotectants, their activation energies,and the development of improved cryopreservation methods[J]. Biology of Reproduction,2000,63(5):1294−1302.

[40]LIU J,WOODS E J,AGCA Y,et al. Cryobiology of rat embryos II:A theoretical model for the development of interrupted slow freezing procedures[J]. Biology of Reproduction, 2000,63(5):1303−1312.

[41]LUYET B J. The vitrification of organic colloids and of protoplasme[J]. Cryobiology, 1966,3(3):276−277.

[42]RAPATZ G,LUYET B. Electron microscope study of erythrocytes in rapidly cooled suspensions containing various concentrations of glycerol [J]. Biodynamica, 1968, 10 (210):193−210.

[43]FAHY G M,MACFARLANE D R,ANGELL C A,et al. Vitrification as an approach to cryopreservation[J]. Cryobiology,1984,21(4):407−426.

[44]RALL W F,FAHY G M. Ice−free cryopreservation of mouse embryos at −196 ℃ by vitrification[J]. Nature,1985,313:573−575.

[45]YAVIN S,ARAV A. Measurement of essential physical properties of vitrification solutions [J]. Theriogenology,2007,67(1):81−89.

[46]KASAI M. Simple and efficient methods for vitrification of mammalian embryos[J]. Animal Reproduction Science,1996,42(1−4):67−75.

[47]KASAI M. Vitrification:Refined strategy for the cryopreservation of mammalian embryos [J]. Journal of Mammalian Ova Research,1997,14(1):17−28.

[48]LANDA V,TEPLÁ O. Cryopreservation of mouse 8−cell embryos in microdrops[J]. Folia Biologica,1990,36(3/4):153−158.

[49]PARK S P,KIM E Y,KIM D I,et al. Simple,efficient and successful vitrification of bovine blastocysts using electron microscope grids [J]. Human Reproduction, 1999, 14 (11):2838−2843.

[50]KUWAYAMA M,KATO O. All−round vitrification method for human oocytes and embryos [J]. J Assist Reprod Genet,2000,17.

[51]KUWAYAMA M,VAJTA G,IEDA S,et al. Comparison of open and closed methods for vitrification of human embryos and the elimination of potential contamination [J]. Reproductive Biomedicine Online,2005,11(5):608−614.

[52]SHERMAN J K. Historical synopsis of human *Semen* cryobanking[M]//DAVID G, PRICE WS. Human Artificial Insemination and Semen Preservation. Boston, MA:

Springer,1980:95-105.

[53] WHITTINGHAM D G,LEIBO S P,MAZUR P. Survival of mouse embryos frozen to-196 degrees and-269 degrees C[J]. Science,1972,178(4059):411-414.

[54] WILMUT I, ROWSON L. Experiments on the low-temperature preservation of cow embryos[J]. Veterinary Record,1973,92(26):686-690.

[55] WILLADSEN S M,POLGE C,ROWSON L E,et al. Deep freezing of sheep embryos[J]. Journal of Reproduction and Fertility,1976,46(1):151-154.

[56] WHITTINGHAM D G. Survival of rat embryos after freezing and thawing[J]. Journal of Reproduction and Fertility,1975,43(3):575-578.

[57] WHITTINGHAM D G,ADAMS C E. Low temperature preservation of rabbit embryos[J]. Journal of Reproduction and Fertility,1976,47(2):269-274.

[58] TROUNSON A, MOHR L. Human pregnancy following cryopreservation, thawing and transfer of an eight-cell embryo[J]. Nature,1983,305(5936):707-709.

[59] ZEILMAKER G H, ALBERDA A T, VAN GENT I, et al. Two pregnancies following transfer of intact frozen-thawed embryos [J]. Fertility and Sterility, 1984, 42 (2): 293-296.

[60] ALI J, SHELTON J N. Vitrification of preimplantation stages of mouse embryos[J]. Journal of Reproduction and Fertility,1993,98(2):459-465.

[61] KASAI M,KOMI J H,TAKAKAMO A,et al. A simple method for mouse embryo cryopreservation in a low toxicity vitrification solution,without appreciable loss of viability[J]. Journal of Reproduction and Fertility,1990,89(1):91-97.

[62] MARTINO A,SONGSASEN N,LEIBO S P. Development into blastocysts of bovine oocytes cryopreserved by ultra-rapid cooling [J]. Biology of Reproduction, 1996, 54 (5): 1059-1069.

[63] VAJTA G,HOLM P,KUWAYAMA M,et al. Open Pulled Straw (OPS) vitrification:A new way to reduce cryoinjuries of bovine ova and embryos[J]. Molecular Reproduction and Development,1998,51(1):53-58.

[64] KULESHOVA L,GIANAROLI L,MAGLI C,et al. Birth following vitrification of a small number of human oocytes: Case report [J]. Human Reproduction, 1999, 14 (12): 3077-3079.

[65] YOON T K,CHUNG H M,LIM J M,et al. Pregnancy and delivery of healthy infants developed from vitrified oocytes in a stimulated *in vitro* fertilization-embryo transfer program[J]. Fertility and Sterility,2000,74(1):180-181.

[66] BECK W W Jr. Artificial insemination and semen preservation[J]. Clinical Obstetrics and Gynecology,1974,17(4):115-125.

[67] HAIE-MEDER C,MLIKA-CABANNE N,MICHEL G,et al. Radiotherapy after ovarian

女性生育力保存理论和实践

144

transposition: Ovarian function and fertility preservation [J]. International Journal of Radiation Oncology, Biology, Physics, 1993, 25(3):419-424.

[68] BIELER E U, SCHNABEL T, KNOBEL J. Persisting cyclic ovarian activity in cervical cancer after surgical transposition of the ovaries and pelvic irradiation[J]. The British Journal of Radiology, 1976, 49(586):875-879.

[69] HUSER M, CRHA I, VENTRUBA P, et al. Prevention of ovarian function damage by a GnRH analogue during chemotherapy in Hodgkin lymphoma patients [J]. Human Reproduction, 2008, 23(4):863-868.

[70] BEHRINGER K, WILDT L, MUELLER H, et al. No protection of the ovarian follicle pool with the use of GnRH-analogues or oral contraceptives in young women treated with escalated BEACOPP for advanced-stage Hodgkin lymphoma. Final results of a phase II trial from the German Hodgkin Study Group[J]. Annals of Oncology, 2010, 21(10): 2052-2060.

[71] OKTAY K, HARVEY B E, PARTRIDGE A H, et al. Fertility preservation in patients with cancer: ASCO clinical practice guideline update[J]. Journal of Clinical Oncology: Official Journal of the American Society of Clinical Oncology, 2018, 36(19):1994-2001.

[72] LEE S J, SCHOVER L R, PARTRIDGE A H, et al. American Society of Clinical Oncology recommendations on fertility preservation in cancer patients [J]. Journal of Clinical Oncology: Official Journal of the American Society of Clinical Oncology, 2006, 24(18): 2917-2931.

[73] LOREN A W, MANGU P B, BECK L N, et al. Fertility preservation for patients with cancer: American Society of Clinical Oncology clinical practice guideline update[J]. Journal of Clinical Oncology: Official Journal of the American Society of Clinical Oncology, 2013, 31(19):2500-2510.

[74] ZONG X Y, YU Y, YANG H J, et al. Effects of gonadotropin-releasing hormone analogs on ovarian function against chemotherapy-induced gonadotoxic effects in premenopausal women with breast cancer in China: A randomized clinical trial[J]. JAMA Oncology, 2022, 8(2):252-258.

[75] DEANESLY R. Egg survival in immature rat ovaries grafted after freezing and thawing [J]. Proceedings of the Royal Society of London. Series B, Biological Sciences, 1957, 147 (928):412-421.

[76] GREEN S H, SMITH A U, ZUCKERMAN S. The number of oocytes in ovarian autografts after freezing and thawing[J]. The Journal of Endocrinology, 1956, 13(3):330-334.

[77] PARROTT D M V. The fertility of mice with orthotopic ovarian grafts derived from frozen tissue[J]. Reproduction, 1960, 1(3):230-241.

[78] BETTERIDGE K J. Homotransplantation of ovaries with vascular anastomoses in rabbits:

Response of transplants to human chorionic gonadotrophin [J]. The Journal of Endocrinology,1970,47(4):451-461.

[79]HARRISON F A,CHAMBERS S G,GREEN E A. Autotransplantation of the ovary to the neck in the sow:Normal cyclic activity and plasma hormone levels[proceedings[J]. The Journal of Endocrinology,1979,83(1):46P.

[80]GOSDEN R G,BAIRD D T,WADE J C,et al. Restoration of fertility to oophorectomized sheep by ovarian autografts stored at-196 degrees C[J]. Human Reproduction,1994,9(4):597-603.

[81]OKTAY K, KARLIKAYA G. Ovarian function after transplantation of frozen, banked autologous ovarian tissue [J]. The New England Journal of Medicine, 2000, 342(25):1919.

[82] OKTAY K, BUYUK E, VEECK L, et al. Embryo development after heterotopic transplantation of cryopreserved ovarian tissue [J]. The Lancet, 2004, 363 (9412): 837-840.

[83]OKTAY K,ECONOMOS K,KAN M,et al. Endocrine function and oocyte retrieval after autologous transplantation of ovarian cortical strips to the forearm[J]. JAMA,2001,286(12):1490-1493.

[84]OKTAY K,BUYUK E,ROSENWAKS Z,et al. A technique for transplantation of ovarian cortical strips to the forearm[J]. Fertility and Sterility,2003,80(1):193-198.

[85], PRITCHARD J. Livebirth after cryopreserved ovarian tissue autotransplantation[J]. Lancet (London,England),2004,364(9451):2093-2094.

[86] DONNEZ J, DOLMANS M M, DEMYLLE D, et al. Livebirth after orthotopic transplantation of cryopreserved ovarian tissue [J]. Lancet, 2004, 364 (9443): 1405-1410.

[87]OKTAY K,TILLY J. Livebirth after cryopreserved ovarian tissue autotransplantation[J]. Lancet (London,England),2004,364(9451):2091-2092;authorreply 2092-2093.

[88] RUAN X, CHENG J, KORELL M, et al. Ovarian tissue cryopreservation and transplantation prevents iatrogenic premature ovarian insufficiency:First 10 cases in China [J]. Climacteric,2020,23(6):574-580.

[89] PRACTICE Committee of the American Society for Reproductive Medicine Electronic address:asrm@ asrm org. Fertility preservation in patients undergoing gonadotoxic therapy or gonadectomy: A committee opinion [J]. Fertility and Sterility, 2019, 112 (6): 1022-1033.

[90]WHITTINGHAM D G. Survival of mouse embryos after freezing and thawing[J]. Nature, 1971,233(5315):125-126.

[91]WHITTINGHAM D G,WHITTEN W K. Long-term storage and aerial transport of frozen

mouse embryos[J]. Journal of Reproduction and Fertility,1974,36(2):433-435.

[92]WILLADSEN S M,POLGE C,ROWSON L E A,et al. Preservation of sheep embryos in liquid nitrogen[J]. Cryobiology,1974,11(6):560.

[93]TAKEDA T,ELSDEN R P,SEIDEL G E. Use of sucrose during removal of cryoprotectants after thawing eight-cell mouse embryos[J]. Theriogenology,1987,28(1):101-108.

[94]KASAI M,NIWA K,IRITANI A. Survival of mouse embryos frozen and thawed rapidly [J]. Journal of Reproduction and Fertility,1980,59(1):51-56.

[95]MAZUR P,MILLER R H,LEIBO S P. Survival of frozen-thawed bovine red cells as a function of the permeation of glycerol and sucrose[J]. The Journal of Membrane Biology, 1974,15(1):137-158.

[96]SHAW J M,TROUNSON A O. Effect of dimethyl sulfoxide and protein concentration on the viability of two-cell mouse embryos frozen with a rapid freezing technique[J]. Cryobiology,1989,26(5):413-421.

[97] GORDTS S, ROZIERS P, CAMPO R, et al. Survival and pregnancy outcome after ultrarapid freezing of human embryos ＊ ＊ Presented at The Ⅵ World Congress of in Vitro Fertilization and Alternate Assisted Reproduction,Jerusalem,Israel,April 2 to 7, 1989[J]. Fertility and Sterility,1990,53(3):469-472.

[98]RALL W F,WOOD M J,KIRBY C,et al. Development of mouse embryos cryopreserved by vitrification[J]. Journal of Reproduction and Fertility,1987,80(2):499-504.

[99]RALL W F,FAHY G M. Ice-free cryopreservation of mouse embryos at −196 ℃ by vitrification[J]. Nature,1985,313:573-575.

[100]KASAI M,KOMI J H,TAKAKAMO A,et al. A simple method for mouse embryo cryopr-eservation in a low toxicity vitrification solution,without appreciable loss of viability[J]. Journal of Reproduction and Fertility,1990,89(1):91-97.

[101]KONO T,SUZUKI O,TSUNODA Y. Cryopreservation of rat blastocysts by vitrification [J]. Cryobiology,1988,25(2):170-173.

[102]VAJTA G,HOLM P,KUWAYAMA M,et al. Open Pulled Straw (OPS) vitrification:A new way to reduce cryoinjuries of bovine ova and embryos[J]. Molecular Reproduction and Development,1998,51(1):53-58.

[103] HUANG C C, LEE T H, CHEN S U, et al. Successful pregnancy following blastocyst cryopreservation using super-cooling ultra-rapid vitrification[J]. Human Reproduction (Oxford,England),2005,20(1):122-128.

[104]RAMA RAJU G A,HARANATH G B,KRISHNA K M,et al. Vitrification of human 8-cell embryos, a modified protocol for better pregnancy rates [J]. Reproductive Biomedicine Online,2005,11(4):434-437.

[105]ZHENG W T,ZHUANG G L,ZHOU C Q,et al. Comparison of the survival of human

biopsied embryos after cryopreservation with four different methods using non – transferable embryos[J]. Human Reproduction,2005,20(6):1615-1618.

[106]BALABAN B,URMAN B,ATA B,et al. A randomized controlled study of human Day 3 embryo cryopreservation by slow freezing or vitrification:Vitrification is associated with higher survival,metabolism and blastocyst formation[J]. Human Reproduction,2008,23 (9):1976-1982.

[107]FASANO G, FONTENELLE N, VANNIN A S, et al. A randomized controlled trial comparing two vitrification methods versus slow–freezing for cryopreservation of human cleavage stage embryos[J]. Journal of Assisted Reproduction and Genetics,2014,31 (2):241-247.

[108] DEBROCK S, PEERAER K, FERNANDEZ GALLARDO E, et al. Vitrification of cleavage stage day 3 embryos results in higher live birth rates than conventional slow freezing:A RCT[J]. Human Reproduction,2015,30(8):1820-1830.

[109]CHEN C. Pregnancy after human oocyte cryopreservation[J]. The Lancet,1986,327 (8486):884-886.

[110]VAN UEM J F H M,SIEBZEHNRÜBL E R,SCHUH B,et al. Birth after cryopreservation of unfertilised oocytes[J]. The Lancet,1987,329(8535):752-753.

[111]PENSIS M,LOUMAYE E,PSALTI I. Screening of conditions for rapid freezing of human oocytes:Preliminary study toward their cryopreservation[J]. Fertility and Sterility,1989, 52(5):787-794.

[112]HUNTER J E, BERNARD A, FULLER B, et al. Fertilization and development of the human oocyte following exposure to cryoprotectants, low temperatures and cryopreservation:A comparison of two techniques[J]. Human Reproduction, 1991,6 (10):1460-1465.

[113]BERNARD A, FULLER B J. Cryopreservation of human oocytes:A review of current problems and perspectives[J]. Human Reproduction Update,1996,2(3):193-207.

[114] VINCENT C, PICKERING S J, JOHNSON M H. The hardening effect of dimethylsulphoxide on the mouse zona pellucida requires the presence of an oocyte and is associated with a reduction in the number of cortical granules present[J]. Journal of Reproduction and Fertility,1990,89(1):253-259.

[115]GOOK D A, OSBORN S M, JOHNSTON W I. Cryopreservation of mouse and human oocytes using 1,2-propanediol and the configuration of the meiotic spindle[J]. Human Reproduction (Oxford,England),1993,8(7):1101-1109.

[116] PORCU E, FABBRI R, DAMIANO G, et al. Clinical experience and applications of oocyte cryopreservation[J]. Molecular and Cellular Endocrinology, 2000, 169 (1/2): 33-37.

［117］KATAYAMA K P,STEHLIK J,KUWAYAMA M,et al. High survival rate of vitrified human oocytes results in clinical pregnancy［J］. Fertility and Sterility,2003,80(1): 223-224.

［118］ANTINORI S,DANI G,SELMAN H A,et al. Pregnancies after sperm injection into cryopreserved human oocytes［J］. Human Reproduction,1998,13:157-158.

［119］COBO A,BELLVER J,DOMINGO J,et al. New options in assisted reproduction technology:The Cryotop method of oocyte vitrification［J］. Reproductive Biomedicine Online,2008,17(1):68-72.

［120］COBO A,MESEGUER M,REMOHÍ J,et al. Use of cryo-banked oocytes in an ovum donation programme:A prospective,randomized,controlled,clinical trial［J］. Human Reproduction,2010,25(9):2239-2246.

［121］PAFFONI A,ALAGNA F,SOMIGLIANA E,et al. Developmental potential of human oocytes after slow freezing or vitrification:A randomized *in vitro* study based on parthenogenesis［J］. Reproductive Sciences,2008,15(10):1027-1033.

［122］CAO Y X,XING Q,LI L,et al. Comparison of survival and embryonic development in human oocytes cryopreserved by slow-freezing and vitrification［J］. Fertility and Sterility,2009,92(4):1306-1311.

［123］COBO A,MESEGUER M,REMOHÍ J,et al. Use of cryo-banked oocytes in an ovum donation programme:A prospective,randomized,controlled,clinical trial［J］. Human Reproduction,2010,25(9):2239-2246.

［124］RIENZI L,ROMANO S,ALBRICCI L,et al. Embryo development of fresh 'versus' vitrified metaphase II oocytes after ICSI:A prospective randomized sibling-oocyte study ［J］. Human Reproduction,2010,25(1):66-73.

［125］SMITH G D,SERAFINI P C,FIORAVANTI J,et al. Prospective randomized comparison of human oocyte cryopreservation with slow-rate freezing or vitrification［J］. Fertility and Sterility,2010,94(6):2088-2095.

［126］PARMEGIANI L,COGNIGNI G E,BERNARDI S,et al. Efficiency of aseptic open vitrification and hermetical cryostorage of human oocytes［J］. Reproductive Biomedicine Online,2011,23(4):505-512.

［127］PARKES A S. Viability of ovarian tissue after freezing［J］. Proceedings of the Royal Society of London Series B - Biological Sciences,1957,147(929):520-528.

［128］PAYNE M A,MEYER R K. Endocrine function of ovarian tissue after growth or storage *in vitro*［J］. Experimental Biology and Medicine,1942,51(1):188-189.

［129］PARKES A S,SMITH A U. Storage of testicular tissue at very low temperatures［J］. British Medical Journal,1954,1(4857):315-316.

［130］STÄHLER E,STURM G,SPÄTLING L,et al. Investigations into the preservation of human ovaries by means of a cryoprotectivum[J]. Archiv Fur Gynakologie,1976,221 (4):339-344.

[131]HARP R,LEIBACH J,BLACK J,et al. Cryopreservation of murine ovarian tissue[J]. Cryobiology,1994,31(4):336-343.

[132] CANDY S, WRIGHT J, GERBER M, et al. A controlled double blind study of azathioprine in the management of Crohn's disease[J]. Gut,1995,37(5):674-678.

[133]GOSDEN R G,BAIRD D T,WADE J C,et al. Restoration of fertility to oophorectomized sheep by ovarian autografts stored at-196 degrees C[J]. Human Reproduction,1994,9 (4):597-603.

[134]HOVATTA O, SILYE R, KRAUSZ T, et al. Cryopreservation of human ovarian tissue using dimethylsulphoxide and propanediol-sucrose as cryoprotectants[J]. Human Reproduction,1996,11(6):1268-1272.

[135]PAYNTER S J, COOPER A, FULLER B J,et al. Cryopreservation of bovine ovarian tissue:Structural normality of follicles after thawing and culturein vitro[J]. Cryobiology, 1999,38(4):301-309.

[136]LUKE B,BROWN M B,MISSMER S A,et al. Assisted reproductive technology use and outcomes among women with a history of cancer[J]. Human Reproduction (Oxford, England),2016,31(1):183-189.

[137] BARCROFT J, DAYOUB N, THONG K J. Fifteen year follow - up of embryos cryopreserved in cancer patients for fertility preservation [J]. Journal of Assisted Reproduction and Genetics,2013,30(11):1407-1413.

[138] COURBIERE B, DECANTER C, BRINGER-DEUTSCH S, et al. Emergency IVF for embryo freezing to preserve female fertility:A French multicentre cohort study[J]. Human Reproduction,2013,28(9):2381-2388.

[139]DOLMANS M M, HOLLANDERS DE OUDERAEN S, DEMYLLE D, et al. Utilization rates and results of long-term embryo cryopreservation before gonadotoxic treatment[J]. Journal of Assisted Reproduction and Genetics,2015,32(8):1233-1237.

[140]ALVAREZ R M,RAMANATHAN P. Fertility preservation in female oncology patients: The influence of the type of cancer on ovarian stimulation response [J]. Human Reproduction (Oxford,England),2018,33(11):2051-2059.

[141]RODRIGUEZ-WALLBERG K A,MARKLUND A,LUNDBERG F,et al. A prospective study of women and girls undergoing fertility preservation due to oncologic and non-oncologic indications in Sweden-Trends in patients´ choices and benefit of the chosen methods after long-term follow up[J]. Acta Obstetricia et Gynecologica Scandinavica, 2019,98(5):604-615.

[142] COBO A, GARCÍA-VELASCO J, DOMINGO J, et al. Elective and Onco-fertility

preservation:Factors related to IVF outcomes[J]. Human Reproduction,2018,33(12):2222-2231.

[143] COBO A, KUWAYAMA M, PÉREZ S, et al. Comparison of concomitant outcome achieved with fresh and cryopreserved donor oocytes vitrified by the Cryotop method[J]. Fertility and Sterility,2008,89(6):1657-1664.

[144] COBO A, CASTELLÒ D, VALLEJO B, et al. Outcome of cryotransfer of embryos developed from vitrified oocytes:Double vitrification has no impact on delivery rates[J]. Fertility and Sterility,2013,99(6):1623-1630.

[145]COBO A, GARRIDO N, PELLICER A, et al. Six years´ experience in ovum donation using vitrified oocytes:Report of cumulative outcomes, impact of storage time, and development of a predictive model for oocyte survival rate[J]. Fertility and Sterility, 2015,104(6):1426-1434. e1-8.

[146] SÁNCHEZ - SERRANO M, CRESPO J, MIRABET V, et al. Twins born after transplantation of ovarian cortical tissue and oocyte vitrification [J]. Fertility and Sterility,2010,93(1):268. e11-268. e13.

[147] KIM M K, LEE D R, HAN J E, et al. Live birth with vitrified-warmed oocytes of a chronic myeloid leukemia patient nine years after allogenic bone marrow transplantation [J]. Journal of Assisted Reproduction and Genetics,2011,28(12):1167-1170.

[148] GARCIA-VELASCO J A, DOMINGO J, COBO A, et al. Five years´ experience using oocyte vitrification to preserve fertility for medical and nonmedical indications [J]. Fertility and Sterility,2013,99(7):1994-1999.

[149]ALVAREZ M,SOLÉ M,DEVESA M,et al. Live birth using vitrified—warmed oocytes in invasive ovarian cancer:Case report and literature review[J]. Reproductive Biomedicine Online,2014,28(6):663-668.

[150] DA MOTTA E L, BONAVITA M, ALEGRETTI J R, et al. Live birth after 6 years of oocyte vitrification in a survivor with breast cancer[J]. Journal of Assisted Reproduction and Genetics,2014,31(10):1397-1400.

[151] MARTINEZ M, RABADAN S, DOMINGO J, et al. Obstetric outcome after oocyte vitrification and warming for fertility preservation in women with cancer [J]. Reproductive Biomedicine Online,2014,29(6):722-728.

[152]PERRIN J, SAÏAS-MAGNAN J, BROUSSAIS F, et al. First French live-birth after oocyte vitrification performed before chemotherapy for fertility preservation[J]. Journal of Assisted Reproduction and Genetics,2016,33(5):663-666.

[153]COBO A, GARCÍA - VELASCO J, DOMINGO J, et al. Elective and Onco - fertility preservation:Factors related to IVF outcomes[J]. Human Reproduction,2018,33(12):2222-2231.

［154］HIPP H S, SHANDLEY L M, SCHIRMER D A, et al. Oocyte cryopreservation in adolescent women［J］. Journal of Pediatric and Adolescent Gynecology, 2019, 32（4）: 377-382.

［155］DRUCKENMILLER S, GOLDMAN K N, LABELLA P A, et al. Successful oocyte cryopreservation in reproductive-aged cancer survivors［J］. Obstetrics and Gynecology, 2016, 127（3）:474-480.

［156］RODRIGUEZ-WALLBERG K A, MARKLUND A, LUNDBERG F, et al. A prospective study of women and girls undergoing fertility preservation due to oncologic and non-oncologic indications in Sweden-Trends in patients´ choices and benefit of the chosen methods after long-term follow up［J］. Acta Obstetricia et Gynecologica Scandinavica, 2019, 98（5）:604-615.

［157］ALVAREZ R M, RAMANATHAN P. Fertility preservation in female oncology patients: The influence of the type of cancer on ovarian stimulation response［J］. Human Reproduction（Oxford, England）, 2018, 33（11）:2051-2059.

［158］SILBER S, PINEDA J, LENAHAN K, et al. Fresh and cryopreserved ovary transplantation and resting follicle recruitment［J］. Reproductive Biomedicine Online, 2015, 30（6）:643-650.

［159］GELLERT S E, PORS S E, KRISTENSEN S G, et al. Transplantation of frozen-thawed ovarian tissue: An update on worldwide activity published in peer-reviewed papers and on the Danish cohort［J］. Journal of Assisted Reproduction and Genetics, 2018, 35（4）: 561-570.

［160］DONNEZ J, DOLMANS M M, PELLICER A, et al. Restoration of ovarian activity and pregnancy after transplantation of cryopreserved ovarian tissue: A review of 60 cases of reimplantation［J］. Fertility and Sterility, 2013, 99（6）:1503-1513.

［161］IMBERT R, MOFFA F, TSEPELIDIS S, et al. Safety and usefulness of cryopreservation of ovarian tissue to preserve fertility: A 12-year retrospective analysis［J］. Human Reproduction, 2014, 29（9）:1931-1940.

［162］DONNEZ J, DOLMANS M M. Fertility preservation in women［J］. The New England Journal of Medicine, 2018, 378（4）:400-401.

［163］SHESHPARI S, SHAHNAZI M, MOBARAK H, et al. Ovarian function and reproductive outcome after ovarian tissue transplantation: A systematic review［J］. Journal of Translational Medicine, 2019, 17（1）:396.

［164］BECKMANN M W, DITTRICH R, LOTZ L, et al. Operative techniques and complications of extraction and transplantation of ovarian tissue: The Erlangen experience［J］. Archives of Gynecology and Obstetrics, 2017, 295（4）:1033-1039.

［165］DIAZ-GARCIA C, DOMINGO J, GARCIA-VELASCO J A, et al. Oocyte vitrification versus ovarian cortex transplantation in fertility preservation for adult women undergoing gonadotoxic treatments:A prospective cohort study[J]. Fertility and Sterility,2018,109 (3):478-485. e2.

[166]SILBER S J,DEROSA M,GOLDSMITH S,et al. Cryopreservation and transplantation of ovarian tissue:Results from one center in the USA[J]. Journal of Assisted Reproduction and Genetics,2018,35(12):2205-2213.

[167]BIASIN E,SALVAGNO F,BERGER M,et al. Ovarian tissue cryopreservation in girls undergoing haematopoietic stem cell transplant:Experience of a single centre[J]. Bone Marrow Transplantation,2015,50(9):1206-1211.

[168] DITTRICH R, HACKL J, LOTZ L, et al. Pregnancies and live births after 20 transplantations of cryopreserved ovarian tissue in a single center[J]. Fertility and Sterility,2015,103(2):462-468.

[169]GREVE T,SCHMIDT K T,KRISTENSEN S G,et al. Evaluation of the ovarian reserve in women transplanted with frozen and thawed ovarian cortical tissue[J]. Fertility and Sterility,2012,97(6):1394-1398. e1.

[170]HOEKMAN E J,LOUWE L A,ROOIJERS M,et al. Ovarian tissue cryopreservation:Low usage rates and high live-birth rate after transplantation[J]. Acta Obstetricia et Gynecologica Scandinavica,2020,99(2):213-221.

[171] JADOUL P, GUILMAIN A, SQUIFFLET J, et al. Efficacy of ovarian tissue cryopreservation for fertility preservation:Lessons learned from 545 cases[J]. Human Reproduction,2017,32(5):1046-1054.

[172]KIM S S. Assessment of long term endocrine function after transplantation of frozen-thawed human ovarian tissue to the heterotopic site:10 year longitudinal follow-up study [J]. Journal of Assisted Reproduction and Genetics,2012,29(6):489-493.

[173] MEIROW D, RA'ANANI H, SHAPIRA M, et al. Transplantations of frozen-thawed ovarian tissue demonstrate high reproductive performance and the need to revise restrictive criteria[J]. Fertility and Sterility,2016,106(2):467-474.

[174] POIROT C, FORTIN A, DHÉDIN N, et al. Post-transplant outcome of ovarian tissue cryopreserved after chemotherapy in hematologic malignancies[J]. Haematologica, 2019,104(8):e360-e363.

[175]POIROT C,ABIRACHED F,PRADES M,et al. Induction of puberty by autograft of cryo-preserved ovarian tissue[J]. Lancet,2012,379(9815):588.

[176]TANBO T, GREGGAINS G, STORENG R, et al. Autotransplantation of cryopreserved ovarian tissue after treatment for malignant disease-the first Norwegian results[J]. Acta Obstetricia et Gynecologica Scandinavica,2015,94(9):937-941.

第五章

不同疾病的女性生育力保存方法及现状

我国肿瘤发病率呈持续上升趋势,并且低龄人群的癌症患病率有明显上升,其中年轻女性的发病率上升幅度更大。随着医疗技术的发展,越来越多的癌症实现了早期诊断和治疗,生存率逐步提高。肿瘤治疗方案影响生育力的原因主要为放/化疗对性腺的毒性作用和手术对卵巢和子宫的直接损伤导致的生育力低下甚至丧失。有生育需求的年轻女性患者肿瘤治愈后如何实现生育将是其面临的重要问题。癌症患者往往以控制疾病及延长生存期为主要目标,对于生育力损伤的风险和生育力保存技术缺乏了解。因此,医务工作者应在治疗前即告知患者肿瘤治疗对生育力的潜在影响,并建议患者生育力保存咨询,联合多学科为患者生育力保存提供方案,例如应用成熟的辅助生殖技术(ART)进行卵母细胞和/或胚胎的冷冻保存、联合妇科腹腔镜手术卵巢组织冷冻保存(OTC)和后续卵巢组织自体移植(OvTx)方案、保留生育力的宫颈癌或者子宫内膜癌的手术评估。国内外学者关于癌症患者保存生育能力的研究已进行近 20 年,美国临床肿瘤学会(ASCO)于 2006 年首次发布了关于成人和儿童癌症患者保留生育能力的临床实践指南,并于 2013 年进行了更新。2018 年 7 月 1 日,美国《临床肿瘤学杂志》(Journal of Clinical Oncology)杂志发表了 ASCO 癌症患者保留生育能力临床实践指南,为肿瘤内科、肿瘤放射科、妇科肿瘤、泌尿科、血液科、儿科肿瘤、外科医生以及社会工作者、心理学家和其他医疗保健服务者提供建议,以使抗肿瘤治疗可能导致不育风险的成人、青少年和儿童癌症患者保留生育能力。

依据目前国内的诊疗原则及相关政策,育龄期女性进行生育力保存的适应证主要为:恶性肿瘤患者,如发病率较高的乳腺癌、宫颈癌、卵巢癌及白血病等;严重的自身免疫性疾病,如严重的系统性红斑狼疮;造血干细胞移植相关疾病;早发性卵巢功能不全倾向性疾病,如嵌合型特纳综合征、手术后复发的双侧卵巢子宫内膜异位囊肿等。

第一节　肿瘤性疾病女性生育力保存方法及现状

一、乳腺癌

乳腺癌是全球女性最常见的恶性肿瘤,严重危害着女性的健康和生命。乳腺癌的发病率位居女性恶性肿瘤的首位,常被称为"粉红杀手"。2020 年全球乳腺癌新发病例 226 万人,死亡病例 68.5 万人,分别占癌症总发病和死亡人数的 11.7% 和 6.9%。在所有的女性恶性肿瘤中,乳腺癌占四分之一的癌症发病病例和六分之一的癌症死亡病例。从全球的数据来看,在女性罹患癌症中,乳腺癌的发病率和死亡率均居首位。据估计我国乳腺癌将取代肝癌成为第四大常见癌症,新发病例从 2015 年的 30 万人增加到 2020 年为42 万人。乳腺癌的治疗是手术、放疗、化疗、内分泌治疗、生物治疗等多学科协作的综合治疗。在我国,乳腺癌治疗后 POI 的发生率高达 62.9%,尽管有超过 50% 的育龄期乳腺癌患者都有生育的需求,但真正能够达到妊娠的不足 5%,这与辅助放化疗方案的应用密切相关。此外,标准的内分泌治疗应持续至少 5 年,多项研究提示对于分期较晚的高危患者,需将内分泌治疗延长至 10 年。内分泌治疗虽然能有效降低复发率和死亡率,但也会显著推迟患者的生育年龄,直至错过最佳生育时机。妊娠对于肿瘤复发的影响一直是研究的热点,Valachis 等发表的 Meta 分析回顾了 49 470 例绝经前患者,结果表明在早期乳腺癌确诊 10 个月后妊娠不会对预后造成不利影响。因此,国际指南建议对所有新诊断为乳腺癌的年轻患者,就化疗诱发的 POI 和不孕症的潜在风险提供生育力保存咨询。

相较于老年乳腺癌患者,年轻的乳腺癌患者具有雌激素受体(ER)、孕激素受体(PR)和人表皮生长因子受体(HER2)三阴性、组织学分级 3 级、HER2 过表达比例更高、淋巴管浸润及淋巴细胞浸润等特点。这些特点提示年轻的乳腺癌患者往往恶性程度更高,治疗也更为复杂。为了防止复发,术后通常需要进行辅助放化疗。因此,年轻乳腺癌患者的治疗方案不应由年龄决定,而是应当由乳腺癌的生物学特性决定,以确保合适和个体化的治疗,从而避免过度治疗造成不必要的生育力损伤。

中国的专家共识认为乳腺癌术后辅助化疗的适应证为:①浸润性肿瘤大于 2 cm;②淋巴结阳性;③激素受体阴性;④HER2 阳性。以上单个指标并非化疗的强制适应证,辅助化疗方案的制定应综合考虑上述肿瘤的临床病理学特征、患者生理条件和基础疾患、患者的意愿,以及化疗获益与可能出现的不良反应等。共识认为三阴乳腺癌的优选化疗方案是含紫杉醇类药物和蒽环类药物的剂量密度方案。现有数据表明,对于具有良好临床和病理学特征(包括低基因表达谱)的年轻乳腺癌患者,辅助化疗并不一定是必需的。新辅助化疗作为乳腺癌治疗的重要组成部分,目前仍处于不断发展的阶段,随着各类临床试验的开展和新的治疗理念不断涌现,其治疗模式也从曾经单一的化疗,转变为当前基于不同乳腺癌分子亚型的新辅助化疗、新辅助抗人表皮生长因子受体 2 靶向治疗联合化疗、新辅助内分泌治疗等。

胚胎和卵母细胞的低温保存是当前年轻女性乳腺癌患者保留生育力的标准策略。胚胎和卵母细胞冷冻保存目前是一项十分成熟的技术,胚胎冷冻保存是 IVF 衍生技术。其中卵母细胞的冷冻损伤是主要障碍,即在冷冻过程中细胞内的水分形成冰晶,损伤细胞器及细胞膜,使透明带发生变化,细胞骨架被破坏,染色体出现异常等。但是随着玻璃化冷冻技术的发展,卵母细胞冷冻复苏后活产率逐渐上升。冷冻保存卵母细胞复苏后活产率还取决于冷冻的卵母细胞数量、冷冻时的适应证、进行卵母细胞冷冻保存时女性的年龄以及卵母细胞冷冻和复苏后移植胚胎之间的时间间隔。有研究报道，在1073名诊断癌症后通过卵母细胞冷冻进行生育力保留患者中，累积活产率（CLBR）为41.1%；对于因年龄相关的生育力下降而进行卵母细胞冷冻的5289名健康人来说，CLBR为68.8%，CLBR在36岁后逐渐下降。这表明了卵母细胞冷冻对于癌症患者，尤其是单身癌症患者的生育力保存有重要的价值。

进行卵母细胞冷冻保存的癌症患者需要考虑的一个重要问题是冷冻卵母细胞数量问题。首先，需要明确的是女性的卵母细胞质量随年龄的增加而显著降低，有研究表明≤35岁及>35岁患者进行卵母细胞冷冻后，活产率分别为61.9%和43.4%。因此我们在讨论冷冻卵母细胞数量时需要结合患者年龄，年龄越大建议冷冻卵子数量也适当增加，以便取得更高的活产率。然而对于癌症患者这一特殊群体，尤其是雌激素依赖型乳腺癌患者，没有足够时间进行多次卵巢刺激及取卵，需要在有限的时间内，尽可能获得更多的高质量成熟卵子，以保证及时进行乳腺癌后续治疗。其次，我们要结合患者的生育意愿和卵巢功能来预估冷冻卵母细胞数量，对于有生育多孩的患者要适当增加冷冻卵子数量，卵巢储备良好的患者更容易获得理想冷冻卵子数。当然，在进行控制性卵巢刺激时获卵子数量并非越多越好，过多获卵数增加卵巢过度刺激综合征风险，高的雌孕激素对于乳腺癌也有不利影响，就我们数据而言获卵数在20个左右累积活产率可以达到理想水平，当获卵数<20个时，累积活产率随获卵数的增加明显上升（OR=1.17；95% CI：1.16，1.18；$P<0.0001$），当获卵数≥20个时患者累积活产率无明显变化（$P>0.05$），因此对于卵巢储备良好的患者获卵15～20个时能最大可能获得活产，见图5-1。

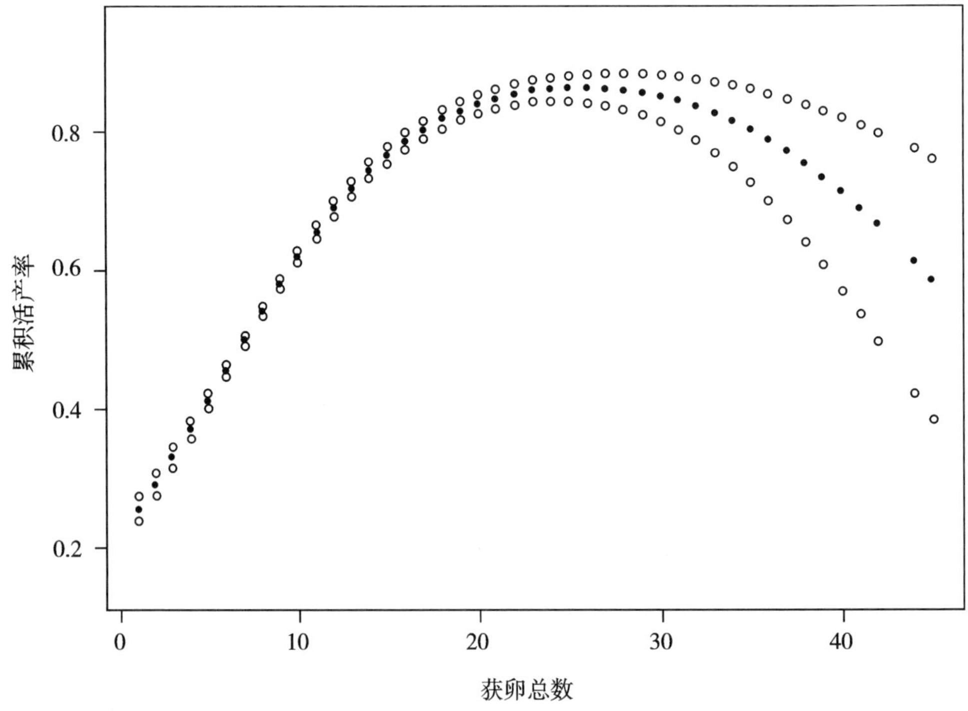

图5-1 获卵总数与累积活产率关系

（一）乳腺癌患者超促排卵现状

冷冻胚胎或卵子是乳腺癌患者生育力保存的标准化方案，两种方法均需要推迟癌症治疗。最近的数据表明，在卵泡期和黄体期进行控制性促排卵（COH）的获卵数和卵母细胞受精率没有显著差异，因此我们可以在患者月经周期的任意时间开启促排卵方案，从而使患者尽快完成生育力保存，缩短后续癌症治疗方案的实施。COH通过外源性促排卵药物使用促使多个卵泡同步发育并成熟，从而保证可以获得足够数量的卵母细胞或胚胎，但COH过程中多卵泡发育可能导致高雌激素水平而增加激素敏感性乳腺癌的风险，临床上为了保证足够获卵数同时降低COH过程中雌激素水平，往往在进行COH过程中同步使用来曲唑每天两片，并且在取卵前的扳机药物选择短效GnRH-a，上述措施即可以保证获卵数和胚胎数，有可以抑制雌激素水平过高，还可以使取卵后雌孕激素迅速下降，进一步降低乳腺癌患者风险。COH来曲唑已被证实可以有效地抑制雌激素的生成，同时不影响卵子数量和质量。

乳腺癌具有激素依赖性，尽管胚胎冷冻已经是一项十分成熟的技术，但是促排卵所致超生理剂量的雌激素状态下是否会促进乳腺癌疾病本身进展仍有争议。对此，有文献报道，乳腺癌患者通过促排卵进行生育力保存，并不增加乳腺癌患者复发率和死亡率。Munoz等开展的一项队列研究共纳入了259名18~40岁准备接受化疗的早期乳腺癌患者，将其分为两组：暴露组148例患者愿意接受促排卵及胚胎冷冻，非暴露组111名患者拒绝进行生育力保存。通过为期5年的随访发现，乳腺癌复发率在暴露组及非暴露组中分别为6.1%（9/148）及13.5%（15/111）；死亡率在暴露组及非暴露组中分别为1.4%（2/148）及3.6%（4/111），差异均无统计学意义。即便如此，为了减少与超生理水平雌二醇相关的潜在危害，在常规COH方案上进行了改良以最大程度降低雌激素水平和缩短雌激素高水平期限，例如前述的香化酶抑制剂来曲唑或者短效GnRH-a。2017年的一项Meta分析研究指出，乳腺癌患者在COH过程中加用来曲唑，与无生育力要求的标准治疗患者相比，5年复发率均为5%左右，没有明显差异。因此，对于有生育要求的患者，应用COH进行卵子或者胚胎冷冻并不增加癌症的复发率。值得注意的是，有证据显示在COH过程中给予来曲唑治疗的ER阳性乳腺癌女性的Gn总量明显少于未用来曲唑COH的ER阴性乳腺癌患者。

关于GnRH-a，有研究显示HCG或者GnRH-a扳机的雌激素峰值及获卵数无明显差别，但是应用GnRh-a扳机卵巢过度刺激综合征的发生率较低，卵子成熟度较高。但是最近的一项研究发现使用GnRh-a扳机后雌孕激素水平迅速下降，缩短了高激素水平的时间见图5-2。虽然GnRh-a扳机方案在新鲜周期胚胎移植的妊娠率低于HCG扳机，但是生育力保存的患者均需进行卵子或者胚胎冷冻保存，待癌症治疗结束再适时进行胚胎移植，因此短效GnRh-a扳机对生育力保存患者是安全有效的扳机策略。另一个值得关注的问题是来曲唑通过抑制雄激素向雌激素转化而维持血清中低雌激素水平，因此在来曲唑治疗期间雄激素水平可能会略有升高，据报道70%~80%的乳腺癌是雄激素受体阳性（AR+）。目前尚不清楚雄激素对乳腺癌细胞具有增生抑或抗增生作用，有研究发现在雌激素刺激的乳腺癌细胞增殖中,AR 可能会抑制 ER 的活性,因此加用来曲唑的 COH中,升高的雄激素可能并不影响疾病的进展,但这仍是一个需要关注的问题。

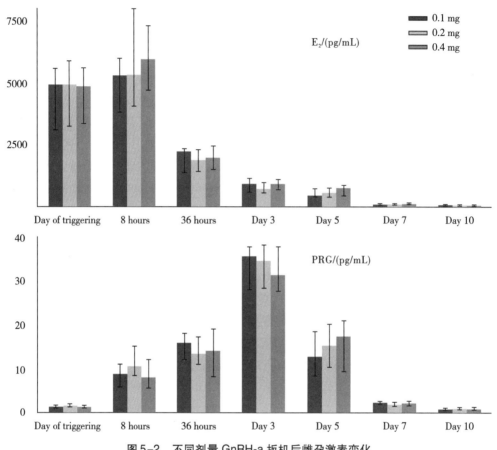

图5-2　不同剂量 GnRH-a 扳机后雌孕激素变化

他莫昔芬是第一个上市的选择性雌激素受体调节剂(SERM),属于非甾体类雌激素类似物,与雌激素受体结合后阻断下游靶基因的转录,通过调节含有雌激素受体的细胞、组织和器官的反应,根据靶组织的不同发挥雌激素作用或抗雌激素作用。他莫昔芬的抗肿瘤作用可能归因于其抗雌激素活性,可竞争性与肿瘤细胞雌激素受体结合,抑制雌激素调节基因的表达,阻滞细胞周期的 G1 期,使细胞增殖减慢,导致细胞增殖和细胞丢失失衡,抑制或阻碍癌细胞的生长和转移,在临床上是治疗和预防雌激素受体阳性乳腺癌的首选药物。此外,他莫昔芬也可能直接导致程序性细胞死亡,与共抑制因子相互作用,遏制癌细胞的无限繁殖。在生殖领域,单独应用他莫昔芬可以诱导排卵,其作用机制与枸橼酸氯米芬相似。他莫昔芬并不能抑制雌激素的生成,因此接受他莫昔芬联合 FSH 方案进行 COHS 的患者体内雌激素水平显著高于生理水平,他莫昔芬可以联合来曲唑以降低雌激素水平。值得提醒的是他莫昔芬的化学结构与己烯雌酚相似,妊娠期间给药对胎儿可能会致畸作用。

乳腺癌复发的第一高峰在手术后 18 个月,第二高峰在术后 60 个月左右,随后逐渐减少,平均复发时间约为 15 年。现有的乳腺癌妇女保存生育力相关的 COH 研究均具有样本量较小和随访时间相对较短等限制性,对于乳腺癌女性接受 COH 的安全性仍需长期随访及大样本量数据进行论证。就目前数据来看,COH 与来曲唑共同给药不会在短期内对预后造成明显影响,低雌二醇浓度不会显著影响卵母细胞数量和质量。对于乳腺癌女性患者,使用 COH 进行生育力保存得更为谨慎的方案是从促排卵开始服用来曲唑(5 mg/d),随后在合适时机使用 GnRH-a 诱发排卵。

值得注意的是,对于女性生育力保存尤其是已婚女性选择冷冻胚胎还是卵母细胞也需要与患者进行充分沟通,需要告知患者冷冻保存的胚胎仅适用于夫妇婚姻存续期,如果婚姻关系破裂,则不能进行胚胎移植。而卵母细胞冻存可以充分保障女性患者的生育需求。

(二)GnRH 激动剂在保护卵巢功能中的应用

乳腺癌的治疗方案随患者不同分子亚型而异。激素受体 ER 和/或 PR 阳性的乳腺癌患者术后应接受内分泌治疗以降低肿瘤复发率。绝经前患者内分泌治疗方案包括:他莫昔芬,卵巢功能抑制加他莫昔芬,卵巢功能抑制加第三代芳香化酶抑制剂。卵巢功能抑制常用的是促性腺激素释放激素激动剂(GnRH-a)。迄今为止,在接受化学治疗的绝经前乳腺癌患者中,使用 GnRH-a 获得的暂时性卵巢功能抑制作用是临床上常用的保护卵巢功能的医学干预措施。GnRH-a 通过药物抑制垂体-卵巢功能,降低静止期细胞对化疗药物的敏感性,从而降低化疗药物的生殖毒性。GnRH-a 应用于雌激素受体阳性患者化疗期间的安全性曾受到质疑,但是以目前的数据来看,无论是与化疗药物同时使用或是化疗后使用 GnRH-a 均与乳腺癌的进展与预后没有明显的相关性。2017 年的一项 Meta 分析指出,在化疗期间应用 GnRH-a 使化疗导致的 POI 发生率降低了 16.8%,同时也增加了后期妊娠率。此外,与对照组相比,GnRH-a 组患者潮热的发生率显著较高,在情绪变化、阴道干燥和头痛方面的发生率没有显著差异。在乳腺癌的化疗过程中可能导致血小板计数或者全血细胞的降低,而使患者出现阴道异常出血或者月经量过多,应用 GnRH-a 除了保护卵巢功能外,还可以导致患者闭经,因此可以减少异常阴道出血导致的贫血。目前不同研究中关于 GnRH-a 对卵巢功能保护作用有相互矛盾的结果,因此,2018 年美国临床肿瘤学会(ASCO)指出不应使用 GnRH-a 代替成熟的生育力保存方法。鉴于目前 GnRH-a 对卵巢功能保护作用的局限性和生育力保存技术越来越成熟因此应建议患者在乳腺癌治疗前或者放化疗前进行生育力保存咨询和实施。

(三)卵巢组织冷冻与移植

卵巢组织冷冻作为女性生育力保存的另一方案,近些年来发展迅速,这项技术也从实验性方案变为常规方案。有学者统计了截至 2018 年已经发表的乳腺癌患者行冷冻卵巢组织移植的案例报道共有 16 例,其中 14 例达到临床妊娠,11 例获得活产,2 例在卵巢组织移植后出现乳腺癌复发。

在 2009 年,Sanchez-Serrano 报道了第一例乳腺癌患者通过卵巢组织冷冻与移植获得活产的案例。一位 36 岁的非典型左乳髓质癌、三阴乳腺癌患者（pT1N1M0 ⅡA 期），接受了肿瘤切除术和左腋窝清扫术，在化疗开始前，该患者进行了卵巢组织冷冻。乳腺癌治愈后该患者接受了冷冻卵巢组织移植手术，2 个月后月经来潮，随后接受了 4 个周期的促排卵并获得了 14 枚成熟卵子，最终形成 3 枚可移植胚胎。在卵巢组织移植 1 年后，该患者移植了 3 枚胚胎并获得双胎活产。在 2016 年，A Danish 首次报道了 2 例卵巢组织移植后自然妊娠并活产的案例。2011 年，一位 34 岁的乳腺癌患者进行卵巢组织冷冻后接受了放化疗治疗，并出现闭经。2013 年该患者移植了部分卵巢组织，并在 9 个月后自然妊娠并活产。2011 年另一位 36 岁的激素受体依赖型乳腺癌患者在放化疗及内分泌治疗前进行了卵巢组织冷冻，由于患者有生育意愿，在 2014 年提前停用他莫昔芬并接受了卵巢组织移植手术，术后同样获得自然妊娠并活产。上述案例表明激素受体依赖型乳腺癌可以接受冷冻卵巢组织移植并安全受孕及分娩，但为了防止孕期高雌孕激素水平造成癌症进展或复发，临床医生应进行充分的病情评估、风险告知及知情同意。

尽管乳腺癌患者卵巢转移的风险较低，但由于卵巢组织的取材与冷冻是在化疗开始前，卵巢组织中是有可能携带脱落至外周血的肿瘤细胞，因此卵巢组织冷冻保存与移植手术的风险之一依然是卵巢组织是否携带肿瘤细胞。目前尚无有效方法对冷冻和移植的卵巢组织进行肿瘤细胞的病理学检测。2013 年，Ernst 等报道了一位 33 岁患激素依赖型浸润性导管癌的女性，HER2 阳性伴前哨淋巴结转移，手术切缘阴性。在化疗前行卵巢组织冷冻，化疗后接受放疗及他莫昔芬内分泌治疗，两年半后患者因有生育意愿而提前终止了内分泌治疗并移植了卵巢组织在 6 个月后成功妊娠，然而在孕早期乳腺癌复发，同样为激素依赖型浸润性导管癌、9 mm 瘤体，不同的是 HER2 阴性且为原位癌，该患者最终在孕 8 周时终止妊娠。2011 年，Rosendahl 等报道了另一例卵巢组织移植后乳腺癌复发案例，一位 36 岁患者在卵巢组织移植 1 年后乳腺癌复发。该患者移植卵巢组织病理活检并未显示肿瘤细胞，而将卵巢组织移植至免疫缺陷小鼠体内，小鼠也无肿瘤发生。在 Ernst 报道的案例中，原发及复发的乳腺癌病理分型并不相同（分别是 HER2 阳性及 HER2 阴性），而在 Rosendahl 报道的案例中，病理活检及免疫缺陷鼠模型均未发现移植卵巢组织中携带了肿瘤细胞。因此这两例患者乳腺癌的复发可能与移植卵巢组织后产生了激素波动，或提前终止的他莫昔芬治疗未能达到肿瘤的完全缓解，从而促进了激素依赖型乳腺癌的进展及复发。所以上述案例中卵巢组织移植后乳腺癌复发，但并无证据表明是由于移植的卵巢组织携带肿瘤细胞导致的复发。因此，在进行卵巢组织移植前，临床医师需帮助患者制定并完成其乳腺癌治疗方案，在肿瘤完全缓解的前提下再考虑生育问题。

（四）胚胎植入前遗传学检测

目前，已有越来越多的乳腺癌相关基因被发现并应用于乳腺癌的诊断及治疗，其中研究最为广泛的是乳腺癌易感基因，即 BRCA（breast cancer susceptibility gene）基因，主要包括 BRCA1 及 BRCA2（BRCA1/2）。BRCA1/2 蛋白可以帮助修复 DNA 损伤并参与基因转录、细胞周期调控及细胞凋亡等多种重要的细胞生命活动，也被称为抑癌基因。BRCA1/2 基因突变可能促进多种癌症的发生，其中最主要的是乳腺癌和卵巢癌，在乳癌患者中大约有10%~20%患者存在BRCA基因突变。对于BRCA突变型乳腺癌,除了手术治疗、放化疗以及辅助性内分泌治疗,还可采用靶向治疗主要包括聚腺苷酸二磷酸核糖转移酶[poly(ADP-ribose)polymerase,PARP]抑制剂、磷脂酰肌醇3-激酶(phosphatidylinositol 3-kinase,PI3K)抑制剂、抗血管生成剂以及其他靶向药。虽然化学治疗和放射治疗能在一定程度上延长乳腺癌患者的生存期,但均会导致胃肠道反应、肌肉酸痛、骨髓抑制等严重的不良反应,尤其具有较强的生殖毒性。因此,对于BRCA基因突变型乳腺癌患者,进行手术治疗后,靶向药物治疗对生育力保护可能更有获益。

尽管手术联合靶向药物治疗方案能降低对女性生育力的损伤,但BRCA突变位点可遗传给子代也是医生或者患者家族需要面对的问题。有研究表明,在70岁时BRCA1和BRCA2基因突变携带者患乳腺癌的累积风险分别高达57%~65%和45%~49%。因此,对于BRCA突变型乳腺癌,在治疗自身疾病、延长生存期限及保存生育力的同时,如何避免子代携带BRCA突变基因也是临床医生需要考虑的问题。胚胎植入前遗传学检测(preimplantation genetic testing,PGT)技术是一种结合了辅助生殖技术和遗传学的先进技术,它通过对胚胎进行遗传学检测,旨在选择那些未携带遗传性疾病突变的胚胎进行植入,从而阻断相关遗传性疾病的传递,减少遗传缺陷儿的出生。PGT包括对非整倍体胚胎的筛查和对携带某种已知的致病基因胚胎的检出等。该技术目前已成熟应用于BRCA基因突变的乳腺癌患者的胚胎检测,从而避免子代携带BRCA基因突变。一项研究对1081名BRCA突变携带者进行问卷调查结果显示,患者对于接受生殖咨询均持积极态度,其中超过50%的人表示愿意接受PGT技术生育不携带BRCA基因突变的子代。2018年的一项系统分析纳入了79对携带BRCA1/2基因突变的夫妇,对其体外受精所得的胚胎进行PGT检测后,获得了155枚不携带BRCA1/2基因突变的整倍体胚胎,共进行了75个胚胎移植周期,获得了64例临床妊娠和68个活产儿。在所有PGT检测的胚胎中无漏诊和误诊,所有子代均不携带BRCA1/2基因突变,因此该技术可以安全有效且精准地应用于BRCA突变型乳腺癌患者的生育力保存及突变BRCA基因的遗传阻断。当然PGT作为对胚胎的一项有创操作,远期子代安全性需要我们密切关注,因此我们应该严格把握PGT的适应证避免过度医疗。尽管BRCA基因携带者患乳腺癌的风险随突变位点的位置、遗传模式、环境因素等的不同而异,但就目前的数据提示其患乳腺癌及卵巢癌的风险明显高于非携带者,因此,BRCA1/2基因突变携带者均可考虑进行PGT助孕。

目前,随访生育力保存的乳腺癌患者生育结局的研究比较少,且样本量均不大。Oktay等对131名进行胚胎冷冻保存的乳腺癌患者进行随访,其中33名患者在乳腺癌治疗后进行了冷冻胚胎复苏移植,平均移植胚胎数为1.97±0.7枚,临床妊娠率为65.0%(26/40),活产率为45.0%(18/40),该数据与进行ART治疗的非癌症患者没有统计学差异。此外,有多项研究对进行IVF的癌症(其中超过50%为乳腺癌)及非癌症患者的实验室数据进行比较,发现成熟卵子率及2PN率均没有显著差异。最近瑞典的一项研究,对比了进行生育力保存和未进行生育力保存的乳腺癌患者其后续生育结局,结果提示有22.8%接受生育力保存的女性获得活产,而对照组仅为8.7%(平均随访时间为4.6年)。

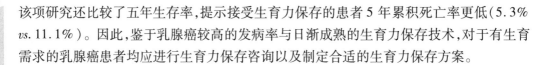

该项研究还比较了五年生存率,提示接受生育力保存的患者 5 年累积死亡率更低(5.3% *vs.* 11.1%)。因此,鉴于乳腺癌较高的发病率与日渐成熟的生育力保存技术,对于有生育需求的乳腺癌患者均应进行生育力保存咨询以及制定合适的生育力保存方案。

二、宫颈癌

宫颈癌是最常见的女性生殖道恶性肿瘤之一。在全球范围内宫颈癌是第四大最常见的癌症,也是妇女癌症死亡的第四大原因。2020 年全球估计有 60.4 万新发病例和 34.2 万死亡病例。中国癌症统计数据显示,宫颈癌发病率居女性生殖系统恶性肿瘤发病率第 2 位,仅次于乳腺癌。2020 年中国宫颈癌的发病率和死亡率分别排在第六位和第七位,新发病例为 11 万例,死亡病例为 6 万例。我国宫颈癌的流行病学有以下特点:①任何年龄的女性都可以发病,但主要常见于 40~60 岁妇女,60 岁以后呈下降趋势,20 岁以下较为罕见。②我国宫颈癌发病率也存在着民族差异,发病率最高的是汉族,其次是维吾尔族、蒙古族和回族。不同民族的妇女所患宫颈癌的病理类型及组织学分级也有不同,少数民族以腺癌和中低分化为主,汉族则以鳞癌及腺癌和高中分化为主。③由于各地区的经济、文化水平、宫颈癌筛查项目的开展存在差异,我国宫颈癌发病率农村高于城市,山区高于平原及沿海地区,且我国西部省市的宫颈癌死亡率较高。宫颈癌是少见的病因明确的恶性肿瘤之一,宫颈鳞状细胞癌的发生发展与人乳头瘤病毒(human papilloma virus,HPV)的高危型持续感染有关,宫颈癌的高发年龄为 50~55 岁,近年来其发病有年轻化的趋势。

(一)保留生育功能手术

早期宫颈癌年轻患者的保留生育功能手术(fertility-sparing surgery,FSS)快速发展,最早由 Dargent 提出,手术包括通过阴道入路切除子宫颈、阴道上部和子宫旁的近端部分,结合腹腔镜盆腔淋巴结切除术,同时保留子宫体手术方式,即 Dargent 术式———腹腔镜辅助经阴道广泛子宫颈切除术(laparoscopic-assisted vaginal radical trachelectomy,LAVRT /VRT)、开腹广泛子宫颈切除术(abdominal radical trachelectomy,ART)、腹腔镜广泛子宫颈切除术(laparoscopic radical trachelectomy,LRT)、机器人辅助腹腔镜广泛子宫颈切除术(robotic-assisted radical trachelectomy,RRT),非根治性保留生育功能手术包括子宫颈锥切术和单纯子宫颈切除术(simple trachelectomy,ST),这些手术方式使早期子宫颈癌年轻患者在治愈肿瘤的基础上达成生育目的。手术方式的选择取决于肿瘤的预后因素及肿瘤大小、分期和淋巴血管间隙浸润(lymph-vascular space invasion,LVSI)状态。

采取冷刀锥切方案的ⅠA1 期宫颈癌患者,如果没有淋巴血管的浸润,手术切缘病灶阴性,这类患者宫颈癌的复发率小于 0.5%。国外的报道显示 40 岁以下ⅠA1 期宫颈癌患者子宫全切与宫颈锥切 5 年生存率为 99% 和 98%,但是如果有盆腔血管淋巴结浸润,宫颈锥切手术患者的复发率可升至 9%。因此可对这类患者进行额外的盆腔淋巴结清扫。对于ⅠA2~ⅠB2 期的宫颈癌患者,进行宫颈锥切加盆腔淋巴结清扫的患者 5 年生存率可以达到94%。根治性子宫颈切除联合盆腔淋巴结清扫术是在早期宫颈癌中保存子宫的另一种选择,可以通过腹腔镜(AT),经阴道(VT)或微创方法(例如腹腔镜或机器人手术)进行。最近的 Meta 分析显示,经腹腔镜和经阴道两组的五年生存率没有差异。一项多中心研究报道,VT 组的妊娠结局优于 AT 组,但是接受 VT 的患者复发率明显更高(AT 为0,VT 为9.8%)。国外学者认为对于肿瘤>2cm 的晚期宫颈癌,新辅助化疗联合经腹部根治性子宫颈切除术是可行的策略,但是这种方案使癌症的复发风险增加17%,因此,对于这类患者是否行保留生育力的手术需要慎重。

对于早期宫颈癌患者实行保存生育力手术最初由 Dargent 等提出,后经 Rob 等修改,根据宫颈癌特性及复发情况,2021 年中国专家共识明确了以下适应证:患者方面:①具有强烈的保留生育器官和功能的愿望;②生育期年龄段,卵巢功能评估具备生育潜力;③不能承受 FSS 和术后妊娠过程,或患有不宜妊娠的疾病,以及围产期母体并发症高风险者,均不适合 FSS;④对选择 FSS 的理由、手术方式和途径、可能的并发症、术后肿瘤结局、术后妊娠期并发症及其监测和妊娠结局等相关问题充分知情同意。肿瘤方面:①肿瘤局限于子宫颈,最大直径≤2 cm,宫颈间质浸润深度<1/2,肿瘤距宫颈内口≥1.5 cm;②肿瘤直径 2～4 cm 者可考虑开腹广泛子宫颈切除术,或进行 1～3 疗程新辅助化疗(neoadjuvant chemotherapy, NACT),评估肿瘤缩小至≤2 cm 后实施 FSS;③神经内分泌小细胞癌、胃型腺癌和恶性腺瘤不适合 FSS;④盆腔淋巴结无转移。医生方面:具备 FSS 精细化管理与质量控制能力和方案、手术技能以及平台条件。

FSS 术式选择首要取决于肿瘤分期,当肿瘤学结局相同时,则应关注生育结局的优劣。不同期别宫颈癌,2021 年专家共识提出 FSS 时宫颈肿瘤切除和淋巴结转移评估方法选择如下。

ⅠA1 期淋巴血管间隙浸润阴性:宫颈锥切术,肿瘤和高度鳞状上皮内病变(high-grade squamous intraepithelial lesion,HSIL)距离切缘>3 mm 视为切缘阴性;切缘阳性者可重复宫颈锥切术或 ST。

ⅠA1 期 LVSI 阳性和ⅠA2 期:首选 RT +前哨淋巴结(sentinel lymph node,SLN)示踪活检或盆腔淋巴结切除术(pelvic lymphadenectomy /pelvic lymph node dissection,PLND),肿瘤距宫颈上段切缘≥8 mm;次选宫颈锥切 + PLND 或 SLN 示踪活检术,宫颈锥切术需达到切缘阴性,切缘阳性者则选择重复宫颈锥切术或 ST。

ⅠB1 期:推荐 RT + PLND±腹主动脉旁淋巴结切除术(para-aortic lymphadenectomy /para-aortic lymph node dissection,PALND),肿瘤距离宫颈上段切缘≥8 mm。ⅠB2 期:推荐 C 型 ART + PLND + PALND,次选 NACT 后 RT + PLND + PALND,肿瘤距离宫颈上段切缘≥8 mm。

ⅠB2 期 NACT 后适合 FSS 者,参考残存肿瘤大小和期别决定,原则上应较同等大小或期别的肿瘤对应的手术范围更大。

FSS 的广泛子宫颈切除术有经阴道(VRT)和经腹(ART)两种途径,2013 年国内的一项多中心研究显示,<2 cm 的早期宫颈癌经腹广泛子宫颈切除术随访期间未发现复发,经

阴道的广泛子宫颈切除术复发率为 9.8% ,死亡率为 1.6% 。但是经阴道手术患者妊娠率明显高于经腹手术(39.5% *vs.* 8.8%)。相比于肿瘤<2 cm 患者,肿瘤>2 cm 的患者广泛子宫颈切除术后复发率明显上升(11.6% *vs.* 2.4%),同时妊娠率下降(12.5% *vs.* 32.1%)。与 VRT 相比 ART 可以更好地控制肿瘤的复发,但这并不意味着 ART 是比 VRT 更好的方法,作为年轻女性早期宫颈癌的生育力保守治疗,生育结局是评价 FSS 手术的重要指标之一。在 VRT 后尝试怀孕的女性妊娠率可高达 30% ~70% ,其中 62% 女性可以到达妊娠晚期。而 ART 后的产科结果并不令人满意,其妊娠率不超过 20% 。这可能跟经腹手术后导致的输卵管性不孕相关,同时跟辅助生殖技术水平相关。

PLND 途径取决于宫颈肿瘤切除途径,选择经阴道途径切除宫颈肿瘤者,腹腔镜 PLND 更微创,盆腹腔脏器干扰少,对术后妊娠率的影响更小。经阴道手术后复发率跟术者的手术熟练程度密切相关,因此临床大夫不能盲目地根据指南进行手术方式的选择。经腹手术导致的机械性不孕,即输卵管因素不孕症,可以通过辅助生殖技术达到妊娠目的,因宫颈问题导致的不孕可以采用宫腔内人工授精来解决,因此对不同患者的手术方式需要经过综合评估后进行。

对于是否对宫颈癌患者进行新辅助化疗(neoadjuvant chemotherapy,NACT),2021 年的专家共识也给出了明确的建议:NACT 方案选择以顺铂为基础的联合化疗,如紫杉醇联合顺铂(TP)、5-FU 联合顺铂(FP)、博来霉素联合长春新碱和顺铂(BVP)等。肿瘤直径 2~6 cm 的早期宫颈癌 NACT 后肿瘤缩小至<2 cm 时,LRT、ART 或 VRT 均安全可行,其中 VRT 术后妊娠结局较好,NACT 反应差、腺癌和(或)LVSI 阳性是术后复发的高危因素。肿瘤达到或接近完全缓解者也可选择 ST 或扩大宫颈锥切术,但应慎重。ⅠB1 期宫颈癌通常直接行 FSS,无需 NACT;拟选择宫颈锥切术或 ST 等非根治性 FSS 者,推荐 1~3 疗程 NACT 后肿瘤达到或接近完全缓解后手术。ⅠB2 期可直接行 C 型 ART,拟选择其他途径 RT 者需先行 NACT,待肿瘤缩小至<2cm 或完全缓解后实施 FSS;2~3 疗程 NACT 后肿瘤稳定/进展或肿瘤直径仍>2cm 者,建议放弃 FSS。实施 NACT 前,应完成妇科检查和肿瘤影像学评估,符合适应证标准者推荐先行 PLND,排除淋巴结转移后再行 NACT。

(二)手术对妊娠的影响

对于宫颈癌患者,保留子宫的手术方案使得患者保留生育的可能,但是值得注意的是由于宫颈手术导致的产科并发症同样需要得到重视,例如子宫颈狭窄、宫颈机能不全和 Asherman 综合征(一种以瘢痕组织和子宫内膜粘连形成为特征的疾病),可能对生育能力产生负面影响,导致流产或者早产。宫颈锥切术或 ST 等非根治性 FSS,部分患者妊娠结局良好,宫颈环扎术并非必要。但是研究表明冷刀锥切术与早产、低出生体重和剖宫产率的风险增加有关。同样,LEEP 术与早产、低出生体重和胎膜早破的风险显著相关。实行生育力保存手术的宫颈癌患者是否行宫颈环扎术,取决于残留宫颈长度和宫颈机能状态。对于行广泛子宫颈切除术患的患者,宫颈和宫旁组织切除范围广,残留宫颈上段或部分子宫峡部组织难以维持宫颈机能,推荐术中常规行宫颈环扎术。无论是否行宫颈环扎手术,妊娠后患者均建议定期检查宫颈机能,预防因宫颈机能不全导致的晚期流产早产和胎膜早破。

(三)卵巢移位

临床上针对年轻的宫颈癌患者,通常在标准的手术治疗之后行辅助性放疗和(或)化疗。放疗是宫颈癌治疗的重要组成部分。放化疗在极大程度上缓解癌症病情,却对子宫和卵巢组织及血管造成了严重的不可逆转的损伤,导致卵巢早衰及子宫组织的损伤。对于进行宫颈广泛切除术后需要盆腔放疗的患者,通过手术将卵巢和子宫放置于上腹部可以避免放射线对其造成的损伤。腹腔镜卵巢移位技术在保护卵巢功能方面的成功率为50%~88.6%。尽管这些技术可能会大大减少电离辐射对生育力的直接影响,但研究表明,由于血流的改变和辐射的散射对卵巢造成的影响可能使得这种方法的保护效率大打折扣。另外,在大多数情况下,多数患者需要进行二次手术以将移位的器官重新归位到盆腔中的原始位置。也可利用诸如 MRI 引导的近距离放射疗法等高精度的现代放射治疗方法来降低放射线的散射效应,并选择性地靶向子宫颈,从而保护健康的子宫体免受放射线损害。

(四)宫颈癌易感基因人群的管理

对癌症易感基因的评估是提供个性化治疗和监测策略的咨询服务的重要组成部分。应该为患有遗传性癌症综合征的女性提供生育力和遗传咨询服务,例如遗传性乳腺癌和卵巢癌综合征(*BRCA1* 和 *BRCA2* 突变)和遗传性非多发性结肠直肠癌综合征(HNPCC / Lynch 综合征)(DNA 错配修复基因突变)。患有 *BRCA1* 或 *BRCA2* 突变的女性,到 70 岁时患卵巢癌,输卵管癌和腹膜癌的风险高达 46%。与 Lynch 综合征相关的妇科恶性肿瘤的终生风险高达 60%。*PTEN*、*TP53* 和 *STK*11 中的突变也与妇科癌症的遗传易感性有关。目前,国外部分指南建议在完成分娩后,对 *BRCA* 突变携带者进行降低风险的输卵管卵巢切除术,并建议对 Lynch 综合征患者进行子宫切除联合双侧输卵管卵巢切除术。

在妇科癌症中,生育力保存策略包括保留生育力的手术方法和辅助生殖技术(ART)。最佳策略选择可能因肿瘤的类型和阶段,诊断时的年龄,卵巢储备状态,从诊断到开始治疗的可用时间以及计划中的癌症治疗方案。因此,包括妇科医生,肿瘤科医生和生殖专家在内的多学科会诊的个性化策略对于为患者提供最佳治疗选择至关重要。在不影响生存的前提下,保存妇科癌症患者的生殖能力是可以实现的。因此,个性化的多学科方法与及时转诊至生殖专家对于渴望保持生育能力的女孩和妇女至关重要。除了目前仅限于选定患者的抗逆转录病毒疗法以外,还有几种新技术即将出现,如果成功应用,可能会显著改变生育力保存领域现状。用抗凋亡/细胞保存剂预防化疗诱导的卵巢损伤,干细胞技术,使用诱导多能干细胞(iPSC)进行体外卵子发生和人工卵巢的新技术正在发展,这些进展可能会在不久的将来转化为临床应用。

(五)除手术外的生育力保存技术

对于有新辅助化疗或联合放化疗指征的患者,由于治疗具有很强的性腺毒性,可能对卵巢功能造成不可逆的损伤,因此应当在上述治疗开始前可以进行促排卵及卵子冷冻保存。然而,对于大部分需要进行放化疗治疗的患者,其已经在宫颈以外的部位出现癌细胞的扩散,这也意味着促排卵取卵操作可能带来肿瘤细胞播散的风险。对于这部分患者,在选择方案时必须充分考虑到此风险。我们也可以进行卵巢组织冷冻保存。或者在放化疗前进行一侧的卵巢移位和对侧卵巢组织的冷冻保存。需要注意的是,在移植冷冻保存的卵巢组织后,有可能重新种植肿瘤细胞,这种风险在非鳞状上皮性宫颈癌中最高。Cheng 等进行了一项 Meta 分析研究,根据 FIGO 2018 分型标准,ⅠA 期、ⅡB 期、ⅡA 期以及 ⅡB 期宫颈癌中卵巢受累率分别为 0%、2.8%、3.4% 及 11.8%。考虑到 ⅡB 期宫颈癌患者卵巢受累风险过高,ⅡB 期及以上宫颈癌患者是否能从卵巢组织冷冻中获益尚不明确。理论上我们可以采用组织学评估或肿瘤标志物筛查对卵巢组织进行评估,以期降低肿瘤细胞重新种植的风险,但是目前尚无证据表明该做法是否可靠。2002 年,Okaty 团队为一名 35 岁ⅢB 期宫颈癌患者进行了卵巢组织冷冻保存,并将一块（3 ~ 5）cm×1 cm×（3 ~ 5）mm 大小的卵巢组织移植在前臂皮下的肱桡肌筋膜上。移植 10 周后发现该患者移植部位出现直径约 15 mm 的卵泡,其激素水平也随之恢复到了绝经前水平。经过促性腺激素治疗,成功的通过经皮穿刺取卵获得了数枚卵子,虽然这个患者最终没能获得可利用胚胎,但是证明了该技术的可行性。2016 年,Radwan 等报道了一位 28 岁宫颈癌患者,在行广泛子宫切除术的同时,将双卵巢各切取一半进行冷冻保存。术后行辅助性放疗,随后患者出现典型的围绝经期症状。手术后 13 个月,通过卵巢组织自体移植到前腹壁后,患者卵巢的内分泌功能开始逐渐恢复,围绝经期症状开始有所改善,24 周后卵巢内分泌功能恢复到正常水平,移植的卵巢组织中可监测到卵泡发育。2016 年阮祥燕等首次报道了中国第一例冻存的卵巢组织自体原位移植的成功案例,其团队对一名 40 岁的宫颈鳞癌 IIb 期患者在放化疗前进行卵巢组织取材、冻存,待其癌症临床治愈后进行了冻存卵巢组织自体原位移植手术,在移植 4 个月后,患者的绝经相关症状基本消失,卵泡刺激素水平降低至 6 IU/L,雌二醇水平由<11.8 ng/L 升高至 84.46 ng/L,超声监测到有卵泡发育且恢复正常月经。这也标志着我国在卵巢组织冷冻保存技术上的突破性进展。

三、子宫内膜癌

(一)概述

子宫内膜癌是女性生殖系统三大恶性肿瘤之一,2020 年全球有 41.7 万例新发病例和 9.7 万死亡病例。子宫内膜癌居中国女性生殖系统恶性肿瘤的第二位,发病率约 10/10 万。大多数子宫内膜癌发生于已绝经的妇女,约有 14% 发生于未绝经的妇女,其中 4% ~ 7% 的患者年龄小于 40 岁,这一类人群在我国呈现逐年增加的趋势。子宫内膜癌的高危因素包括:①月经因素绝经年龄≥52 岁称为延迟绝经。Meta 分析表明,绝经年龄与子宫内膜癌的发病率呈正相关,绝经年龄>46.5 岁的女性患病风险会有所增加。②孕育因素未生育是子宫内膜癌的高危因素,与未生育女性相比,已生育女性患子宫内膜癌的风险降低 35%。③相关疾病因素如高血压、糖尿病、肥胖和多囊卵巢综合征。④遗传因素大多数子宫内膜癌呈散发性,约5%与遗传相关,与遗传密切相关者称为林奇综合征,也称遗传性非息肉结直肠癌综合征或癌症家庭综合征。另外,PCOS也是子宫内膜癌的另外一个危险因素,这可能是由于PCOS患者子宫内膜长期受单纯的雌激素刺激引起的。另外,体重指数的增加已被证明与子宫内膜癌的发展密切相关,体重管理也是对有生育要求的子宫内膜癌患者管理的一项重要指标。

子宫内膜癌的标准化治疗是子宫全切加双侧输卵管卵巢切除术,同时进行腹膜细胞学检查(peritoneal cytology),必要时进行盆腔淋巴结清扫。子宫内膜复杂性增生同样适用于标准的手术治疗。对于早期的子宫内膜癌,标准化治疗后患者5年生存率高于94%。然而,这种治疗导致的永久性不孕症是一个非常显著的弊端。在小于45岁的人群中仍有6.5%的患者希望能够保存其生育能力。在过去的几十年,对子宫内膜癌的治疗已不仅限于降低死亡率,同时更关注到患者的心理健康及生活质量的提高。

子宫内膜癌临床分为Ⅰ型与Ⅱ型(Bokhman分型),Ⅰ型为激素依赖型,病理类型以子宫内膜样癌为主,预后较好;Ⅱ型为非激素依赖型,主要包括浆液性癌、透明细胞癌、癌肉瘤等,恶性程度较高,预后较差。总体而言,84%的子宫内膜癌是Ⅰ型子宫内膜样癌(EC),与无对抗的雌激素持续过高有关,分化良好,通常预后较好。子宫内膜增生主要分为两类,不伴有不典型的增生和不典型增生(atypical hyperplasia, AH)。前者属于良性增生,后者属于癌前病变。如果不予以干预,<1%的单纯性子宫内膜增生会发展为子宫内膜癌,3%的不典型的子宫内膜增生与29%的不典型的复杂性子宫内膜增生(atypical complex hyperplasia, ACH)会发展为子宫内膜癌。ACH在肥胖患者中更常见,估计15%~75%的患者会进展为子宫内膜癌,其中30%~43%最初诊断为ACH的患者已经发生了癌症病灶的侵入。简单的子宫内膜增生一般不做特殊处理,但是不典型子宫内膜增生是需要积极干预的。根据生育诉求的不同可以考虑根治性子宫切除术或者保守治疗。

迄今为止,对于希望保留生育能力的临床ⅠA期和Ⅰ级病变的女性,在充分评估后可以考虑进行保守治疗。激素保守治疗子宫内膜癌仅适用于分化良好并且MRI显示病灶未侵犯盆腔淋巴血管和无肌层浸润的患者。因此,希望保留生育能力的治疗方案的女性,推荐通过MRI进行子宫肌层评估。

中国子宫内膜癌诊断与治疗指南对强烈希望保存生育功能的患者在经过风险评估及充分知情同意的同时需要满足的条件为:①病理学诊断为分化较好的(Grade 1)内膜样癌;②MRI显示病灶仅限于子宫内膜,影像学检查无其他可疑转移病灶;③ER、PR均阳性表达;④无孕激素治疗的禁忌证;⑤治疗前评估生育功能,夫妻双方无生育障碍;⑥依从性高,可以按规定时间进行随访。

对于无肌层浸润的G2期及浅肌层浸润患者能否保守治疗存有争议,目前国内指南未明确推荐。国外小样本研究显示,对于黏膜下中分化的G2期子宫内膜样癌患者,通过宫腔镜手术联合孕激素可以使74%的患者达到完全缓解,并且有活产。国内也有专家尝试对中分化的IA期子宫内膜癌患者进行生育力保存,并得到了成功的妊娠及活产。这给我们是否继续扩大保守治疗的适应证提供了良好的参考,为有生育要求的子宫内膜癌患者提供潜在机会。

中国子宫内膜癌诊断与治疗指南同时提出对于子宫内膜癌患者保存生育力的方法为：①治疗前需要由生殖医学专家进行生育力相关评估，且确认未怀孕；②子宫内膜癌组织需行 MMR 蛋白或 MSI 检测。以下情况应进行遗传咨询和进一步胚系基因检测：存在 MMR 异常或 MSI（排除 MLH-1 启动子甲基化）；MMR 表达正常或 MSS，或未行 MMR 筛查，但有子宫内膜癌和（或）结直肠癌家族史者；（详见遗传性肿瘤生育力保存现状）；③采用以孕激素为基础的连续治疗：可口服醋酸甲地孕酮、醋酸甲羟孕酮，或使用左炔诺孕酮子宫内装置［levonorgestrel-releasing intrauterine device（LNG-IUS）］；④进行体重管理和生活方式指导；⑤治疗期间，每 3 ~ 6 个月进行子宫内膜病理学检查评估，可采用诊断性刮宫或宫腔镜下子宫内膜活检，推荐宫腔镜检查评估子宫内膜；⑥治疗 6 ~ 12 个月后，子宫内膜病理学检查评估证实完全缓解者，鼓励妊娠。如暂时无生育要求，应予以孕激素保护子宫内膜；⑦完全缓解患者也应严密随访，每 6 个月进行 1 次子宫内膜活检；⑧建议患者完成生育后进行全子宫+双侧输卵管切除±卵巢切除±分期手术。根据术后的危险因素决定后续治疗；⑨如果激素治疗期间病情进展，或治疗 6 ~ 12 个月子宫内膜癌持续存在者，建议手术治疗（全子宫+双侧输卵管切除±卵巢切除±淋巴结切除）。根据患者年龄及基因检测结果，评估决定是否保留卵巢和是否需要后续治疗。

进一步细化分子特征、完善标志物分类算法可能可以扩展保守治疗适应证，例如根据 ProMisE 分子分型的方法，将子宫内膜癌分为 POLE 突变、MMR-d、p53 野生、p53 突变型。其中 POLE 突变型的预后最好，淋巴结转移率低。ESGO-ESTRO-ESP 指南已推荐 Ⅰ ~ Ⅱ 期 POLE 突变型子宫内膜癌不需要辅助治疗，由此，基于分子分型，年轻的早期 POLE 突变型子宫内膜癌患者可能可以考虑保守治疗。有 11% 左右的早期子宫内膜癌患者有同时发生卵巢癌的风险，因此对强烈要求保守治疗的患者，一定要做到充分的沟通与知情同意。

（二）保守治疗的评估及处理简述

子宫内膜癌患者保守治疗的目的是实现生育，因此治疗前有必要对患者进行生育力的评估。通过卵巢储备功能相关指标（AMH、FSH、窦卵泡计数等），精子质量及输卵管通畅性等检查来评估患者生育能力，并与患者及家属充分沟通后来决定是否进行保守治疗。

保守治疗疗效判定标准如下。

（1）完全缓解（complete response，CR）：组织病理中未见子宫内膜非典型增生和子宫内膜样腺癌的病灶；腺体完全萎缩退化，影像学检查未见胸、腹、盆腔内存在肿瘤的证据。

（2）部分缓解（partial response，PR）：子宫内膜腺体拥挤程度降低，但是乳头、筛状等结构仍可存在；腺上皮的异型性减低，表现为上皮复层消失、密度减低、核染色质变细，也可以表现为腺体呈现明显分泌反应或是化生性表现，包括鳞状化生、嗜酸性化生及黏液化生；影像学检查提示子宫内膜癌的病灶有缩小征象。

（4）无反应（no response，NR 或 no change，NC）：与治疗前病理结果比较，癌组织无改变；或仍有明确的残余癌灶，癌灶内的子宫内膜无退化和萎缩，无孕激素治疗后的相应变化被定义为残留病灶的存在,而没有子宫内膜腺体的变性或萎缩。影像学检查提示子宫内膜癌的病灶无变化。

(4)进展性疾病(PD):肿瘤组织病理学分级上升,细胞异型性增加;获取的组织病理中提示新出现明确的肌层浸润、脉管或(及)神经侵犯;或影像学显示子宫肌层浸润、子宫外病变,或远处转移,或淋巴结转移。

(5)复发(recurrence):完全缓解后,标本中再次出现治疗前病灶(子宫内膜非典型增生或子宫内膜样腺癌);或影像学提示子宫内膜和/或肌层再次出现病灶。

(三)单纯孕激素治疗

长期雌激素暴露是复杂的非典型增生和子宫内膜癌的重要危险因素。孕酮可抵抗雌激素对子宫内膜增殖的影响,也能够通过下调许多基因,例如整合素和K-钙粘蛋白来抑制子宫内膜增殖。孕激素通过诱导子宫内膜上皮细胞凋亡直接对抗子宫内膜癌。因此用大剂量的孕酮对抗雌激素是复杂的非典型增生和子宫内膜癌的主要疗法。接受孕激素方案治疗的子宫内膜癌患者与手术治疗患者15年的死亡率没有明显差异。孕激素用量为每天250~500 mg醋酸甲羟孕酮或每天160~320 mg醋酸甲地孕酮。这一方案的副作用主要是过量孕激素导致的体重增加,失眠等。这一治疗方案在复杂的非典型增生中反应率达到75%~85%,在子宫内膜癌中达到50%~75%。2012年的一项Meta分析显示在口服孕激素6个月或更长时间后,72%~74%的IA1期子宫内膜癌患者可以达到病理学的完全缓解,在治疗期间2.7%的患者从ACH发展为IA1期,而IA1期患者均未出现肿瘤进展。在随访中不同研究组数据显示其复发率为0~50%,平均复发率约为20%。

(四)单纯左炔诺孕酮宫内节育器(LNG-IUS)治疗

长期口服大剂量孕激素存在多种副反应如恶心、体重增加、头痛、血栓等,患者依从性较差。LNG-IUS具有血药浓度低而局部孕激素作用强、副作用小的优点。LNG-IUS用于子宫内膜癌患者的治疗与局部高浓度孕激素直接作用到子宫内膜有关。在前瞻性研究中,使用LNG-IUS治疗复杂的子宫内膜增生比口服孕酮治疗可实现更高的完全缓解率和更低的复发率。有报道显示使用LNG-IUS治疗后子宫切除术的发生率也较低。LNG-IUS的不良反应主要是阴道不规则出血,这种情况随着时间的推移逐渐减少,并没有足够的证据显示应用LNG-IUS比口服孕激素阴道出血更频繁。2015年一项Meta分析显示对于非典型性子宫内膜增生,LNG-IUS达到了更好的治疗效果和更低的子宫切除率。在简单和复杂的非典型子宫内膜增生中这种效果也很明显。另一项观察性研究(1001名妇女)的Meta分析显示,对于非典型复杂性增生患者,口服孕激素治疗成功率显著低于LNG-IUS。一项长期随访的Meta分析显示,在12~60个月的随访期间,22.0%的接受LNG-IUS治疗的女性(55/250)和37.2%接受口服孕激素治疗的女性(35/94)接受了子宫切除术,因此接受LNG-IUS治疗的女性需要行子宫切除术的可能性较小(OR 0.56,95% CI 0.37~0.86,$P<0.007$)。因此,对非典型子宫内膜增生患者而言,LNG-IUS可能为更加理想的选择。

（五）孕激素联合 LNG-IUS

为尽量减少高剂量孕激素带来的不良反应并有效地治疗子宫内膜癌，BGCS、ESMO指南中推荐方案为孕激素+LNG-IUS±GnRH-a 的方案。2013 年的一项前瞻性研究提示孕激素联合左炔诺孕酮宫内节育器治疗早期子宫内膜癌可以在治疗的同时帮助患者达到生育的目的。此项研究的患者均小于 40 岁，经组织学诊断证实为分化良好的子宫内膜样癌，肿瘤<2 cm，并通过盆腔检查、超声扫描、腹部和骨盆磁共振成像进行临床分期并确定肿瘤的范围仅局限于子宫内膜，根据国际妇产科联合会诊断为 IA 期子宫内膜癌。此外，所有受试者均证实没有盆腔/主动脉淋巴结受累并且强烈希望保留其生育能力。具体的方案为将 LNG-IUS 置入子宫后每位患者每天口服 500 mg MPA，每 3 个月进行一次随访评估和治疗反应评估；评估后部分缓解和无反应病例再继续 3 个月的相同治疗方案，而进展性病例则接受手术治疗。对于想要怀孕的完全缓解患者，立即进行体外受精-胚胎移植（IVF-ET）。受试对象完全缓解率为 87.5%（14/16 例患者）；达到缓解的平均时间为 8.9 ~ 9.8 个月。在联合治疗的最初 3 个月中，25% 的患者（4/16 名患者）达到完全缓解；25% 的患者（4/16）达到部分缓解，50% 的患者（8/16）无反应；没有进展性病例。在这 14 名完全缓解的患者中有 9 名尝试妊娠，其余 5 名继续口服避孕药维持。其中 7 名接受 IVF-ET，其中 2 人在尝试妊娠过程中癌症复发，最终有 2 名患者成功妊娠无产科并发症最终分娩，1 人发生早期流产。在这项研究中，孕激素联合 LNG-IUS 可以使完全缓解率达到 87.5%，高于单纯孕激素或者单纯 LNG-IUS 方案。虽然在尝试妊娠的患者中有癌症复发的风险，但是在这项研究中复发的患者经手术治疗后病理诊断均为 IA 期癌症，提示这一治疗并未导致疾病的进一步发展。与此同时，有患者在 IVF-ET 助孕后成功妊娠并活产，这为有生育要求的年轻子宫内膜癌患者提供了解决生育问题的新途径。

（六）LNG-IUS 联合 GnRH 激动剂

GnRH 激动剂可以通过抑制下丘脑-垂体轴进而抑制雌激素的分泌，从而减少雌激素对内膜的刺激，另外，GnRH 激动剂还具有局部抗肿瘤增殖的功能。2011 年有学者提出了应用 LNG-IUS 联合 GnRH 激动剂方案保守治疗子宫内膜不典型增生与子宫内膜样癌的患者。应用该方案的患者在放置 LNG-IUS 的同时每月注射一次 GnRH 激动剂（3.75 mg），共注射 6 个月。对此方案治疗的患者随访 12 个月并进行疗效评估结果显示子宫内膜不典型增生患者的完全缓解率为 95%，子宫内膜样癌的完全缓解率为 57.1%。其中子宫内膜不典型增生组的疾病进展率为 5%，子宫内膜样癌的疾病进展率为 28.6%。这项研究中经保守治疗达到完全缓解的 19 名不典型增生患者中有 9 名获得了共 11 次自然妊娠，其中 2 名孕早期流产，9 名患者足月活产且无妊娠期并发症。早期子宫内膜样癌年轻患者的卵巢受累率为 5%，在该研究中其中有 2 名活产的患者同时诊断了早期的卵巢癌，且均未进行化疗。因此，一些研究者建议在子宫内膜癌患者保守治疗前进行腹腔镜评估，这同样给卵巢癌患者生育力保存方案的制定提供了临床依据。国内采用相同治疗方案的结果显示 LNG-IUS 联合 GnRh 激动剂可以使 ACH 的完全缓解率达到 100%，早期的 EC 缓解率达到 88.2%。因此 LNG-IUS 联合 GnRh 激动剂也是子宫内膜癌癌前病变和早期病变保留生育功能的有效保守治疗方案。

（七）孕激素联合手术治疗

除了单纯的孕激素治疗，孕激素联合手术可以使子宫内膜癌有更好的预后，并可获得较为满意的妊娠率。手术去除病灶及周围组织可以给予更准确地病理诊断及分期。该手术最初由 Mazzon 等提出，宫腔镜下切除子宫内膜癌病灶组织同时去除病灶周围 4 ~ 5 cm 内膜组织，去除病灶下方 3 ~ 4 mm 的肌层。2018 年的一项研究显示应用上述手术方式联合 LNG-IUS 的 EC 患者完全缓解率为 78.6%，AH 患者的完全缓解率为 92.7%。其中有 25 例患者在达到完全缓解后移除 LNG-IUS，随访 12 个月后有 10 例获得自然妊娠及分娩且均未出现妊娠并发症及胎盘异常情况。

（八）手术治疗

最新的中国子宫内膜癌诊断与治疗指南提出，年龄<45 岁的低级别子宫内膜样癌、子宫肌层浸润<1/2、术前检查和术中评估无卵巢累及和子宫外转移证据的绝经前患者，除了 *BRCA* 突变、Lynch 综合征或子宫内膜癌家族史的患者，可考虑保留卵巢，但应切除双侧输卵管，此类患者后期可保留卵巢的内分泌功能。

（九）卵巢组织冷冻自体移植

卵巢组织冻存适用于肿瘤、非肿瘤性疾病患者的生育力保存与卵巢内分泌功能的保护，最佳适应证是青春期前患者、放化疗无法延迟的患者以及患有激素敏感性肿瘤的患者。在没有卵巢受累的早期子宫内膜癌和宫颈癌中，卵巢组织移植后再次引入癌细胞的风险非常小。对于强烈要求保留生育功能和卵巢内分泌功能的患者，可以选择冷冻卵巢组织。国内已有子宫内膜癌卵巢组织冻存后自体移植的案例，通过恢复卵巢组织的基本功能，可以缓解患者绝经相关症状。这种方案必须充分评估冻存的卵巢组织的携癌风险，做好充分的知情沟通。

年轻的子宫内膜癌患者治疗方案的选择越来越细化和多样化，各类指南和专家共识逐渐规范并不断更新，关于如何开展年轻子宫内膜癌患者的生育力保护需要基础研究人员和临床医生们的持续关注及不断探索。妇产科医生应与生殖医生密切合作，严格掌握适应证，与患者进行充分沟通和知情同意后，通过可靠的治疗前评估，治疗中规范用药和严密随访及生育后进行全面分期手术来帮助子宫内膜癌患者完成生育需求。

（十）子宫内膜癌患者生育力保存现状

对于保守治疗后随访无复发的子宫内膜癌患者，应在最短的时间内完成妊娠，辅助生殖技术可以帮助患者尽快受孕，从而降低复发风险。在 ART 的促排卵过程中，过高的雌激素水平是否增加癌症复发的风险尚无定论，以往的报道并未发现短时间高剂量的雌激素与癌症的复发或进展相关。另外我们可以在促排卵方案中加入来曲唑抑制雌激素的生成，避免过高雌激素对激素敏感性肿瘤的影响，该方案最初用于乳腺癌女性的促排卵方案,也可用于子宫内膜癌患者。当然,此类患者也可以尝试自然妊娠,若3~6个月未妊娠应及时采取辅助生殖技术助孕。当达到预期生育目的后,患者应接受标准的手术治疗,因为子宫内膜癌的发生原因尚不明确,在无生育要求后切除子宫为最好的预防癌症复发的手段。

对于疾病缓解后短时间内没有生育要求的患者,可以应用左炔诺孕酮宫内缓释系统或者周期性口服小剂量孕激素(例如地屈孕酮 20~40 mg/d,每月≥10~12 d),或口服短效避孕药最大限度地减少复发率。详见图5-3、图5-4《早期子宫内膜癌保留生育功能治疗专家共识》。

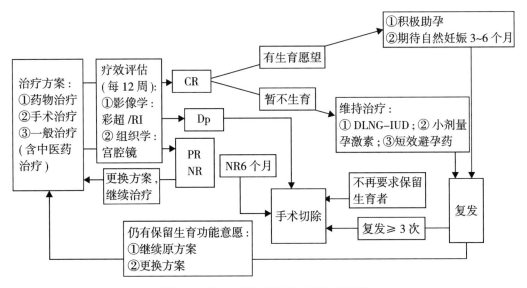

图5-3　子宫内膜保留生育功能治疗流程

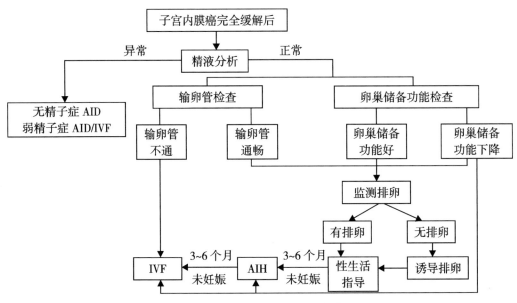

AID:供精人工授精;AIH:夫精人工授精。

图5-4　子宫内膜癌保留生育功能治疗完全缓解后助孕流程

对于有生育要求而进行保守治疗的患者,如果在随访期间出现以下情况应进行手术治疗,是否保留卵巢取决于患者年龄和病变风险:①有确切证据证实疾病进展者;②持续治疗 6 个月,疗效评估为无反应者;③癌症复发者;④不再要求保留生育功能或不能耐受保留生育功能治疗者。

(十一)子宫内膜癌保守治疗后妊娠围产期管理

1990 年,美国报道了一例有强烈生育愿望的 G1 期子宫内膜癌患者,在孕激素治疗 6 个月后通过 4 个周期的 IVF-ET 助孕最终达到活产,且在这 4 个周期的促排卵过程中,并未应用抑制雌激素生成的药物。随后相继有子宫内膜癌患者经保守治疗后成功妊娠的案例报道,其中有一例患者经三个周期的 IVF-ET 助孕后产下三胞胎的案例,上述病例给早期子宫内膜癌患者的保存生育能力提供了临床经验。一项多中心的研究随访了子宫内膜癌接受孕激素保守治疗后妊娠情况,接受 ART 助孕的患者中有 35 人(86%)获得共计 55 次妊娠及 46 名新生儿。尝试自然妊娠的患者中有 13 人(50%)获得共计 16 次妊娠及 12 名新生儿。进一步分析显示 ART 助孕的妊娠率显著高于自然试孕的患者,两者之间自然流产率和异位妊娠率没有差别,但是接受 ART 助孕的患者早产率比自然受孕要高。另外,该项多中心研究也证实在 ART 助孕中应用的促排卵药物并未增加癌症复发或者进展的风险。子宫内膜癌患者经保守治疗后通过自然或者 IVF-ET 妊娠后,需要对整个孕期进行密切的随访监测。

(1)妊娠期监测:体重超重与子宫内膜癌的发生密切相关,因此孕前及孕期的体重管理非常重要,患者应该通过运动和饮食来控制孕期体重的增加幅度。警惕妊娠期糖尿病、妊娠期高血压、血栓发生等妊娠并发症。

(2)分娩期处理:子宫内膜癌生育的患者不具剖宫产的手术指征。但是在患者和家属充分知情同意后可以考虑在剖宫产的同时行子宫切除术并行内膜活检。

(3)分娩后意见:在达到预期妊娠及分娩后建议行手术治疗,根据疾病发展程度及是否有相关基因突变决定是否同时切除双侧卵巢。由于子宫内膜癌的发病可能与某些遗传因素有关,如 Lynch 综合征与年轻子宫内膜癌相关,近半数将于 45 岁之前发病。因此,当基因检测发现存在 *MMR* 尤其是 *MLH1*、*MSH2*、*MSH6* 和 *PMS2* 时,应严密随访患者的女性子代。

四、卵巢肿瘤

(一)概述

卵巢癌是妇科三大常见的恶性肿瘤之一,发病率仅次于子宫颈癌和子宫内膜癌,但病死率居妇科恶性肿瘤首位。卵巢癌在全球女性癌症发病和死亡病例中均排名第八。美国癌症协会公布的 2022 年的美国癌症年度报告预计 2022 年美国新发卵巢癌病例 19 880 例,新发死亡病例 12 810 例。美国卵巢癌发病率在所有肿瘤中发病率不高,但却是女性第五位死亡原因。我国卵巢癌的流行病现状亦不容乐观,在世界卫生组织国际癌症研究机构(IARC)发布的 2020 年全球癌症数据显示,卵巢癌发病人数高达 31 万,死亡人数高达 21 万。其中中国卵巢癌发病人数达 6 万,死亡人数更是达 4 万,是 2016 年死亡人数的近 6 倍。卵巢癌在各年龄段女性人群中均可发病,35 岁之前卵巢癌的发病率较低,之后经过一段较快的发病率上升期,随着年龄的增长发病率逐年下降。

卵巢肿瘤主要分为上皮性卵巢癌、生殖细胞肿瘤以及性索-间质肿瘤三大类。从组织病理学分类,上皮性肿瘤最为常见,占 90% 以上,性索间质肿瘤占 5%~6%,生殖细胞肿瘤占 2%~3%。上皮性卵巢癌多见于绝经后女性,而恶性生殖细胞肿瘤则好发于儿童和青春期女性。ⅠA 和ⅠB 期年轻女性卵巢癌患者的总体 5 年生存率为 91.2%。影像学的发展和血清肿瘤标志物的使用使得临床医生可以早期的发现卵巢恶性肿瘤,这使得有生育要求的患者有机会保留生殖器官。卵巢癌患者生育力保存手术最早在 1960 年被提出,最初的原则是保留一侧附件和子宫。随着生育力保存技术的发展,卵巢组织冷冻及胚胎冷冻成为更安全的选择。卵巢癌患者的生育力保存方案相比于宫颈癌和乳腺癌更具挑战性,因为其癌症的源头即在卵巢组织上。即便如此,对于有生育力要求的卵巢癌患者,仍有一部分人可以进行生育力保存,比如 FIGO 分期ⅠA~ⅠB 期的患者,交界性肿瘤,生殖细胞肿瘤,性索间质细胞瘤的患者。

对于卵巢癌患者生育力保存适应证,国内目前一致的观点认为行保留生育功能的全面分期手术适应证如下。

(1)对于年轻有生育要求的生殖细胞肿瘤患者,无论期别早晚均可实施保留生育功能手术。单侧卵巢受累者,推荐单侧卵巢-输卵管切除术,不建议对外观正常的卵巢进行活检。部分双侧卵巢受累者可通过保留部分正常卵巢组织来实现。年轻早期性索间质细胞瘤(sex cord-mesenchymal tumor,SCST)患者实施保留生育功能手术需综合考虑病理学类型和期别。Ⅰ期以内 SCST 可选择保留生育功能的单纯卵巢-输卵管切除术。

(2)对上皮性卵巢癌患者,则要求严格满足下列条件才能保留生育功能:①患者年轻,渴望生育,无不孕不育因素;②分化好的ⅠA 期;③子宫和对侧卵巢外观正常;④有随诊条件;⑤完成生育后视情况可能需再次手术切除子宫及对侧附件。

(二)卵巢上皮性肿瘤

卵巢上皮性肿瘤为最常见的卵巢肿瘤,根据组织学和生物学特征可分为良性,交界性和恶性。其中卵巢上皮性癌根据分化方向分为浆液性、黏液性和子宫内膜样癌。

卵巢上皮性恶性肿瘤患者标准治疗为全面分期手术,包括双侧输卵管卵巢切除术、全子宫切除术、大网膜切除术、腹膜活检和必要时行主动脉旁淋巴结清扫术,后期行紫杉烷/铂化疗。7% 的上皮性卵巢癌患者为 40 岁以下的女性,这部分女性可能仍有生育要求。国内外的多项研究发现,对于早期上皮性卵巢癌女性人群,接受保留生育力手术后癌症复发率为 5%~29%,死亡率为 0~18%,术后 5 年生存率大于 90%,这与常规分期手术两者之间的总生存率没有明显差别,保留生育能力的手术治疗方案并不增加早期上皮性卵巢癌的复发风险。目前数据显示经过生育力保存手术患者后期即使癌症复发,通常经过再次手术也会有较好的预后。这为有生育要求的卵巢癌患者实行保留生育能力的治疗提供了良好的理论支持。

对于分化好ⅠA期卵巢癌患者,手术原则为保留子宫和正常一侧的附件,盆腔和腹主动脉旁淋巴结切除;其余同全面分期手术。淋巴结切除术一直是保留生育能力的手术中的一个有争议的话题。淋巴结清扫术对后续卵巢功能和生育能力的影响尚不明确。大约3.5%~20%的Ⅰ期患者在淋巴结清扫术中发现腹膜后淋巴结阳性,其中近80%有主动脉旁受累。在早期卵巢癌患者中接受充分淋巴结清扫术的患者生存率提高,卵巢癌死亡率可降低15%~25%,由于隐匿性转移的发生率,建议对明显的早期卵巢癌患者进行淋巴结清扫术。系统性淋巴结清扫术的缺点主要为淋巴系统并发症,发生率大约为15%,更广泛的清除可能会增加周围结构损伤和粘连性疾病的风险,但是目前辅助生殖技术可以很好地解决因输卵管因素导致的不孕症。对侧卵巢是否要做活检目前观点不一,有学者认为若对侧卵巢外观正常,则不必做活检,以免引起继发性不孕症;同时也有学者认为通过对侧卵巢活检及腹腔细胞学及高危区域探查和多点活检阴性者采取生育力保存可以更好地降低后期复发的风险。

对于单侧ⅠC级卵巢上皮性肿瘤患者是否可以进行同样的保留生育力手术,目前国内外观点不一。2021年《卵巢恶性肿瘤诊断与治疗指南》指出ⅠC级卵巢癌患者可以进行保留生育能力的手术治疗,但是《中国女性肿瘤患者生育力保护及保存专家共识》中并未明确这一级别的患者可以进行此类手术。一项回顾性研究显示所有三例接受保留生育能力手术的ⅠC分期上皮性卵巢癌患者均出现了癌症复发。此外,由Satoh等人进行的多中心研究显示ⅠA期3级肿瘤女性($n=3$)的5年无复发存活率为33.3%,而组织学良好的ⅠA期女性患者为97.8%,这引起了人们对ⅠC级肿瘤女性保留生育力的安全性的担忧。对于ⅠC级及高于ⅠC级的卵巢癌患者需慎重选择生育力保存的方案。

(三)卵巢交界性肿瘤

卵巢交界性肿瘤在1929年由Taylor首次报道并描述为"半恶性疾病"的卵巢肿瘤。绝大多数交界性肿瘤具有浆液性或黏液性组织型,其他罕见类型是透明细胞、子宫内膜样和Brenner(移行细胞)肿瘤。尽管缺乏间质浸润,浆液性交界性肿瘤可能会侵入腹膜表面,在少数情况下会侵入下层组织。根据2014年WHO女性生殖器官肿瘤分类,交界性肿瘤不再沿用低度恶性潜能肿瘤的名称,卵巢交界性肿瘤应被视为低级别浆液性癌,相比于恶性上皮性卵巢癌具有更好的预后,5年生存率超过90%。手术是卵巢交界性肿瘤的主要治疗方法,与恶性卵巢癌的治疗类似,手术范围取决于分期:对于Ⅰ期疾病,手术范围应包括全子宫切除、双侧输卵管卵巢切除及大网膜切除。所有期别的交界性卵巢肿瘤患者,在进行满意的减灭术后,如果转移灶也是交界性肿瘤,术后可以不进行辅助化疗。现有文献评估了腹腔镜或剖腹手术对此类患者的疗效,结果显示这两种手术方法的复发率和生存率没有明显差别。浸润性种植是卵巢交界性肿瘤复发的最主要的高危因素,因腹腔镜手术术中肿瘤破裂风险较大,因此对手术方式的选择应因人而异。关于早期卵巢交界性肿瘤手术治疗的另一个争论是系统性淋巴结清扫术的必要性。据报道,卵巢交界性肿瘤中淋巴结受累的比例高达 40%~50%,但是根据不同的回顾性分析结果发现接受淋巴结清扫术的患者的生存率没有明显提高,阳性淋巴结的存在似乎并不影响整体复发和患者的总生存时间。因此,部分临床医生不推荐常规的盆腔和主动脉旁淋巴结切除术。

卵巢交界性肿瘤约占所有上皮性卵巢癌的 15%,三分之一的卵巢交界性肿瘤发生在40 岁以下的女性。对于有生育要求的年轻卵巢交界性肿瘤的患者,推荐考虑保留生育力的手术。手术方式包括单侧附件切除术、单侧肿瘤剥除术、双侧肿瘤剥除术及单侧附件切除加对侧肿瘤剥除术。保留生育功能的手术复发率为 13%~56%。国外的一项包括313 名 I 期交界性卵巢肿瘤的多中心研究指出,肿瘤剥除术、单侧附件切除术和双侧附件切除术后肿瘤的复发率分别为 30.3%、11% 和 1.7%。浆液性交界性卵巢肿瘤的复发率高于黏液性交界性卵巢肿瘤。交界性卵巢肿瘤大多复发于残余的卵巢组织,国内的研究对于肿瘤剥除术与单侧附件切除术后复发率有较大差异,但多数研究显示单纯的肿瘤剥除术复发率较高,但是术后妊娠率可能也较单侧附件切除方式高。复发后的肿瘤经治疗后通常有较好的预后。对于接受单侧手术治疗的患者,不建议对外观正常的对侧卵巢进行活检,因为隐匿性恶性肿瘤诊断不足的风险往往非常低。此外,此手术可能会导致10%~20% 的患者发生输卵管粘连,这可能会影响患者的自然妊娠率。

对有生育需求的年轻患者实施卵巢交界性肿瘤保留生育能力的手术是可行的,但前提是要充分告知患者及家属相关风险。在手术后应尽快实施生育计划,尽早进行生育能力评估,若输卵管通畅性不佳、排卵障碍及男方因素等不能自然妊娠的患者,应尽早实施IVF-ET 助孕及随访。交界性卵巢肿瘤在进行保留生育能力手术后患者妊娠率差异较大,现有的数据显示,单侧附件切除术和肿瘤剥除术后,90% 以上的患者可以恢复月经,早期交界性卵巢肿瘤治疗后的妊娠率范围是 30%~80%。大多数患者经保留生育功能手术治疗复发后仍为交界性肿瘤且局限于残余卵巢,复发的组织类型通常与原发性肿瘤相同,对有生育愿望的非侵袭复发性交界性卵巢肿瘤患者在充分告知疾病进展情况后根据病理可行再次生育力保存手术。对于不能行生育力保存手术的患者,可以考虑卵巢组织冷冻保存。卵巢交界性肿瘤复发者,若肿瘤侵占整个卵巢健康的卵巢组织<4 mm 的患者不建议行卵巢组织冷冻。在移植自体卵巢组织时应充分评估卵巢组织是否有恶性细胞,并对患者进行充分的知情同意。

我们团队已经对多例卵巢交界性肿瘤患者在保留生育能力后合并不孕症实施了 IVF-ET 助孕并成功活产。但是经阴道取卵过程是否会因为贯穿肿瘤而造成播散尚不明确。对于育龄期未婚女性,也可以通过促排卵获得卵母细胞冷冻保存以满足后续生育需求。

(四)卵巢非上皮性恶性肿瘤

卵巢非上皮性恶性肿瘤中主要为恶性生殖细胞肿瘤及性索间质肿瘤,分别占 5%~6% 及 2%~3%,其分布呈年轻化趋势,其中恶性生殖细胞肿瘤最为明显,包括无性细胞瘤、未成熟性畸胎瘤、胚胎性肿瘤和卵黄囊瘤;性索间质肿瘤包括颗粒细胞瘤、颗粒卵泡膜细胞瘤和支持-间质细胞瘤,大多数为低度恶性。多数卵巢非上皮性癌诊断时为 I 期,恶性生殖细胞肿瘤及性索间质肿瘤的 5 年生存率分别为 99% 和 98%；即使是Ⅳ期患者，5 年特异性生存率也可达到 69% 和 41%。随着铂类化疗的引入，恶性生殖细胞肿瘤的管理发生了革命性的变化，目前存活率超过 90%。卵巢非上皮性恶性肿瘤手术和放化疗可以使患者获得较好的预后，但是随之带来的生育力受损通常为不可逆性，因此面对年轻患者在改善卵巢恶性肿瘤患者生存率的同时应考虑尽可能保护患者的生育能力。

卵巢非上皮性恶性肿瘤多为单侧发病，其中生殖细胞肿瘤复发和转移多不累及子宫及对侧卵巢，目前观点认为对年轻且有生育要求的生殖细胞肿瘤患者，无论期别早晚，只要子宫及对侧卵巢外观无肿瘤均可行保留生育功能的手术。单侧卵巢受累者，推荐单侧卵巢-输卵管切除术。目前最新观点不建议对外观正常的对侧卵巢进行活检以免引起盆腔粘连导致不孕症。双侧卵巢受累者可通过保留部分正常卵巢组织来保留生育功能。年轻型索间质肿瘤患者实施保留生育功能手术需综合考虑病理学类型和期别。Ⅰ期以内性索间质肿瘤患者可选择保留生育功能的单纯卵巢-输卵管切除术。对于恶性生殖细胞肿瘤，《卵巢恶性肿瘤诊断与治疗指南》(2021 年版)指出，①对ⅠA 期无性细胞瘤和ⅠA 期肿瘤细胞分化好的未成熟畸胎瘤，在全面分期手术后，可随访观察，不需化疗；②其他临床期别者在分期手术或满意的肿瘤细胞减灭术后，都应接受 3~4 个疗程化疗，或在血清肿瘤标志物检测正常后再进行两周期化疗 2；③化疗首选 BEP 方案，即博来霉素+依托泊苷+顺铂。虽然公认的顺铂对卵巢功能影响较小，对于实行保留生育力手术和/或化疗的患者治疗后也基本可恢复月经，但是肿瘤治疗后恢复周期型月经不能等同于完全恢复生育能力，有报道指出以顺铂为基础的化疗超过三个周期可能导致更年期提前，也有多项研究发现该类人群 AMH 值普遍降低，卵巢早衰率在 3.4%~5%，GnRH-a联合化疗对卵巢功能是否有保护作用尚有争议，因此推荐在化疗后 6 个月即进行生育力的评估。基于化疗对卵巢功能尤其是生育能力的影响尚存在风险，有学者建议如有条件应在化疗前进行卵母细胞的冷冻。有研究显示经过化疗后的患者在控制性促排卵过程中发生卵巢低反应，这可能跟化疗损伤有关。最近一项 Meta 分析显示对恶性生殖细胞肿瘤患者实行保留生育力手术和/或化疗后对生育力没有显著影响，同时早产、胎儿畸形或流产的发生率没有显著增加。对于保留生育能力的育龄期妇女，治疗结束后如果妇科评估可以妊娠应尽快妊娠必要时可借助辅助生殖技术助孕。青春期或未婚女性，可以考虑卵母细胞冷冻或者未成熟卵子体外培养成熟后冷冻来保存生育力。对于需要切除双侧卵巢的患者，根据病理情况可以考行卵巢组织冷冻。

(五)卵巢良性肿瘤

卵巢良性肿瘤的发生率为 1%~6.6%，良性肿瘤一般直径大于 25~30 mm，可能是功能性的如卵泡或黄体囊肿，其中 83% 在 3 个月内自然消退。随着肿瘤体积的增大可能出现附件扭转、囊肿破裂和囊内出血。一般经阴道超声可以监测肿瘤大小、血流及声学特征，从而推断肿瘤的性质如出血性囊肿、子宫内膜异位症或皮样囊肿等。有 6%~16%的卵巢肿瘤性质不确定，需要进行磁共振成像(MRI)或手术探查。卵巢良性肿瘤的治疗策略随人群、生育需求、临床症状等不同而变化。目前多数学者认为与卵巢良性肿瘤相关的生育力问题并不源于肿瘤本身,而是跟肿瘤的处理方式密切相关,对于需要手术剥除的卵巢肿瘤,一方面术中对卵巢组织破坏和卵巢血供较少导致卵巢储备功能下降,另一方面手术导致的输卵管损伤或者盆腔粘连引起输卵管梗阻,上述两个方面均会影响女性生育力。因此,避免卵巢良性肿瘤对生育力损伤的关键在于严格把握手术指征避免不必要手术,在术中尽量保留正常卵巢组织,避免使用电凝器械以降低对卵巢血供的影响。

皮样囊肿是否需要手术治疗仍有争议。对于小体积囊肿(<4~6 cm),在与患者充分讨论后,可以选择期待观察。对于体积较大的囊肿,尤其是大于10 cm的囊肿出现附件扭转和恶变风险增加,手术治疗可能是一个合理的选择,应首选腹腔镜卵巢囊肿切除术。双侧囊肿或大体积囊肿如果发生扭转可能需要附件切除,此时卵母细胞或卵巢组织冻存是保留生育能力的首先选择。单房囊肿如果患者无症状囊肿直径小于10 cm且无相关危险因素,则建议密切观察随访。如果出现与囊肿相关的症状(疼痛、压迫症状),腹腔镜下囊肿剥除术将是首选治疗方案。

五、遗传性肿瘤

随着近年来分子技术的提高和肿瘤易感基因的发现,通过遗传咨询和基因检测,指导家族遗传性肿瘤家系制定个体化的医疗决策也逐渐成为可能。探索能够准确识别早期病变的分子标志物可有效协助临床进行早期诊断并制定相应临床干预方案。妇科遗传性肿瘤主要集中于遗传性卵巢癌和Lynch综合征相关的内膜癌。随着遗传性肿瘤诊断和治疗的进步、辅助生殖技术尤其是胚胎植入前遗传学检测技术(PGT)出现及生育力保存技术的成熟,对于该类患者的生育力保存策略不应仅仅局限于癌症患者本人,更应该关注其家族中尚未患癌但携带易感基因致病性突变的人群,建议在疾病发生前进行癌症风险评估和生育力评估,联合多学科会诊讨论预防或降低癌症发生、及时完成生育或者生育力保存,并为该类患者及家属提供遗传咨询和生育力保存咨询。本章节就遗传性肿瘤如乳腺癌、子宫内膜癌、卵巢癌及宫颈癌的易感基因进行概述并讨论生育力保存的实施现状。

遗传性乳腺癌卵巢癌(heredi-tary breast and ovarian cancer,HBOC)综合征和林奇综合征(Lynch syndrome),两者均为常染色体显性遗传。约有5%的乳腺癌和10%~25%的卵巢癌可归因于HBOC。乳腺癌易感基因(breast cancer susceptibility gene, *BRCA*)详见乳腺癌章节描述。其他如生殖细胞系携带*BRIP1*变异的妇女罹患卵巢癌的风险比普通人群增加了8~11倍。致病性的*TP53*、*CDH1*、*CHEK2*与*ATM*变异增加了患乳腺癌的风险。*STK11*的致病变异与性索性间质性卵巢肿瘤有关,*PTEN*变异与乳腺癌和子宫内膜癌的风险增加相关。下表列出了与妇科癌症风险增高相关的常见基因突变及影响(表5-1)。

表 5-1　常见遗传性癌症相关基因

基因	卵巢癌风险	乳腺癌风险	子宫内膜癌风险
ATM	不增加	增加	不增加
BRCA1	增加	增加	不增加
BRCA1	增加	增加	不增加
BRIPA	增加	不增加	不增加
CDH1	不增加	增加	不增加
CHEK2	不增加	增加	不增加
Lynch 综合征相关基因 MLH1、MSH2 MSH6 PMS2	增加	证据不足	增加
PALB2	不增加	增加	不增加
PTEN	不增加	增加	增加
SK11	增加	增加	不增加
RAD51C	增加	不增加	不增加
RAD51D	增加	不增加	不增加
TP53	不增加	增加	不增加

对于携带 BRCA1 和 BRCA2 致病变异的女性,有研究认为应用口服避孕药(OCPs)可以降低无乳腺癌病史女性卵巢癌的发病风险,且 OCPs 的保护作用随使用时间的延长而增加。然而,在 BRCA 突变携带者 OCPs 使用对乳腺癌发生的安全性尚不明确。对于此类人群,部分学者建议在完成生育后 35~45 岁时进行预防性的卵巢及输卵管切除术,可以使卵巢癌的发病率降低 70%~85%。有数据显示 BRCA1 和 BRCA2 致病变异可能通过介导 DNA 损伤在卵母细胞内积聚,加快其凋亡速度,从而使卵巢储备功能下降,这部分女性的更年期提前的可能性是正常人群的 4 倍。虽然这一结论尚有争议,但是基于癌症发生的高风险,仍然强烈建议将这部分人群,特别是年轻女性转至生殖医学专家进行生育力评估,同时告知胚胎植入前遗传学检测技术(PGT)的可行性。生殖医学专家应建议这类人群尽早地完成生育计划,有生育障碍的夫妇应尽早借助辅助生殖技术助孕,或者使用 PGT 技术阻断致病基因向子代遗传。携带 BRCA1 和 BRCA2 致病变异的女性患子宫内膜癌风险并不明显增加,因此暂时没有生育计划的夫妇可以通过冷冻胚胎或者卵母细胞以保存生育力、满足后期的生育要求。在对该类患者进行控制性促排卵时无论是促排卵药物还是多卵泡发育引起的高雌激素水平均无充分证据证明会增加乳腺癌和卵巢癌的风险。尽管如此,促排卵过程仍推荐应用芳香化酶抑制剂(来曲唑)降低雌二醇水平。

Lynch 综合征是一种常染色体显性遗传性癌症综合征,是由于 DNA 错配修复(mismatch repair,MMR)相关基因 MLH1、MSH2、MSH6、PMS2 的致病性突变所致,包括结直肠癌、子宫内膜癌及卵巢癌等。*MMR* 相关基因的致病突变在普通人群发生率 1/279，子宫内膜癌合并卵巢癌的女性中有 7% 为 Lynch 综合征。对 Lynch 综合征的诊断不仅可以为患者自身的治疗、随访及监测等提供有效的指导，而且可以使其亲属通过遗传咨询和基因检测等手段进行癌症的预防及早诊早治。2021 年曼彻斯特国际共识小组制定了《Lynch 综合征相关妇科癌症管理指南》，该指南强烈建议应对所有子宫内膜癌患者进行 Lynch 综合征筛查。许多专业组织建议对所有上皮性卵巢癌患者都进行 *BRCA1/2* 致病突变检测。鉴于 Lynch 综合征中也有类似的卵巢癌累积风险，因此对绝经前上皮性卵巢癌患者进行 *BRAC1/2* 致病突变和 Lynch 综合征的检测也是适用的。存在 *MSH2*、*MLH1* 和 *MSH6* 致病突变女性 40 岁时子宫内膜癌的累积风险分别为 2%、3% 和 0%，而子宫内膜癌终生风险分别为 57%、43% 和 46%；存在 *MSH2*、*MLH1* 和 *MSH6* 致病突变女性40 岁时患卵巢癌的累积风险分别为 4%、3% 和 4%，终生风险分别为 17%、10% 和 13%；因此指南强烈建议 *MLH1*、*MSH2* 和 *MSH6* 致病突变携带者在完成生育计划后，于 35~40 岁之后行降低癌症发生风险的全子宫加双侧附件切除术。因此，携带这类基因的女性建议是尽早完成生育计划，或者借助辅助生殖技术进行胚胎或者卵母细胞的冻存以保留生育能力。

携带常染色体显性遗传病基因变异的个体有 50% 的风险将其基因突变遗传给子代。胚胎植入前遗传学检测技术单基因/单基因病（PGT-M）和产前诊断可以最大程度地降低子代的相关风险。PGT-M 与产前诊断不同，其可以在怀孕前识别携带相关基因的胚胎，选择移植未携带致病基因的胚胎达成优生优育，阻断致病基因在家族中传递，并且避免了产前诊断确定携带致病基因胎儿后被迫终止妊娠对母体和子宫内膜的损伤。在一项 BRCA 携带者植入前遗传学诊断的观察性研究测试了 720 个胚胎，仅有 40.8% 的胚胎为 BRCA 阴性，提示了对此类人群 PGT 助孕的必要性。但是 PGT 技术的实施需要有足够的胚胎进行检测和筛选，对于高龄或者卵巢储备功能低下的患者，应进行充分沟通和知情告知使用该技术可能最终无可供移植的胚胎、并告知该技术的费用、时间成本，以及存在的局限性例如嵌合体胚胎的存在等风险。妇科肿瘤学专家和生殖医学专家的合作将进一步促进和改善我们为这一患者群体提供生育力保存的策略。

六、血液系统肿瘤

（一）概述

随着肿瘤治疗技术的发展，血液系统恶性肿瘤患者的 5 年生存率有了大幅度的提高，其中，白血病患儿 5 年生存率可达到 88%。但是由于化疗、放疗等治疗方案的应用，生育力受损成为抗肿瘤治疗常见的远期并发症之一。对于患有血液系统恶性肿瘤的儿童和青少年，造血干细胞移植前的放化疗导致卵巢早衰的比率高达 70%~100%。幸运的是大多数血液系统恶性肿瘤的初始治疗药物性腺毒性不高，这为疾病缓解后的生殖咨询和转诊提供了重要机会，同时，及时地进行生育力保存也为患者后期的生育提供了保障。发生在年轻女性中、可进行生育力保存的最常见的血液系统恶性肿瘤包括急性淋巴细胞白血病（ALL）、急性髓细胞性白血病（AML）、非霍奇金淋巴瘤（NHL）和霍奇金淋巴瘤（HL）；其他形式的血液系统恶性肿瘤，如慢性淋巴细胞白血病（CLL）、慢性粒细胞白血病（CML）和骨髓瘤，通常发生在绝经后的人群（>50岁），因此一般没有生育力保存的需求。

下面对抗血液系统肿瘤治疗对生殖系统的损伤做一概述。

1. 放疗对卵巢功能的损伤

放疗对卵巢功能的损伤与烷化剂相关的腹部电离辐射经常诱发卵巢早衰（premature ovarian failure，POF），从而造成患者不孕。卵母细胞对射线极为敏感，剂量<2 Gy即可杀死大约一半的原始卵泡，在暴露于高剂量烷化剂和腹部照射的情况下，5~10 Gy的剂量对卵母细胞即产生直接毒性。患者接受治疗时的年龄以及放射剂量决定了发生永久性卵巢功能衰竭的概率。辐射剂量为18.4 Gy可使10岁儿童发生卵巢衰竭，14.3 Gy的剂量即可使30岁的女性发生卵巢早衰。有研究表明，对卵巢进行≥5 Gy的剂量放疗后，患者提前绝经的风险将增加20倍。在青春期前的女性中，>15 Gy的辐射剂量与不孕症有关。这一阈值在青春期后女性患者为>10 Gy，在成年女性为>6 Gy。

2. 化疗对卵巢功能的损伤

化疗对卵巢功能的损伤化疗优先损伤分裂活跃的细胞，因此成熟的卵母细胞最为脆弱，会被迅速耗尽，卵巢颗粒细胞也会受损，导致该卵泡内的卵母细胞凋亡，除此之外，化疗药物可直接导致原始卵泡丢失、卵泡闭锁、间质组织受损、血管受损或血管炎，从而损伤卵巢功能。化疗药物的毒性因药物类型和剂量而异，其中烷化剂所导致的不孕风险最高。多种化疗药物组合使用时，性腺衰竭风险是叠加的。对于血液系统恶性肿瘤患者，常接受联合方案治疗，如BEACOPP（博来霉素、依托泊苷、阿霉素、环磷酰胺、长春新碱、丙卡嗪和泼尼松）、CHOEP（环磷酰胺、多柔比星、长春新碱、依托泊苷和泼尼松）或BR（苯达莫司汀、利妥昔单抗）等方案，用药至少包括一种烷化剂，这些均具有较高的诱发性腺衰竭的风险。

3. 造血干细胞移植预处理对卵巢功能的损伤

造血干细胞移植（hematopoietic stem cell transplantation，HSCT）已被确立为难治性血液病的治愈性治疗方案，常被用于复发或难治性淋巴瘤和白血病患者，特别是患者处于危及生命的情况时。在这种情况下，清髓性预处理方案被用于HSCT前诱导免疫抑制。这些移植前预处理方案包括全身照射（totalbody irradiation，TBI）和/或高剂量烷基化化疗。女性的HSCT预处理对生育力的影响包括下丘脑-垂体-卵巢轴的损伤、化疗或TBI对卵巢的直接损害以及TBI对子宫组织结构的损伤，随后发生的医源性卵巢功能衰竭的风险在90%以上。在接受HSCT预处理后，患者应至少避孕2年，因为疾病存在复发的可能，且继续使用相关药物可能有致畸的风险。HSCT预处理方案通常会导致全血细胞减少症，对于育龄期妇女，血小板减少症可导致月经期间的严重的子宫出血，因此治疗中可考虑个体化使用激素药物以抑制月经来潮。

随着 HSCT 技术的发展,HSCT 的适应证范围不断扩大,包括良性血液疾病和自身免疫性疾病,HSCT 后患者的长期生存率也逐步得到提高,但育龄期女性 HSCT 之后的生育问题也逐渐凸显出来。预防这一问题的最佳解决方案为进行全身放疗或者化疗之前即进行生育力保存的咨询及处理。目前尚缺乏 HSCT 后患者最终生育结局的完整数据,HSCT 后的流产率也尚不明确,但根据现有的研究来看,进行 HSCT 治疗后的患者妊娠后发生早产及低体重初生儿的风险明显增高,可能与治疗方案对子宫的损伤相关。

(二)血液系统肿瘤患者生育力保存现状

淋巴瘤是常见的血液系统恶性肿瘤之一,其中 12% 为霍奇金淋巴瘤,88% 为非霍奇金淋巴瘤。2020 年中国新发霍奇金淋巴瘤 6829 例,死亡 2807 例;新发非霍奇金淋巴瘤 92834 例,死亡 54531 例。随着相关研究的不断深入,淋巴瘤的诊断和治疗等方面都得到很大发展,患者的生存率也得到了明显改善。

1. 霍奇金淋巴瘤

霍奇金淋巴瘤(Hodgkin lymphoma,HL)约 90% 的 HL 以淋巴结肿大为首发症状,颈部淋巴结是最常见的受累部位,多表现为质韧无痛的淋巴结肿大。纵隔淋巴结也是常见受累部位,大部分患者以淋巴结肿大压迫引起的症状而就诊。小于 20 岁的年龄组中,HL 的发病率显著高于非霍奇金淋巴瘤(nonHodgkin lymphoma,NHL)。HL 的发病年龄高峰位于 20~29 岁(4.4/10 万),HL 的总体 5 年生存率为 87%,20 岁以下女性的 5 年生存率为 96%。根据 HL 的不同阶段,主要有局部放疗、化疗、HSCT 等几种治疗方案。化疗方案主要包括 ABVD(多柔比星、博来霉素、长春新碱和达卡巴嗪)和含有烷化剂的方案[MOPP(氮芥、长春新碱、普罗卡巴嗪和泼尼松)、BEACOPP]。ABVD 治疗方案对性腺毒性较小,卵巢早衰(premature ovarian failure,POF)的发生风险较低。然而,含有烷化剂的方案,特别是使用累积剂量的原咔嗪和环磷酰胺,POF 的发生风险显著增加(高达70%)。年龄是 HL 患者发生 POF 的独立危险因素,患者发病年龄越小,发生 POF 的风险越低。

在接受 ABVD 治疗 HL 的女性患者中,Anderson 等发现 75% 的患者在 1 年后恢复 FSH 水平,93% 的患者在 2 年后恢复了 FSH 水平。相比之下,在接受 BEACOPP 一线治疗的患者中,只有 33% 的患者在治疗 1 年后恢复 FSH 水平,69% 患者在治疗 2 年后恢复 FSH 水平。对接受 ABVD/AVD 治疗的患者,卵母细胞冷冻、胚胎冷冻及卵巢组织冷冻可以推迟到一线治疗失败后。如果在完成一线治疗后 6 个月内出现复发或进展,应考虑卵巢组织冷冻;如果在完成主要治疗后至少 6 个月后发生进展或复发,则应考虑卵母细胞冷冻或者胚胎冷冻。对于接受 BEACOPP 治疗的患者考虑在一线治疗前进行生育力保存。

尽管大多数 HL 患者对一线治疗有很好的反应,但 10%~15% 的早期和 30%~40% 的晚期患者会出现进展或复发,这种情况即需要使用高剂量烷化剂和/或干细胞移植进行挽救治疗,而这些药物可能导致卵巢功能衰竭。这类患者需要及时进行生育力保存咨询。

2. 非霍奇金淋巴瘤

非霍奇金淋巴瘤（nonHodgkin lymphoma，NHL）NHL 通常发生在青少年和年轻人中。在小于 20 岁的年龄组中，NHL 的发病率明显低于 HL。NHL 的总体 5 年生存率为 69%，20 岁以下女性的 5 年生存率为 84%。局部放疗、化疗和 HSCT 等治疗方法同样适用于 NHL，然而大多数 NHL 的化疗方案都包括烷化剂（环磷酰胺），如 CHOP（环磷酰胺、多柔比星、长春新碱、泼尼松）和 R-CHOP（利妥昔单抗、环磷酰胺、多柔比星、长春新碱、泼尼松）。超过 80% 的病例因累积剂量烷化剂的性腺毒性和随后的医源性治疗导致 POF 和生育力下降。NHL 本身可能累及生殖系统，其中卵巢是最常见的部位之一，NHL 引起的卵巢受累 90% 是继发性的，是全身性疾病的表现。原发性卵巢非霍奇金淋巴瘤（PONHL）非常罕见，仅占所有 NHL 的 0.5% 以及所有卵巢肿瘤的 1.5%。对于累及卵巢的 NHL 患者，因其术前诊断困难，目前多采用以手术为主、化疗为辅的综合治疗方法，因此这类病人发生卵巢早衰的风险更高。

3. 急性白血病包括淋巴细胞白血病（acute lymphocytic leukemia，ALL）、急性髓细胞性白血病（acute myeloid leukemia，AML）以及慢性粒细胞性白血病急性发作

特征是不成熟白细胞剧增、恶性细胞的剧增和扩散。ALL 是最常见的儿童癌症类型，治疗上大多数不包括烷化剂，除非使用 HSCT 预处理方案。AML 通常发生于年轻人，而非儿童和青少年中。AML 的总体 5 年生存率为 26.6%，15 岁以下女孩的 5 年生存率为 60%。AML 的治疗方案大多不包括烷化剂，通常不会对女性生育力造成损伤，但是 HSCT 治疗可能使儿童性腺功能受损，远期的生育力明显下降。目前对于青春期前儿童的远期生育力保存方法尚十分有限，近期一项回顾性分析显示，采用低强度预处理方案（美法仑）联合 HSCT 治疗后，性腺功能受损的程度可能有所降低，但是该结论仍需要更多数据支持，也缺少疾病远期控制效果的随访数据。

4. 慢性白血病根据形态学分为慢性淋巴细胞白血病（chronic lymphocytic leukemia，CLL）和慢性髓细胞性白血病（chronic myeloid leukemia，CML）

CLL 和 CML 在老年人中比较常见，确诊为 CLL 和 CML 患者的平均年龄分别为 71 岁和 64 岁，这类人群几乎没有生育力需求，此外，其治疗用药伊马替尼也不会对女性的生育力造成损伤。

随着医学的发展，血液系统恶性肿瘤的总体 5 年生存率有所提高，年轻患者的生育力保存问题也越来越受到重视。如果治疗具有性腺毒性，继发 POF 甚至生育力丧失的风险大于 50%，且患者在未来有生育要求，则应在化疗和放疗前、中、后的合适时机进行生育力保存和恢复。

在临床实践中，对于患血液系统恶性肿瘤的儿童、青少年和年轻女性，为其进行生育力保存具有一定挑战，主要包括：①癌症治疗的首要目标是保证生命的延续，首先需要保

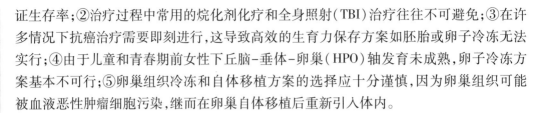

证生存率;②治疗过程中常用的烷化剂化疗和全身照射(TBI)治疗往往不可避免;③在许多情况下抗癌治疗需要即刻进行,这导致高效的生育力保存方案如胚胎或卵子冷冻无法实行;④由于儿童和青春期前女性下丘脑-垂体-卵巢(HPO)轴发育未成熟,卵子冷冻方案基本不可行;⑤卵巢组织冷冻和自体移植方案的选择应十分谨慎,因为卵巢组织可能被血液恶性肿瘤细胞污染,继而在卵巢自体移植后重新引入体内。

(三)血液系统肿瘤患者生育力保存方案

迄今为止,已有多种生育力保存方案被应用于临床,目前比较成熟的生育力保存技术包括胚胎冷冻和卵子冷冻。其中,胚胎冷冻是近几十年来女性生育力保存的金标准,但是不适合青春期前女性,也不适用于单身女性。2012 年,ASRM 宣布卵子冷冻不再仅作为实验性的生育力保存技术,而可以应用于临床,这意味着单身女性可以选择冷冻卵子进行生育力保存。就目前的数据来看,每一枚冷冻卵子的活产率为 6%,尽管这一数据随着冷冻技术的进步在逐渐提高,但在有条件进行胚胎冷冻的情况下,卵子冷冻不建议作为首选。尽管可以选择自然周期取卵,但是限于获卵数较少,累计妊娠率也相对较低,因此建议进行超促排卵以累积更多的胚胎或卵子。使用随机启动方案可以最大限度地减少癌症治疗延迟的时间。卵巢始基卵泡需要 3~6 个月的时间发育成窦前卵泡,而卵泡的成熟过程大约需要 2 周时间。对人类和动物的研究均表明,当接受抗癌治疗后,生殖细胞的突变率显著增加,进而可能导致出生缺陷和流产率得增加。人类卵母细胞成熟和致突变细胞发生凋亡均需要足够的时间,因此不建议在化疗期间或化疗完成后 6 个月内进行配子和胚胎的冷冻保存。

卵子和胚胎冷冻保存需要进行卵巢刺激,该过程持续近 2 周,相应的延迟癌症治疗可能存在一定的医疗风险,加之存在肝毒性风险,以及高雌激素水平增加血栓形成风险,专科医生可能会不建议患有侵袭性恶性肿瘤的女性为了生育力保存而推迟治疗时间。在这种情况下,卵巢组织冷冻保存是较好的选择,也是青春期前恶性肿瘤女性患者的唯一选择。Donnez 和 Dolmans 报道了截至 2017 年,卵巢组织冷冻和自体移植后共有 130 名活产婴儿,其成功率为 23.0%~57.5%。早期证据表明,经自体卵巢组织移植后出生的婴儿与正常人群在出生缺陷发生率方面没有明显差异。近期 Shapira 等报道了一名淋巴瘤患者在卵巢组织自体移植后首次成功分娩的案例:在移植之前,应用组织学、免疫组织化学、荧光原位杂交、下一代测序和免疫缺陷小鼠的异种移植等方法,检测了患者的解冻卵巢组织中是否存在可能的恶性细胞或肿瘤标记物,检测结果显示阴性后,患者签署了知情同意,在进行自体移植后的第三个体外受精胚胎移植周期成功受孕并分娩,该患者在停止母乳喂养后,再次自然受孕。这个成功案例给我们提供了血液系统肿瘤患者卵巢组织冷冻及自体移植的临床经验。需要注意的是,被移植的卵巢组织可能被恶性肿瘤细胞污染,从而导致疾病复发,因此,需要重点关注解冻卵巢组织自体移植的安全性。重新引入肿瘤细胞的风险在白血病中最高,在淋巴瘤和早期乳腺癌中相对较低,因此对于白血病患者,在经过一到两个化疗疗程达到完全缓解后再进行卵巢组织冷冻,可以有效降低污染风险,更为安全,而卵巢组织中原始卵泡的数量并不会明显减少。此选项不适用

女性生育力保存理论和实践

于卵母细胞或胚胎的冷冻保存,因为正在发育的卵泡在化疗药物的作用下,有基因突变导致流产或胎儿畸形的风险,因此卵母细胞或胚胎冷冻保存只能在化疗开始前进行。

其他血液系统疾病如镰状细胞病及地中海贫血等,如需应用烷化剂或 HSCT 治疗,在药物及照射应用前进行卵子或胚胎冷冻能够较好地保存其生育能力。对于青春期前女性可以采取卵巢组织冷冻及自体移植来达到保存生育力的目的。

除此之外,卵母细胞体外成熟(IVM)、人工卵巢、干细胞、新辅助细胞保护药物也是非常有潜力的生育力保存方法。

目前仍有争议的生育力保存技术包括卵巢保护技术,如促性腺激素释放激素(GnRH)类似物和激素抑制、手术卵巢移位(卵巢固定术)等。对于必须立即开始针对癌症的治疗的急性病患者,唯一可能的干预可能就是激素抑制,例如 GnRH-a。闭经是 GnRH-a 的其中一种副作用,但是也可能是有益的,因为严重的血小板减少症可能导致月经过多,而 GnRH-a 的应用可以减少出量过多的风险。同时也有学者尝试在全身照射时通过对卵巢部位的遮挡来降低卵巢受到的实际照射剂量。然而,这些选择可能并非对所有人群都适用,因此对不同的人群需要制定个体化的生育力保存方案。

第二节　非肿瘤性疾病女性生育力保存方法及现状

一、自身免疫性疾病

自身免疫性疾病(autoimmune diseases,AIDs)是由免疫系统对自身抗原失去免疫耐受,进一步诱发组织损伤和炎症反应并最终导致靶器官受损的一类慢性疾病。这类疾病确切的病因及发病机制尚不明确。早发性卵巢功能不全(premature ovarian insufficiency,POI)是指女性40岁之前出现卵巢功能减退甚至衰竭,既往也被称作卵巢早衰。POI 的发病率在20岁人群为1/10 000,30岁人群为1/1000,40岁人群为1/100。POI 占继发性闭经的5%~10%和原发性闭经的10%~28%。82.5%的 POI 发生在30~39岁之间。POI的大多数病例是特发性的,占总病例的60%~80%。据报道,POI 与自身免疫性疾病相关的病例占20%~30%,最常见的是甲状腺疾病,如自身免疫性甲状腺炎、甲状旁腺功能异常。肾上腺自身免疫是与 POI 相关的第二种最常见的自身免疫性疾病,如艾迪森病。其他与生育相关的自身免疫性疾病也包括溃疡性结肠炎、克罗恩病、肾小球肾炎、原发性胆汁性肝硬化、多发性硬化症、自身免疫性溶血性贫血、特发性血小板减少性紫癜及恶性贫血等。自身免疫性多腺综合征(autoimmune polyglandular syndromes,APS)是一类罕见的疾病,其特征在于针对多个内分泌器官的自身免疫活性,部分非内分泌器官也会受到影响。Ⅰ型 APS 是常染色体隐性遗传疾病,其特征为甲状旁腺(低钙血症)和肾上腺(艾迪森病)的自身免疫功能障碍。41%~72%的 APS Ⅰ型患者中可见 POI。Ⅱ型 APS 是多与艾迪森病、原发性甲状腺功能减退症和 Grave 病相关。原发性腺功能减退在该人群中较少见。Ⅱ型 APS 患者 POI 的患病率为 10%～25%。有研究提示系统性红斑狼疮患者血清 AMH 下降，提示疾病本身亦可能导致生育力受损。

目前缺乏对自身免疫性 POI 的高灵敏度标志物，有 POI 风险的女性可以选择提前进行生育力保存的咨询，包括卵巢组织冷冻，卵母细胞和胚胎冷冻保存。

除了疾病本身，自身免疫性疾病相关药物的应用是导致女性不孕或者生育力受损的因素之一。患有这些疾病的年轻女性也应及时进行保留生育能力的咨询。对于患有关节痛的患者，非甾体类抗炎药（NSAIDs）的应用可引起黄体化未破裂卵泡综合征（LUF）并因此导致不孕。但是 LUF 综合征仅引起短暂的不孕症，在停药时可以恢复。皮质类固醇是慢性或急性自身免疫性疾病治疗常用药之一，会影响卵巢功能，皮质类固醇会导致月经紊乱和不孕。这可能是由于皮质类固醇对下丘脑-垂体-性腺轴的影响而引起的，与此同时，皮质类固醇还可能损害卵巢功能。在接受长期皮质类固醇治疗的类风湿关节炎（RA）患者中，女性患者不孕的比例是增高的。环磷酰胺（CTX）可用于严重的或活动期的自身免疫性疾病，如系统性红斑狼疮、系统性硬化症、抗中性粒细胞胞浆抗体（ANCA）相关性血管炎、大血管炎（Takayasu 和巨细胞血管炎）以及 Behc 综合征等。CTX 可消耗卵巢卵母细胞并诱导卵巢功能衰竭，女性患者的性腺毒性作用与药物的累积剂量和女性年龄有关，累积剂量 10 g 或更多通常被认为是卵巢早衰的重要危险因素。有研究显示，经过连续 CTX 和免疫抑制治疗的 SLE 患者的抗苗勒氏管激素（AMH）水平显著降低。在 CTX 治疗前应用 GnRH-a 药物是保护卵巢功能的可行性方案。

系统性红斑狼疮（SLE）是一种自身免疫性起源的系统性慢性炎症性疾病，主要累及育龄期女性，患者通常对治疗的反应较好，并且可达到长期生存。据统计，91.2% 的 SLE 患者在患病时尚未完成生育计划，因此，我们推荐对于 CTX 治疗后有卵巢功能不全风险的患者，提前进行生育力保存咨询。与恶性肿瘤疾病不同，目前尚缺乏针对 SLE 患者卵巢保护的相关指南或共识。基于现有经验，应用 GnRH-a 类药物是国际上大多数生殖医生推荐的方案，有 Meta 分析显示，接受 GnRH-a 治疗的 SLE 患者的闭经率较低。同时，患者也可以选择早期进行卵巢组织冷冻或胚胎冷冻来保存生育力。如果有必要进行 CTX 治疗，则说明该疾病一般处在活动期，此时给予超促排卵药物可能会导致体内雌激素超出正常生理范围而导致疾病进展，因此，尽管卵母细胞或胚胎冷冻保存是最有效的生育力保存方式，也需要在全面评估个体风险后再行开展。如果除活动性狼疮疾病外还存在抗磷脂综合征，则血栓栓塞风险有所增加，应更严格地评估治疗方案，确保充分的抗凝治疗，在这种情况下通过卵巢组织冷冻进行生育力保存能力是一种可行的方案。在 2019 年即有报道一例系统性红斑狼疮患者因环磷酰胺治疗无法行卵母细胞冷冻，继而进行了卵巢组织冷冻，待病情稳定后自体移植卵巢组织后成功自然妊娠并分娩。既往成功的案例提示我们妇产科和生殖科医生，对于有生育能力的年轻患者，应在充分评估患者病情后积极地实行生育力保存方案，给患者孕育后代的希望。

二、子宫内膜异位症

子宫内膜异位症（endometriosis，EM）是指本应存在于子宫内的内膜组织种植在子宫内膜以外的位置而形成的一种女性常见妇科疾病，多发生于生育年龄的女性，青春期前不发病，绝经后异位病灶可逐渐萎缩退化。EM 的主要临床表现为痛经、慢性盆腔痛、盆腔粘连、盆腔包块和不孕等，在育龄期妇女中的发生率约为 6%～10%。EM 虽然属于良性疾病，但却具有恶性肿瘤的浸润性生长、种植、转移及复发等特点。目前对此病发病的机制有多种说法，其中最主要的学说是子宫内膜异位种植学说。

子宫内膜异位症的主要病理变化为异位内膜周期性出血及其周围组织纤维化，形成异位结节，病变可以波及所有的盆腔组织和器官，以卵巢、直肠子宫陷凹、宫骶韧带等部位最常见，也可发生于腹腔、胸腔、四肢等处。现有研究从血清学及组织病理学等方面证明，持续存在于卵巢的异位内膜会损害女性的卵巢功能及生育力，且卵巢型子宫内膜异位症存在 0.5%～1.0% 的恶变率。严重的子宫内膜异位症患者尤其是双侧子宫内膜异位囊肿患者，AMH 水平较低，发生 POI 的风险也较高。通过药物治疗可以减轻异位病灶内囊液对卵巢的进一步损伤和破坏，常用的药物有短效口服避孕药，地诺孕酮及促性腺激素释放激素激动剂（GnRH-a）等。

子宫内膜异位症是一种异质性很强的疾病，对其进行分期有助于临床医生了解病变程度、标准化治疗方案，以使治疗结果具有可比性。子宫内膜异位症生育指数（endometriosis fertility index，EFI）是目前唯一与患者的生殖预后相关的评分系统。世界内异症协会（World Endometriosis Society，WES）最新专家共识推荐对所有经手术治疗的子宫内膜异位症均行修正的美国生殖医学会（revised-American Society for Reproductive Medicine，r-ASRM）分期，对有生育要求者行 EFI 评分。

EFI 评分系统由 Adamson 和 Pasta 于 2010 年通过对内异症相关不孕症患者的前瞻性研究提出，是在 r-AFS 评分系统及输卵管最低功能（least function，LF）评分的基础上，进一步对患者年龄、不孕年限、孕产史、输卵管及卵巢功能进行综合量化评估，最终根据评分对患者的生育能力进行预测，评分越高，妊娠概率越大。EFI>9 分，提示有良好的生育能力，EFI<4 分，提示生育能力差。需要注意的是，EFI 预测妊娠结局的前提是男方精液正常，女方卵巢储备功能良好且不合并子宫腺肌病。

值得注意的是 EFI 虽然能评估生育能力，但是该评分是建立在手术的基础上，对一部分子宫内膜异位症患者，腹腔镜手术并不能改善生育结局。术前首先应对患者的卵巢功能进行评估，对于卵巢功能较差者（AFC <5 个，AMH < 0.5 ～ 1 ng / mL，或月经第 2～4 天 FSH>10 U/L）的患者，应首先考虑进行体外受精（IVF）治疗，积攒胚胎，保存生育力。对于卵巢功能较好者，也应在术前告知术后卵巢功能受损甚至丧失的风险，或者直接进行 IVF 助孕。对于反复种植失败患者，不能耐受的慢性盆腔疼痛患者，生长速度快、有盆腔痛、囊肿过大有破裂可能、囊肿性质不明确或囊肿导致取卵困难的卵巢内异症囊肿可考虑手术治疗,但是在术中操作时应做到:尽量微创,尽可能清除病灶,冲洗盆腔,尽可能保留正常卵巢组织,避免卵巢血供损伤,忌大面积电凝、烧灼止血,必要时缝扎止血。在术中应遵循"看见病灶即刻治疗"的原则,即对术中肉眼所见病灶及粘连均应给予处理。卵巢子宫内膜异位囊肿应行囊肿剥除术,而非囊液抽吸术或囊壁电灼术,术中应尽可能剥尽囊壁,可提高术后自然妊娠率。

中国生育力保存专家共识提出,对于严重的和复发的子宫内膜异位囊肿可以考虑通过冷冻胚胎、冷冻卵子或冷冻卵巢组织进行生育力保存。对于年龄超过35岁、或卵巢储备功能下降、或DIE、或合并子宫腺肌病者,建议先行IVF-ET,完成生育后再根据病情进行手术或药物治疗。若疼痛症状严重,或卵巢囊肿过大有破裂风险,建议先进行IVF,冻存胚胎后手术去除病灶,缓解症状,术后再移植冻存的胚胎。

三、Turner 综合征生育力保护策略

Turner 综合征(Turner Syndrome,TS)又称为 45,X 或 45,XO 综合征、女性先天性性腺发育不全或先天性卵巢发育不全综合征,在新生女婴中的发病率约为 1/4000 ~ 1/2000,是人类唯一能生存的单体综合征。TS 综合征为女性其中一条 X 染色体部分或全部缺失所致,其中 40% ~ 50% 的 TS 患者核型为 45,X,15% ~ 25% 的 TS 患者核型为 45,X/46,XX 嵌合,20% 为等臂染色体,另有少数为环状染色体。TS 患者最主要的临床表现包括身材矮小、原发性卵巢功能不全等,此外,还可合并一系列其他表型,如颈蹼、肘外翻等,也可能出现肝功能异常、甲状腺功能减退、心血管疾病、心脏畸形等异常。

(一)Turner 综合征的卵巢储备及生育力

Turner 综合征患者由于性腺发育障碍,卵巢被条索状纤维组织取代,卵巢储备及功能受到影响。研究发现,仅 5% ~ 26% 的 TS 患者卵巢内存在卵泡,仅 5% ~ 7% 的 TS 患者可获得自然妊娠。60% 的 TS 患者在成年时卵巢储备已耗竭,仅 30% 的 TS 患者会有自发的青春期发育,其中,45,X/46,XX 嵌合型中会有 30% 有自发的青春期发育,而 45,X 型中该概率仅为 9%。有青春期发育及月经产生的 TS 患者中能达到自然妊娠的大多为 45,X/46,XX 嵌合型,这一比例为 87% ~ 92%。

(二)Turner 综合征的激素替代治疗

多数 TS 患者存在卵巢功能不全,导致高促性腺激素性性腺功能低下,生殖细胞和雌性激素缺乏,造成生殖器官发育不良、骨骼发育及成熟受损,同时也会影响一系列生理发育,因此,大多数 TS 患者需要性激素替代治疗(hormonal replacement therapy,HRT)来模拟正常的身心发育,帮助青春期前患者诱导青春期、促进第二性征发育,维持子宫正常发育,HRT 也可促进青春期骨成熟及骨密度的增加,提高认知功能和运动功能,促进肝脏等其他雌激素依赖器官的发育并维持其生理功能,降低心血管疾病风险。对于有生育需求的 TS 患者,HRT 也可促进子宫生长,保持其正常形态及子宫内膜规律的周期性变化,为

未来可能的胚胎移植做好准备。

TS 患者通常在 11～12 岁开始低剂量雌二醇治疗,初始剂量常为成人用量的 1/10～1/8,大约每 6 个月增加一次剂量(25%～100%)以模拟正常青春期发育进程,直至在 2～3 年内达到成人用量。在雌激素治疗 2～3 年后(通常在 13～14 岁),或在首次发生突破性阴道出血时,则需开始添加孕激素、进行雌孕激素序贯治疗。在进行 HRT 治疗期间,应定期从临床角度个性化评估治疗效果、用药的风险与收益,从而及时调整用药方案,主要评价指标包括雌激素水平监测、青春期评估、子宫大小、内膜厚度、骨龄和生长速度等。

(三)Turner 综合征的生育力保存方式

TS 患者生育力保存的机会窗很窄,有数据显示,从确诊 TS 到进行生育力保存咨询平均需要 9.7 年,而大多数患者在有生育需求时,卵巢功能已完全衰竭,其中非嵌合型 TS 患者的始基卵泡在青春期前就已耗竭,永远失去了生育的机会。因此,我们需要针对该疾病的特点及生育力保存的必要性进行更为大力的科普宣教,也需要加强学科间合作,加速及加强 TS 患者的转诊工作。截至目前,已有少量 TS 患者通过自卵 IVF 助孕后获得活产的案例报道,但尚无 TS 患者行卵巢组织冷冻后移植的妊娠结局的案例报道。

1. 卵母细胞及胚胎冷冻

对于已婚的 TS 患者,胚胎冷冻是最适选择,而对于未婚的 TS 患者,卵母细胞冷冻是较为合适的选择。DuoStim 方案是在一个周期内进行的两次促排及取卵的方案,因为是由上海交通大学医学院附属第九人民医院-上海交通大学医学院提出的,所以生殖业内对于这种促排方案称之为"上海方案",并为国内外生殖科广泛使用。

Cobo 等研究表明对于年龄≤35 岁的不孕女性,当获卵数为 15 个时,累计活产率可高达 85.2%,但是对于 TS 患者,我们需要考虑到部分卵子染色体异常的情况,因此需要适当提高获卵数。有研究报道嵌合型 TS 患者(年龄 18～28 岁)平均获卵数平均为 9～15 个,随着年龄的增长,获卵数会持续下降。2022 年 2 月报道了首例行卵子冷存后进行胚胎移植并获得活产的嵌合型 TS 患者,该患者在 25 岁时(AMH 6.4 μg/L)通过两个周期拮抗剂方案促排卵,共获 29 枚 MII 卵并行卵子冷冻。5 年后解冻全部卵子并进行卵胞浆内单精子注射,获得 3 枚优质囊胚,经 PGT-A 检测,获得 2 枚整倍体胚胎。在移植 1 枚囊胚后成功妊娠并获得活产。

对于已婚的嵌合型 TS 患者,除卵子冷冻以外也可行胚胎组织冷冻,需要注意的是,TS 患者由于可能存在多器官功能异常及子宫发育不全,在胚胎移植时行单胚胎移植是较为安全的选择。

对于非嵌合型 TS 患者,卵母细胞缺乏 X 染色体的概率很高,因此胚胎植入前遗传学检测技术也可一定程度上帮助 TS 患者获得健康活产。2019 年一项研究首次报道了嵌合型 TS 患者行 PGT-A 的临床结局,该研究纳入 67 例行 PGT-A 的嵌合型 TS 及 165 例供卵助孕的嵌合及非嵌合 TS。其中前者 32 例行胚胎移植,后者 156 例行胚胎移植。结果显示,二者的胚胎移植数(1.5 *vs.* 1.79)、胚胎种植率(22.58% *vs.* 35.19%)、妊娠率(41.9% *vs.* 52.6%)及活产率(21.87% *vs.* 28.84%)均未见统计学差异。值得注意的是,PGT-A

组患者平均年龄为 38.1 岁,可能存在一定由高龄导致的胚胎非整倍体可能。这是第一个针对 TS 患者行 PGT-A 治疗的研究,但由于是回顾性研究,样本量也较小,且患者的嵌合程度并不一致,因此该研究尚存在一定局限性,未来还需要更大样本量、设计更为严谨的研究进行验证。尽管如此,该研究仍从一定程度上提示我们,对于嵌合型 TS 患者,PGT-A 可获得较为理想的妊娠结局,因此对于这部分人群而言,赠卵助孕并非第一选择。

2. 卵巢组织冷冻

一项研究对来自 16 个国家的专家及 TS 患者代表进行函询,最终汇总出 TS 患者的卵巢组织冷冻相关共识,即应该为年轻 TS 患者进行卵巢组织冷冻保存,但前提是要在安全可控的环境中进行,且要经过充分的沟通和知情同意。对于青春期前 TS 患者,卵巢组织冷冻是唯一可行的生育力保存方法。几乎所有的非嵌合型 TS 患者的始基卵泡在青春期前即已耗竭,因此,对于这部分患者而言,及早检查、诊断并进行生育力保存对满足其成年后的生育需求尤为重要。

由于自卵染色体可能存在异常以及子宫异常等其他相关因素,TS 患者自卵妊娠的自然流产率高达 30.8%,子代染色体异常及出生缺陷的发生率也高达 20%,均远高于普通人群。因此目前多数观点认为,TS 患者行 PGT 检测是十分必要的。

目前已有 TS 患者行卵巢组织冷冻的报道,但尚无进行卵巢组织复苏及移植的报道。有学者认为,青春期前 TS 患者如 AMH 水平 ≤2 μg/L 时,可考虑进行卵巢组织冷冻保存。但有学者认为,当卵巢储备过低(AMH<2SD)时,卵巢组织冷冻保存并无明显获益。有研究对 TS 患者冷冻卵巢组织的卵泡形态及功能进行评估,结果表明,40% 的卵巢组织中未见卵泡,而在有卵泡的卵巢组织中,67% 存在卵泡颗粒细胞消失、卵泡融合、空卵等异常。另有一项研究对 57 例 TS 患者进行卵巢组织冷冻,发现仅有 26% 组织尚存在卵泡。卵巢组织冷冻为 TS 患者保留了生育的希望,但后续移植效果如何、母亲和子代安全如何仍需更多临床数据的支持。

(四)围产期母婴监测及护理

随着辅助生殖技术(assisted reproductive technology,ART)的发展,部分 TS 患者已通过自卵 ART 或赠卵 ART 获得妊娠,而其妊娠结局及母婴围产结局是备受关注的问题。

Turner 综合征患者除具有身材矮小以及性腺发育不良等症状外,还可能合并许多其他系统的疾病或异常,如甲状腺疾病、心血管和肾脏疾病、糖脂代谢异常等,孕期妊娠期高血压等心血管事件的发生率也显著增加,甚至可能出现主动脉夹层破裂、高血压危象等严重并发症,据报道,约 50% 左右 TS 患者合并高血压,约 25% TS 患者合并二叶主动脉瓣等心血管系统先天畸形,上述异常均可能对母婴围产结局造成不利影响。此外,由于 TS 患者子宫发育不良,结缔组织功能异常,可导致子宫脆性增加,发生产后出血的概率也随之增加。因此,TS 患者孕期随访及监测尤为重要。一项针对接受赠卵的 TS 患者围产期母婴并发症的多中心研究表明,严格的心血管功能评估可使妊娠期高血压的发生率由 38% 降至 19%,早产的发生率也由 38% 降至 15%,显著改善了接受赠卵的 TS 患者母婴围产结局。

因此,对于 TS 患者,除了需要采用一定激素治疗及生育力保存手段帮助患者成功妊娠,更需要关注其妊娠结局、围产期并发症及母婴健康。

目前,赠卵仍是 TS 患者最常见的助孕方式,随着辅助生殖技术的发展,需要通过医生及社会的共同努力,加强科普宣教及助孕指导,帮助其在最大程度上保存生育力完成生育计划。

参考文献

[1]ORIBAMISE E I,ASHIRU O A,ILOABACHIE E C,et al. Preimplantation genetic testing for breast cancer[J]. Nigerian Medical Journal:Journal of the Nigeria Medical Association, 2019,60(3):99-105.

[2]CHAN J L,JOHNSON L N C,SAMMEL M D,et al. Reproductive decision-making in women with BRCA1/2 mutations[J]. Journal of Genetic Counseling,2017,26(3): 594-603.

[3]OKTAY K,CIL A P,BANG H. Efficiency of oocyte cryopreservation:A meta-analysis[J]. Fertility and Sterility,2006,86(1):70-80.

[4]COBO A,GARCÍA-VELASCO J,DOMINGO J,et al. Elective and Onco-fertility preservation:Factors related to IVF outcomes[J]. Human Reproduction,2018,33(12): 2222-2231.

[5]MUÑOZ E,DOMINGO J,DE CASTRO G,et al. Ovarian stimulation for oocyte vitrification does not modify disease-free survival and overall survival rates in patients with early breast cancer[J]. Reproductive BioMedicine Online,2019,39(5):860-867.

[6]OKTAY K,TURAN V,BEDOSCHI G,et al. Fertility preservation success subsequent to concurrent aromatase inhibitor treatment and ovarian stimulation in women with breast cancer[J]. Journal of Clinical Oncology:Official Journal of the American Society of Clinical Oncology,2015,33(22):2424-2429.

[7]SCIORIO R,ANDERSON R A. Fertility preservation and preimplantation genetic assessment for women with breast cancer[J]. Cryobiology,2020,92:1-8.

[8]JENSEN A K,MACKLON K T,FEDDER J,et al. 86 successful births and 9 ongoing pregnancies worldwide in women transplanted with frozen-thawed ovarian tissue:Focus on birth and perinatal outcome in 40 of these children[J]. Journal of Assisted Reproduction and Genetics,2017,34(3):325-336.

[9]VAN DER VEN H,LIEBENTHRON J,BECKMANN M,et al. Ninety-five orthotopic trans-plantations in 74 women of ovarian tissue after cytotoxic treatment in a fertility preservation

network：Tissue activity，pregnancy and delivery rates［J］. Human Reproduction，2016，31（9）：2031-2041.

［10］SÁNCHEZ - SERRANO M，CRESPO J，MIRABET V，et al. Twins born after transplantation of ovarian cortical tissue and oocyte vitrification［J］. Fertility and Sterility，2010，93（1）：268. e11-268. e13.

［11］ERNST E H，OFFERSEN B V，ANDERSEN C Y，et al. Legal termination of a pregnancy resulting from transplanted cryopreserved ovarian tissue due to cancer recurrence［J］. Journal of Assisted Reproduction and Genetics，2013，30（7）：975-978.

［12］ROSENDAHL M，SCHMIDT K T，ERNST E，et al. Cryopreservation of ovarian tissue for a decade in Denmark：A view of the technique［J］. Reproductive Biomedicine Online，2011，22（2）：162-171.

［13］ROSELL J，NORDENSKJÖLD B，BENGTSSON N O，et al. Long - term effects on the incidence of second primary cancers in a randomized trial of two and five years of adjuvant tamoxifen［J］. Acta Oncologica，2017，56（4）：614-617.

［14］中国乳腺癌新辅助治疗专家组. 中国乳腺癌新辅助治疗专家共识（2019 年版）［J］. 中国癌症杂志，2019，29（5）：390-400.

［15］HOEKMAN E J，LOUWE L A，ROOIJERS M，et al. Ovarian tissue cryopreservation：Low usage rates and high live - birth rate after transplantation［J］. Acta Obstetricia et Gynecologica Scandinavica，2020，99（2）：213-221.

［16］RUAN X，CHENG J，KORELL M，et al. Ovarian tissue cryopreservation and transplantation prevents iatrogenic premature ovarian insufficiency：First 10 cases in China［J］. Climacteric，2020，23（6）：574-580.

［17］BINDER - FOUCARD F，BOSSARD N，DELAFOSSE P，et al. Cancer incidence and mortality in France over the 1980 - 2012 period：Solid tumors［J］. Revue D'epidemiologie et De Sante Publique，2014，62（2）：95-108.

［18］FRANASIAK J M，FORMAN E J，HONG K H，et al. The nature of aneuploidy with increasing age of the female partner：A review of 15，169 consecutive trophectoderm biopsies evaluated with comprehensive chromosomal screening［J］. Fertility and Sterility，2014，101（3）：656-663. e1.

［19］DOLMANS M M，MARINESCU C，SAUSSOY P，et al. Reimplantation of cryopreserved ovarian tissue from patients with acute lymphoblastic leukemia is potentially unsafe［J］. Blood，2010，116（16）：2908-2914.

［20］MARGULIES A L，SELLERET L，ZILBERMAN S，et al. Pregnancy after cancer：For whom and when？［J］. Bulletin Du Cancer，2015，102（5）：463-469.

［21］ANTONIOU A，PHAROAH P D，NAROD S，et al. Average risks of breast and ovarian cancer associated with BRCA1 or BRCA2 mutations detected in case Series unselected for family history: A combined analysis of 22 studies [J]. American Journal of Human Genetics, 2003, 72(5): 1117-1130.

[22] DANIS R B, PEREIRA N, ELIAS R T. Random start ovarian stimulation for oocyte or embryo cryopreservation in women desiring fertility preservation prior to gonadotoxic cancer therapy [J]. Current Pharmaceutical Biotechnology, 2017, 18(8): 609-613.

[23] OKTAY K, CIL A P, BANG H. Efficiency of oocyte cryopreservation: A meta-analysis [J]. Fertility and Sterility, 2006, 86(1): 70-80.

[24] KYRGIOU M, ATHANASIOU A, KALLIALA I E J, et al. Obstetric outcomes after conservative treatment for cervical intraepithelial lesions and early invasive disease [J]. The Cochrane Database of Systematic Reviews, 2017, 11(11): CD012847.

[25] BENTIVEGNA E, GOUY S, MAULARD A, et al. Oncological outcomes after fertility-sparing surgery for cervical cancer: A systematic review [J]. The Lancet. Oncology, 2016, 17(6): e240-e253.

[26] CIBULA D, PÖTTER R, PLANCHAMP F, et al. The European society of gynaecological oncology/European society for radiotherapy and oncology/European society of pathology guidelines for the management of patients with cervical cancer [J]. Virchows Archiv: an International Journal of Pathology, 2018, 472(6): 919-936.

[27] 刘继红, 万小平, 马丁, 等. 宫颈癌微创手术的中国专家共识 [J]. 中国医学前沿杂志 (电子版), 2019, 5(11): 27-29.

[28] 中国医师协会微无创医学专业委员会妇科肿瘤(学组)专业委员会, 中国妇幼保健协会生育力保存专业委员会. 早期子宫颈癌保留生育功能手术的中国专家共识 [J]. 中国微创外科杂志, 2021, 21(8): 673-679.

[29] DOLMANS M M, DONNEZ J, CACCIOTTOLA L. Fertility preservation: The challenge of freezing and transplanting ovarian tissue [J]. Trends in Molecular Medicine, 2021, 27(8): 777-791.

[30] SOMIGLIANA E, MANGILI G, MARTINELLI F, et al. Fertility preservation in women with cervical cancer [J]. Critical Reviews in Oncology/Hematology, 2020, 154: 103092.

[31] CHENG H Y, HUO L Q, ZONG L J, et al. Oncological outcomes and safety of ovarian preservation for early stage adenocarcinoma of cervix: A systematic review and meta-analysis [J]. Frontiers in Oncology, 2019, 9: 777.

[32] OKTAY K, BUYUK E, ROSENWAKS Z, et al. A technique for transplantation of ovarian cortical strips to the forearm [J]. Fertility and Sterility, 2003, 80(1): 193-198.

[33] RADWAN P, ABRAMIK A, WILĆZYNSKI J, et al. Successful autotransplantation of cryopreserved ovarian tissue with recovery of the ovarian function [J]. Ginekologia Polska, 2016, 87(3): 235-240.

[34] DONNEZ J, DOLMANS M M. Fertility preservation in women [J]. The New England

Journal of Medicine,2017,377(17):1657-1665.

[35]LEE S I,ATRI M. 2018 FIGO staging system for uterine cervical cancer:Enter cross-sectional imaging[J]. Radiology,2019,292(1):15-24.

[36]NISOLLE M,CASANAS-ROUX F,QU J,et al. Histologic and ultrastructural evaluation of fresh and frozen-thawed human ovarian xenografts in nude mice[J]. Fertility and Sterility,2000,74(1):122-129.

[37]KIM M K,SEONG S J,KIM Y S,et al. Combined medroxyprogesterone acetate/levonorgestrel-intrauterine system treatment in young women with early-stage endometrial cancer[J]. American Journal of Obstetrics and Gynecology,2013,209(4):358. e1-358. e4.

[38]BAKER J,OBERMAIR A,GEBSKI V,et al. Efficacy of oral or intrauterine device-delivered progestin in patients with complex endometrial hyperplasia with atypia or early endometrial adenocarcinoma:A meta-analysis and systematic review of the literature [J]. Gynecologic Oncology,2012,125(1):263-270.

[39]MINIG L,FRANCHI D,BOVERI S,et al. Progestin intrauterine device and GnRH analogue for uterus-sparing treatment of endometrial precancers and well-differentiated early endometrial carcinoma in young women[J]. Annals of Oncology:Official Journal of the European Society for Medical Oncology,2011,22(3):643-649.

[40]YARALI H,BOZDAG G,AKSU T,et al. A successful pregnancy after intracytoplasmic sperm injection and embryo transfer in a patient with endometrial cancer who was treated conservatively[J]. Fertility and Sterility,2004,81(1):214-216.

[41]OGAWA S,KOIKE T,SHIBAHARA H,et al. Assisted reproductive technologies in conjunction with conservatively treated endometrial adenocarcinoma. A case report[J]. Gynecologic and Obstetric Investigation,2001,51(3):214-216.

[42]SHAN W W,WU P F,YANG B Y,et al. Conservative management of grade 2 stage IA endometrial carcinoma and literature review [J]. The Journal of Obstetrics and Gynaecology Research,2021,47(3):984-991.

[43]LAVERY S,NG C,KYRGIOU M,et al. Gestational surrogacy after intra-operative oocyte collection in a hysterectomised woman diagnosed with endometrial cancer[J]. BJOG:an International Journal of Obstetrics and Gynaecology,2011,118(13):1669-1671.

[44]LOWE M P,COOPER B C,SOOD A K,et al. Implementation of assisted reproductive technologies following conservative management of FIGO grade I endometrial adenocarcinoma and/or complex hyperplasia with atypia[J]. Gynecologic Oncology,2003,91(3):569-572.

[45]AZIM A,OKTAY K. Letrozole for ovulation induction and fertility preservation by embryo cryopreservation in young women with endometrial carcinoma[J]. Fertility and Sterility,

女性生育力保存理论和实践

2007,88(3):657-664.

[46]ABU HASHIM H,GHAYATY E,RAKHAWY M E. Levonorgestrel-releasing intrauterine system vs oral progestins for non-atypical endometrial hyperplasia:A systematic review and metaanalysis of randomized trials[J]. American Journal of Obstetrics and Gynecology,2015,213(4):469-478.

[47] GALLOS I D, SHEHMAR M, THANGARATINAM S, et al. Oral progestogens vs levonorgestrel-releasing intrauterine system for endometrial hyperplasia:A systematic review and metaanalysis[J]. American Journal of Obstetrics and Gynecology,2010,203 (6):547. e1-547. 10.

[48]PAULSON R J,SAUER M V,LOBO R A. Pregnancy after *in vitro* fertilization in a patient with stage I endometrial carcinoma treated with progestins[J]. Fertility and Sterility, 1990,54(4):735-736.

[49] PARK J Y, SEONG S J, KIM T J, et al. Pregnancy outcomes after fertility - sparing management in young women with early endometrial cancer[J]. Obstetrics and Gynecology,2013,121(1):136-142.

[50]TOMAO F,PECCATORI F,DEL PUP L,et al. Special issues in fertility preservation for gynecologic malignancies[J]. Critical Reviews in Oncology/Hematology, 2016, 97: 206-219.

[51]PINTO A B,GOPAL M,HERZOG T J,et al. Successful *in vitro* fertilization pregnancy after conservative management of endometrial cancer[J]. Fertility and Sterility,2001,76 (4):826-829.

[52] NAKAO Y, NOMIYAMA M, KOJIMA K, et al. Successful pregnancies in 2 infertile patients with endometrial adenocarcinoma[J]. Gynecologic and Obstetric Investigation, 2004,58(2):68-71.

[53]SHIBAHARA H,SHIGETA M,TOJI H,et al. Successful pregnancy in an infertile patient with conservatively treated endometrial adenocarcinoma after transfer of embryos obtained by intracytoplasmic sperm injection[J]. Human Reproduction,1999,14(7): 1908-1911.

[54]YANG B Y,XU Y H,ZHU Q,et al. Treatment efficiency of comprehensive hysteroscopic evaluation and lesion resection combined with progestin therapy in young women with endometrial atypical hyperplasia and endometrial cancer[J]. Gynecologic Oncology, 2019,153(1):55-62.

[55]SHIKELI S,GOWRI V,RAWAHI T A. Fertility-sparing treatment in young women with atypical endometrial hyperplasia and low-grade endometrial cancer:A tertiary center experience[J]. JBRA Assisted Reproduction,2020,24(4):466-469.

[56] LUO L, LUO B, ZHENG Y, et al. Oral and intrauterine progestogens for atypical

endometrial hyperplasia［J］. The Cochrane Database of Systematic Reviews, 2018, 12
（12）:CD009458.

［57］王益勤,周蓉,徐礼江,等.中分化Ⅰa期子宫内膜癌患者保留生育功能治疗的肿瘤
结局和妊娠结局分析［J］.中华妇产科杂志,2020,55(5):327-332.

［58］中国抗癌协会妇科肿瘤专业委员会.子宫内膜癌诊断与治疗指南(2021年版)［J］.
中国癌症杂志,2021,31(6):501-512.

［59］无,周蓉,鹿群,等.早期子宫内膜癌保留生育功能治疗专家共识［J］.中国妇产科临
床杂志,2019,5(4):369-373.

［60］GIAMPAOLINO P, DI SPIEZIO SARDO A, MOLLO A, et al. Hysteroscopic endometrial
focal resection followed by levonorgestrel intrauterine device insertion as a fertility-
sparing treatment of atypical endometrial hyperplasia and early endometrial cancer:A
retrospective study［J］. Journal of Minimally Invasive Gynecology, 2019, 26 (4):
648-656.

［61］MAZZON I, CORRADO G, MASCIULLO V, et al. Conservative surgical management of
stage IA endometrial carcinoma for fertility preservation［J］. Fertility and Sterility,
2010, 93(4):1286-1289.

［62］FALCONE F, LEONE ROBERTI MAGGIORE U, DONATO V D, et al. Fertility-sparing
treatment for intramucous, moderately differentiated, endometrioid endometrial cancer:A
Gynecologic Cancer Inter-Group (GCIG) study［J］. Journal of Gynecologic Oncology,
2020, 31(5):e74.

［63］PAL N, BROADDUS R R, URBAUER D L, et al. Treatment of low-risk endometrial
cancer and complex atypical hyperplasia with the levonorgestrel-releasing intrauterine
device［J］. Obstetrics and Gynecology, 2018, 131(1):109-116.

［64］GALLOS I D, KRISHAN P, SHEHMAR M, et al. LNG-IUS versus oral progestogen
treatment for endometrial hyperplasia:A long-term comparative cohort study［J］. Human
Reproduction (Oxford, England), 2013, 28(11):2966-2971.

［65］中国医师协会微无创医学专业委员会妇科肿瘤学组,中国研究型医院学会妇产科专
业委员会.早期子宫内膜癌保留卵巢适应证快速指南(2021年版)［J］.中国实用妇
科与产科杂志,2021,37(3):309-311.

［66］ZAPARDIEL I, DIESTRO M D, ALETTI G. Conservative treatment of early stage ovarian
cancer:Oncological and fertility outcomes［J］. European Journal of Surgical Oncology,
2014, 40(4):387-393.

［67］DARAÏ E, FAUVET R, UZAN C, et al. Fertility and borderline ovarian tumor:A
systematic review of conservative management, risk of recurrence and alternative options
［J］. Human Reproduction Update, 2013, 19(2):151-166.

［68］DITTO A, MARTINELLI F, BOGANI G, et al. Long-term safety of fertility sparing surgery

in early stage ovarian cancer: Comparison to standard radical surgical procedures[J].
Gynecologic Oncology,2015,138(1):78-82.

[69]MARAMAI M,BARRA F,MENADA M V,et al. Borderline ovarian tumours: Management
in the era of fertility-sparing surgery[J]. Ecancermedicalscience,2020,14:1031.

[70]LA ROSA V L,GARZON S,GULLO G,et al. Fertility preservation in women affected by
gynaecological cancer: The importance of an integrated gynaecological and psychological
approach[J]. Ecancermedicalscience,2020,14:1035.

[71]VON WOLFF M,BRUCKNER T,STROWITZKI T,et al. Fertility preservation: Ovarian
response to freeze oocytes is not affected by different malignant diseases-an analysis of
992 stimulations[J]. Journal of Assisted Reproduction and Genetics,2018,35(9):
1713-1719.

[72]GHALLEB M,BOUZAIENE H,SGHAIER S,et al. Fertility sparing surgery for ovarian sex
cord stromal tumors: A nine case series[J]. The Pan African Medical Journal,2018,
31:221.

[73]THOMAKOS N,MALAKASIS A,MACHAIRIOTIS N,et al. Fertility sparing management
in non-epithelial ovarian cancer. which patients, what procedure and what outcome?
[J]. Journal of Cancer,2018,9(24):4659-4664.

[74]TAYLAN E, OKTAY K. Fertility preservation in gynecologic cancers[J]. Gynecologic
Oncology,2019,155(3):522-529.

[75]CRAFTON S M, COHN D E, LLAMOCCA E N, et al. Fertility-sparing surgery and
survival among reproductive-age women with epithelial ovarian cancer in 2 cancer
registries[J]. Cancer,2020,126(6):1217-1224.

[76]MANDELBAUM R S,KLAR M,TAKIUCHI T,et al. Fertility-sparing treatment for early-
stage epithelial ovarian cancer: Contemporary oncologic,reproductive and endocrinologic
perspectives[J]. The Journal of Obstetrics and Gynaecology Research,2020,46(8):
1263-1281.

[77] CEPPI L, GALLI F, LAMANNA M, et al. Ovarian function, fertility, and menopause
occurrence after fertility-sparing surgery and chemotherapy for ovarian neoplasms[J].
Gynecologic Oncology,2019,152(2):346-352.

[78] GUILLAUME A, PIRRELLO O. Preservation of fertility in surgery of benign and
borderline malignant ovarian tumors[J]. Journal of Visceral Surgery,2018,155(Suppl
1):S17-S21.

[79] YOSHIHARA M, KAJIYAMA H, TAMAUCHI S, et al. Prognostic factors and effects of
fertility-sparing surgery in women of reproductive age with ovarian clear-cell
carcinoma: A propensity score analysis[J]. Journal of Gynecologic Oncology,2019,30
(6):e102.

［80］CHEN L M,BLANK S V,BURTON E,et al. Reproductive and hormonal considerations in women at increased risk for hereditary gynecologic cancers：Society of Gynecologic Oncology and American Society for Reproductive Medicine Evidence-Based Review ［J］. Fertility and Sterility,2019,112(6)：1034-1042.

［81］DEWILDE K, MOERMAN P, LEUNEN K, et al. Staging with unilateral salpingo-oophorectomy and expert pathological review result in No recurrences in a series of 81 intestinal-type mucinous borderline ovarian tumors［J］. Gynecologic and Obstetric Investigation,2018,83(1)：65-69.

［82］中国抗癌协会妇科肿瘤专业委员会. 卵巢恶性肿瘤诊断与治疗指南(第四版)［J］. 中国实用妇科与产科杂志,2018,34(7)：739-749.

［83］韩丽萍,刘丽雅. 卵巢非上皮性恶性肿瘤生育力保护［J］. 中国实用妇科与产科杂志, 2019,35(6)：626-631.

［84］中国抗癌协会妇科肿瘤专业委员会. 中国卵巢上皮性癌维持治疗专家共识(2019) ［J］. 中国实用妇科与产科杂志,2019,35(6)：655-659.

［85］NASIOUDIS D,FREY M K,CHAPMAN-DAVIS E,et al. Fertility-preserving surgery for advanced stage ovarian germ cell tumors［J］. Gynecologic Oncology,2017,147(3)：493-496.

［86］SONG T, HUN CHOI C, LEE Y Y, et al. Oncologic and reproductive outcomes of cystectomy compared with oophorectomy as a treatment for borderline ovarian tumours ［J］. Human Reproduction,2011,26(8)：2008-2014.

［87］VASTA F M, DELLINO M, BERGAMINI A, et al. Reproductive outcomes and fertility preservation strategies in women with malignant ovarian germ cell tumors after fertility sparing surgery［J］. Biomedicines,2020,8(12)：554.

［88］MORRISON A,NASIOUDIS D. Reproductive outcomes following fertility-sparing surgery for malignant ovarian germ cell tumors：A systematic review of the literature ［J］. Gynecologic Oncology,2020,158(2)：476-483.

［89］CHEN L M,BLANK S V,BURTON E,et al. Reproductive and hormonal considerations in women at increased risk for hereditary gynecologic cancers：Society of gynecologic oncology and American society for reproductive medicine evidence-based review［J］. Gynecologic Oncology,2019,155(3)：508-514.

［90］GHUNAIM S, GHAZEERI G, KHALIFE D, et al. Fertility preservation in patients with *BRCA* mutation［J］. Ecancermedicalscience,2020,14：1033.

［91］中华医学会病理学分会,国家病理质控中心. BRCA1/2 数据解读中国专家共识 (2021 版)［J］. 中华病理学杂志,2021,50(6)：565-571.

［92］ROMITO A,BOVE S,ROMITO I,et al. Ovarian reserve after chemotherapy in breast cancer：A systematic review and meta-analysis［J］. Journal of Personalized Medicine,

2021,11(8):704.

[93]ACOG practice bulletin No. 147:Lynch syndrome[J]. Obstetrics and Gynecology,2014, 124(5):1042-1054.

[94]欧阳振波,尹倩,吴嘉雯,等.SGO与ASRM关于遗传性妇科癌症风险增高女性生殖与激素建议的解读[J].现代妇产科进展,2020,29(8):626-628.

[95]GRIGORIADIS C,TYMPA A,CHASIAKOU A,et al. Bilateral primary ovarian non-Hodgkin's lymphoma and fertility preservation:5-year follow-up[J]. Il Giornale Di Chirurgia,2017,38(2):77-79.

[96]LOREN A W,SENAPATI S. Fertility preservation in patients with hematologic malignancies and recipients of hematopoietic cell transplants[J]. Blood,2019,134(9): 746-760.

[97]OZDEMIR Z N,BOZDAG S C. Hematological malignancies and fertility[J]. Advances in Experimental Medicine and Biology,2020,1288:103-115.

[98]HUTCHCRAFT M L,MCCRACKEN K,WHITESIDE S,et al. Current fertility preservation options for female patients with Hodgkin lymphoma[J]. Obstetrical & Gynecological Survey,2020,75(11):683-691.

[99]YASMIN E,MITCHELL R,LANE S. Preservation of fertility in teenagers and young adults treated for haematological malignancies[J]. The Lancet Haematology,2021,8(2): e149-e160.

[100]SALAMA M,ANAZODO A,WOODRUFF T K. Preserving fertility in female patients with hematological malignancies:The key points[J]. Expert Review of Hematology,2019,12 (6):375-377.

[101]中国抗癌协会淋巴瘤专业委员会,中国医师协会肿瘤医师分会,中国医疗保健国际交流促进会肿瘤内科分会.中国淋巴瘤治疗指南(2021年版)[J].中华肿瘤杂志, 2021,43(7):707-735.

[102]SALAMA M,ANAZODO A,WOODRUFF T K. Preserving fertility in female patients with hematological malignancies:A multidisciplinary oncofertility approach[J]. Annals of Oncology,2019,30(11):1760-1775.

[103]ALLEN P B,PAVONE M E,SMITH K N,et al. The impact of fertility preservation on treatment delay and progression-free survival in women with lymphoma:A single-centre experience[J]. British Journal of Haematology,2018,180(6):901-904.

[104]DECANTER C,DELEPINE J,BEHAL H,et al. Longitudinal study of AMH variations in 122 Adolescents and Young Adults(AYA)and non-AYA lymphoma patients to evaluate the chemo-induced ovarian toxicity to further personalise fertility preservation counselling[J]. Human Reproduction(Oxford,England),2021,36(10):2743-2752.

[105]MURPHY J,MCKENNA M,ABDELAZIM S,et al. A practical guide to gynecologic and

reproductive health in women undergoing hematopoietic stem cell transplant[J]. Biology of Blood and Marrow Transplantation: Journal of the American Society for Blood and Marrow Transplantation,2019,25(11):e331-e343.

[106]JOSHI S,SAVANI B N,CHOW E J,et al. Clinical guide to fertility preservation in hematopoietic cell transplant recipients[J]. Bone Marrow Transplantation,2014,49(4):477-484.

[107]GHAFURI DL,STIMPSON SJ,DAY ME,et al. Fertility challenges for women with sickle cell disease[J]. Expert Rev Hematol,2017,10(10):891-901. Traila A,Dima D,Achimas-Cadariu P,Micu R. Fertility preservation in Hodgkin′s lymphoma patients that undergo targeted molecular therapies:an important step forward from the chemotherapy era[J]. Cancer Manag Res,2018,10:1517-1526.

[108]HWEE T,BERGEN K,LEPPKE S,et al. Hematopoietic cell transplantation and utilization of fertility preservation services[J]. Biology of Blood and Marrow Transplantation,2019,25(5):989-994.

[109]FUJINO H,ISHIDA H,IGUCHI A,et al. High rates of ovarian function preservation after hematopoietic cell transplantation with melphalan-based reduced intensity conditioning for pediatric acute leukemia:An analysis from the Japan Association of Childhood Leukemia Study(JACLS)[J]. International Journal of Hematology,2019,109(5):578-583.

[110]BOURLON C,RIVIELLO-GOYA S,ACOSTA-MEDINA A A,et al. Outcomes and challenges of reproductive health in hematopoietic stem cell transplantation survivors[J]. Biology of Blood and Marrow Transplantation:Journal of the American Society for Blood and Marrow Transplantation,2020,26(11):2127-2131.

[111]ALLEN P B,PAVONE M E,SMITH K N,et al. The impact of fertility preservation on treatment delay and progression-free survival in women with lymphoma:A single-centre experience[J]. British Journal of Haematology,2018,180(6):901-904.

[112]ASHIZAWA M,AKAHOSHI Y,NAKANO H,et al. Updated clinical outcomes of hematopoietic stem cell transplantation using myeloablative total body irradiation with ovarian shielding to preserve fertility[J]. Biology of Blood and Marrow Transplantation:Journal of the American Society for Blood and Marrow Transplantation,2019,25(12):2461-2467.

[113]HIGGINS A,KHAN Z,CODDINGTON C C,et al. Utilization and outcomes of fertility preservation techniques in women undergoing allogeneic hematopoietic cell transplant[J]. Biology of Blood and Marrow Transplantation:Journal of the American Society for Blood and Marrow Transplantation,2019,25(6):1232-1239.

[114]高琳芝,李晶洁,魏莉娜,等.女性霍奇金淋巴瘤患者分别应用卵巢组织冷冻和体外

成熟卵子进行卵子冷冻——1 例报告［J］. 中华生殖与避孕杂志,2018,38(10):
802-805.

[115]中国妇幼保健协会生育力保存专业委员会. 女性生育力保存临床实践中国专家共识［J］. 中华生殖与避孕杂志,2021,41(5):383-391.

[116]李净羽,梁琳琳,范英英,等. 血液系统恶性肿瘤患者的生育力保存［J］. 中华生殖与避孕杂志,2021,41(2):167-172.

[117] DONNEZ J, SQUIFFLET J, JADOUL P, et al. Pregnancy and live birth after autotransplantation of frozen-thawed ovarian tissue in a patient with metastatic disease undergoing chemotherapy and hematopoietic stem cell transplantation［J］. Fertility and Sterility,2011,95(5):1787. e1-1787. e4.

[118]OKTEM O,GUZEL Y,AKSOY S,et al. Ovarian function and reproductive outcomes of female patients with systemic lupus erythematosus and the strategies to preserve their fertility［J］. Obstetrical & Gynecological Survey,2015,70(3):196-210.

[119] KAUFFMAN R P, CASTRACANE V D. Premature ovarian failure associated with autoimmune polyglandular syndrome:Pathophysiological mechanisms and future fertility ［J］. Journal of Women's Health (2002),2003,12(5):513-520.

[120]LOCKSHIN M D. Autoimmunity, infertility and assisted reproductive technologies［J］. Lupus,2004,13(9):669-672.

[121] KHIZROEVA J, NALLI C, BITSADZE V, et al. Infertility in women with systemic autoimmune diseases ［J］. Best Practice & Research Clinical Endocrinology & Metabolism,2019,33(6):101369.

[122] HENES M, HENES J C, NEUNHOEFFER E, et al. Fertility preservation methods in young women with systemic lupus erythematosus prior to cytotoxic therapy:Experiences from the FertiPROTEKT network［J］. Lupus,2012,21(9):953-958.

[123]HSIEH Y T,HO J Y P. Thyroid autoimmunity is associated with higher risk of premature ovarian insufficiency - a nationwide Health Insurance Research Database study［J］. Human Reproduction (Oxford,England),2021,36(6):1621-1629.

[124]FELTEN R,SAGEZ F,GAVAND P E,et al. 10 most important contemporary challenges in the management of SLE［J］. Lupus Science & Medicine,2019,6(1):e000303.

[125]BLOMJOUS B S,JOHANNA I P V,ZIJLSTRA E,et al. Desire to have children and preferences regarding to pre-pregnancy counselling in women with SLE［J］. Rheumatology,2021,60(6):2706-2713.

[126]CHEHAB G, KRÜSSEL J, FEHM T, et al. Successful conception in a 34-year-old lupus patient following spontaneous pregnancy after autotransplantation of cryopreserved ovarian tissue［J］. Lupus,2019,28(5):675-680.

[127] AYESHA, JHA V, GOSWAMI D. Premature ovarian failure: An association with

autoimmune diseases[J]. Journal of Clinical and Diagnostic Research,2016,10(10):QC10–QC12.

[128]DI MARIO C,PETRICCA L,GIGANTE M R,et al. Anti－Müllerian hormone serum levels in systemic lupus erythematosus patients：Influence of the disease severity and therapy on the ovarian reserve[J]. Endocrine,2019,63(2):369–375.

[129]ANDREOLI L,BERTSIAS G K,AGMON－LEVIN N,et al. EULAR recommendations for women's health and the management of family planning, assisted reproduction, pregnancy and menopause in patients with systemic lupus erythematosus and/or antiphospholipid syndrome ［J］. Annals of the Rheumatic Diseases, 2017, 76 (3): 476–485.

[130]AKHTAR M A,AGRAWAL R,BROWN J,et al. Thyroxine replacement for subfertile women with euthyroid autoimmune thyroid disease or subclinical hypothyroidism[J]. The Cochrane Database of Systematic Reviews,2019,6(6):CD011009.

[131]中国医师协会妇产科医师分会子宫内膜异位症专业委员会,中华医学会妇产科学分会子宫内膜异位症协作组.子宫内膜异位症长期管理中国专家共识[J].中华妇产科杂志,2018,53(12):836–841.

[132]中华医学会生殖医学分会.生育力保存中国专家共识[J].生殖医学杂志,2021,30(9):1129–1134.

[133]FERRARETTI A P,LA MARCA A,FAUSER B C J M,et al. ESHRE consensus on the definition of 'poor response' to ovarian stimulation for *in vitro* fertilization：The Bologna criteria[J]. Human Reproduction（Oxford,England）,2011,26(7):1616–1624.

[134]RADZINSKY V Y,ORAZOV M R,IVANOV I I,et al. Implantation failures in women with infertility associated endometriosis［J］. Gynecological Endocrinology, 2019, 35 (sup1):27–30.

[135] DUNSELMAN G A J, VERMEULEN N, BECKER C, et al. ESHRE guideline： Management of women with endometriosis ［J］. Human Reproduction （Oxford, England）,2014,29(3):400–412.

[136]GOODMAN L R,GOLDBERG J M,FLYCKT R L,et al. Effect of surgery on ovarian reserve in women withendometriomas,endometriosis and controls[J]. American Journal of Obstetrics and Gynecology,2016,215(5):589. e1–589589. e6.

[137]中华医学会妇产科学分会子宫内膜异位症协作组.子宫内膜异位症的诊治指南［J］.中华妇产科杂志,2015,50(3):161–169.

[138]COBO A,GARCÍA－VELASCO J A,COELLO A,et al. Oocyte vitrification as an efficient option for elective fertility preservation[J]. Fertility and Sterility,2016,105(3):755–764. e8.

[139]SCHLEEDOORN M J,MULDER B H,BRAAT D D M,et al. International consensus：

Ovarian tissue cryopreservation in young Turner syndrome patients：Outcomes of an ethical Delphi study including 55 experts from 16 different countries［J］. Human Reproduction,2020,35(5):1061−1072.

［140］GRAVHOLT CH,ANDERSEN NH,CONWAY GS,et al. International Turner Syndrome Consensus Group［J］. Clinical practice guidelines for the care of girls and women with Turner syndrome：Proceedings from the 2016 Cincinnati International Turner Syndrome Meeting. Eur J Endocrinol,2017,177(3):G1−70.

［141］朱岷. Turner 综合征的卵巢功能评估和激素替代治疗［J］. 中国实用儿科杂志, 2021,36(8):613−616.

［142］李晨曦,党玉洁,秦莹莹. 特纳综合征患者生育力相关问题的研究进展［J］. 中华妇产科杂志,2021,56(1):73−76.

［143］VERGIER J,BOTTIN P,SAIAS J,et al. Fertility preservation in Turner syndrome：Karyotype does not predict ovarian response to stimulation［J］. Clinical Endocrinology, 2019,91(5):646−651.

［144］TALAULIKAR V S,CONWAY G S,PIMBLETT A,et al. Outcome of ovarian stimulation for oocyte cryopreservation in women with Turner syndrome［J］. Fertility and Sterility, 2019,111(3):505−509.

［145］MAMSEN L S,CHARKIEWICZ K,ANDERSON R A,et al. Characterization of follicles in girls and young women with Turner syndrome who underwent ovarian tissue cryopreservation［J］. Fertility and Sterility,2019,111(6):1217−1225. e3.

［146］BORGSTRÖM B,HREINSSON J,RASMUSSEN C,et al. Fertility preservation in girls with Turner syndrome：Prognostic signs of the presence of ovarian follicles［J］. The Journal of Clinical Endocrinology and Metabolism,2009,94(1):74−80.

［147］STRYPSTEIN L,VAN MOER E,NEKKEBROECK J,et al. First live birth after fertility preservation using vitrification of oocytes in a woman with mosaic Turner syndrome［J］. Journal of Assisted Reproduction and Genetics,2022,39(2):543−549.

［148］GILES J,MESEGUER M,MERCADER A,et al. Preimplantation genetic testing for aneuploidy in patients with partial X monosomy using their own oocytes：Is this a suitable indication? ［J］. Fertility and Sterility,2020,114(2):346−353.

青春期前女性肿瘤患者的治疗及其对生育力的影响

第一节　青春期前女性的特征

一、青春期前女性的基本特征

青春期是指人类由儿童阶段发展为成人阶段的过渡时期,女孩的青春期通常从9～11岁开始,在15～17岁时完成,女性青春期开始的最重要标志为月经初潮,由内分泌和卵巢生殖功能的发育引起,人类在青春期会经历身体发育和心理上的转变,出现第二性征,并开始具备生育能力。青春期前女性定义为尚未开始或尚未完成青春期的女性(年龄为0～15≤15岁)。女性从胚胎形成到青春期是一个渐进复杂的生理过程,其中生殖系统的变化较为显著,同时体现了下丘脑-垂体-卵巢(hypothalamic-pituitary-ovarian,HPO)轴功能发育的变化过程。在妊娠中期女性胎儿卵母细胞的峰值数量约为700万,到出生时下降到约200万,青春期时约为30万,胚胎16周至生后6个月,单层梭形前颗粒细胞围绕着停留于减数分裂双线期的初级卵母细胞形成始基卵泡(primordial follicle)这是女性的基本生殖单位,也是卵细胞储存的唯一形式。青春期前女孩的卵巢中有大量的卵母细胞,因此有很大的生育潜力。然而,当青春期前女孩因癌症而进行化疗、放疗等治疗时,抗肿瘤治疗方案的性腺毒性是常见的副作用之一。这些治疗可能导致严重的卵巢功能损伤、卵母细胞完全耗尽、子宫内膜变性,进而导致生殖潜力的永久丧失。

二、青春期前女性生殖器官的特征

女性生殖器官包括:内生殖器官(卵巢、输卵管、子宫和阴道)以及外生殖器即女性生殖器官外露部分(阴阜、大小阴唇、阴蒂、阴道前庭)。其中与女性生殖功能密切相关的卵巢、输卵管和子宫的解剖结构和功能在第一章已经详细介绍,本节主要介绍HPO轴的基本功能。

控制女性生育力和女性激素分泌的是下丘脑-垂体-卵巢(HPO)轴。垂体由两个叶组成。前叶起源于原始口腔的外胚层,由实质细胞分化成腺体。后叶也起源于外胚层,作为第三脑室的憩室,但分化为神经组织。邻近的中胚层形成了下丘脑和垂体富含血管的门静脉系统。这个门静脉系统将下丘脑分泌的调节激素运输到前叶。垂体前叶激素由以下下丘脑激素调节:生长激素(GH)-释放激素(GHRH)激发 GH;促性腺激素释放激素(GnRH)激发促性腺激素[促黄体生成素(LH)和卵泡激发素];促甲状腺激素释放激素激发 TSH;促肾上腺皮质激素释放激素激发促肾上腺皮质激素(ACTH);后叶主要由轴突无髓神经末梢组成,其核心位于下丘脑,分泌抗利尿激素和催产素。女孩的青春期是指内分泌、身体和心理的连续变化导致性和生殖功能发展的生理过程。青春期,机体逐渐形成一个完整而协调的神经内分泌系统,即 HPO 轴具有其独特的内分泌功能,影响女性的内分泌和月经周期,维持机体内外环境和代谢的稳态。HPO 轴的任一环节出现问题,都可能会引起卵巢功能紊乱。各种神经、精神或疾病因素都会影响 HPO 轴导致激素分泌异常和月经失调,例如减肥和精神压力过大。

下丘脑释放促性腺激素释放激素(GnRH)并作用于垂体,促进垂体分泌卵泡刺激素(FSH)和促黄体生成素(LH),分别促进卵泡发育、成熟、排卵和黄体的生成,同时在 FSH 和 LH 的作用下优势卵泡的颗粒细胞、卵泡膜细胞及黄体细胞分泌雌激素和孕激素。此外,HPO 轴存在正负反馈调节,雌激素对下丘脑、垂体的分泌有正负反馈作用,孕激素仅有负反馈作用见图 6-1。在女性的生理周期中(以正常周期 28 天为例),排卵发生在第14 天,月经期是第 1~5 天,卵泡期是第 6~13 天,黄体期是 14~28 天。在黄体-卵泡转化期,随着上一周期黄体萎缩,雌孕激素逐渐下降,解除了对下丘脑和垂体的负反馈作用。因此,早卵泡期雌激素水平较低,促进 FSH、LH 分泌且以 FSH 分泌增高为主,有利于卵泡募集和选择。随着卵泡的优势化其分泌的雌激素逐渐升高,对下丘脑和垂体产生负反馈 FSH 分泌降低从而使 FSH 阈值较高的卵泡闭锁而不影响优势卵泡继续发育,HPO 轴的该调节机制有助于保证单个优势卵泡发育及排卵。在排卵前成熟卵泡分泌的雌激素水平升高到一定阈值时会对下丘脑起正反馈作用,促使垂体的促黄体生成素分泌达到高峰,从而使卵子从卵泡中排出。排卵后形成的黄体分泌雌激素和孕激素,达到雌激素的第二次高峰和孕激素的高峰,高的雌孕激素负反馈抑制垂体 FSH、LH 分泌,随着黄体萎缩其分泌的雌、孕激素降低,对垂体的抑制作用逐渐减弱直至黄体-卵泡转化期,性激素在月经周期的变化见图 6-2。

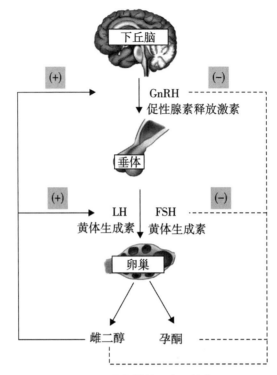

图6-1　HPO 轴的正负反馈作用

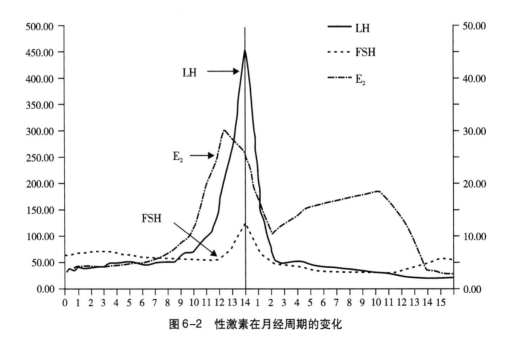

图6-2　性激素在月经周期的变化

第二节　青春期前儿童肿瘤的流行病学

儿童恶性肿瘤是儿童最主要的死亡原因之一,主要分为白血病和实体瘤两大类。儿童肿瘤整体的生存率可以达到80%,从总体治疗效果来看,绝大部分儿童肿瘤的治疗效果比成人肿瘤好。在美国,2022年15岁以下的儿童中约有10 470例新诊断的癌症病例,随着新治疗手段的出现,这个年龄组的癌症死亡率从1970年—2016年已经下降了65%。在0~14岁的儿童中常见的癌症类型与成人不同,最常见的儿童癌症是:白血病、脑和脊髓肿瘤、神经母细胞瘤、威尔姆斯肿瘤、淋巴瘤(包括霍奇金淋巴瘤和非霍奇金淋巴瘤)、横纹肌肉瘤、视网膜母细胞瘤及骨癌(包括骨肉瘤和尤文肉瘤)。

一、白血病

白血病是起源于骨髓造血干/祖细胞的血液系统恶性肿瘤,是最常见的儿童肿瘤类型,约占所有儿童肿瘤病例的28%,最常见的类型是急性淋巴细胞白血病(acute lymphoblastic leukemia,ALL)和急性髓系白血病(acute myeloid leukemia,AML)。其主要治疗方法是化疗,放疗主要用于骨髓移植术前的全身照射、髓外复发以及中枢神经系统白血病的预防和治疗。其他的治疗方式还包括靶向治疗与干细胞移植,接受干细胞移植前,需要接受高剂量的化疗或放疗以破坏患病骨髓,随后接受造血干细胞的输注,以帮助骨髓重建。

二、脑和脊髓肿瘤

脑和脊髓肿瘤为儿童第二常见的肿瘤类型,约占儿童肿瘤的26%,不同类型的脑和脊髓肿瘤的治疗和预后不同。大多数儿童的脑瘤发生于小脑或脑干,主要表现为头痛、恶心、呕吐、视力模糊或重影、头晕、癫痫发作、行走或搬运物品困难等。脊髓肿瘤在儿童和成人中都比脑瘤少见。

起源于神经上皮的肿瘤统称为脑胶质瘤,是最常见的原发性颅内肿瘤。儿童胶质瘤好发于大脑半球,多见于幕下,典型表现为肿瘤压迫所致的神经症状及颅内压增高。低级别胶质瘤首选的治疗方式为手术切除,手术切除不完全者可以进行局部放疗,3岁以内的儿童可暂时进行观察,待3岁以后进行放疗。高级别胶质瘤患者在术后需要放化疗治疗。近年来质子放疗技术运用于治疗脑胶质瘤,具有明显的优势。

髓母细胞瘤是儿童较常见的颅内肿瘤,也是中枢神经系统恶性程度最高的肿瘤之一,约占儿童原发性脑肿瘤20%左右,后颅窝肿瘤的40%,发病高峰在10岁之前。放疗是治疗髓母细胞瘤必不可少的手段之一,该肿瘤生长极为迅速,手术不易彻底切除,术后常规需要全脑全脊髓放疗以及瘤床强化辐射,采用全量全脑全脊髓轴放疗并联合化疗能够显著减少术后肿瘤的复发和转移,提高生存率。质子治疗是肿瘤辐射治疗的一种,辐射线大致分为 2 种,一种是以 X 射线和伽马射线为代表的电磁射线,另一种是粒子束,其中包括质子束和碳离子束,质子治疗是一种高度准确且侵入性较小的癌症治疗形式,对保护患者智力具有更大的优势。

三、神经母细胞瘤

神经母细胞瘤起源于发育中的胚胎或胎儿,为神经细胞的早期形式,约占儿童肿瘤的 6%,是儿童期最常见的颅外实体瘤,来源于交感神经节或者肾上腺的髓质,主要在婴儿和幼童中发病,罕见于 10 岁以上的儿童,被称作"儿童肿瘤之王"。该肿瘤可以发生在任何部位,腹部多见,以腹胀为主要症状,也可以引起其他症状,如骨痛和发热。大部分患者确诊时即为Ⅲ期或Ⅳ期,此时疾病具有高度侵袭性,导致较差的预后。治疗以手术和化疗为主,放疗对于软组织和骨痛症状有较好的缓解作用。对于出现全身转移的患者,自体或同种骨髓移植可以作为挽救治疗的手段,移植前需要进行全身照射。

四、威尔姆斯瘤

肾母细胞瘤(也称为威尔姆斯瘤)开始于一个肾脏,很少发生在两个肾脏,多见于 3~4 岁的儿童,在较大的儿童和成人中并不常见。可以表现为腹胀或腹部肿块,也可合并其他症状,如发热、疼痛、恶心或食欲不佳。威尔姆斯瘤约占儿童癌症的 5%,5 年生存率达到 80% 以上。辐射治疗较早应用其治疗中,早期局限期患者的首选治疗为手术切除,当肿瘤体积大、手术难度大时,可以在术前行放疗治疗。Ⅰ、Ⅱ期患者术后无需放疗,Ⅲ期患者容易出现腹膜转移和肝脏侵犯,需要在术后进行全腹照射,患者预后与放疗介入的时机有关,推荐术后 10 天内进行放疗,最晚不超过 14 天。

五、淋巴瘤

淋巴瘤起源于免疫细胞(淋巴细胞),最常在淋巴结或其他淋巴组织中发生,如扁桃体或胸腺,可影响骨髓和其他器官。症状取决于其发生部位,包括体重减轻、发热、盗汗、疲劳,以及颈部、腋下或腹股沟皮肤下的肿块(肿大的淋巴结)。淋巴瘤的 2 种主要类型是霍奇金淋巴瘤(有时称为霍奇金病)和非霍奇金淋巴瘤。这两种类型都发生在儿童和成人身上。

霍奇金淋巴瘤:约占儿童癌症的 3%,该病在成年早期(通常是 20 多岁的人)和成年晚期(55 岁以后)更常见。在 5 岁以下的儿童中,霍奇金淋巴瘤罕见,儿童霍奇金淋巴瘤是一种可治愈的癌症,疾病初期发生于一组淋巴结,以颈部淋巴结和锁骨上淋巴结常见,然后扩散到其他淋巴结。目前,化疗联合放疗作为该疾病的标准治疗方案,可使霍奇金淋巴瘤治愈率提高至90%以上。

非霍奇金淋巴瘤:约占儿童癌症的5%,与霍奇金淋巴瘤相比,其更可能发生在年幼的儿童身上,但在3岁以下的儿童中仍然很罕见。儿童中最常见的非霍奇金淋巴瘤类型与成人的不同,肿瘤往往生长迅速,需紧急治疗,其治疗效果往往比成人的大多数非霍奇金淋巴瘤好。非霍奇金淋巴瘤是一组具有很强异质性的疾病,在儿童肿瘤中位于第3位,7~11岁是高发年龄段,主要发生在淋巴结、脾脏、胸腺等淋巴器官。所有类型的非霍奇金淋巴瘤均需要接受大剂量化疗,放疗并不是该肿瘤预防治疗的必要手段,但对于合并中枢神经系统淋巴瘤的患者,需进行放疗控制肿瘤、改善生存质量。非霍奇金淋巴瘤患者经过化疗后进行骨髓移植可以改善预后。

六、横纹肌肉瘤

横纹肌肉瘤开始于发展为骨骼肌的细胞,这种类型的癌症几乎可以在身体的任何地方开始,包括头和颈部、腹股沟、腹部、骨盆,或手臂或腿部。可引起疼痛和(或)肿胀,为儿童中最常见的软组织肉瘤类型,约占儿童癌症的3%。横纹肌肉瘤来源于胚胎间叶细胞,可以生长于机体任何部位,多见于头颈部,发病率占儿童实体肿瘤的6%,多发于8岁前儿童,5年生存率达到70%以上。主要使用手术和化疗控制局部原发病灶,横纹肌肉瘤对放疗敏感,可运用于各个时期患者的治疗,包括原发灶放疗,转移淋巴结区域放疗、术后放疗。当出现中枢神经系统侵犯时,要进行全颅及脊髓照射,儿童往往不能耐受大剂量的长周期放疗方案。

七、视网膜母细胞瘤

视网膜母细胞瘤是一种眼部癌症,约占儿童癌症的2%,作为儿童最常见的眼眶内恶性肿瘤,通常发生在2岁左右的儿童身上,很少在6岁以上的儿童身上发现6岁以上儿童少见。通常情况下,当用灯光照射孩子的眼睛进行检查时,瞳孔看起来是红色的。视网膜母细胞瘤起源于神经上皮细胞,严重威胁患儿的视力,甚至生命。外照射放疗适用于局部治疗不彻底、肿瘤侵犯玻璃体、肿瘤进展等,当出现颅内浸润或转移时需要进行全颅放疗。近年来强调应用强放疗、质子放疗等新型放疗手段,可沿眼球高度适形照射,以便更好地保护周围组织。

八、骨癌

始于骨骼的癌症(原发性骨癌)最常发生在较大的儿童和青少年身上,好发年龄为10~15岁,男孩较女孩多见。可以在任何年龄段发病,约占儿童癌症的3%。儿童中,有两种主要类型的原发性骨癌,包括骨肉瘤和尤文肉瘤。骨肉瘤在青少年中最常见,通常发生在骨骼快速生长的区域,如靠近腿部或手臂骨骼的末端,常引起骨痛,夜间或活动时加重,还可能导致骨骼周围区域的肿胀。尤文肉瘤是一种不太常见的骨癌类型,最常在青少年中发病,最常见的发病部位是骨盆(髋)骨、胸壁(如肋骨或肩胛骨),或腿骨中间,症状可能包括骨痛和肿胀。这类肿瘤恶性程度高、易复发、预后差。目前原发性骨癌的治疗方法为化疗、手术、放疗、分子靶向药物治疗等多学科综合治疗策略。

此外,美国国家癌症研究所将青少年和年轻成年人(adolescents and young adults,AYA)确定为有别于儿童和老年人的癌症患者群体,青少年和年轻成年人被定义为癌症诊断时年龄在 15 至 39 岁的人群,从 1973 年到 2015 年,AYA 的癌症发病率增加了29.6%,从每年每 10 万名57.2 个癌症诊断增加到74.2 个。肾脏、甲状腺和胃肠道癌(如结肠和直肠癌)、生殖细胞和滋养细胞肿瘤(如睾丸癌)以及黑色素瘤在这一时期持续增加。15~19 岁亚组的 AYA 中,男性中最常见的肿瘤类型为白血病(19.7%),霍奇金淋巴瘤(15.9%),星形细胞瘤(14.3%),性腺癌(8.9%)及非霍奇金淋巴瘤(8.5%),女性最常见的肿瘤类型为:生殖细胞和滋养细胞肿瘤(29.9%),霍奇金淋巴瘤(17.8%),白血病(17.7%),星形细胞瘤(15.3%)及非霍奇金淋巴瘤(8%)。小于 25 岁的儿童、青少年和年轻的成年人(children,adolescent,and young adult,CAYA)癌症患者的 5 年生存率超过80%,越来越多的幸存者能够进入成年,然而,相当一部分 CAYA 癌症的女性幸存者在癌症治疗后的生殖功能会受到影响,主要表现为卵巢早衰和不孕。与卵巢早衰相关的雌激素缺乏会影响子宫生长,增加骨质疏松、心血管疾病和认知功能受损的风险,并影响性健康。对于青春期前和围青春期女孩来说,卵巢功能不足还可能导致生长障碍、进入青春期延迟和严重的心理问题。

第三节　影响青春期前女性生育力的因素

女性生育力是指女性能够产生卵母细胞、受精并孕育胎儿的能力。女性生育力受损表现为卵巢功能衰竭,临床指标包括进入青春期失败,原发闭经或继发闭经,更年期综合征等。女性在以下情况下可被诊断为不孕症:①卵巢中缺乏正常卵细胞;②协助卵子排出的激素分泌异常;③肿瘤或其他问题造成卵巢或子宫受压;④生殖系统的其他部分受损,使卵子无法释放、受精、受精卵不能在子宫内生长及胎儿流产。在女性肿瘤患者治疗的主要方法包括手术、放疗、化疗、免疫治疗及分子靶向治疗,引起的最主要不良后果是卵巢储备功能下降;其次针对盆腔的放疗也可能损害子宫,引起流产或早产;最后,肿瘤治疗影响 HPO 轴的功能,导致月经失调。导致女性不孕症的高风险因素包括:①患者的年龄和发育阶段:例如,青春期之前或之后,绝经期之前或之后;②手术的类型和程度;③治疗的类型(放疗、化疗、激素治疗、靶向治疗、免疫治疗、干细胞移植);④治疗的剂量。

对于青春期前女孩,化疗和放疗导致的性腺毒性可引起卵巢损伤、卵母细胞耗竭及随后的生殖能力丧失,这主要与使用的化疗和放疗的类型、药物剂量,以及女孩在开始治疗时的年龄有关(表6-1)。在患有癌症的青春期前女孩中,导致生殖能力丧失的风险有:①高风险(>80%):全身照射、局部盆腔放疗、骨髓移植的化疗预处理、用烷化剂治疗的霍奇金病、软组织肉瘤(Ⅳ期)和转移性尤文氏肉瘤为高;②中风险(20%~80%):急性髓系白血病、肝母细胞瘤、骨肉瘤、尤文氏肉瘤(Ⅱ或Ⅲ期)、神经母细胞瘤、非霍奇金淋巴瘤、霍奇金淋巴瘤(交替治疗)、颅内放疗和颅内照射>24 Gy;③低风险(<20%):急性淋巴细胞白血病、Wilm瘤、软组织肉瘤(Ⅰ期)、生殖细胞瘤(保留性腺且无放疗)、网状细胞瘤和颅内照射<24 Gy。除了生殖潜能丧失的风险外,儿童癌症患者在接受腹部或颅脑放疗的幸存者,在成年后还面临不良的妊娠的结局,如流产、早产和低出生体重。在过去的几十年里,肿瘤学领域取得了重大进展,越来越多的儿童癌症存活至成年,接受性腺毒性治疗的青春期前女孩的生育力保护问题得到了越来越多的关注。

表6-1　不同癌症治疗方案对女性性腺功能的损害

治疗方式	性腺损害	危险因素
手术	卵巢及其他盆腔手术可能减少卵巢卵泡数量,并抑制卵巢性激素产生,导致卵巢功能衰竭,性功能障碍(阴道纤维化或狭窄)	脊髓肿瘤,阴道肿瘤,手术涉及盆腔区域
化疗	许多抗肿瘤药物可抑制卵巢卵泡生长,导致暂时性、可逆性闭经。烷化剂和铂类药物具有高度的性腺毒性,可减少卵母细胞的数量。此类药物高累积剂量的治疗会造成卵母细胞永久性丧失,并减少卵巢激素的分泌,青春期延迟或停滞,过早绝经,甚至不孕	高剂量的烷化剂和铂类药物;联合化疗和放疗
放疗	卵巢辐射可以减少卵母细胞的数量并损害卵巢功能,高累积剂量的辐射可在治疗后不久造成卵母细胞的永久性丧失,并减少卵巢激素的分泌,下丘脑或垂体辐射可能损害排卵,放疗对子宫造成损伤,影响女性生育力,导致患者出现性早熟、青春期延迟或停滞,过早绝经,卵巢功能衰竭,性功能障碍(阴道纤维化或狭窄)	治疗时年龄小,辐射剂量≥颅骨区域18 Gy;高盆腔辐射剂量:辐射剂量≥30 Gy;性腺功能减退症、移植物抗宿主疾病,青春期前的辐射剂量≥25 Gy,青春期后辐射剂量≥50 Gy

一、手术治疗对女性生育力的影响

手术是导致女性生育力受损的潜在医源性危险因素之一,可能影响生育力的手术类型包括:①肿瘤在生殖器官内或附近,如卵巢、输卵管、子宫或宫颈,可能需要进行手术;②腹部或盆腔器官的肿瘤进行手术,如结肠、直肠或肛门;③肿瘤发生在神经系统,如大脑或脊髓,具体如下。

1. 子宫切除术

子宫是孕育胚胎、胎儿和产生月经的器官。一旦子宫被切除,女性就无法怀孕。子宫颈切除术可保留子宫,女性仍有机会怀孕。此类手术可通过阴道或腹腔镜进行。

2. 卵巢切除术

是切除卵巢的手术,可能与子宫切除术同时进行。由于卵巢是产生卵子和分泌女性激素的重要器官,没有卵巢女性就无法生育。对于患乳腺癌、子宫癌和卵巢癌高风险的女性选择卵巢切除术,作为预防癌症发生的一种手段,例如携带 BRCA 易感基因的女性接受卵巢切除手术可以降低罹患乳腺癌和卵巢癌的风险。而对于癌症复发风险很低的患者也可尝试保留一侧卵巢,为后期女性生育提供了可能,同时保留了卵巢的内分泌功能,防止更年期潮热和阴道干燥等症状的出现。

3. 盆腔手术

如膀胱切除术、结直肠癌手术及腹膜后淋巴结清扫术等,可能损伤交感神经和副交感神经,或直接切除时损伤骨盆神经;针对腹腔或盆腔中的肿瘤所进行的其他类型癌症手术会在生殖器官内和其周围造成疤痕或粘连,可导致卵巢和子宫受压,输卵管梗阻等,阻止卵子与精子结合导致不孕症。

子宫或卵巢的手术会影响子宫和(或)卵巢血流灌注,进而损伤卵巢功能。据报道,卵巢手术会降低血清中的抗苗勒氏管激素(anti-mullerian hormone,AMH)水平,这是卵巢储备功能的重要评估指标。双侧卵巢切除术导致卵巢功能完全丧失,而单侧卵巢切除术、部分卵巢切除术则会减少卵巢组织中所包含的卵母细胞数量。

二、化疗对女性生育力的影响

化疗通过杀死体内快速分裂的细胞而发挥作用,卵母细胞因倾向于快速分裂而易受化疗影响。因此,化疗可能引起卵母细胞减少甚至耗竭,导致女性激素分泌紊乱,从而影响生育力。临床表现为进入青春期失败、原发闭经或继发闭经、更年期综合征等。全身化疗对卵巢的损害主要有以下三点。①生殖毒性:凋亡是引起卵巢结构及功能破坏的重要机制。②卵巢萎缩:一方面从组织学观察,卵巢组织水肿、空泡化;另一方面从镜下观察可见卵巢皮质增厚、结构混乱、间质纤维化,并存在大量停止发育的原始卵泡,严重时卵泡完全消失。③绝经前患者接受化疗后,60% 以上出现停经。化疗相关的卵巢衰竭有两个主要的亚类:急性卵巢衰竭(acute ovarian failure,AOF)和卵巢早衰(premature ovarian failure,POF)。在癌症治疗期间或治疗结束后不久失去卵巢功能的患者被归类为 AOF。临床上将 POF 定义为在 40 岁之前>6 个月的闭经,在儿科,POF 是癌症患者迄今为止最令人关注的问题。

一些化疗药物直接影响卵母细胞,而有些药物则影响卵母细胞周围的颗粒细胞。颗粒细胞分裂活跃,因此容易受到许多化疗药物的毒性影响而抑制卵泡成熟。因此,化疗药物可以减少卵巢中的卵母细胞数量甚至导致卵母细胞完全消失,造成卵巢功能的永久损害,从而诱发闭经。据报道烷化剂,如环磷酰胺和白消安以及铂类似物(如顺铂),引起的闭经发生率高达30%~76%。随着这些药物剂量的累积,患者可能会出现永久性的卵巢功能衰竭。

不同种类的化疗药物对卵巢储备功能的损伤不同,与女性生育力受损相关的化疗药物包括:白消安、卡铂、卡莫司汀、氯氨蝶、苯丁酸氮芥、顺铂、环磷酰胺、阿糖胞苷、多柔比星、异环磷酰胺、洛莫司汀、美法仑、达托霉素、氮芥(麦考酚胺)、丙卡巴嗪、替莫唑胺、塞噻替派哌、长春碱、长春新碱等。较高剂量的上述化疗药物有可能导致永久性的闭经,药物的联合使用对卵巢的毒性更大。传统化疗药物又称为细胞毒性抗肿瘤药物,以此和新兴的分子靶向药物及免疫治疗药物等非细胞毒性药物区别。化疗药物主要通过干预肿瘤的核酸和蛋白质生物合成及功能从而抑制肿瘤细胞增殖,诱导肿瘤细胞凋亡。根据该作用机制,化疗药主要包括影响核酸生物生成的药物,例如培美曲塞等;影响DNA分子结构与功能的药物,例如卡铂等;干扰转录过程和阻止RNA合成的药物,例如依托泊苷等;以及抑制蛋白质合成与功能的药物,例如紫杉醇等。按照对性腺的损害程度分为:重度:累积剂量>7.5 g/m^{2}的环磷酰胺,累积剂量>60 g/m^{2}的异环磷酰胺,累积剂量>600 mg/m^{2}的顺铂,累积剂量>1.4 g/m^{2}的苯丁酸氮芥等;中度:米托蒽醌、阿糖胞苷、多柔比星、吉西他滨、达卡巴嗪、卡铂等;轻度:甲氨蝶呤、长春新碱、依托泊苷、博来霉素、氟达拉滨等。总体来说,卵巢毒性的大小以烷化剂最高,其次为铂类似物、蒽环类、紫杉烷类、植物生物碱,抗代谢物一般认为无性腺毒性。由于原始卵泡处于静止状态,对细胞周期非特异性的药物如烷化剂和拓扑异构酶抑制剂更敏感,而抗代谢药物主要作用于发育中的卵泡。在发育中的卵泡中,由于其颗粒细胞不断增殖,所有细胞周期抑制剂都会对其造成损伤,导致临床症状如暂时性闭经。此外,不同化疗方案的性腺毒性风险不同(表6-2)。

表6-2　不同化疗方案及化疗药物的性腺毒性风险

永久性闭经的风险程度	化疗方案	接受治疗的癌症类型
高风险(>80%)	骨髓移植预处理:环磷酰胺>75 g/m^2(<20岁女性)	白血病,淋巴瘤(非霍奇金淋巴瘤),神经母细胞瘤,急性淋巴细胞白血病,肉瘤
中风险(20%~80%)	BEACOPP(多柔比星、博来霉素、长春新碱、依托泊苷、环磷酰胺、丙卡巴肼)	霍奇金淋巴瘤

永久性闭经的风险程度	化疗方案	接受治疗的癌症类型
低风险(<20%)	ABVD(阿霉素、博来霉素、长春碱、达卡巴嗪);CHOP(环磷酰胺、阿霉素、长春新碱和泼尼松);蒽环类药物(阿糖胞苷);CVP(环磷酰胺、长春新碱、泼尼松);MAP(顺铂、多柔比星、甲氨蝶呤);VDC/IE(多柔比星、长春碱、环磷酰胺、异环磷酰胺、依托泊苷)	霍奇金淋巴瘤,非霍奇金淋巴瘤,急性髓系白血病,滤泡细胞淋巴瘤,骨肉瘤,尤因肉瘤
极低或无风险	甲氨蝶呤,氟尿嘧啶,长春新碱 他莫昔芬	白血病,横纹肌肉瘤

(一)化疗对卵巢损害的机制

化疗药物对卵巢功能的损伤程度与化疗药物的种类、剂量、患者年龄、卵巢储备等有关。化疗开始时患者的年龄与化疗导致的卵巢功能受损风险呈正相关,30 岁之前开始化疗的患者,其 POF 的风险较低,但超过 30 岁开始化疗的女性患急性卵巢衰竭的风险显著增高,此外,年轻患者可能出现延迟的 POF,累积剂量风险与开始治疗时年龄无关。除患者年龄外,治疗前患者的卵巢储备与治疗后的卵巢损害风险也存在关联,化疗开始前双侧卵巢体积大于 11 mL 时,与治疗后妊娠率显著相关;化疗开始前卵巢中有 13 个以上的窦卵泡与妊娠率显著相关。化疗药物对卵巢功能的损害还取决于化疗药物的类型和累积剂量,与其他化疗药物相比,烷化剂对卵巢的毒性更大,会使卵巢功能衰竭的风险增加将近 4 倍。青春期前女性最常见的癌症类型是 ALL、AML 和淋巴瘤,此类患者通常采用具有性腺毒性的化疗方案,如烷化剂,因此,性腺毒性和随后的 POI 或 POF,甚至生育力丧失的风险极高。

卵母细胞和其周围的颗粒细胞均易受到化疗的损害,化疗剂量是卵巢功能受损的另一个重要因素。Dynes 等人在小鼠模型中证实,与环磷酰胺(cyclophosphamide,CTX)治疗的最大非致死剂量相比,低剂量的 CTX 给药对颗粒细胞的活力、卵巢功能和生育能力的损害较小。此外,患者的年龄也是一个关键因素,老年妇女与年轻妇女相比,原始卵泡储备较少,更有可能在治疗期间或治疗后出现 POI 或 POF。化疗药物损伤卵巢功能的机制复杂,至今仍未完全阐明。由于化疗药物主要作用于增殖活跃的细胞,化疗药物在杀伤肿瘤细胞的同时,会损伤卵巢中各级卵泡及支持细胞(卵泡膜细胞和颗粒细胞),主要导致生长期卵泡凋亡。除了对卵泡的影响,化疗还会导致卵巢间质纤维化和血管炎,由此产生的局部缺血进一步促进全部卵泡的耗竭。化疗药物的直接作用:直接诱导 DNA 损伤(例如双链断裂、链间和链内交联、嵌入和单烷基化),导致细胞凋亡和/或自噬相关通路的激活。化疗药物的间接作用:通过增加氧化应激或损伤卵巢微血管网络间接引起 DNA 损伤,导致缺血和营养剥夺等细胞应激。此外,化疗药物还可以直接影响始基卵泡数量,化疗药物通过损伤正在生长的卵泡,抑制原始卵泡的招募,导致始基卵泡招募增加,从而损失卵巢储备。

具体机制如下。

(1)直接卵巢毒性:化疗药物导致 DNA 损伤,引起卵泡闭锁和细胞凋亡。

化疗通过直接损伤 DNA 引起原始卵泡的凋亡。细胞毒性药物可诱导大量 DNA 损伤,双链断裂(double-strand break,DSB)影响 DNA 修复途径,根据化疗类型不同,可涉及 pATM、RAD51 或 PARP1 蛋白,当修复途径没有被充分激活时,DNA 损伤会诱发细胞凋亡,主要由 Tap63 介导,激活 BAX 蛋白和 BAK 蛋白引起卵泡凋亡。化疗药物会诱发颗粒细胞和/或卵母细胞的 DNA 改变,导致生长中的卵泡凋亡、闭锁或影响卵母细胞的存活,诱发暂时性闭经。化疗药物通过直接影响大量进入闭锁状态的原始卵泡来诱导卵泡耗竭,原始卵泡的双线期阻滞卵母细胞相对于其他阶段的卵母细胞对 DNA 损伤更敏感。一旦发生 DNA 损伤,卵母细胞有能力修复双链断裂,但与发育中卵泡相比,原始卵泡的 DNA 修复反应较少,未修复的 DNA 损伤通过 TAp63 诱导原始卵泡凋亡。

(2)化疗药物引起氧化应激及诱导自噬,导致卵巢细胞凋亡。

一些化疗药物在体内生成氧化代谢产物或消耗体内抗氧化酶,增加氧化应激,从而引发卵巢损伤。氧化应激的发生是由于产生活性氧(reactive oxygen specis,ROS)与解毒或修复由此造成的损伤的能力之间不平衡所致。ROS 作为细胞信使干扰正常的细胞信号,氧化应激可导致 DNA 损伤如碱基修饰和链断裂。因此,氧化应激被证明对卵巢和卵母细胞的存活有显著的负面影响。氧化应激与 CTX 导致的成熟卵泡颗粒细胞毒性有关,环磷酰胺的活性代谢产物 4-羟基环磷酰胺(4-hydroxycyclophosphamide,4-HC),在被细胞色素 p50 酶氧化后形成。4-HC 会自发地转化为活性代谢产物磷酸酰胺氮芥(phosphoramide mustard,PM),在细胞中通过与谷胱甘肽(glutathione,GSH)共轭而解毒。因此,GSH 的平衡在减少氧化应激方面很重要。用 4-HC 处理 COV434 颗粒细胞引起细胞内 GSH 的快速耗竭和 ROS 的增加,随后诱导细胞凋亡,这种影响在补充 GSH 或与抗氧化剂共同处理时被明显抑制。氧化应激、营养剥夺、缺氧以及受损细胞器均诱导卵巢细胞凋亡,也是触发自噬的因素。与细胞凋亡类似,自噬似乎在卵泡耗竭中发挥积极的作用。透射电镜显示 PM 暴露的大鼠卵巢中高尔基体异常庞大,自噬相关蛋白 BECN1 和溶酶体相关膜蛋白增加。由此可见,化疗药物令引起氧化应激及诱导自噬,可导致卵巢细胞凋亡。

(3)化疗药物导致的原始卵泡过度激活与卵巢储备耗竭。

化疗引起的原始卵泡耗竭可能是由于休眠卵泡池中原始卵泡过度激活所致。当卵巢暴露在化疗药物中时,发育中的卵泡受到化疗损伤,原始卵泡抑制剂分泌减少,进而加速了原始卵泡的募集,削减卵巢储备,最终导致耗竭。化疗药物,如环磷酰胺或顺铂,在使生长卵泡凋亡的同时,促进静止卵泡的大量生长,诱导卵泡耗竭。原始卵泡的募集继发于 PI3K 信号通路的激活,该通路在卵泡静止过程中同样具有重要作用。在小鼠和培养的人卵巢组织中,与未处理组相比,化疗组原始卵泡数量减少,早期生长卵泡数量增加。关键蛋白分析显示,小鼠顺铂治疗激活了 PI3K/PTEN/AKT/FOXO3a 信号通路。此外,化疗药物破坏了生长中的卵泡,导致 AMH 分泌减少,AMH 可以抑制原始卵泡的募集,AMH 减少可促进卵泡激活和卵巢储备的耗竭。阻断原始卵泡募集通路可防止化疗引起的卵泡过度激活。

(4)化疗药物引起的微血管网损伤。

化疗引起卵巢微血管网的破坏和随后的血液供应减少,进一步诱发应激因素,如缺血、缺氧和营养剥夺,导致 DNA 损伤和细胞凋亡。研究发现,人类女性和小鼠均在服用多柔比星后均出现血管损伤,表现为卵巢血流减少和卵巢体积缩小。此外,暴露于化疗后,人类卵巢的组织学分析显示:皮质基质血管增厚和透明化,与卵巢的皮质血管炎和皮质纤维化有关。

(二)化疗对子宫的影响

迄今为止,关于化疗对女性生育力影响的研究主要集中在对卵巢的性腺毒性上,而对子宫和子宫内膜的研究并不广泛。子宫内膜属于高度有丝分裂的组织,子宫也是胚胎植入和孕育胎儿的核心,其损伤可导致生育力下降和不良产科结局。癌症幸存者的妊娠并发症可能是因为子宫内膜和子宫肌层的血液供应受到影响,从而影响了胎盘的形成,或由于放疗纤维化导致妊娠子宫的重塑发生改变。子宫内膜容受性在分子水平上的改变可能会影响胚胎的着床和早期妊娠的丢失,也可能在妊娠后期合并其他并发症。

癌症治疗对子宫影响的研究很少,主要是因为难以研究子宫的功能,而卵巢的内分泌功能和储备状态则可以通过血清激素水平以及超声检查或观察化疗后月经的恢复情况来评估,但在癌症治疗后,很少有既定的非侵入性方法来评估子宫功能。作为母体和婴儿之间的核心纽带,子宫的损伤可导致早产和低出生体重(low birth weight,LBW)风险的增加。暴露于烷化剂药物后可引起子宫颈等皮肤黏膜上皮的不典型增生。研究证实,环磷酰胺与上皮细胞不典型增生关系最为密切,5-氟尿嘧啶是一种吡啶类似物,作为尿嘧啶的抗代谢物,通过阻断脱氧尿苷酸向胸苷酸的转化而干扰 DNA 合成。与放疗引起的弥漫性病变相反,化疗引起的不典型增生区域是相对局灶性的,但是,化疗引起的异常核形态与放疗相似。研究者在一例接受紫杉醇治疗的 31 岁女性乳腺癌患者的子宫内膜中发现:组织学显示子宫内膜腺体碎片化,有大量核分裂象被阻滞在中期,子宫内膜上皮细胞中凋亡标志物 bcl-2 和细胞增殖标志物 MIB-1 显示出强烈免疫反应。另一例接受奥沙利铂和紫杉醇治疗的 44 岁女性胃癌患者中发现:子宫内膜上皮的细胞学异型性,包括核增大和高染,核膜不规则。由此可见化疗药物对子宫尤其是子宫内膜可能产生不良影响,进而影响女性生育力。

三、放疗对女性生育力的影响

放疗是癌症治疗的重要手段之一,在一些特定肿瘤中,如肉瘤、髓母细胞瘤、晚期宫颈癌、直肠癌和霍奇金淋巴瘤等,是青少年和年轻女性的首选治疗,可能需要在手术前或手术后进行辐射治疗。在女性盆腔脏器的肿瘤中,如宫颈癌、子宫内膜癌、膀胱癌和直肠癌,一般建议进行盆腔辐射治疗;而中枢神经系统肿瘤或血液系统恶性肿瘤,则需要进行颅脑辐射治疗。放疗对生育力的影响取决于病人的年龄、辐射区域、类型、剂量和治疗时间。盆腔辐射对卵巢和子宫都有影响,儿童时期接受辐射治疗会导致子宫血管改变,子宫体积和弹性下降,子宫肌层纤维化和坏死,子宫内膜萎缩和功能不全。颅脑照射可能影响HPO轴,从而导致激素紊乱。放疗的性腺毒性,其长期影响包括卵巢功能不全、青春期闭经和随后的不孕(表6-3)。

表6-3　放疗剂量及对不同年龄女性的性腺毒性风险

放疗剂量	卵巢风险		
	青春期前女性	15~40岁	>40岁
盆腔/腹部放疗			
<6 Gy	中危	无不良反应	无不良反应
15 Gy	高危	低危	中危
25~50 Gy	高危	中危	高危
50~80 Gy	高危	中危	高危
>80 Gy	高危	高危	高危
颅脊髓放疗>25 Gy	中危	中危	中危
全身放疗	高危	高危	高危

(一)放疗影响卵巢的功能

放疗对卵巢的损害具有渐进性和永久性。一般来说,有丝分裂活性高、DNA复制活跃的细胞更容易受到辐射损害,然而,卵母细胞并非如此,尽管停滞在第一次减数分裂的双线期阶段,但其对辐射极为敏感。放疗导致卵巢中卵泡萎缩和卵泡储备减少,加速卵泡数量的下降,从而使卵巢的激素分泌功能受损,雌激素不足进而导致子宫功能紊乱,甚至提前绝经、不孕。放疗对卵巢的毒性取决于患者年龄(患者在接受放疗时越年轻,毒性就越大)、暴露剂量和暴露时间。放疗主要通过影响卵泡发育进而损害女性生育力,同时对卵子有直接毒性作用。较低剂量的放疗即可导致卵巢功能的不可逆性损伤,导致绝经期提前。在青春期前,性腺极易受到放疗的影响,卵巢接受单次2 Gy剂量的辐射会使近50%的卵子丧失,单次剂量>8 Gy可导致卵巢功能永久性衰竭,出生时20.4 Gy的辐射或30岁时14.3 Gy或以上的辐射会导致卵巢功能完全丧失,而25~50 Gy会使三分之一的年轻女性和几乎所有40岁以上的女性不孕。

(二)放疗影响子宫的功能

放疗可引起子宫不可逆的损害。儿童时期暴露于射线会导致子宫的血管损害,体积和弹性下降,肌层纤维化及坏死,子宫内膜萎缩。此外,坏死持续数月,受损组织可能被密集的胶原蛋白沉积所取代,导致子宫颈萎缩并失去弹性,使子宫在怀孕期间无法伸展和扩张。在 Larsen 等人发表的一项研究中发现,儿童时期的细胞毒治疗并不影响成年子宫的大小,但年轻时的子宫放疗则会引起成年时的子宫体积变小。子宫接受过辐射治疗的女性,尤其是在青春期开始之前接受辐射治疗的女性,流产、低出生体重婴儿和早产的风险增加。癌症辐射治疗对子宫功能的影响主要是基于对霍奇金淋巴瘤、威尔姆斯肿瘤或卵巢肿瘤的儿童癌症幸存者的研究结果,子宫血流受损、子宫内膜功能改变和子宫异常扩张被认为是导致癌症幸存者子宫功能不良的主要原因。累积剂量在 20 ~ 40 Gy 之间,容易导致子宫内膜萎缩。子宫的辐射损伤是由自由基的形成介导的,自由基可导致 DNA 和蛋白质损伤,进而导致子宫体积缩小及血流减少,子宫内膜对内源性和外源性性激素的反应受损。在儿童时期,子宫的辐射剂量>25 Gy 可能会诱发不可逆的损伤。青春期前及青春期患者的盆腹腔放疗可导致子宫基层伸展性障碍及血管结构损伤,导致子宫血供减少、内膜变薄及宫腔狭窄等,最终导致较高的自然流产率及胎儿宫内生长受限的发生率。幼年时期超过 10 Gy 骨盆照射的患者妊娠率比对照组降低82%。虽然罕见,但这些子宫结构的改变也会增加子宫破裂的风险,Norwitz 等人曾报道一名年轻女性因儿童时期患白血病进行骨髓移植而接受全身照射,在妊娠 17 周时发生子宫破裂,其子宫容积减少,子宫血流受损。

(三)放疗对 HPO 轴的影响

垂体功能减退是因下丘脑-垂体轴的激素分泌受损所引起的紊乱。放射治疗是医源性垂体功能减退最常见的原因。在原发性和/或转移性脑肿瘤患者的治愈性和姑息性治疗中,放疗起着重要作用,由于儿童脑瘤患者的生存率已提高到75%,癌症治疗的副作用就显得尤为突出。放疗诱发垂体功能减退(RIH)是一种隐匿性的、进行性的、大部分为不可逆的疾病。放疗诱发垂体功能减退(RIH)主要累及下丘脑-垂体轴;然而,在高剂量时开始发生多项激素轴缺乏,高达50%的儿童癌症幸存者会出现内分泌异常,需要严格随访以减少对生长、骨密度、青春期发育和生活质量等后续影响。HPO 轴是一个极易受放疗影响的系统,颅脑手术和颅脑辐射都可能导致促性腺激素的缺乏。然而,放疗影响 HPO 轴的确切机制仍不明了。研究认为,放疗对 H/P(hypothalamus/parasagittal)的直接损伤,似乎是 HPO 轴功能障碍的主要原因。生长激素(growth hormone ,GH)轴对辐射敏感(辐照后 GH 水平降低 90% 以上),其次是促性腺激素、促肾上腺皮质激素(adrenocorticotropic hormone,ACTH)和促甲状腺激素(thyroid-stimulating hormone,TSH)轴。放疗所导致的神经毒性取决于辐射剂量和持续时间。为了将风险降到最低,目前的放疗方案要求在几天/几周内进行多次照射(每次不超过 2Gy)(每周不超过 5 次)。

GnRH、FSH、LH、雌二醇、孕酮和催乳素的分泌遵循脉冲式节律。在临床上,放疗所致的促性腺激素缺乏症通常是一种晚期并发症,在长期随访中累计发生率为 20% ~ 50%。FSH/LH 分泌的节律紊乱可影响生育力,并导致月经周期紊乱。对大鼠的研究表明,低辐照剂量(5~6 Gy)与低水平的抑制性递质 γ-氨基丁酸(gamma-aminobutyric acid,GABA)和高水平的视前区 GnRH 表达有关。因此,放疗引起的青春期提前可能是对抑制性 GABA 系统的直接损害,随后过早激活 GnRH 神经元的结果。在人类,低剂量的辐照(18～24 Gy)与女孩的性早熟有关,而高剂量的辐照(25～50 Gy)对男女均有影响。颅内照射 35～40 Gy 可以损害下丘脑垂体功能,造成 GnRH 或 FSH/LH 缺乏,导致性腺功能低下。针对颅脑的放疗还会影响脑垂体,垂体通常向卵巢发出信号以调节性激素,因此干扰这些信号会影响排卵,导致生育力下降。

四、造血干细胞移植对生育力的影响

患有血液系统恶性肿瘤的儿童和青少年 5 年生存率较高,急性髓系白血病和急性淋巴细胞白血病分别为 60% 和近 90%,霍奇金淋巴瘤为 98%。至 2020 年,将有大约 242 000 名造血干细胞移植(hematopoietic stem cell transplant,HSCT)的幸存者。HSCT 已成为血液系统恶性肿瘤、非血液系统恶性肿瘤和非肿瘤性全身性疾病的重要治疗手段之一。然而,接受 HSCT 的患者存在较高的不孕风险,约 64%～85% 的患者最终会发展为 POI,其不孕症发生率相比于正常人群同类人群增加了 36 倍。HSCT 的预处理方案包括化疗联合或不联合全身放疗,化疗分为清髓性和非清髓性剂量,性腺损伤的风险也取决于预处理方案(使用含烷化剂的方案)和放疗。多项研究表明,经清髓性 HSCT 治疗的患者发生永久性卵巢衰竭的风险非常高,预处理采用高剂量化疗(Bu-Cy,白消安、美法仑、环磷酰胺等)对性腺功能损伤严重,若采用包含全身照射的预处理方案,对生殖系统造成严重损伤。自体和异体造血干细胞移植患者预处理方案具有高性腺毒性,接受异体造血干细胞移植的患者比接受自体造血干细胞移植的患者有更高的性腺损伤风险,在自体干细胞移植中应用的非清髓性治疗方案,被证明对治疗原发病(淋巴瘤)是有效的,同时一定程度上可保护生育力。

性功能障碍和不孕症是年轻女性在异基因造血干细胞移植(allo-HSCT)后的主要后遗症,严重影响其生活质量。异体造血干细胞移植因急性或慢性移植物抗宿主疾病(graft-versus-host disease,GVHD)而变得复杂,需要长期使用类固醇等免疫抑制剂治疗,这可能会进一步增加对卵巢的损害,并增加不孕的风险。需在造血干细胞移植后的100 天,定期评估月经和卵巢功能,指导激素替代治疗。研究发现,移植后生殖系统慢性 GVHD 可能会产生严重的并发症,影响亲密关系并导致性功能障碍。此外,移植后的女性需要使用局部或全身免疫抑制疗法而导致免疫功能障碍,可能增加宫颈和下生殖道上皮内瘤变和癌症的风险。因此,在移植前、整个移植过程中及移植后,建议联合妇科和生殖医学科会诊以评估每个女性患者目前的妇科和生殖健康情况,如异常生殖器或阴道出血、月经不调、HPV 感染及其他潜在生殖系统疾病,此外,评估卵巢功能、咨询生育力保存及乳腺癌和宫颈癌筛查也极为重要。

五、分子靶向药物治疗对生育力的影响

分子靶向治疗（molecularly targeted therapy，MTT）已成为现代肿瘤学的基石，新开发的靶向药物抑制了肿瘤细胞生长和生存的多种途径。尽管这些化合物具有很高的选择性，但仍会影响正常细胞和组织中的信号转导，从而产生广泛的、未知的靶向和非靶向副作用。靶向治疗药物攻击癌细胞的方式与标准化疗药物不同，关于其对生育力的影响知之甚少。目前已知的对生育力有影响的靶向药物为贝伐珠单抗。接受贝伐珠单抗治疗可导致卵巢功能下降，在中止贝伐珠单抗治疗后，大部分女性的卵巢功能可以恢复，少数会导致永久性的卵巢功能衰竭，但是其对生育力的长期影响尚未明确。为了方便描述分子靶向药物对女性生育力的影响，将分子靶向药物分为 6 大类进行分析。

（一）Bcr-Abl、SCF/c-kit 和血小板衍生生长因子受体抑制剂

SCF/c-kit 信号在控制女性性腺发育中的重要作用已得到广泛认可，SCF/c-kit 参与了卵泡发育，阻断 c-kit 受体可增加闭锁卵泡的数量。此外，其还参与原始卵泡的激活、颗粒细胞的增殖、原始生殖细胞的起源。抑制卵母细胞中的 PDGF 会导致原始卵泡的比例扩大，这意味着 PDGF 在生理上促进了原始卵泡向初级卵泡的过渡。甲磺酸伊马替尼是一种选择性的 Bcr-Abl、c-Kit 和 PDGFR 抑制剂，被批准用于治疗慢性粒细胞白血病（chronic myelocytic leukemia，CML）和胃肠道间质瘤。尼罗替尼和达沙替尼被批准用于治疗 CML 的第二代 Bcr-Abl 抑制剂。普纳替尼和伯舒替尼是 Bcr-Abl 的选择性激酶抑制剂，适用于治疗对先前的酪氨酸激酶抑制剂（tyrosine kinase inhibitors，TKI）治疗耐药或不耐受的慢性、加速或急变期 CML 成年患者。在临床前生育研究中，未观察到伊马替尼对女性生育力的影响，而尼罗替尼、达沙替尼、波纳替尼和博舒替尼，在不同的剂量下，似乎会改变女性生育力。目前已有两个描述伊马替尼对女性生育力影响的病例报告，2016 年研究者在一例 30 岁的女性 CML 患者中发现，在接受伊马替尼治疗（600mg/d）2 年后，其血清中促卵泡激素（FSH）水平升高，卵泡减少。随后，又有证据表明伊马替尼对卵巢功能有潜在的不良影响，当服用伊马替尼的患者进行卵巢刺激时，雌二醇浓度显著降低，获卵数下降。尽管伊马替尼试验中没有专门研究其性腺毒性，但既往的观察表明，伊马替尼对女性生育力有潜在影响，特别是在青春期前给药。因此，在开始使用伊马替尼治疗前，应采取生育力保护措施。

（二）血管生成抑制剂

血管生成在胚胎和胎儿发育中的关键作用已被广泛证实。不同的研究均证实血管内皮生长因子受体（vascular endothelial growth factor receptor，VEGFR）在胎盘生长和胎儿发育中对血管生成起关键作用。在怀孕的小鼠中注射抗 VEGFR-2 抗体，改变了卵巢激素的分泌，导致卵巢中黄体血管被破坏，胚胎停止发育。此外，沉默 VEGF 基因在小鼠胚胎发育中是致命的，导致多种发育异常。在胚胎发育过程中，PDGFR 途径的信号传递在

中枢神经系统、神经嵴和器官发育中发挥作用。舒尼替尼、索拉非尼和帕唑帕尼为 VEGF 受体（VEGFR-1、VEGFR-2 和 VEGFR-3）、PDGFRs、c-Kit，FMS 样酪氨酸激酶 3、CSF1 受体和神经胶质细胞源性神经营养因子受体的多靶向口服药物。索拉非尼与雌性啮齿动物的生殖器官发育延迟有关。在对雌性啮齿动物进行的帕唑帕尼生育研究中，报告了黄体数量减少、囊肿数量增加和卵巢萎缩的情况。迄今为止，关于帕唑帕尼对人类女性生育能力影响的唯一报告描述了一例诊断为高级别血管肉瘤的 18 岁女性在帕唑帕尼治疗中出现了短暂的卵巢功能不全，帕唑帕尼以每天 800 mg 的剂量给药持续 10 个月，从治疗的 2 个月内出现闭经，治疗 3 个月后出现窦卵泡数量急剧减少和 AMH 水平较低，而停药 2 个月后月经和激素恢复正常，由此可见帕唑帕尼造成的卵巢功能受损可能是短暂的。唯一分析贝伐单抗对人类生育能力影响的临床研究是Ⅲ期 NSABPC-08，研究者调查了在氟尿嘧啶、亮丙瑞林和奥沙利铂（FOLFOX）-6 方案中加入贝伐单抗，对Ⅱ期或Ⅲ期结直肠癌患者进行辅助治疗的安全性和有效性研究，在 295 名绝经前妇女中，分析了卵巢功能衰竭（闭经≥3 个月，血 FSH 水平≥30 mIU/mL，且妊娠试验阴性）的发生率，发现单独治疗组2.6%的患者出现了新发的卵巢功能衰竭，而联合治疗组的患者这一比例为39%，尽管86%的患者在停用贝伐单抗治疗后卵巢功能可以恢复，但与贝伐单抗有关的卵巢早衰的长期风险仍是未知的。目前的一些临床研究结果提示女性生育力可能受血管生成抑制剂的影响，因此建议在开始治疗前要保护生育力。

（三）表皮生长因子受体抑制剂和 HER2 抑制剂

EGFR 是酪氨酸激酶受体家族的基本成员，其中还包括 ERBB2（HER2）、ERBB3（HER3）和 ERBB4（HER4）。表皮生长因子受体途径是哺乳动物雌性生殖过程的关键调节器，包括卵母细胞成熟、胚胎植入和青春期的开始。目前用于临床的主要 EGFR-Is 包括 TKIs，如厄洛替尼、吉非替尼、奥希替尼、拉帕替尼、阿法替尼，以及 mAbs，如西妥昔单抗和帕尼单抗。靶向 HER2（HER2-I）的化合物包括 mAbs，如曲妥珠单抗、帕妥珠单抗和 TDM1（抗体-药物结合物）。Lambertini 及其同事发表了病例数量最大的临床研究，调查曲妥珠单抗对绝经前乳腺癌患者性腺功能的影响，该研究纳入了 2862 名随机入组的绝经前患者，并描述了在完成蒽环类化疗后，四种抗 HER2 治疗组（单用曲妥珠单抗、单用拉帕替尼、曲妥珠单抗后应用拉帕替尼，或曲妥珠单抗联合拉帕替尼）约 9 个月的治疗引起的闭经率。四种抗 HER2 治疗组诱发的闭经率相似，单用曲妥珠单抗为 72.6%，单用拉帕替尼为 74.0%，曲妥珠单抗后用拉帕替尼为 72.1%，曲妥珠单抗联合拉帕替尼为 74.8%，在双抗 HER2 阻断治疗组中未观察到治疗引起的闭经率增加，表明这些药物可能具有性腺安全性。动物研究对缺乏单一 EGFR 等位基因的转基因小鼠的观察表明，LH 对卵泡的作用是通过 EGFR 信号网络的激活介导的。在雌性临床前生育力模型中，有研究发现吉非替尼可导致雌性大鼠的生育力明显下降，奥希替尼可引起黄体细胞变性和上皮变薄。在接受 TDM1 治疗的大鼠中观察到卵巢出血和黄体坏死，在接受西妥昔单抗和帕尼单抗治疗的猴子中观察到月经周期异常。上述动物研究也证明了 EGFR 抑制剂可能影响女性生育力。

(四)聚腺苷二磷酸核糖聚合酶抑制剂

PARP家族成员是修复单链DNA断裂的核心酶,在DNA修复通路中起关键作用。DNA损伤断裂时会激活PARP,它作为DNA损伤的一种分子感受器,具有识别、结合到DNA断裂位置的功能,进而激活、催化受体蛋白的聚ADP核糖基化作用,参与DNA的修复过程。PARP抑制剂是通过削弱癌细胞修复DNA损伤的能力以增强其他疗法(如放疗和化疗)的疗效。研究发现携带BRCA突变的肿瘤细胞对PARP抑制剂的敏感度高,推进了PARP抑制剂针对DNA修复缺陷型癌症的单一疗法在临床上的应用。其作用机制主要包括两个方面:第一,其能够抑制DNA单链损伤的修复过程,但这种DNA单链损伤可在DNA复制形成复制叉过程中转变为双链损伤(DSB),而DSB仍可通过同源重组(HR)途径修复完成。如果肿瘤细胞存在同源重组修复缺陷(包括BRCA1和BRCA2突变),使得DSB损伤无法修复,则会导致PARP抑制剂和同源重组修复缺陷对肿瘤细胞合成致死的作用。第二,BRCA1和BRCA2只是HR修复的一部分,其他蛋白如EMSY和PTEN对于HR途径同样重要,如果HR修复途径中这些基因突变或表达沉默,PARP抑制剂即可能通过合成致死作用而产生单药抗肿瘤活性。目前已经上市的药物包括奥拉帕利、尼拉帕利和卢卡帕利。

奥拉帕利被批准作为单一疗法,用于治疗BRCA1-或BRCA2突变的转移性乳腺癌和复发性上皮性卵巢癌、输卵管癌或原发性腹膜癌成年患者的维持治疗。尼拉帕利是一种类似的PARP抑制剂,其半衰期较长,被批准用于晚期上皮性卵巢癌、输卵管癌或原发性腹膜癌成年患者的维持治疗。PARP-1及其下游靶点,在整个卵泡发育过程中,从原始卵泡到次级卵泡阶段,都被定位在卵母细胞的细胞核中。由于卵母细胞产生PARP和PAR蛋白,并且已知其对DNA损伤非常敏感,PARP抑制剂可能加剧化疗介导的卵巢损伤和卵泡损失。现有的研究表明,BRCA相关的修复途径在调节卵母细胞老化方面起着至关重要的作用,该途径与年龄相关的衰老可能会损害卵母细胞的质量。因此,存在*BRCA*突变的女性可能需要保存生育力。奥拉帕利极大地消耗了原始卵泡,这可能与内在的PARP介导的DNA修复机制的丧失有关,BRCA1和BRCA2突变携带者的卵泡耗竭程度可能会增加。

(五)B-Raf抑制剂

促分裂素原活化蛋白激酶(mitogen-activated protein kinase,MAPK)信号转导通路是细胞内最重要的信号通路之一,是一组能被不同的细胞外刺激激活的丝氨酸-苏氨酸蛋白激酶。MAPK/ERK途径主要由RAS/RAF/MEK/ERK等蛋白激酶组成,通过依次催化下级蛋白激酶发生磷酸化而激活整个信号通路,BRAF(V-raf murine sarcoma viral oncogene homolog B1)是Raf激酶家族的一员,是下游MAPK信号通路中的最强激活剂。BRAF抑制剂可以分为两类,一是多靶点激酶抑制剂,对包括BRAF在内的多种激酶均有抑制作用,例如索拉非尼(sorafenib)、瑞戈非尼(regorafenib)、培唑帕尼(pazopanib)、ASN-003和CEP-32496等。这类抑制剂具有广谱的抗肿瘤及抗血管生成作用,适应证较广。

另一类 BRAF V600E 抑制剂,对 BRAF 尤其是 BRAF V600E 有很高的抑制活性,这类抑制剂主要用于治疗黑色素瘤,如维罗非尼(vemurafenib)、达拉非尼(dabrafenib)、PLX-8394 和康奈非尼(encorafenib)等。使用 BRAF 抑制剂维罗非尼和达拉非尼对携带 BRAF V600E/K/D 突变的黑色素瘤患者有效。几乎一半的黑色素瘤检测到 BRAF 基因的激活突变,其中80%~90%为 V600E 突变,10%~20%为 V600K 突变。Raf 信号是正常性腺和胚胎发育超过囊胚阶段所不可缺少的,在临床前模型中,维罗非尼对生育力无影响,而达拉非尼则导致雌性大鼠的生育力下降。目前为止,还没有关于维罗非尼或达拉非尼对女性生育力影响的临床报道。

(六)ALK 抑制剂(ALK-I)

ALK 酪氨酸激酶抑制剂(tyrosine kinase inhibitors,TKI)通过抑制自体磷酸化阻止了信号传导从而产生抗肿瘤作用。目前 ALK 阳性靶向药物已经研究到了四代。ALK 融合最早在非小细胞肺癌患者中发现,是 ALK 抑制剂治疗最重要的癌种。但在神经母细胞瘤、卵巢癌、乳腺癌等多种癌种中均发现过 ALK 过表达和点突变。克唑替尼是几种不同酪氨酸激酶的抑制剂,包括 ALK、ROS1 和 MET,在经过分子选择的携带 ALK 或 ROS1 基因重排的非小细胞肺癌(non-small-cell lung carcinoma,NSCLC)患者中具有明显的临床效益。然而,大多数患者在 12 个月内迅速出现耐药性,导致第二代 ALK 抑制剂的迅速发展,如塞瑞替尼、艾乐替尼、布加替尼等。研究发现,大鼠应用克唑替尼会引起卵巢的细胞坏死,但尚无克唑替尼对卵巢储备或其他生育力影响的病例报告。

六、免疫治疗对女性生育力的影响

过去几十年来,肿瘤生物学、细胞信号学和基因测序方面的发展已经彻底改变了我们对人类恶性肿瘤的治疗。这些药物创造了一个从传统的细胞毒化疗到靶向免疫疗法和小分子细胞信号抑制剂的过渡。女性的生殖系统可能因癌症治疗而暂时或永久地受损。虽然传统的癌症治疗方法对女性生殖系统的影响已得到部分阐明,但新的治疗方法(免疫治疗、靶向治疗)对女性生育力的影响及其机制尚未明了。1986 年,第一个获得联邦药物管理局(FDA)批准的免疫疗法是一种被称为干扰素-α2 的抗肿瘤细胞因子。随后,免疫疗法发展为四个主要的亚类,其作用机制各不相同:单克隆抗体,免疫调节剂,细胞疗法和治疗疫苗。癌症免疫治疗的基础是其改变宿主免疫力,使其更有能力识别和清除恶性细胞。这是通过提高宿主的促炎症反应、使异常的细胞分裂正常化、增强免疫系统识别肿瘤的能力,以及提供预先形成的肿瘤抗原特异性抗体来实现。免疫疗法主要有四种类型:

(一)单克隆抗体

单克隆抗体(monoclonal antibody,MAb)是肿瘤抗原特异性的抗体,分为三类:非结合型 MAb,能直接与受体和肿瘤细胞结合,沉默致癌信号通路;结合型 MAb,能够将化疗药物直接注入癌细胞;双特异性抗体,能够将先天性免疫系统成员直接与癌细胞结合。尽管 MAb 被设计为结合肿瘤特异性受体和配体,但其与正常组织的脱靶结合(也被称为"靶向毒性")使接受治疗的患者面临额外风险,这可能影响女性生育力。

HPO 轴:FDA 批准的 MAb 对 HPO 轴的影响相关研究非常少。血管内皮生长因子(VEGF)和内皮生长因子受体(EGFR)是两个常见的 MAb 靶点,该治疗后会促进垂体细胞的生存和催乳素的分泌。由于抑制血管内皮生长因子会诱发内分泌器官内分叉毛细血管的减少,因此接受该药物治疗的女性容易出现 HPO 轴功能失调。

卵巢储备功能:MAb 对卵巢储备功能的影响取决于接受治疗时女性的发育阶段。目前许多单克隆抗体靶向的细胞表面受体在正常卵巢组织中高度表达,例如 VEGF-R。VEGF-R 对卵巢和卵泡的正常发育至关重要。对于青春期前女性抑制 VEGF-R 可能会永久地影响卵巢功能。MAb 对性成熟的女性的影响可能并不明显。例如,一项横断面研究评估了接受乳腺癌化疗的绝经前妇女(25 ~ 50 岁)血清 AMH 水平,治疗方案中加入曲妥珠单抗($n = 25$),对 AMH 水平没有影响($n = 25$,$P = 0.307$);在接受治疗时月经正常的幸存者中,曲妥珠单抗暴露与 AMH 水平的整体增加有关($P = 0.027$)。ALTTO 试验的数据进一步证实了曲妥珠单抗对卵巢功能的安全性,在乳腺癌患者中,将曲妥珠单抗加入细胞毒性化疗药物和拉帕替尼的方案中,治疗相关的闭经风险无明显增加。

接受 MAb 治疗的女性在临床实践中建议推迟妊娠,以便有一个"洗脱"期。MAb 是蛋白质,其半衰期比传统的化疗药物长。现有数据表明,等待 MAb 浓度的降低到一定程度对女性生育更为安全,但这不是备孕的绝对要求。例如,一项评估大鼠接触塞赛妥珠单抗同源抗体的研究发现,雌性大鼠接触该单抗后的交配表现、生育力或大鼠囊胚的子宫植入没有影响。另一项研究发现,以标准剂量给药时,纳他利珠单抗对雌性豚鼠怀孕率没有影响,只有在比常用剂量高 36 倍的情况下才观察到怀孕率的降低(29.6% vs. 对照组 63.3%)。一项病例报告描述了一名接受地舒单抗的女性在接受生殖治疗后成功受孕。一些研究表明,针对肿瘤坏死因子 α 的 MAb 有可能改善以 T-辅助细胞因子升高为特征的女性 IVF 结局。

(二)免疫调节剂

免疫调节剂能够调节关键的细胞信号通路,增强先天和适应性免疫系统的反应,提高免疫系统识别肿瘤的能力。免疫调节剂可分为以下几组:细胞因子、免疫佐剂和检查点抑制剂。细胞因子主要是自分泌和旁分泌信号途径的蛋白质,促进免疫系统成熟。免疫佐剂通过激活细胞模式识别受体,从而增加重要的 NF-κB 和干扰素信号通路的转录,进一步刺激先天和适应性免疫系统的成员,特别是树突状细胞。检查点抑制剂使是已经停止对癌细胞作出反应的 T 淋巴细胞再次对癌症做出反应的药物,目前 FDA 批准的药物包括针对程序性死亡受体 1(PD-1)、程序性死亡配体 1(PD-L1)和细胞毒性 T 淋巴细胞相关蛋白 4(CTLA-4)的抑制剂。

HPO 轴:细胞因子治疗对 HPO 轴的影响主要来自干扰素-α(IFN-α)的研究,其中包括 IFN-2α 和 IFN-2β 蛋白重组体。短期接触 IFN-α 的患者,未发现 FSH、LH、催乳素、胰岛素或促甲状腺激素水平的改变。然而,长期使用这些制剂与自身免疫异常和甲状腺功能减退有关。一项动物实验表明,IFN-α 抑制垂体同步脉冲式分泌催产素和前列腺素 F2α,从而延迟或抑制黄体退化。免疫佐剂包括咪喹莫特和 Poly-ICLC,两者都是局部用药,尚未发现其对 HPO 轴的影响。在三类免疫调节剂中,检查点抑制剂对内分泌系统的不利影响最大,两种最常见的表现是垂体功能减退和甲状腺功能减退。有资料显示,在接受 PD-1/PD-L1 抑制剂治疗的女性中,有 1%~3% 的人发生骨质疏松症,CTLA-4 抑制剂则高达 11%,而在使用 PD-1/PD-L1 抑制剂的女性中,有 6% 出现甲状腺功能减退,CTLA-4 抑制剂的 15%。

卵巢功能:免疫调节剂对卵巢功能的影响尚未可知,与检查点抑制剂相比,细胞因子似乎不损害卵巢功能,而是影响卵巢对促性腺激素的反应及月经周期的时长。在一项针对健康人的研究中发现,使用 IFN-α 对血清 LH 或 FSH 水平没有影响,但是血清孕酮和雌二醇水平明显下降,提示 IFN-α 可能会降低卵巢对促性腺激素的反应性。细胞因子对卵巢功能影响的动物模型研究中发现,IFN-α2b 治疗后均出现了月经周期的延长。应用母羊进行的机制研究认为这种月经周期延长是由 IFN-α2b 稳定黄体功能所致。AstraZeneca(AZ)复合物是一种靶向激酶 1 抑制剂,当浓度为 1~10 μM 时,可加速颗粒细胞的凋亡和生长中的卵泡闭锁,抑制检查点激酶 1 还能够增强吉西他滨和多柔比星等传统药物诱导的 DNA 损伤。通过抑制 CTLA-4 发挥作用的伊匹单抗能够与卵巢结缔组织结合,但并未导致卵巢组织的病理学变化。

(三)过继性细胞治疗

过继性细胞治疗(adoptive T cell therapy,ACT),包括自体淋巴因子激活的杀伤细胞(LAK)、自体肿瘤浸润淋巴细胞(TIL)、自然杀伤细胞(NK)、细胞因子诱导的杀伤细胞(CIK)、细胞毒性 T 细胞(CTL)、嵌合抗原受体 T 细胞(CAR-T)和 T 细胞受体(TCR)等,目前用于传统化疗失败的淋巴瘤、白血病或多发性骨髓瘤。ACT 对 HPO 轴的毒性包括:①与 ACT 直接相关的毒性包括细胞因子释放综合征和脑病;②其他后果包括继发于大剂量 IL-2(通常与 TIL 治疗同时进行)的器官功能障碍和继发于预处理淋巴细胞消耗导致并发症。

(四)治疗疫苗

肿瘤疫苗是通过将肿瘤相关抗原导入人体内,刺激人体自身免疫系统产生应答,提高免疫系统对体内存在的此类抗原的识别和反应能力,进而控制和消灭肿瘤,目前仅有两种 FDA 批准的治疗性疫苗包括卡介苗(BCG),是唯一获得 FDA 批准的浸润性膀胱癌的一线疗法,及普列威(Sipuleucel-T)疫苗,是第一个获得 FDA 批准的治疗性肿瘤疫苗,用于前列腺癌的治疗。尚未发现关于这些新制剂对 HPO 轴、卵巢功能或受孕影响的数据报道。

第四节 青春期前女性保存生育力的方法

癌症治疗后的性腺功能障碍和不孕是青春期前癌症幸存者所面临的主要生育问题。

对于青春期前和围青春期儿童癌症幸存者,建议通过测量身高,计算生长速度,同时结合青春期的临床检查来评估 POI。对于 12 岁或以上的有 POI 风险的女孩,建议动态测定 FSH 浓度。对于青春期后的女性癌症幸存者,需要特别注意 POI 症状,如闭经或月经周期不规律,可以通过检测 FSH 和雌二醇来评估 POI。如果儿童癌症幸存者 13 岁时仍无青春期的迹象,16 岁时仍无月经来潮或进入青春期失败,需转至小儿内分泌或妇科进行治疗,性激素替代疗法适用于年龄小于 40 岁的性腺功能低下的女性,用以维持女性第二性征发育,防止雌激素缺乏所致的不良后果,如骨密度降低、性功能障碍及生活质量低下等。此外,为了保护接受性腺毒性治疗的年轻女性和青春期前的女孩的生育力,根据最近的指南,对于年轻女性,可以选择的生育力保存策略包括:①胚胎冷冻和卵子冷冻;②卵巢组织冷冻和自体移植及未成熟卵体外成熟培养(in vitro maturation,IVM);③卵巢保护技术。青春期前的女性 HPO 轴功能没有建立,无法进行控制性卵巢刺激,因此不能进行胚胎冷冻和卵子冷冻。基于这一具有挑战性的生物学事实,最适合青春期前女性的生育力保存方案是:①卵巢组织冷冻和自体移植;②未成熟卵体外成熟培养及冷冻;③卵巢保护技术。

一、卵巢组织冷冻

随着医疗技术的提升,卵巢组织冷冻技术逐渐从实验室走向临床,多用于成年癌症患者的生育力保存,在儿童和青少年中的使用仍然有局限性。卵巢组织冷冻技术不需要外源性激素对卵巢的刺激,不延误癌症治疗。该方法需要通过外科手术(通常是腹腔镜)来切除卵巢组织,通常只切除大约三分之一的卵巢皮质即可有足够数量的窦卵泡。目前,冷冻卵巢组织自体移植是唯一能够重建癌症幸存者卵巢功能的方式。在这个过程中,分化程度较低的卵细胞和原始卵泡被冷冻保存。这也是目前比较适用于青春期前女性的生育力保存的技术。这种方法的妊娠率大约为 30%,超过 90% 的女性内分泌功能得到恢复,至今全世界通过冷冻卵巢组织自体移植后已获得 130 多例活产。但卵巢组织冷冻的风险在于癌细胞污染的可能以及在完全缓解的病人中重新引入该疾病的风险。在收集卵巢组织之前,可以先做 PET-CT 扫描,因为它对淋巴瘤有良好的阴性预测价值。冷冻的组织可以在解冻后通过分子技术,如聚合酶链反应(polymerase chain reaction,PCR)等分析是否残留肿瘤细胞。

卵巢组织冷冻主要有两种方法:缓慢冷冻和玻璃化冷冻。缓慢冷冻法的缺点包括卵巢基质存活率低和对血管内皮的损害,玻璃化冷冻因减少了冰晶的形成,减少了冰晶解冻过程中对细胞的破坏,可以减少原始卵泡 DNA 链断裂。当患者癌症达到临床治愈并经评估后可以实现生育目标,冷冻的卵巢组织有两种不同的手术方法可用于自体移植:原位和异位移植,原位移植的部位包括卵巢窝、盆腔或腹膜窗。异位部位包括腹壁或直肠肌。接受卵巢组织冷冻保存的腹腔镜手术有一定风险,包括出血、感染、手术损伤和麻醉风险。另一不可忽视的风险是卵巢组织自体移植后,残留的肿瘤细胞可能会导致癌症复发及腹腔播散,研究证实,白血病患者卵巢自体移植后复发率较高。

二、卵巢移位术

通过手术将卵巢移位,使其远离辐射区,以减少卵巢受到的辐射剂量。在放疗开始前可以将一个或两个卵巢移到子宫后面或横膈膜下。癌症治疗后约60%的病例保留了内分泌功能,患者可能需要进行卵巢复位或体外受精-胚胎移植技术助孕,其妊娠率约为50%,因卵巢血流地改变该手术可能存在失败的风险。卵巢移位术亦存在与手术相关的风险,如输卵管梗阻、出血等。

三、辐射期间性腺屏蔽

即放疗期间保护生殖器官以免暴露于射线中,性腺屏蔽适用于接受宫颈癌、阴道癌、直肠癌、肛门癌、盆腔霍奇金淋巴瘤或非霍奇金淋巴瘤、盆腔尤文氏肉瘤放疗的患者。屏蔽并不能保护化疗所致的性腺毒性作用,当同时进行化疗和放疗时,性腺屏蔽的作用有限。

四、GnRH 类似物

在化疗前,预先或同时使用 GnRH 类似物可能对成年女性的卵巢有保护作用。GnRH 类似物抑制 HPO 轴,进而抑制卵巢功能,使其对性腺毒性药物不敏感。此外,GnRH 类似物可能对卵巢生殖干细胞有直接的抗凋亡作用。在大多数情况下,使用 GnRH 类似物并不能防止放疗的性腺毒性作用,特别是在使用与性腺毒性高风险相关的治疗方法时,如准备进行造血干细胞移植。具有第二性征的青春期前女孩其 HPO 轴可能略有功能,在化疗前或化疗期间使用 GnRH 类似物可能受益。

参考文献

[1] PAMPANINI V, HASSAN J, OLIVER E, et al. Fertility preservation for prepubertal patients at risk of infertility: Present status and future perspectives [J]. Hormone Research in Paediatrics, 2020, 93(11/12): 599-608.

[2] 丰有吉,沈铿,马丁. 妇产科学 3 版[M]. 北京:人民卫生出版社,2015.

[3] 王卫平,孙锟,常立文. 儿科学[M]. 9 版. 北京:人民卫生出版社,2018.

[4] COCCIA P F. Overview of adolescent and young adult oncology [J]. Journal of Oncology Practice, 2019, 15(5): 235-237.

[5] BARR R D, FERRARI A, RIES L, et al. Cancer in adolescents and young adults: A narrative review of the current status and a view of the future[J]. JAMA Pediatrics,2016, 170(5):495-501.

[6] SCOTT A R,STOLTZFUS K C,TCHELEBI L T,et al. Trends in cancer incidence in US adolescents and young adults, 1973 - 2015 [J]. JAMA Network Open, 2020, 3 (12):e2027738.

[7] MULDER R L, FONT-GONZALEZ A, HUDSON M M, et al. Fertility preservation for female patients with childhood,adolescent,and young adult cancer:Recommendations from the PanCareLIFE Consortium and the International Late Effects of Childhood Cancer Guideline Harmonization Group[J]. The Lancet Oncology,2021,22(2):e45-e56.

[8] ANTAL Z,SKLAR C A. Gonadal function and fertility among survivors of childhood cancer [J]. Endocrinology and Metabolism Clinics of North America,2015,44(4):739-749.

[9] 计垣. 保留青少年恶性肿瘤患者的生育能力[J]. 肿瘤,2013,33(10):935-938.

[10] 黄亚男,康志杰,谢佳君,等. 化疗对女性淋巴瘤患者生育能力影响的研究进展[J]. 大连医科大学学报,(04),347-353.

[11] SALAMA M,ISACHENKO V, ISACHENKO E,et al. Updates in preserving reproductive potential of prepubertal girls with cancer: Systematic review [J]. Critical Reviews in Oncology/Hematology,2016,103:10-21.

[12] HARADA M, KIMURA F, TAKAI Y, et al. Japan Society of Clinical Oncology Clinical Practice Guidelines 2017 for fertility preservation in childhood, adolescent, and young adult cancer patients:Part 1[J]. International Journal of Clinical Oncology,2022,27(2): 265-280.

[13] 李克桑,钱素英. 淋巴瘤患者生育力保护的现状与展望[J]. 白血病·淋巴瘤,2020, 29(12):705-709.

[14] MEIROW D, BIEDERMAN H, ANDERSON R A, et al. Toxicity of chemotherapy and radiation on female reproduction[J]. Clinical Obstetrics and Gynecology,2010,53(4): 727-739.

[15] OKTAY K,HARVEY B E,LOREN A W. Fertility preservation in patients with cancer: ASCO clinical practice guideline update summary [J]. Journal of Oncology Practice, 2018,14(6):381-385.

[16] HAO X, ANASTÁCIO A,LIU K,et al. Ovarian follicle depletion induced by chemotherapy and the investigational stages of potential fertility-protective treatments-a review[J]. International Journal of Molecular Sciences,2019,20(19):4720.

[17] MORGAN S, ANDERSON R A, GOURLEY C, et al. How do chemotherapeutic agents damage the ovary? [J]. Human Reproduction Update,2012,18(5):525-535.

[18] D'AVILA Â M,BIOLCHI V,CAPP E,et al. Age,anti-müllerian hormone, antral follicles

count to predict amenorrhea or oligomenorrhea after chemotherapy with cyclophosphamide [J]. Journal of Ovarian Research,2015,8:82.

[19]DYNES J,OSZ K,HOOPER A,et al. Low−dose metronomic delivery of cyclophosphamide is less detrimental to granulosa cell viability,ovarian function,and fertility than maximum tolerated dose delivery in the mouse [J]. Biology of Reproduction, 2017, 97 (3): 449−465.

[20] XIONG J Q, XUE L R, LI Y, et al. THERAPY OF ENDOCRINE DISEASE:Novel protection and treatment strategies for chemotherapy − associated ovarian damage [J]. European Journal of Endocrinology,2021,184(5):R177−R192.

[21]王世宣. 女性恶性肿瘤患者化疗时卵巢损伤的防治策略专家共识[J]. 实用妇产科杂志,2020,6(9):667−670.

[22]BEDOSCHI G,NAVARRO P A,OKTAY K. Chemotherapy−induced damage to ovary:Mechanisms and clinical impact[J]. Future Oncology,2016,12(20):2333−2344.

[23]MEIROW D,DOR J,KAUFMAN B,et al. Cortical fibrosis and blood−vessels damage in human ovaries exposed to chemotherapy. Potential mechanisms of ovarian injury[J]. Human Reproduction,2007,22(6):1626−1633.

[24]KALICH−PHILOSOPH L,RONESS H,CARMELY A,et al. Cyclophosphamide triggers follicle activation and "burnout";AS101 prevents follicle loss and preserves fertility [J]. Science Translational Medicine,2013,5(185):185ra62.

[25]KERR J B,HUTT K J,MICHALAK E M,et al. DNA damage−induced primordial follicle oocyte apoptosis and loss of fertility require TAp63−mediated induction of *Puma* and Noxa [J]. Molecular Cell,2012,48(3):343−352.

[26]GONFLONI S,TELLA L D,CALDAROLA S,et al. Inhibition of the c−Abl−TAp63 pathway protects mouse oocytes from chemotherapy−induced death[J]. Nature Medicine,2009,15(10):1179−1185.

[27]SONIGO C,BEAU I,BINART N,et al. The impact of chemotherapy on the ovaries:Molecular aspects and the prevention of ovarian damage [J]. International Journal of Molecular Sciences,2019,20(21):5342.

[28]DEVINE P J,PERREAULT S D,LUDERER U. Roles of reactive oxygen species and antioxidants in ovarian toxicity[J]. Biology of Reproduction,2012,86(2):27.

[29]TSAI−TURTON M,LUONG B T,TAN Y M,et al. Cyclophosphamide−induced apoptosis in COV434 human granulosa cells involves oxidative stress and glutathione depletion[J]. Toxicological Sciences:an Official Journal of the Society of Toxicology,2007,98(1):216−230.

[30]YADAV P K,TIWARI M,GUPTA A,et al. Germ cell depletion from mammalian ovary:Possible involvement of apoptosis and autophagy [J]. Journal of Biomedical Science,

2018,25(1):36.

[31] MADDEN J A,THOMAS P Q,KEATING A F. Phosphoramide mustard induces autophagy markers and mTOR inhibition prevents follicle loss due to phosphoramide mustard exposure[J]. Reproductive Toxicology,2017,67:65-78.

[32] CHANG E M,LIM E,YOON S,et al. Cisplatin induces overactivation of the dormant primordial follicle through PTEN/AKT/FOXO3a pathway which leads to loss of ovarian reserve in mice[J]. PLoS One,2015,10(12):e0144245.

[33] RONESS H,GAVISH Z,COHEN Y,et al. Ovarian follicle burnout:A universal phenomenon? [J]. Cell Cycle,2013,12(20):3245-3246.

[34] LANDE Y,FISCH B,TSUR A,et al. Short-term exposure of human ovarian follicles to cyclophosphamide metabolites seems to promote follicular activation *in vitro* [J]. Reproductive Biomedicine Online,2017,34(1):104-114.

[35] ZHOU L Y,XIE Y Q,LI S,et al. Rapamycin Prevents cyclophosphamide-induced Over-activation of Primordial Follicle pool through PI3K/Akt/mTOR Signaling Pathway *in vivo* [J]. Journal of Ovarian Research,2017,10(1):56.

[36] GARG D,JOHNSTONE E B,LOMO L,et al. Looking beyond the ovary for oncofertility care in women:Uterine injury as a potential target for fertility-preserving treatments[J]. Journal of Assisted Reproduction and Genetics,2020,37(6):1467-1476.

[37] KIM E K,YOON G,KIM H S. Chemotherapy-induced endometrial pathology:Mimicry of malignancy and viral endometritis[J]. American Journal of Translational Research,2016, 8(5):2459-2467.

[38] AU J L,RUSTUM Y M,LEDESMA E J,et al. Clinical pharmacological studies of concurrent infusion of 5-fluorouracil and thymidine in treatment of colorectal carcinomas [J]. Cancer Research,1982,42(7):2930-2937.

[39] CLEMENT P B,YOUNG R H. Endometrioid carcinoma of the uterine corpus:A review of its pathology with emphasis on recent advances and problematic aspects[J]. Advances in Anatomic Pathology,2002,9(3):145-184.

[40] IRVING J A,MCFARLAND D F,STUART D S,et al. Mitotic arrest of endometrial epithelium after paclitaxel therapy for breast cancer [J]. International Journal of Gynecological Pathology:Official Journal of the International Society of Gynecological Pathologists,2000,19(4):395-397.

[41] WALES C,FADARE O. Chemotherapy-associated endometrial atypia:A potential diagnostic pitfall[J]. International Journal of Surgical Pathology,2018,26(3):229-231.

[42] IRTAN S,ORBACH D,HELFRE S,et al. Ovarian transposition in prepubescent and adolescent girls with cancer[J]. The Lancet. Oncology,2013,14(13):e601-e608.

[43] JENSEN P T,FROEDING L P. Pelvic radiotherapy and sexual function in women[J].

Translational Andrology and Urology,2015,4(2):186-205.

[44]MARCI R,MALLOZZI M,DI BENEDETTO L,et al. Radiations and female fertility[J]. Reproductive Biology and Endocrinology:RB&E,2018,16(1):112.

[45]WO J Y,VISWANATHAN A N. Impact of radiotherapy on fertility, pregnancy, and neonatal outcomes in female cancer patients [J]. International Journal of Radiation Oncology,Biology,Physics,2009,73(5):1304-1312.

[46]KOKCU A. Premature ovarian failure from current perspective [J]. Gynecological Endocrinology,2010,26(8):555-562.

[47]WALLACE W H,THOMSON A B,SARAN F,et al. Predicting age of ovarian failure after radiation to a field that includes the ovaries [J]. International Journal of Radiation Oncology,Biology,Physics,2005,62(3):738-744.

[48]TEH W T,STERN C,CHANDER S,et al. The impact of uterine radiation on subsequent fertility and pregnancy outcomes [J]. BioMed Research International, 2014, 2014:482968.

[49]LARSEN E C,MÜLLER J,SCHMIEGELOW K,et al. Reduced ovarian function in long-term survivors of radiation- and chemotherapy-treated childhood cancer[J]. The Journal of Clinical Endocrinology and Metabolism,2003,88(11):5307-5314.

[50]BIEDKA M,KUZBA-KRYSZAK T,NOWIKIEWICZ T,et al. Fertility impairment in radiotherapy[J]. Contemp Oncol (Pozn).,20(3):199-204.

[51]GREEN D M, KAWASHIMA T, STOVALL M, et al. Fertility of female survivors of childhood cancer:A report from the childhood cancer survivor study [J]. Journal of Clinical Oncology:Official Journal of the American Society of Clinical Oncology,2009,27 (16):2677-2685.

[52]NORWITZ E R,STERN H M,GRIER H,et al. Placenta percreta and uterine rupture associated with prior whole body radiation therapy[J]. Obstetrics and Gynecology,2001, 98(5 Pt 2):929-931.

[53]GOODWIN T,DELASOBERA B E,FISHER P G. Reproductive health issues in survivors of childhood and adult brain tumors[J]. Cancer Treatment and Research,2009,150: 215-222.

[54]CROWNE E, GLEESON H, BENGHIAT H, et al. Effect of cancer treatment on hypothalamic - pituitary function[J]. The Lancet Diabetes & Endocrinology, 2015, 3 (7):568-576.

[55]BARNES N, CHEMAITILLY W. Endocrinopathies in survivors of childhood neoplasia [J]. Frontiers in Pediatrics,2014,2:101.

[56]CHIENG P U,HUANG T S,CHANG C C,et al. Reduced hypothalamic blood flow after radiation treatment of nasopharyngeal cancer:SPECT studies in 34 patients[J]. AJNR.

American Journal of Neuroradiology, 1991, 12 (4) :661-665.

[57] VAKILIAN S, THÉBAUT J, RUO R, et al. Examination of the dose-effect relationship of radiation-induced hypopituitarism: Results of a case-control study [J]. Advances in Radiation Oncology, 2021, 6 (4) :100693.

[58] FRANCO-PÉREZ J, MONTES S, SÁNCHEZ-HERNÁNDEZ J, et al. Whole-brain irradiation differentially modifies neurotransmitters levels and receptors in the hypothalamus and the prefrontal cortex[J]. Radiation Oncology, 2020, 15 (1) :269.

[59] GAREER W, GAD Z, GAREER H. Needle oophoropexy: A new simple technique for ovarian transposition prior to pelvic irradiation [J]. Surgical Endoscopy, 2011, 25 (7) : 2241-2246.

[60] LOREN A W, SENAPATI S. Fertility preservation in patients with hematologic malignancies and recipients of hematopoietic cell transplants[J]. Blood, 2019, 134 (9) : 746-760.

[61] JOSHI S, SAVANI B N, CHOW E J, et al. Clinical guide to fertility preservation in hematopoietic cell transplant recipients [J]. Bone Marrow Transplantation, 2014, 49 (4) : 477-484.

[62] BHATIA S. Long-term health impacts of hematopoietic stem cell transplantation inform recommendations for follow-up[J]. Expert Review of Hematology, 2011, 4 (4) :437-452; quiz 453-454.

[63] FUJINO H, ISHIDA H, IGUCHI A, et al. High rates of ovarian function preservation after hematopoietic cell transplantation with melphalan-based reduced intensity conditioning for pediatric acute leukemia: An analysis from the Japan Association of Childhood Leukemia Study (JACLS) [J]. International Journal of Hematology, 2019, 109 (5) :578-583.

[64] MICHALCZYK K, CYMBALUK-PLOSKA A. Fertility preservation and long-term monitoring of gonadotoxicity in girls, adolescents and young adults undergoing cancer treatment[J]. Cancers, 2021, 13 (2) :202.

[65] ORIO F, MUSCOGIURI G, PALOMBA S, et al. Endocrinopathies after allogeneic and autologous transplantation of hematopoietic stem cells[J]. The Scientific World Journal, 2014, 2014:282147.

[66] FORGEARD N, JESTIN M, VEXIAU D, et al. Sexuality- and fertility-related issues in women after allogeneic hematopoietic stem cell transplantation[J]. Transplantation and Cellular Therapy, 2021, 27 (5) :432. e1-432432. e6.

[67] OVERBEEK A, VAN DEN BERG M H, VAN LEEUWEN F E, et al. Chemotherapy-related late adverse effects on ovarian function in female survivors of childhood and young adult cancer: A systematic review[J]. Cancer Treatment Reviews, 2017, 53:10-24.

[68] LORENZI E, SIMONELLI M, PERSICO P, et al. Risks of molecular targeted therapies to

fertility and safety during pregnancy: A review of current knowledge and future needs[J]. Expert Opinion on Drug Safety,2021,20(5):503-521.

[69] CARLSSON I B, LAITINEN M P, SCOTT J E, et al. Kit ligand and c-Kit are expressed during early human ovarian follicular development and their interaction is required for the survival of follicles in long-term culture[J]. Reproduction,2006,131(4):641-649.

[70] NILSSON E E, DETZEL C, SKINNER M K. Platelet-derived growth factor modulates the primordial to primary follicle transition[J]. Reproduction,2006,131(6):1007-1015.

[71] HOCHHAUS A, SAUSSELE S, ROSTI G, et al. Chronic myeloid leukaemia: ESMO Clinical Practice Guidelines for diagnosis, treatment and follow-up [J]. Annals of Oncology: Official Journal of the European Society for Medical Oncology,2017,28(suppl_4):iv41-iv51.

[72] CHRISTOPOULOS C, DIMAKOPOULOU V, ROTAS E. Primary ovarian insufficiency associated with imatinib therapy[J]. The New England Journal of Medicine,2008,358(10):1079-1080.

[73] RAMBHATLA A, STRUG M R, DE PAREDES J G, et al. Fertility considerations in targeted biologic therapy with tyrosine kinase inhibitors: A review[J]. Journal of Assisted Reproduction and Genetics,2021,38(8):1897-1908.

[74] SANCTIS R D, LORENZI E, AGOSTINETTO E, et al. Primary ovarian insufficiency associated with pazopanib therapy in a breast angiosarcoma patient: A CARE-compliant case report[J]. Medicine,2019,98(50):e18089.

[75] ALLEGRA C J, YOTHERS G, O'CONNELL M J, et al. Initial safety report of NSABP C-08: A randomized phase III study of modified FOLFOX6 with or without bevacizumab for the adjuvant treatment of patients with stage Ⅱ or Ⅲ colon cancer[J]. Journal of Clinical Oncology: Official Journal of the American Society of Clinical Oncology,2009,27(20):3385-3390.

[76] SCHNEIDER M R, WOLF E. The epidermal growth factor receptor and its ligands in female reproduction: Insights from rodent models[J]. Cytokine & Growth Factor Reviews,2008,19(2):173-181.

[77] LAMBERTINI M, CAMPBELL C, BINES J, et al. Adjuvant anti-HER2 therapy, treatment-related amenorrhea, and survival in premenopausal HER2-positive early breast cancer patients[J]. Journal of the National Cancer Institute,2019,111(1):86-94.

[78] ABUSIEF M E, MISSMER S A, GINSBURG E S, et al. The effects of paclitaxel, dose density, and trastuzumab on treatment-related amenorrhea in premenopausal women with breast cancer[J]. Cancer,2010,116(4):791-798.

[79] COLOMBO N, SESSA C, DU BOIS A, et al. ESMO-ESGO consensus conference recommendations on ovarian cancer: Pathology and molecular biology, early and advanced

stages, borderline tumours and recurrent disease[J]. Annals of Oncology: Official Journal of the European Society for Medical Oncology, 2019, 30(5): 672-705.

[80] QIAN H, XU J S, LALIOTI M D, et al. Oocyte numbers in the mouse increase after treatment with 5-aminoisoquinolinone: A potent inhibitor of poly(ADP-ribosyl)ation[J]. Biology of Reproduction, 2010, 82(5): 1000-1007.

[81] WINSHIP A L, GRIFFITHS M, LLIBEROS REQUESENS C, et al. The PARP inhibitor, olaparib, depletes the ovarian reserve in mice: Implications for fertility preservation[J]. Human Reproduction (Oxford, England), 2020, 35(8): 1864-1874.

[82] TURAN V, OKTAY K. BRCA-related ATM-mediated DNA double-strand break repair and ovarian aging[J]. Human Reproduction Update, 2020, 26(1): 43-57.

[83] OKTAY K H, BEDOSCHI G, GOLDFARB S B, et al. Increased chemotherapy-induced ovarian reserve loss in women with germline BRCA mutations due to oocyte deoxyribonucleic acid double strand break repair deficiency[J]. Fertility and Sterility, 2020, 113(6): 1251-1260. e1.

[84] CURTIN J A, FRIDLYAND J, KAGESHITA T, et al. Distinct sets of genetic alterations in melanoma[J]. The New England Journal of Medicine, 2005, 353(20): 2135-2147.

[85] ELLIOTT J, BAI Z M, HSIEH S C, et al. ALK inhibitors for non-small cell lung cancer: A systematic review and network meta-analysis[J]. PLoS One, 2020, 15(2): e0229179.

[86] BUSSIES P L, RICHARDS E G, ROTZ S J, et al. Targeted cancer treatment and fertility: Effect of immunotherapy and small molecule inhibitors on female reproduction[J]. Reproductive Biomedicine Online, 2022, 44(1): 81-92.

[87] NASH A, AGHLARA-FOTOVAT S, HERNANDEZ A, et al. Clinical translation of immunomodulatory therapeutics[J]. Advanced Drug Delivery Reviews, 2021, 176: 113896.

[88] KANTARJIAN H, STEIN A, GÖKBUGET N, et al. Blinatumomab versus chemotherapy for advanced acute lymphoblastic leukemia[J]. The New England Journal of Medicine, 2017, 376(9): 836-847.

[89] ZATELLI M C, AMBROSIO M R, BONDANELLI M, et al. Pituitary side effects of old and new drugs[J]. Journal of Endocrinological Investigation, 2014, 37(10): 917-923.

[90] CAO Y H. VEGF-targeted cancer therapeutics-paradoxical effects in endocrine organs [J]. Nature Reviews. Endocrinology, 2014, 10(9): 530-539.

[91] WULFF C, WILSON H, WIEGAND S J, et al. Prevention of thecal angiogenesis, antral follicular growth, and ovulation in the primate by treatment with vascular endothelial growth factor Trap R1R2[J]. Endocrinology, 2002, 143(7): 2797-2807.

[92] MORARJI K, MCARDLE O, HUI K, et al. Ovarian function after chemotherapy in young breast cancer survivors [J]. Current Oncology (Toronto, Ont.), 2017, 24(6): e494-e502.

[93] IMAI A, ICHIGO S, MATSUNAMI K, et al. Ovarian function following targeted anti-angiogenic therapy with bevacizumab[J]. Molecular and Clinical Oncology,2017,6(6):807-810.

[94] WAKEFIELD I, STEPHENS S, FOULKES R, et al. The use of surrogate antibodies to evaluate the developmental and reproductive toxicity potential of an anti-TNFalpha PEGylated Fab´ monoclonal antibody[J]. Toxicological Sciences:an Official Journal of the Society of Toxicology,2011,122(1):170-176.

[95] WEHNER N G, SKOV M, SHOPP G, et al. Effects of natalizumab,an alpha4 integrin inhibitor,on fertility in male and female guinea pigs[J]. Birth Defects Research. Part B, Developmental and Reproductive Toxicology,2009,86(2):108-116.

[96] SU H I,CONNELL M W,BAZHENOVA L A. Ovarian stimulation in young adult cancer survivors on targeted cancer therapies [J]. Fertility and Sterility, 2016, 106 (6): 1475-1478.

[97] WINGER E E,REED J L,ASHOUSH S,et al. Treatment with adalimumab (Humira) and intravenous immunoglobulin improves pregnancy rates in women undergoing IVF[J]. American Journal of Reproductive Immunology,2009,61(2):113-120.

[98] HU H G, LI Y M. Emerging adjuvants for cancer immunotherapy[J]. Frontiers in Chemistry,2020,8:601.

[99] FINN O J. Immuno-oncology:Understanding the function and dysfunction of the immune system in cancer[J]. Annals of Oncology,2012,23:viii6-viii9.

[100] WALTER J R,XU S,PALLER A S,et al. Oncofertility considerations in adolescents and young adults given a diagnosis of melanoma:Fertility risk of Food and Drug Administration – approved systemic therapies[J]. Journal of the American Academy of Dermatology,2016,75(3):528-534.

[101] BAINBRIDGE D R,JABBOUR H N. Effect of pregnancy and exogenous interferon on synchronous pulsatile release of oxytocin and luteolytic prostaglandin F_2 alpha in red Deer (*Cervus elaphus*) [J]. Journal of Reproduction and Fertility, 1997, 111 (2): 299-307.

[102] CATUREGLI P, DALMAZI G D, LOMBARDI M, et al. Hypophysitis secondary to cytotoxic T-lymphocyte-associated protein 4 blockade:Insights into pathogenesis from an autopsy series[J]. The American Journal of Pathology,2016,186(12):3225-3235.

[103] MARTINOD S, MAURER R R, SIEGENTHALER B, et al. The effects of recombinant bovine interferon-alpha on fertility in ewes[J]. Theriogenology,1991,36(2):231-239.

[104] XU J S,WANG Y Z,KAUFFMAN A E,et al. A tiered female ovarian toxicity screening identifies toxic effects of checkpoint kinase 1 inhibitors on murine growing follicles[J]. Toxicological Sciences:an Official Journal of the Society of Toxicology, 2020, 177(2):

405-419.

[105] DUMA N,LAMBERTINI M. It is time to talk about fertility and immunotherapy[J]. The Oncologist,2020,25(4):277-278.

[106] RAJE N,BERDEJA J,LIN Y,et al. Anti-BCMA CAR T-cell therapy bb2121 in relapsed or refractory multiple myeloma[J]. The New England Journal of Medicine, 2019,380(18):1726-1737.

[107] SI LIM S J,GRUPP S A,DINOFIA A M. Tisagenlecleucel for treatment of children and young adults with relapsed/refractory B-cell acute lymphoblastic leukemia[J]. Pediatric Blood & Cancer,2021,68(9):e29123.

[108] VAN SANTEN H M,VAN DE WETERING M D,BOS A M E,et al. Reproductive complications in childhood cancer survivors[J]. Pediatric Clinics of North America,2020,67 (6):1187-1202.

[109] ANDERSON R A,MITCHELL R T,KELSEY T W,et al. Cancer treatment and gonadal function:Experimental and established strategies for fertility preservation in children and young adults[J]. The Lancet Diabetes & Endocrinology,2015,3(7):556-567.

[110] CHEMAITILLY W,LI Z H,KRASIN M J,et al. Premature ovarian insufficiency in childhood cancer survivors:A report from the St. Jude lifetime cohort[J]. The Journal of Clinical Endocrinology and Metabolism,2017,102(7):2242-2250.

[111] LEVINE J M,WHITTON J A,GINSBERG J P,et al. Nonsurgical premature menopause and reproductive implications in survivors of childhood cancer:A report from the Childhood Cancer Survivor Study[J]. Cancer,2018,124(5):1044-1052.

[112] RESETKOVA N,HAYASHI M,KOLP L A,et al. Fertility preservation for prepubertal girls:Update and current challenges[J]. Current Obstetrics and Gynecology Reports, 2013,2(4):218-225.

[113] TERREN C,BINDELS J,NISOLLE M,et al. Evaluation of an alternative heterotopic transplantation model for ovarian tissue to test pharmaceuticals improvements for fertility restoration[J]. Reproductive Biology and Endocrinology,2022,20(1):35.

[114] FERNANDEZ-PINEDA I,DAVIDOFF A M,LU L,et al. Impact of ovarian transposition before pelvic irradiation on ovarian function among long-term survivors of childhood Hodgkin lymphoma:A report from the St. Jude Lifetime Cohort Study[J]. Pediatric Blood & Cancer,2018,65(9):e27232.

[115] MELI M,CARUSO-NICOLETTI M,SPINA M L,et al. Triptorelin for fertility preservation in adolescents treated with chemotherapy for cancer[J]. Journal of Pediatric Hematology/Oncology,2018,40(4):269-276.

生育力咨询与临床实践

人类的自然生育过程,涉及了女性卵泡的发育、成熟及排卵、男性精液的产生及排精、精卵结合受精、胚胎着床发育、妊娠及分娩等全过程。在自然生育过程中的任何环节出现问题,均会导致生育力下降,甚至不孕不育。

半个世纪以来,人类生育力不断下降,研究显示男性的精液质量每年正以1.1%速度下降,女性卵巢早衰出现年轻化。目前,尚没有确切的研究表明在女性卵巢内存在生殖干细胞,因此,目前较为普遍的观点认为,女婴出生后,卵巢皮质内的原始生殖细胞数量不再增加,随着年龄的增长不断耗竭。此外,癌症也越趋年轻化,肿瘤自身及肿瘤治疗过程会造成生育力不可逆的损伤,甚至造成卵巢功能衰竭。因此,提前保存其生育力,意义非常重大。

生育力保护/保存是指对可能引起男女性生育力下降的各种因素采取早防、早治及一些特殊的保护或保存措施,使这些存在不孕或不育风险的成人或儿童能够保护其生殖内分泌功能或保存生殖潜能,以达到产生遗传学后代的目的。近年来,生育力保护/保存在临床领域得到了飞速发展,但是需要制定详细的临床咨询路径,以帮助临床医师更加有效、安全的实施。潜在的生育力保护对象不仅包括患病人群,也包括了有生育需求的健康人群。故本章从生育力咨询的适宜人群、咨询内容、临床实践等方面进行阐述。

第一节 生育力咨询的适应人群

一、女性生育力保存适应人群

(1)癌症患者:青春期前及生育期女性发病率最高的恶性肿瘤主要包括:乳腺癌、宫颈癌、脑肿瘤、肾癌、骨肉瘤、白血病、淋巴瘤及其他血液系统恶性疾病。

(2)采用辅助生殖技术助孕的不孕夫妇,妻子取卵当日丈夫取精失败未能获得精子或获得的精子数量太少而没有足够量精子行体外受精-胚胎移植,要求将所获成熟卵母细胞或剩余成熟卵母细胞进行冷冻保存。

(3)采用辅助生殖技术助孕的不孕夫妇,病人移植新鲜胚胎后剩余胚胎可以冻存,以

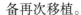

备再次移植。

（4）自体免疫性或血液系统疾病的患者：接受大剂量化疗/放疗后，有卵巢功能衰竭的风险。

（5）妇科手术患者：卵巢部位手术可引起卵巢储备功能下降，如卵巢囊肿剥除术、子宫内膜异位症的保守性或半根治性手术、根治性输卵管切除术等。

（6）卵巢功能早衰患者以及各种原因要求推迟生育的患者。

二、男性生育力保存适应人群

（1）肿瘤患者：在手术及放疗化疗之前，可冻存精液，以备日后辅助生育所用。

（2）睾丸、前列腺及影响射精的手术前。

（3）特殊职业者：如军人、消防员、运动员、飞行员、矿工、辐射和射线接触者、有害物质接触者等，可冻存精液，防止未来生殖系统意外受伤导致无法生育。

（4）有生育需求的少弱精子症患者，精液质量呈下滑趋势，可冻存精液，以防日后发展为无精症。

（5）接受辅助生殖治疗的患者中担心取精困难者。

（6）无精子症患者，通过睾丸穿刺术、睾丸显微取精术获取的珍贵精子可冷冻保存。

（7）长期服用影响性功能药物的人群，如服用利血平、胍乙啶等降压性心血管病药物。

（8）行输精管结扎术之前。

（9）其他与国家法律、社会道德不相违背的疾病和原因。

第二节 生育力保存咨询内容

一、需要向有不孕风险的妇女提供咨询信息

在给予患者提供生育力保存咨询时，应给患者讲明生育力保存的重要性及风险性，基于患者的需求及个人身体状况等具体情况，临床医生应及时与相关学科大夫沟通，及时准确向患者提供以下咨询信息：

（1）癌症、其他疾病及其治疗对生殖功能的影响。

（2）癌症、其他疾病及其治疗对生育能力的影响。

（3）生育力保存方法的选择。

（4）生育力保存后冷冻保存的相关问题。

（5）后续生育及不孕不育治疗。

(6)性腺毒性治疗后妊娠问题。

(7)其他生育和育儿选择。

二、需要向有不孕风险的妇女提供决策帮助

建议为考虑生育力保存的患者提供决策帮助。

医疗保健专业人士可以考虑使用检查表,以便更好地向患者提供信息。

有关保留生育力保存选择的信息,ESHRE 2020 指南提出了信息清单(check list),供临床医生按需求和偏好选择使用,以便更好地向患者提供信息。见表 7-1。

表 7-1　ESHRE 2020 指南提出的信息清单

生育力保存计划应符合以下条件	
1. 符合国家法律法规	(1)法律/行政设施协议 (2)国家/地方监管机构授权和许可 (3)用于研究方面的伦理批准
2. 建立转诊途径且持续维护。	
3. 应具备的条件	(1)设备合格 (2)合格/授权人员(培训计划) (3)标准化操作程序(SOP):①操作程序;②冷冻保存程序;③运输条件;④培养条件 (4)根据当地法规使用经认证和/或注册的培养基/补充剂以及仪器与设备
4. 建立患者评估相关的管理资料	(1)肿瘤学家或其他学科专家书面批准 (2)包含疾病的诊断和目前状态以及建议的治疗 (3)患者病史的评估和记录,包括生育力保存相关特定评估,例如血栓形成、感染风险、可能影响卵巢储备功能/卵巢刺激反应性的既往治疗 (4)患者血清学评估(一些国家强制要求作为监管规则的一部分)
5. 多学科工作人员应正式参与决策	提供患者书面知情同意书,其内容应概述以下内容 (1)患者及其配子或组织在进行治疗过程中的获益和风险;建议使用 EuroGTP Ⅱ(http://www.goodtissuepractices.eu/) (2)已知或未知的结局 (3)使用冻存卵母细胞、胚胎、卵巢组织的任何适用年龄限制或其他标准,在使用其储存材料之前,有关儿童福利的心理社会筛查可能是程序的一部分 (4)患者选择在中心规定时间内不使用材料后,如何处置材料,例如丢弃或捐赠用于研究 (5)确认中心的长期储存政策,包括时间限制和成本

三、需要向有不孕风险的妇女提供心理支持和咨询

临床医生在做生育力保存决策时,需给予患者心理支持和咨询。尽管目前尚未对其临床受益程度进行研究,但有研究表明心理支持对生育力保存结局没有负面影响。临床医生亦可考虑将存在心理困扰危险因素的生育力保存患者转介给心理专科。

第三节　生育力咨询的临床实践

一、适宜人群的选择

所有接受有生殖腺毒性相关治疗的患者都应评估性腺毒性的风险。

为评估性腺毒性的个体风险,对于大多数患者应综合考虑治疗方案、患者特征及疾病的特点。有研究表明,年龄(与治疗前卵巢储备密切相关)和治疗类型、药物剂量是影响性腺毒性风险的关键因素。其他可能潜在影响的相关因素包括遗传性因素,譬如大多数证据表明乳腺癌易感基因(breast cancer 1 , *BRCA1*)在生殖细胞中突变,导致早发性卵巢功能不全(premature ovarian insufficiency, POI),此类患者需要在生育力保存前对适应证和风险进行单独评估,并建议多学科团队对风险进行准确评估,对于已存在明显 POI 的妇女,不建议生育力保存。

对于卵巢储备功能降低的女性[Bologna 标准,抗苗勒管激素(AMH)<0.5 ng/mL],生育力保存的价值尚不明确,建议根据需要个体化选择生育力保存。

二、评估疾病及其治疗对生殖功能/生育能力的影响

(一)遗传性癌症综合征对生殖功能/生育能力的影响

在所有癌症中约有5%~10%可归因于遗传性癌症综合征。与妇科癌症相关的遗传性致病突变不仅可能会破坏女性正常的激素分泌和生育力,也会增加患其他癌症(如乳腺癌)的风险,同时,对这些癌症进行治疗可能会对生殖功能产生负面影响。故应向携带有会增高癌症风险的遗传性致病基因突变的女性提供癌症治疗策略、生育能力改变、致病性基因突变遗传风险、预防性卵巢切除术后激素治疗可行性等方面的咨询和建议。

与妇科癌症最为相关的是遗传性乳腺癌-卵巢癌(hereditary breast and ovarian cancer, HBOC)综合征和林奇综合征(Lynch syndrome),两者均为常染色体显性遗传。HBOC 的特点是抑癌基因的致病性突变,从而导致乳腺癌、卵巢癌、胰腺癌和前列腺癌的风险增加,约有 5% 的乳腺癌和 10%~25% 的卵巢癌可归因于 HBOC。到 70 岁时,携带 *BRCA1*

和 *BRCA2* 突变女性发生卵巢癌的风险分别为 39%~46% 和 10%~27%。林奇综合征与错配修复基因家族中的一种致病性突变有关,每个基因突变都与不同的癌症风险以及终生癌症发病率有关。林奇综合征与结直肠癌、子宫内膜癌、胃癌、卵巢癌、小肠癌、胰腺癌、前列腺癌、泌尿道癌、肝癌、肾癌及胆管癌的风险增加有关。约有 3%~5% 的结直肠癌和 2%~3% 的子宫内膜癌被认为是由林奇综合征导致的,Lynch 基因的外显率各不相同,一生中子宫内膜癌的风险可高达 60%,卵巢癌的风险可高达 24%。表 7-2 列出了与妇科癌症风险增高相关的常见基因突变及影响。

基因	卵巢癌风险	乳腺癌风险	子宫内膜癌风险
ATM	不增加	增加	不增加
BRCA1	增加	增加	不增加
BRCA1	增加	增加	不增加
BRIPA	增加	不增加	不增加
*CDH*1	不增加	增加	不增加
CHEK2	不增加	增加	不增加
Lynch 综合征相关基因 *MLH*1、*MSH*2 *MSH*6 *PMS*2	增加	证据不足	增加
PALB2	不增加	增加	不增加
PTEN	不增加	增加	增加
*SK*11	增加	增加	不增加
RAD51C	增加	不增加	不增加
RAD51D	增加	不增加	不增加
TP53	不增加	增加	不增加

(二)化疗对生殖功能/生育能力的影响

1.化疗药物性腺毒性风险评估及机制研究

随着治疗手段的提升和药品研发的飞速发展,女性恶性肿瘤患者的生存期逐渐延长,使得化疗对卵巢功能所造成的影响日益显现出来。化疗药物影响卵泡的生长和成熟过程,使卵巢的各级卵泡数均有减少,特别是初级和次级生长卵泡数量的减少最明显,导致卵泡的破坏,甚至出现无卵泡卵巢,卵巢的间质也出现不同程度的纤维化和坏死,从而对卵巢产生不可逆转的影响。化疗后短期可造成卵巢功能受损,长期可致生育率降低,早绝经风险明显增加,如潮热、失眠、骨钙流失等(表 7-3)。

表7-3 化疗药物性腺毒性风险评估及机制研究

药物种类	药物	代表药物	损伤机制	临床用途
高风险化疗药物	烷化剂	环磷酰胺（CTX）、异环磷酰胺、氮芥、白消安、甲基苄肼、氮烯唑胺、噻替派、苯丁酸氮芥、左旋苯丙氨酸氮芥、美法仑等	细胞周期非特异性药物,有研究认为其毒性损害不仅作用于分裂增殖期细胞,也可作用于未发育的卵母细胞或原始卵泡中的前颗粒细胞,其活性代谢产物可交联DNA双链,抑制DNA的合成和功能	最常用的为CTX,临床上多用于恶性淋巴瘤、白血病、乳腺癌等恶性肿瘤的化疗,也可用于类风湿性关节炎等自身免疫疾病的治疗
中等风险化疗药物	铂类	卡铂、顺铂、多柔比星	可共价结合DNA双链形成DNA交联,使DNA在复制过程中断裂,从而抑制DNA的转录及合成	常用于卵巢癌、膀胱癌和肺癌的治疗
低风险化疗药物	抗代谢类、蒽环类及长春碱类	5-氟尿嘧啶（5-FU）、长春新碱、甲氨蝶呤（MTX）、放线菌素D（更生霉素）、6-巯基嘌呤;阿糖胞苷、柔红霉素、博来霉素（争光霉素）及阿霉素	抗代谢类药物定位于细胞周期S期,可抑制DNA合成,其性腺毒性低于烷化剂及铂类;蒽环类药物可抑制DNA合成及转录,抑制拓扑异构酶Ⅱ,形成毒性氧自由基导致DNA断裂;长春碱类为低性腺毒性化疗药,具有细胞周期特异性,主要作用于细胞周期的M期,干扰纺锤体的生成,使细胞有丝分裂停止于中期,剂量较高时可直接破坏染色体,引起细胞死亡	用于治疗结肠癌、乳腺癌、绒癌等多种恶性肿瘤,阿霉素常用于白血病、淋巴瘤及乳腺癌患者的化疗
其他		三氧化二砷（arsenic trioxide, ATO）	主要是通过影响细胞周期相关蛋白的表达,使细胞周期阻滞,抑制细胞生长。通过与细胞中巯基化合物的氧化或交联、降解融合蛋白、影响凋亡相关基因或通过抑制肿瘤的血管生成,诱导细胞凋亡,发挥抗肿瘤作用	有效治疗复发性或难治性急性早幼粒细胞性白血病（acute promyelocytic leukemia, APL）

2. 化疗方案性腺毒性风险评估

联合化疗是当今治疗许多癌症的有效方法,能提高患者的生存率,但对卵巢的毒性作用较单种化疗药物严重,不同的化疗方案对卵巢产生不一样的影响。表7-4显示了部分联合化疗方案性腺毒性风险评估。

表7-4　部分联合化疗方案性腺毒性风险评估

方案	闭经发生率	治疗癌症种类
FEC/EC 方案（5-FU +表柔比星+CTX）	70.1%	乳腺癌
含紫杉类方案	69.2%	
CMF 方案（CTX+MTX+5-FU）	45.2%	
氟尿嘧啶、表柔比星和环磷酰胺（FEC）	60%	
含表柔比星的化疗方案	23.08%～44.87%	

3.化疗药物剂量性腺毒性风险评估

化疗药物的累积剂量是影响永久性卵巢功能衰竭的关键因素。不同的化疗方案中药物的组成及剂量不同，且化疗的疗程不同导致累积剂量不同，而对卵巢的影响也不同。又因患者的年龄不同，即使同一种化疗方案对其卵巢功能的影响也不同。表7-5提示了FEC/EC 方案化疗药物剂量对性腺毒性的风险评估。

表7-5　FEC/EC 方案化疗药物剂量对性腺毒性风险评估

方案	疗程	POF 发生率
5-FU+MTX+CTX	1 个疗程	10%～33%
	6 个疗程	33%～81%（CTX 累积剂量为 8400 mg/m²）
	12 个疗程	61%～95%（CTX 累积剂量为 16 800 mg/m²）

（三）放疗对生殖功能/生育能力的影响

术后辅助放疗能够促进癌症患者生存时间的延长、生活质量的提升及复发率的降低。放射治疗几乎应用于三分之二癌症患者的治疗中，由于卵巢组织高度敏感于放疗，因此即使盆腔外放疗也会对卵巢功能造成直接而深刻的影响。术后辅助放射治疗可导致年轻癌症患者出现卵巢衰竭等远期不良后果。

放疗对卵巢功能的损害程度取决于患者的年龄、辐射剂量和照射范围，随着患者年龄的增加，对卵巢较小剂量的辐射都会导致卵巢功能衰竭。放疗对卵子的毒性是直接的，无论卵泡处于哪个发育阶段，2 Gy 剂量射线均会导致约50%的卵泡丢失。全身、腹部或盆腔照射还会造成子宫损伤，使不孕及不良妊娠结局风险显著增加。放射剂量达到250～300 cGy 时患者卵巢功能可永久丧失，甚至可能导致终生不孕。治疗肿瘤的同时需改善患者的生活质量是目前癌症的治疗原则，既要尽量彻底地切除肿瘤以减少复发和转移，同时还要考虑患者的生理和心理是否受到影响。

三、女性生育能力的评估

生育力评估应分别在术前、术中和术后进行。

女性生育力一般评估主要包括：一般情况和病史（年龄、生活方式和生活环境、遗传背景、是否合并其他基础疾病）。

（一）子宫状态的评估

子宫是孕育胚胎的地方，子宫内膜的情况能够直接影响胚胎着床的顺利与否。超声是临床最常用的评估子宫的检查方法，除了可以排除子宫的病理性改变，包括子宫肌瘤、子宫腺肌病、生殖系统先天畸形等，还可以利用超声观察子宫内膜形态和厚度，测量子宫宫腔容积、子宫动脉及内膜血流情况。

子宫内膜形态和厚度是最常用的评估内膜状态的标准，6mm 厚度的内膜对胚胎种植是最基本的要求；宫腔容积如果<2 mL，妊娠成功率会显著降低；内膜下和内膜内的血流也同样重要，高 RI、高 PI 可推测妊娠结局不良。宫腔镜和子宫内膜活检可以用于诊断和治疗宫腔内的病变，但由于其价格通常偏贵且是一种有创的检查方法，通常用于已经超声明确诊断、有子宫病理性改变、需要进一步诊断或治疗的患者。

（二）卵巢状态的评估

卵巢储备功能评估主要指标包括：年龄、抗苗勒管激素（AMH）、窦卵泡计数（AFC）、基础卵泡刺激素（FSH）、雌二醇（E_2）、抑制素 B（Inhibin-B）、卵巢体积等。详见第一章第一节常见卵巢储备功能评估指标

卵子的质量在女性生育能力的评估中是最重要的。但目前，尚无直接有效的评估方法，临床上最常用的是间接评估，而其中最好的预测方法尚存在争议。

除了观察窦卵泡计数及卵巢大小，卵巢的超声检查还可以观察是否存在影响卵巢功能的卵巢占位等，如子宫内膜异位囊肿。根据占位的大小、形态、回声、与周围组织关系、生长速率、血流等情况，可能需进一步采取不同的检查或干预措施。

详见第一章。

四、如何选择合适的生育力保存方案

生育力保存技术的选择要依据患者的年龄、卵巢的储备状态、婚姻状况、是否有生育需求、抗癌治疗的紧迫性、肿瘤生长是否雌激素依赖，以及是否已经接受了化疗而定。

传统的生育力保护手段包括保守性手术及化疗时采用药物抑制卵巢功能，这些方法仍然需要依赖残留的卵巢功能获得妊娠。随着辅助生殖技术的发展，卵子冷冻、胚胎冷冻，以及具有广泛临床应用前景的卵巢组织冷冻保存技术成为癌症患者生育力保存更优先选择的方法。美国肿瘤临床学会建议将胚胎/卵子冷冻作为女性生育力保存的常规措

施,而其他一些方法,如冷冻性腺组织和化疗前药物保护仍处于研究阶段。然而,许多专家认为,现在有足够的证据支持将卵巢组织冷冻保存作为正规有效的生育力保存技术,而不仅仅是作为一种实验性方法。

(一)综合治疗前如何选择合适的生育力保存方案

目前,女性保存生育能力的方法主要有胚胎冷冻、卵子冷冻和卵巢组织冷冻3种。胚胎冷冻仅适用于已婚的生育期妇女;卵子冷冻适用于生育期的未婚女性;卵巢组织冻存与再植技术不需要卵巢刺激,是青春期前女性和放化疗无法生育,延迟女性的生育力保护保存的最佳选择,也是青春期前女性唯一可用的体外生育力保存策略。

1. 胚胎冷冻

胚胎冷冻是指将促排卵治疗后形成的胚胎经过一定程序和操作步骤进行降温,于-196 ℃液氮中冷冻保存,使胚胎发育停滞在特殊阶段,待需要时再将冷冻胚胎解冻复苏用于胚胎移植的一门技术。目前胚胎冷冻包括卵裂期(第3天)胚胎冷冻和囊胚(第5、6天)胚胎冷冻。

人类第一例第三天胚胎冷冻解冻婴儿在1983年出生,之后经过40余年的发展和完善。临床医生、胚胎学家和基础研究工作者进行了大量的研究来优化和改进人类胚胎的冷冻方法。大部分研究集中在临床和实验室两个方面。在临床上主要探讨促排卵的刺激方案、配子和胚胎质量、患者年龄及自身状况、解冻移植时间和移植日患者内膜状况等,从这些方面进行优化。实验室主要从冷冻液、冷冻保护剂、冷冻程序及设备、胚胎质量、解冻条件和解冻培养液等方面进行优化和改进。

目前,胚胎冷冻复苏率、着床率和临床妊娠率都得到了明显提高,取得了令人满意的效果。在目前女性肿瘤患者生育力保存技术中最为成熟、稳定,可获得较高的临床妊娠率及抱婴回家率,是目前临床治疗中常规使用的保存生育力的方法。

胚胎冷冻保存技术适用于已婚女性,要求首先获得成熟的卵母细胞。目前常见的获卵方案有两大类,一类为应用促排卵药物进行控制性卵巢刺激之后取卵获得成熟卵母细胞,另一类为直接紧急取患者的未成熟卵母细胞进行卵母细胞体外成熟操作。方案的选择需要根据患者自身情况、就诊日所处月经周期及可供促排卵时间做出决策,原则上应尽量减少药物剂量,缩短治疗时间。因此,需要临床医师将整个生育力保存方案规划到患者具体的抗肿瘤治疗计划中。

随着辅助生殖技术的不断发展和促排卵激素(如FSH、GnRH-a、hMG和hCG等)的应用,患者在一个辅助生殖治疗周期中通常会募集众多卵母细胞,获得相当数量的卵子(10~30枚),这为体外受精-胚胎移植技术成功率的提高提供了前提和保障。

2. 卵母细胞冷冻

卵母细胞冷冻是指将卵母细胞从正常母体卵巢中取出,进行冷冻保存,待以后需要生育的时候进行解冻。自1986年,Chen首次报道通过卵母细胞冷冻技术使育龄妇女成功妊娠以来,人卵母细胞冻存技术引起了广泛的关注。

卵母细胞冷冻目前包括两种方式:一是程序化冷冻:即按照设定的程序逐步降温和冷冻,最后置于零下196℃的液氮中保存;二是快速的玻璃化冷冻:卵母细胞在冷冻保护剂里进行预处理后,用极快的速度直接将其置于液氮中冷冻保存。

早期卵母细胞冷冻由于复苏率低而较少应用于临床。随着玻璃化冷冻技术的发展,因其时间较短、伤害较小、操作比较方便,所以冷冻过程对卵母细胞的损伤大大降低,人卵母细胞冷冻技术越来越多地应用于女性生育力保存。

卵母细胞冷冻与胚胎冷冻保存相同的是需要进行控制性卵巢刺激,大多要对患者实施促排卵措施,使其多个卵母细胞同时成熟,穿刺针穿刺取卵,获得成熟卵母细胞,因此适用于未婚的恶性肿瘤成年女性患者。

但是,究竟需要冷冻多少个卵母细胞,才能达到理想的生育力保存效果,目前结论不一。文献报道,在行卵母细胞玻璃化冷冻时,累积活产率随卵母细胞数的增加而增加,年龄在35岁及以下的妇女中,只冻存5枚卵母细胞的妇女的活产率为15.4%,而冻存8或10枚卵母细胞的累积活产率分别为40.8%和60.5%。随着年龄增长,累积活产率明显下降,年龄大于35岁的妇女中,冻存5枚、8枚和10枚卵母细胞的累积活产率分别为5.1%、19.9%和29.7%。

有科学家认为,女性38岁之前,其冷冻卵母细胞成功解冻的百分率为75%,而成功解冻后的卵母细胞成功受精率也为75%。因此,如果选择冷冻10枚卵母细胞,则预计其中7枚能够成功解冻,而这10枚卵母细胞中应该有5~6枚卵母细胞可以成功受精并发育成胚胎。由于在一个IVF周期内通常有1~2个胚胎被植入患者体内,因此当女性进行卵母细胞冷冻时,应该为未来每次受孕尝试储存10枚卵母细胞。

因此,未婚癌症患者在选择卵母细胞冷冻保存时,应充分考虑年龄因素对生育力的影响。对于激素敏感肿瘤,或癌症治疗时间不允许等不能行卵巢刺激的患者,可以考虑未成熟卵母细胞体外成熟后冷冻保存,或将获取的未成熟卵母细胞冻存,适时再行体外复苏培养。Lee等研究发现先将GV期、MⅠ期卵母细胞体外培养至MⅡ期再进行冷冻效果更佳,因此目前大多数胚胎学家倾向于冷冻成熟的卵母细胞,再适时解冻并通过体外受精(in vitro fertilization,IVF)获得胚胎。

但是卵母细胞是人体最大的细胞,比较脆弱娇贵,里边含有维持胚胎发育所必需的一些营养物质。由于一般在冷冻过程中会形成冰晶,不可避免地对卵母细胞纺锤体或者染色体造成一定伤害,并且冷冻保护剂的成分也可能对卵母细胞有一定毒性,卵母细胞复苏的过程也会引入新的损伤。特别是在冷冻/解冻过程中均能导致减数分裂过程中纺锤体去极化、染色单体分离异常而产生非整倍体,卵母细胞存活率低;未成熟的卵母细胞冻存后需要体外培养至成熟,体外培养成熟率低,且需要冻存前促排卵,高雌激素水平可能刺激恶性肿瘤的生长及促排卵的过程有可能延误治疗时机,同时也不适用于青春期前患者。因此,对卵母细胞冷冻的安全性问题也是生殖医学专家广泛关注的话题之一。

美国生殖医学协会(American Society for Reproductive Medicine,ASRM)通过长期评估,指出利用卵母细胞低温保存出生的孩子没有染色体异常或出生缺陷增加。2012年

11月18日,现年45岁的阿根廷女子莫尼卡利用自己33岁时冷冻的两枚卵母细胞和丈夫的精子,生下一对双胞胎女儿,创造了利用储存时间最长的冷冻卵母细胞产子的世界纪录。

3. 卵巢组织冷冻

卵巢组织冻存是一种运用低温生物学原理冷冻保存卵巢组织的生育力保护方法。在腹腔镜下以多处活检标本(或整个器官)的形式采集卵巢组织并取卵巢皮质切成条状,然后对组织进行冷冻保存。卵巢组织冷冻可使数以百计的卵母细胞在未经促排卵的情况下保存起来,且不延误肿瘤治疗,受到学者们的关注。卵巢组织冷冻的优点在于:①生育力储备大,可以储备大量原始卵泡;②不受生理周期影响;③无需促排卵治疗,不耽误癌症患者的放/化疗,适用于无法进行超促排卵的癌症患者;④青春期前女性癌症患者的唯一选择;⑤不仅可以保存生殖力,移植后还可以维持激素分泌功能。2004年报道了卵巢组织正位(即盆腔内部位置)植入后的首例妊娠,截至2020年6月,通过卵巢组织冷冻保存与再植技术报道的活产数已达160例。

由于卵巢冷冻技术起步较晚,发展有限,卵巢组织在冷冻、自体移植等操作中存在诸多不确定因素,选择这一方式进行生育力保存的女性需要对这一项技术有一定的认识。首先,卵巢移植后普遍存在生命周期较短、对激素反应不良、空泡现象(即在 IVF 取卵时不能获得卵母细胞)等,这主要是因卵巢采集和移植过程中组织缺氧及冻存过程中的低温损伤效应,特别是组织移植成功后会经历3~5天的缺血缺氧期,如何攻克这些问题目前无疑还是一个巨大的挑战。其次,因卵巢组织存活时间有限,相对于胚胎冷冻、卵子冷冻技术,卵巢冷冻技术成熟性较差。此外,卵巢组织冻存方式主要有将皮质切成片状、整体切为两半和整体冻存。最后移植方法有多种,但何种方法最佳,尚无定论。

卵巢移植的安全性也是需要确保的方面。如果冷冻保存的是恶性疾病患者的卵巢组织,可能会有潜伏恶性细胞以及传播疾病的风险。然而,许多研究证实了该方法的安全性,对于全世界近百位进行卵巢组织移植的女性来说,恶性疾病不会因为移植的卵巢组织而复发是一大安慰。

卵巢组织解冻后,如果没有传播恶性肿瘤细胞的风险,卵巢组织可以移植到卵巢髓质(如果至少还有1个卵巢)或再植入特别创建的腹膜窗内。如果存在传播恶性肿瘤细胞的风险,卵泡可以在体外分离和生长,以获得成熟的卵母细胞,然后通过体外受精-胚胎移植到子宫腔。也可以将分离后的卵泡放置在支架(藻酸盐或纤维蛋白)内,产生可以移植到卵巢髓质或腹膜窗的人造卵巢。

总的来说,这一方法适用于一切需要保存生育力的女性患者,尤其是对于青少年和儿童癌症患者及希望保存年轻时卵巢的女性,将卵巢组织冷冻保存,待拟生育或病情缓解后再进行卵巢自体移植,在一定程度上可恢复卵巢内分泌功能及生育力。

卵巢组织库的建立是未来的一种发展趋势,世界上已经有很多临床中心建立了卵巢组织冻存库。由于不存在免疫排斥及伦理学争议,卵巢组织冷冻保存和自体原位移植技术具有广阔的临床应用前景。随着卵巢组织冻存技术及移植技术的不断发展和进步,生殖医学专家与肿瘤医生密切配合,卵巢组织冷冻保存和移植技术将会更加成熟和完善,从而为需要进行生育力保存及生殖内分泌功能恢复的女性肿瘤患者提供生殖能力的保障(表7-6)。

表7-6 卵巢组织冷冻保存临床操作共识

年龄共识	1. 年轻女性和儿童,推荐年龄不超过35岁	
	2. 卵巢储备功能尚可者,可放宽年龄至40岁	
相关疾病共识	雌激素受体(estrogen receptor, ER)和/或孕激素受体(progesterone receptor, PR)阳性的乳腺癌患者,以及距离化疗时间不足2周的ER/PR阴性乳腺癌患者	推荐实施卵巢组织冻存
	实施卵巢组织冻存的BRCA1/2突变乳腺癌患者	建议在卵巢移植及完成生育后切除移植的卵巢组织
	霍奇金淋巴瘤患者	推荐实施卵巢组织冻存
	低级别非霍奇金淋巴瘤患者	选择实施卵巢组织冻存或卵母细胞冻存
	血液系统肿瘤患者	考虑原发性肿瘤卵巢转移的风险
	急性白血病患者	推荐确诊后立即开始化疗,化疗至完全缓解后,评估卵巢储备功能尚在正常范围内者,再行卵巢组织冻存保存生育力。
	卵巢原发性肿瘤	根据肿瘤的性质、临床分期及受累程度加以区分处理
	高级别非霍奇金淋巴瘤和伯基特淋巴瘤患者	不推荐实施卵巢组织冻存和卵母细胞冻存
卵巢组织的保存	关于卵巢组织保存年限,现没有明确的数据。 根据既往病例研究,卵巢组织长期冷冻保存并不影响组织质量。	
卵巢组织的移植时机	冻存卵巢组织的移植时机目前尚无统一标准 一般移植时机为:原发疾病缓解,患者出现潮热、出汗等卵巢功能衰退的绝经相关症状,血FSH≥25 U/L,抗米勒管激素(AMH)<1.1 ng/mL,距放、化疗结束至少3~6个月。	
卵巢组织冷冻与移植的安全性	目前最大问题仍然是再植入卵巢组织是否会重新引入恶性或癌前病变细胞。任何类型的肿瘤都不能排除卵巢转移的风险 对于卵巢组织移植前判断肿瘤再植可能的方法主要有:病理检查、肿瘤特异性分子标志物、联合免疫缺陷	

续表 7-6

卵巢转移癌风险分级	高级别	白血病;神经母细胞瘤;伯基特淋巴瘤
	中级别	乳腺癌Ⅳ期;浸润性小叶癌;结肠癌;子宫颈腺癌;非霍奇金淋巴瘤;尤因肉瘤
	低级别	乳腺癌Ⅰ~Ⅱ期;浸润性导管癌;子宫颈鳞癌;霍奇金淋巴瘤;恶性骨肿瘤;非生殖道型横纹肌肉瘤;肾母细胞瘤

4. 联合冷冻保存方法

对于青春期后患者,也可以考虑先冻存部分卵巢组织,随后或者在化疗间期行卵巢刺激,收集卵母细胞,进行卵母细胞或者胚胎的冷冻保存。联合应用以上两种生育力保存措施,理论上可使活产率达50%~60%。对于不宜选择卵巢刺激的激素敏感肿瘤或癌症治疗紧迫的患者也可以选择卵巢组织冻存,随后进行使用/不使用性腺素释放激素激动剂(gonadotrophin releasing hormone agonist,GnRH-a)的卵巢刺激,可最大限度利用生育力保存技术,实现成功妊娠,这种联合生育力保存方案获取卵母细胞的时间约需 2.5 周。有限的研究数据显示,与单独 COH 获取成熟卵母细胞的患者相比较,切除 1/2 卵巢组织后,进而 COH 获取成熟卵母细胞的数量无明显减少。

综上所述,不同生育力保存技术的适应证见表 7-7。

表 7-7　不同生育力保存技术的适应证

女性生育力保存技术	适应证
胚胎冷冻	①已婚女性 ②年龄<40 岁(对于卵巢储备功能正常、有强烈生育意愿的患者限制在<42 岁) ③距离盆腔放疗或化疗前 2 周以上
卵母细胞冷冻	①已婚/未婚女性 ②年龄<40 岁(对于卵巢储备功能正常、有强烈生育意愿的患者限制在<42 岁)③距离盆腔放疗或化疗前 2 周以上
卵巢组织冷冻	①青春期前 ②放化疗无法延迟 ③患有激素敏感性肿瘤 ④有生育力与卵巢内分泌功能保存的需求

综上所述,不同生育力保存技术的优缺点比较见表 7-8。

表7-8　女性肿瘤患者生育力保存方案优缺点比较

女性生育力保存技术	优点	缺点
胚胎冷冻	①技术成熟 ②临床妊娠率高 ③创伤相对小	①无法恢复患者生殖内分泌功能 ②控制性卵巢刺激需时较长 ③需夫妻双方同时同意胚胎移植
卵母细胞冷冻	①技术成熟 ②临床妊娠率高 ③创伤相对小	①无法恢复患者生殖内分泌功能 ②控制性卵巢刺激需时较长 ③复苏率、受精率等略低
卵巢组织冷冻	①保存患者生育能力 ②恢复患者生殖内分泌功能	①临床妊娠率低于胚胎冷冻及卵子冷冻 ②恶性肿瘤患者，冻融自体卵巢组织移植有肿瘤转移风险 ③卵巢组织冷冻及后续冻融移植均需微创手术

(二)综合治疗中如何选择合适的生育力保存方案

1. 手术方式的应用研究

卵巢属于放疗敏感组织,2 Gy的放疗剂量就可破坏大约50%的始基卵泡池,而恶性肿瘤的一般放疗剂量在50 Gy左右。因此,在手术治疗过程中,也运用了各种不同的手术方式,以期保护患者的生育能力,主要指保留生育功能的手术和卵巢移位等。

(1)卵巢移位术:育龄期女性若要接受盆腔或下腹部放疗,可实施卵巢移位术以保留生育力或预防过早绝经。卵巢移位术是通过腹腔镜或开腹手术将卵巢移位至盆腔放疗范围以外的区域,在不切除卵巢的前提下,使放疗对卵巢功能的损伤最小化,从而有效保存年轻女性癌症患者的生育功能,该术式是接受盆腔、下腹部放疗患者的生育力保护措施,合格的卵巢移位术可将卵巢承受的放疗剂量减少90%~95%。处于生育年龄的卵巢生殖细胞肿瘤、宫颈癌、外阴阴道癌等妇科肿瘤患者是卵巢移位术的适应证人群。

研究表明,放疗前卵巢移位有利于保持卵巢功能,使患者生活质量得到改善。不同研究报道卵巢移位后在降低卵巢早衰发生率的效果上差异巨大(16%~90%)。多数研究认为在<40岁的女性,卵巢移位可有效保护卵巢内分泌功能,但其在生育力保护上作用有限,这可能与手术操作损伤了卵巢血供、卵巢移位不能使卵巢完全免受化疗或放疗辐射影响相关。卵巢移位术后的并发症主要有盆腔疼痛、卵巢功能减退、卵巢囊肿形成、卵巢移植部位的周期性肿痛及包块等,其中卵巢囊肿是最常见的并发症。据报道,5%~16%的患者在卵巢移位术后出现卵巢囊肿。

行卵巢移位有以下几点需要注意:一是卵巢移位后,患者需再行卵巢复位或借助IVF才能实现妊娠,而不论是经阴道或经腹壁取卵都将面临很多不确定的风险,但目前已有卵巢移位后,经腹壁穿刺取卵IVF成功妊娠的病例报道;二是对可疑肿瘤卵巢转移及绝经期患者,不应行此手术;三是在同时接受生殖毒性药物化疗、放疗的患者,卵巢移位对生育力保护的效果不佳;四是移位后的卵巢还可自行游走至盆腔,因此卵巢移位术与放疗开始的间隔时间应尽可能短。

总之,该方法不能避免化疗药物对卵巢的毒性作用,且卵巢移位可能导致卵巢血管的牵拉损伤、输卵管梗死和卵巢囊肿的形成,同时手术可能会增加肿瘤转移的风险,故妇科肿瘤医师应将风险充分告知患者。

(2)保留生育功能的手术:保留生育功能的手术多适用于早期妇科恶性肿瘤。妇科恶性、交界性肿瘤对女性生育力的影响包括肿瘤对卵巢功能的破坏以及手术过程、放化疗对卵巢储备功能、生殖器官解剖结构和性功能的影响。恶性肿瘤可通过调节内分泌及代谢影响卵母细胞质量从而损害生育力;同时,肿瘤患者携带的特定的突变基因也可能导致卵巢低反应。盆腔手术可直接损伤卵巢组织及其血供从而影响卵巢储备功能。早期宫颈癌(ⅠA2~ⅠB1期)患者行广泛宫颈切除术虽保留了生育功能,但仍造成子宫解剖结构异常,导致不孕、流产、胎膜早破和早产等不良结局。化疗药物可通过直接作用和下丘脑-垂体轴损伤卵巢功能,例如博来霉素、依托泊苷或4个周期的紫杉醇化疗均可造成患者中度不孕风险(永久闭经风险为40%~60%)。

目前,妇科肿瘤发病率逐年上升并呈年轻化趋势。在宫颈癌患者中,35岁以下的患者占2%,45岁以下的患者占38.5%;卵巢肿瘤患者中,35岁以下的患者占1.5%~17%,20~40岁的育龄期妇女在卵巢交界性肿瘤中约占50%,恶性生殖细胞肿瘤在卵巢恶性肿瘤中占3%~5%,好发于青少年女性(<20岁)。另一方面,晚婚晚育的社会趋势导致许多年轻女性在肿瘤治愈后仍未完成生育计划,因此早期妇科恶性、交界性肿瘤年轻患者治疗后的生育问题值得我们共同关注和重视。妇科肿瘤保留生育功能手术,给这些患者留下了自然妊娠的希望,同时,辅助生育技术亦可帮助接受此类手术的不孕症患者实现生育愿望。

1)宫颈癌:宫颈癌能否行FSS及其手术方式取决于临床分期,对于微小浸润ⅠA1期宫颈癌可行保留生育功能的宫颈锥切术。MACHIDA H等通过回顾性分析1409例ⅠA1期宫颈癌,行宫颈锥切术和全子宫切除术的患者5年生存率并无显著差异(98% vs. 99%)。而在肿瘤直径≤2 cm,无区域淋巴结转移,临床分期在ⅠA2~ⅠB1期宫颈癌,为保留生育功能可行子宫颈广泛切除术+盆腔淋巴结清扫术。Meta分析发现对于ⅠA2~ⅠB1期宫颈癌(肿瘤直径≤2 cm),广泛宫颈切除术患者,与广泛全子宫切除术患者相比,5年无复发存活率或5年总生存率也无显著差异。虽然广泛宫颈切除术不影响患者生育力,但是值得注意的是,相较正常对照女性,广泛宫颈切除术后的患者晚期流产率、早产率提高了2~3倍。对于肿瘤直径>2 cm的ⅠB1及更高级别的宫颈癌,行辅助化疗+广泛子宫颈切除术的安全性和有效性尚无足够资料,应被视为实验性治疗。接受FSS手术治疗的宫颈癌患者,若术后需行盆腔放疗,应同时考虑行卵巢移位和相应的生育力保存。宫颈癌患者行放疗,还需特别关注放疗对子宫体和妊娠结局的深远影响:当全身放疗剂量超过12 Gy时,流产、早产和低出生体重儿发病率增加;子宫体承受放疗剂量在儿童时期超过 25 Gy,成年期超过 45 Gy,这些患者不建议再生育。

2)子宫内膜癌:早期(Ⅰ期)内膜癌的术式通常是全子宫+双侧附件切除术±盆腔腹主动脉旁淋巴结清扫术。但对于病变局限在内膜(ⅠA 期)、高分化、孕激素受体阳性的子宫内膜腺癌,若患者有强烈生育愿望,可考虑行大剂量高效孕激素治疗,保留生育功能。高效孕激素(醋酸甲地孕酮、醋酸甲羟孕酮及左炔诺孕酮宫内节育器)3 个月为 1 个疗程,每 3 个月行超声和/或 MRI 检查以评估子宫大小、内膜厚度及有无肌层浸润,宫腔镜或诊刮获取子宫内膜组织送病理检查。新近日本一项针对内膜非典型增生和早期(ⅠA1)内膜腺癌行保守治疗的回顾性研究发现,27 例绝经前期患者接受醋酸甲羟孕酮 400 ~600mg/d 治疗,中位随访时间 39.2 周,病变完全反应率在内膜非典型增生患者为 81.8%,早期内膜癌患者为 68.8%。随访期内非典型增生患者无一例复发,而 81.8% 的内膜癌患者复发并接受手术治疗,最后获得 9 例活产。此外,有研究认为在低风险Ⅰ期内膜癌患者,保留卵巢与否并不影响患者的生存率,因此在这些患者中行全子宫切除术时,亦可考虑保留卵巢。需要注意的是:早期内膜癌保留生育功能只是一种暂时性姑息性治疗,在患者完成生育后应尽快完成标准术式的手术;尽管目前对内膜癌保守治疗后的安全生育期限未有定论,但患者内膜病变逆转后应在尽可能短的时间内妊娠,必要时接受 IVF 治疗。

3)卵巢恶性肿瘤:2016 年美国国立综合癌症网络(National Comprehensive Cancer Network,NCCN)指南认为早期卵巢癌可行保留生育功能手术(fertility sparing surgery,FSS),手术范围包括一侧附件切除或双侧附件切除、保留子宫以及术后可加以辅助化疗。目前我国参考国际妇产科联盟(FIGO)、NCCN 等国际诊疗指南,结合国内实际情况制定适应证为:对所有卵巢恶性生殖细胞肿瘤(malignant ovarian germ cell tumor,MOGCT),不论期别早晚,只要患者有生育要求,并且子宫和一侧卵巢外观无肿瘤,就可行 FSS。而对于上皮性卵巢癌(epithelial ovarian cancer,EOC)则要满足:①年轻患者,渴望生育,无不孕不育因素;②ⅠA 或ⅠC1 期高分化癌;③子宫及对侧卵巢外观正常;④有随诊条件。完成生育后视情况可能需再次手术切除子宫及对侧附件。

4)对于年轻有生育要求的卵巢交界性肿瘤患者(borderline ovarian tumor,BOT):可行单侧附件切除术或肿瘤剔除术。Suh-Burgmann 曾长期随访了 193 例行单侧附件切除术或肿瘤剔除术的 BOT 患者,术后复发共 21 例,复发率 11%,中位复发时间为 4.7 年;与单侧附件切除术相比,行单纯肿瘤剔除术的患者复发率增加了 2 倍;但在复发患者中仅有 2 例发生恶性变。此外,还有研究发现在 BOT 患者是否行 FSS 手术与肿瘤远期复发之间并无相关性,提示在 BOT 患者 FSS 手术可应用于ⅠC 期或以上患者。卵巢恶性生殖细胞肿瘤,因发病多数为单侧,复发也很少出现在对侧卵巢和子宫,且肿瘤对 BEP(博来霉素+依托泊苷+顺铂)及 BVP(博来霉素+长春新碱+顺铂)化疗方案很敏感,切除对侧卵巢和子宫并不改善患者预后,有强烈生育愿望的患者可考虑行单侧附件切除术,术后化疗时应注意对卵巢功能的保护。因大部分上皮性卵巢癌诊断时已为晚期,行 FSS 需慎重。FSS 应仅限于对侧卵巢活检正常、高分化的ⅠA 期患者,术后须进行严密随访。目前卵巢肿瘤 FSS 术后报道的活产病例逐渐增多(其中大部分病例为 BOT 患者),且多为自然妊娠。早期 BOT 患者自然妊娠率为 54%,晚期患者为 34%;早期上皮性卵巢癌患者自然妊娠率可达 60%。无法实现自然妊娠的 FSS 术后卵巢肿瘤患者,可考虑行 IVF。促排卵是否增加 BOT 复发风险尚无定论,有研究者建议应限制促排周期数;另有研究认为促排卵可能对卵巢上皮性肿瘤预后产生不良影响,因此这类患者促排卵前应进行充分的知情同意。不推荐在卵巢肿瘤患者中行卵巢组织冷冻,因有存在肿瘤回移植的潜在风险。

2. 保护性药物的应用研究

(1) GnRH-a 的应用研究:促性腺激素释放激素(gonadotropin releasinghormone,GnRH)是下丘脑分泌的十肽激素,是神经、免疫、内分泌三大调节系统相互联系的重要信号分子,对生殖调控具有重要意义。从 1971 年 Shally 和 Guillenmin 从猪下丘脑首先分离出 GnRH 并由此获得诺贝尔奖,至今已 40 年的历史。下丘脑肽能神经元通过垂体门脉系统以脉冲式释放的形式释放 GnRH,刺激垂体前叶促性腺激素分泌细胞合成及分泌卵泡刺激素(follicle stimulating hormone,FSH)和黄体生成素(luteinizing hormone,LH),从而调节性腺内配子形成和激素分泌。

GnRH-a 已成为近年来应用最广泛的多肽类激素药物之一,包括促性腺激素释放激素激动剂(gonadotropin releasing hormone agonist)及促性腺激素释放激素拮抗剂(gonadotropin releasing hormone antagonist)。均必须与高亲和力的 GnRH 受体(gonadotropin releasing hormone receptor,GnRHR)结合才能发挥作用。研究发现首次给予 GnRH 激动剂后 FSH 和 LH 表现为升高状态,持续大约 7～14 天,即出现 GnRH 激动剂的"点火"效应,药物持续作用后,垂体表面的 GnRH 受体被全部占满或耗尽,对 GnRH 激动剂不再敏感,即垂体 GnRHR 脱敏,随即出现促性腺功能抑制作用,使 FSH 和 LH 大幅下降,导致卵巢性激素明显下降至近似于绝经期或手术去势水平,出现人为的暂时性绝经,即达到可逆性药物卵巢切除术的效果。而 GnRH 拮抗剂没有点火效应,与受体结合后不产生受体后效应,通过对受体的直接占领能立即发挥抑制作用。

GnRH-a 可抑制性腺功能,使卵泡处于休眠状态,因此理论上可在有毒损害(如化疗)的情况下保护卵巢,然而由于原始卵泡不表达促性腺激素受体,所以还不清楚 GnRH-a 治疗如何增强这些细胞的生存能力。使用 FSH 受体缺陷小鼠模型来模拟 GnRH-a 治疗过程中的 FSH 抑制,研究人员发现无论 GnRH-a 使用与否,环磷酰胺都将会导致原始卵泡的明显丧失,进而破坏卵巢储备能力。

临床上,20 世纪 90 年代中期就已开始了化疗期间同时使用 GnRH-a 疗法的研究,越来越多的学者开始关注在化疗期间给予 GnRh-a 保护卵巢以防止卵巢早衰来保存生育能力。2018 年美国临床肿瘤学会(ASCO)指南更新专家组推荐,当已证实的生育力保存方法(胚胎、卵母细胞或卵巢组织冷冻保存)不可行的情况下,对于年轻的女性乳腺癌患者,可应用 GnRH-a 以期望降低化疗可能诱发卵巢功能不全的风险,但 GnRH-a 不应该用于代替已被证实的生育力保存方法。2019 年美国国立综合癌症网指南推荐 GnRH-a 用于保护乳腺癌化疗所致卵巢功能损伤,且不影响化疗效果。评估应用 GnRH-a 的局限在于,

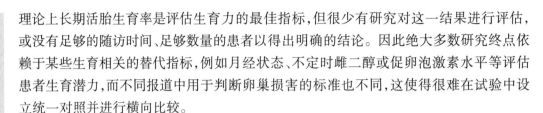

理论上长期活胎生育率是评估生育力的最佳指标,但很少有研究对这一结果进行评估,或没有足够的随访时间、足够数量的患者以得出明确的结论。因此绝大多数研究终点依赖于某些生育相关的替代指标,例如月经状态、不定时雌二醇或促卵泡激素水平等评估患者生育潜力,而不同报道中用于判断卵巢损害的标准也不同,这使得很难在试验中设立统一对照并进行横向比较。

此外,因缺乏妊娠主观意愿数据而未行校正结果从而削弱了部分研究的说服力。在以上随机对照研究中,仅有 POEMS(更年期早期预防研究)报告了怀孕人数,并将怀孕作为预计结束点。根据 POEMS 研究结果,激素受体阴性乳腺癌女性接受化疗联合戈舍瑞林治疗与单用化疗相比,妊娠率显著增高(21% $vs.$ 11%,$P=0.03$),其他随机对照研究未见组间怀孕情况存在显著差异,虽然其中的大多数研究没有将妊娠作为预先设定的研究终点。GnRH-a 能否保护卵巢功能仍存在争议,需要更多研究加以解答。

现有研究多以生育相关实验室指标评估患者生育潜能,在未来的研究中应将活胎生育率作为研究终点,并根据患者生育意愿校正。5 项分析妊娠率的系统回顾研究中,纳入的肿瘤类型主要为乳腺癌和淋巴瘤,有 3 项研究提示接受化疗联合 GnRH-a 的患者妊娠率明显高于单纯接受化疗的患者。其中 Lambertini 等对 5 个随机试验的单个患者数据进行了汇总,分析了其中 3 个已确定试验的妊娠率,结果显示 GnRH-a 组的妊娠率更高(10.3% $vs.$ 5.5%,$P=0.03$),且所有妊娠发生在 40 岁以下女性。此外,一项研究仅报道生育例数,GnRH-a 组与对照组分别为 6 例和 5 例,但未行进一步分析,另 2 项研究报道在不同的治疗组别中差异无显著性。

NCCN 和 St Gallen 乳腺癌指南建议将 GnRH-a 用于雌激素受体阴性乳腺癌绝经前患者的生育保护,而 ESMO 则不建议将 GnRH-a 作为一种保持生育能力的方法。因此,根据现有证据,GnRH-a 尚不足以作为一种确认有效的生育力保护手段,临床实践中应该推荐患者接受已被证明确切有效的生育力保护手段(如胚胎、卵母细胞冻存),当现有生育力保护方法不可行时,医务工作人员应该就 GnRH-a 和患者进行讨论,详细介绍现有研究结果的争议(GnRH-a 作为卵巢保护手段的现有研究结果相互矛盾)及与 GnRH-a 相关的不良反应,包括潮热、头痛、出汗和阴道干燥等。专家组认为,虽然在生育力保护方面是否推荐 GnRH-a 尚存在争议,但在年轻乳腺癌女性中,在充分考虑药物局限性、争议性和潜在风险的情况下,可以考虑使用。

专家观点:GnRH-a 辅助内分泌治疗的标准疗程应为 5 年。完成 5 年联合卵巢功能抑制(ovarian function suppression,OFS)的内分泌治疗后,如未绝经且耐受性良好,推荐继续 5 年联合 OFS 的内分泌治疗或 5 年 SERM 治疗。低危选择 OFS 替代化疗的患者,可考虑 OFS 联合内分泌治疗时长为 2 年。《中国抗癌协会乳腺癌诊治指南与规范(2024 年版)》和 2019 年《年轻乳腺癌诊疗与生育管理专家共识》都推荐化疗前 1~2 周给药,化疗结束后 2 周给予最后 1 剂药物。有妊娠需求的患者,推荐至辅助生殖科咨询。绝经前乳腺癌患者,无论激素受体阳性或阴性,推荐在(新)辅助化疗前和化疗过程中使用卵巢功能抑制药物保护卵巢功能,降低卵巢功能早衰的发生风险,减少生育能力损害。推荐化疗前 2 周开始使用 GnRH-a,每 28 d 1 次,直至化疗结束后 2 周给予最后一剂药物。

（2）选择性雌激素受体调节剂（selective estrogen receptor modulator, SERM）: 作为选择性雌激素受体调节剂,他莫昔芬（tamoxifen, TAM）能与体内的雌激素竞争性结合靶器官的雌激素受体,阻断雌激素介导信号通路,从而抑制雌激素依赖性肿瘤的生长,是所有激素受体阳性的乳腺癌患者术后辅助治疗的标准药物。在绝经前 HRe+ 乳腺癌患者中,口服 TAM 是 30 多年来内分泌治疗的主要药物,经过多年的临床试验验证,使用 TAM5 ~ 10 年是标准内分泌治疗方式。与单独使用他莫昔芬相比,他莫昔芬联合 OFS（OFS+ TAM）可以提高总体生存率,尤其是对有复发风险且有必要使用辅助化疗的患者以及不到 35 岁的年轻患者。

但随着他莫昔芬的广泛应用,其对子宫内膜及卵巢储备功能的影响也日益受到关注。国内外已有多项研究证实,他莫昔芬可导致子宫内膜增生,增加患者尤其是绝经后患者子宫内膜癌的发病风险。同时,他莫昔芬可以通过竞争性结合下丘脑内的雌激素受体,从而解除了雌激素对下丘脑的负反馈调节作用,促进垂体释放 FSH、LH,起到促排卵的作用,因而加速了绝经前女性卵泡的消耗,长期服用会影响患者卵巢储备功能。

TAM 长期以来一直被用作 HR 阳性乳腺癌女性的 5 年辅助治疗,它对绝经前和绝经后妇女均有效,可降低患者的复发和死亡风险。最近的试验表明,TAM 治疗 10 年的优势超过治疗 5 年,因此,对于高危肿瘤（更高级别和/或淋巴结阳性）的女性,建议延长治疗时间。

（3）芳香化酶抑制剂（aromatase inhibitors, AI）: AI 是一类通过抑制雌激素生成,降低血液中激素水平从而达到治疗乳腺癌的药物,该类药物对绝经前妇女无治疗效果,常用的 AI 包括依西美坦、来曲唑、阿那曲唑。目前已证实在绝经后 HR 阳性乳腺癌妇女中,AI 药物效果优于 TAM,所以 AI 已成为绝经后早期 HR 阳性乳腺癌妇女的首选。

对于 HR 阳性且复发率低的患者,单独使用 TAM 是非常有效的治疗选择;对于复发风险较高的 HR 阳性的患者,例如,需要进行（新）辅助化疗的人群、HER2 阴性患者、Ki- 67 较高的患者、年龄较低的患者,在进行内分泌治疗时添加 OFS 会得到更好的效果,在这类患者中,相比 TAM+OFS, AI+OFS 的效果更好。尽管 TEXT 和 SOFT 证实了 AI+OFS 疗效优于 TAM+OFS,但应考虑其他问题:①不是所有的患者都达到完全的 OFS;②没有接受 5 年 OFS+AI 且在第 5 年末仍处于绝经前状态的女性的延长内分泌治疗选择。这些需要 SOFT-TEXT 研究的长期结果来确定 LHRHa+AI 是否优于 LHRHa+TAM。另外值得注意的是,添加 OFS 会使 AI 或 TAM 的不良反应增加,这些不良反应可能会导致一些患者依从性变差,所以在临床上选择治疗方法时需要综合评估患者接受治疗的获益和风险,以帮助临床决策。尽管目前认为在内分泌治疗中添加 OFS 能给患者带来益处,但尚不清楚 OFS 的最佳疗程。

（4）抗苗勒管激素（anti-mullerian hormone, AMH）: 抗苗勒管激素是由生长卵泡的颗粒细胞产生的,是评估放化疗完成后卵巢损伤的标志物之一。化疗可以引起原始卵泡的过度募集,原始卵泡激活是卵泡发生的第一步,而 AMH 可以阻止原始卵泡的激活。

Charlotte 等研究表明在使用卡铂、多柔比星或环磷酰胺化疗期间，用 AMH 治疗可以很好地保护小鼠的卵巢储备。其对人类卵巢功能的保护需要进一步研究，但 AMH 的作用机制开辟了许多临床可能性。

（5）一磷酸鞘氨醇（sphingosine-1-phosphate,S1P）：化疗药物可以通过激活凋亡通路导致生殖细胞凋亡加速，因此抑制细胞凋亡可保护卵巢功能。S1P 作为一种抗凋亡剂，是神经酰胺诱导的凋亡途径的抑制剂。Tsai YC 等研究表明，对于移植至小鼠的人卵巢组织，S1P 可以阻断环磷酰胺和多柔比星引起的生殖细胞的凋亡，保护卵巢功能。但目前尚缺乏临床数据的支持。今后还需要对这些临床已使用的药物或者候选药物进一步研究，以及开发新的和有效的保护剂来保护卵巢功能。

（三）综合治疗后如何选择合适的生育力方案

1. 综合治疗后不同类型肿瘤卵巢功能变化

目前有研究显示，良性肿瘤患者与健康对照者比较，其卵巢储备能力和卵母细胞恢复力不受影响，有研究认为，不同肿瘤类型对卵巢储备力无影响。也有研究发现肿瘤患者的卵巢反应性低，且获卵数和胚胎冷冻数与患者年龄有关。目前对于不同类型肿瘤患者的分析较少。血液系统肿瘤患者的年龄较年轻，其中 65.8% 为霍奇金淋巴瘤，该肿瘤一般在年轻人群发病，该类型肿瘤患者的卵巢反应性较好、胚胎冷冻数量较多，这可能与该类型肿瘤患者中年龄分布较年轻有关。年龄较长的乳腺癌患者的卵巢反应性也较好。而妇科肿瘤患者的反应性最差，可能是手术影响了卵巢反应性，但也有研究发现妇科肿瘤女性卵巢反应性较好。

由于化疗、放疗和手术等会影响卵巢储备，对于恶性肿瘤生存者，应该常规评估卵巢储备功能，对于已经出现卵巢储备严重降低的患者，积极给予助孕治疗，在密切监测和随访的前提下，通过制定安全合理的促排卵治疗方案，帮助更多的恶性肿瘤术后患者实现生育的愿望。

2. 自然妊娠

临床上，月经稀发、闭经或不孕等症状常常是卵巢储备功能降低患者就医的主要原因。部分恶性肿瘤愈后患者治疗后并未发生停经或只是短暂闭经，肿瘤治疗结束一段时间后即恢复规律月经，甚至可自然受孕乃至正常生育，因而没有引起医生和患者足够的重视。Mierwo 等研究发现，小剂量放疗和化疗虽可破坏一定数量原始卵泡数，却不致影响年轻患者治疗后的生育功能。其原因可能在于年轻患者卵巢储备功能较好，有更多的原始卵泡，且其卵巢髓质中的原始卵泡可能对放化疗等性腺毒性治疗有更强的抵抗力，使其在接受放化疗一段时间后可以得到恢复。Willows 等发现 35 例有生育意愿的早期卵巢癌患者行 FSS 术后 22 例自然妊娠，2 例患者行体外受精（in vitro fertilization,IVF）但未成功。Nezhat 等回顾性分析 38 例保留生育功能的年轻卵巢恶性肿瘤患者，发现 19 例 BOT 中 3 例复发，均存活；19 例早期卵巢癌中 4 例复发，1 例死亡。9 例卵巢癌行术后化疗者中 6 例月经异常；未化疗的 29 例患者中 4 例月经异常。9 例化疗患者中 7 例有生育要求,成功妊娠 4 次;未化疗患者中 21 例有生育要求,共妊娠 18 次,3 例流产,成功妊娠 15 次。

但放化疗对患者卵巢储备的影响依然是存在的,这部分患者日后仍有发生卵巢早衰的倾向,可能在拟生育前即失去妊娠机会,而且考虑到恶性肿瘤患者的复发问题,仍建议患者在无病存活期尽早妊娠。同时,由于接受了盆腔手术尤其是放化疗的患者,卵巢储备、子宫发育、盆腔结构及输卵管功能均可能受到不同程度影响,不孕症发生率较高,因而对于自然妊娠不成功患者,尤其是卵巢储备功能降低的患者,应采取比普通不孕患者更积极的助孕治疗,以提高有限时间内的妊娠率。

3. 辅助生殖技术

(1)肿瘤患者促排卵技术的安全性:在条件许可的情况下,获取更多的卵子将为肿瘤患者带来更多的希望。然而,激素的应用存在刺激肿瘤细胞生长的风险,特别是发病率居首位的乳腺癌以及生殖系统的肿瘤。早在 2002 年,一项纳入近 16 万名女性的 Meta 分析指出,长期低浓度的雌激素暴露是乳腺癌的危险因素。此外,通过对接受促排卵治疗与自然受孕的孕妇产后 30 年的随访比较,学者发现前者的子宫相关肿瘤风险升高(RR 值为 1.47)。但以上风险值的升高并不能排除不孕患者肿瘤背景风险的干扰,即不论是否接受助孕治疗,不孕患者自身的肿瘤发生率,特别是卵巢癌的发生率是比普通人群高的。

助孕治疗对女性患者肿瘤发生的影响尚不明确。即使是尽量平衡干扰因素,不同排卵药物对肿瘤发生的影响也不能一概而论。在一项大样本队列研究中,研究者随访了应用不同促排卵药物患者 30 年的癌症发生情况,发现促性腺激素的应用与否及累计时间与乳腺癌的发生率没有明显的相关性,而对于应用克罗米芬患者,首次应用时年龄超过 35 岁(HR 值为 1.31)、累计用量超过 2251 mg 以及使用周期数超过 6 个周期(HR 值为 1.31)可能提高乳腺癌的发生率。在目前的临床应用中,如上所述的累计用量及周期数较为少见。

对于恶性肿瘤术后不孕患者来说,促排卵治疗是否会增加肿瘤的复发率或引起其他恶性肿瘤这些问题仍值得关注。促排卵治疗本身与卵巢癌的发病是否有关联,目前仍有争议。1992 年卵巢癌协作组(Collaborative Ovarian Cancer Group)研究认为促排卵药物的使用会增加卵巢癌的发生率,包括 BOT 及侵袭性肿瘤,而其他学者的病例-对照研究中并没有发现二者的关联。Lundberg 等对 BOT 及良性卵巢肿瘤不孕患者的促排卵药物类型及疗程进行了回顾性病例-对照研究,发现差异并没有统计学意义,认为促排卵治疗并不会增加卵巢肿瘤的发生率。Spaan 等进行了一项大型回顾性队列分析,收集了 1983—2000 年 30 625 例不孕妇女并随访至 2018 年,认为不孕患者促排卵治疗与卵巢癌的发病并无关联。Akel 等回顾性分析了 12 193 例不孕患者使用促排卵药物后子宫内膜癌的发病情况,发现相较于 Gn,使用氯米芬的患者子宫内膜癌发病风险增加,但并没有充分的证据证明促排卵药物与子宫内膜癌之间有密切关联。说明促排卵治疗不会增加卵巢癌的发病率,也没有明确的证据证明促排卵治疗会增加其他激素相关恶性肿瘤(如子宫内膜癌)的发病率。

目前国内外也进行了部分针对卵巢肿瘤术后患者行促排卵治疗的相关研究。Park 等对 5 例 BOT 行 FSS 术后不孕患者行 ART 治疗,3 例成功妊娠并活产 6 胎正常婴儿。他们的研究表明,对早期 BOT 患者行保守性手术治疗后,可行 COH 及 IVF-胚胎移植(ET),妊娠率 50% ,活产率 50% ,术后平均随访 29.6 个月无复发。Rizzuto 等对 16 例 BOT 患者行 IVF 治疗,5 例成功妊娠,平均随访 46 个月均未见复发。

(2)肿瘤患者促排卵方案的选择:目前国内外对术后 ART 促排卵治疗方案及时机并无特别说明。根据患者的卵巢储备功能情况及不同类型的肿瘤对雌孕激素的敏感性不同,选择不同的药物组成的不同治疗方案。目前尚缺乏明确的循证医学证据提示促排卵药物增加肿瘤复发的风险。但反复或过量的促排卵药物使用会促使过多的卵泡发育,产生非生理性的高雌激素状态,有增加雌激素依赖性肿瘤复发的风险。

对于已诊断肿瘤的患者,暂无相关的大样本数据及长期随访比较的数据发布。有专家推荐应用来曲唑促排卵,以避免 COH 过程中雌激素过高,可降低肿瘤复发的风险。乳腺癌患者促排卵过程中均联合应用来曲唑治疗,可较好地控制患者促排卵期间体内的雌激素水平。另一项相似的研究纳入 215 名乳腺癌患者,实验组联合应用促性腺激素及来曲唑促排卵冻存卵子及胚胎,空白组不施行生育力保存,通过比较两组在平均 23 ~ 33 个月的乳腺癌复发率初步探究促排卵药物应用于乳腺癌患者的安全性,结果表明两组间的乳腺癌复发率无统计学差异。在该研究中,乳腺癌患者在促排卵过程中雌激素高峰为(405.94±256.64)pg/mL,结合多项研究的 Meta 分析也得出相同的结论。该分析还指出,应用促性腺激素释放激素激动剂(GnRH-a)扳机可更快地降低雌激素水平,相比较于应用 hCG 扳机,对患雌激素敏感肿瘤的患者更有利。也有研究认为,GnRH-a 扳机可提高肿瘤患者的获卵率。

根据患者自身情况、就诊日所处月经周期及可供促排卵时间个体化制定促排卵方案。原则上应尽量减少药物剂量,缩短治疗时间。认为应尽量缩短肿瘤从诊断到治疗的时间,可采用随机启动的促排卵方案。其中乳腺癌患者可自促排卵日开始,每日口服来曲唑 5 mg 至取卵后 10 d。

目前临床中,对于距离后续肿瘤治疗时间约 2 周,预测促排卵反应良好的患者,可供选择的方案如下:①早卵泡期就诊患者,可选择微刺激或拮抗剂方案,即在月经第 2 日至第 3 日开始使用促性腺激素启动。或者选择黄体酮方案进行促排,即于月经周期第 2 日至第 5 日起每日口服安宫黄体酮 10 mg 或黄体酮软胶囊 0.2 g 至诱发排卵日。同时肌肉注射促性腺激素,5 ~ 8 天后复诊,再根据卵巢反应情况调整剂量直至诱发排卵日。②卵泡期卵泡直径 12 mm 以下用早卵泡期方案,卵泡直径 12 mm 以上用晚卵泡期方案。③晚卵泡期先用 Gn,等待 LH 峰,卵泡直径大于 14 mm 加用促性腺激素释放激素(GnRH)受体拮抗剂,用 GnRH 激动剂扳机。④黄体期用传统拮抗剂方案+FSH 和(或)HMG,黄体晚期给予 GnRH 拮抗剂 3 d,撤退性出血后开始传统拮抗剂方案+FSH 和(或)HMG。类似研究也表明,对于肿瘤患者,在卵泡期及黄体期均能有效地获卵。

以上方案于出现 3 个 17mm 以上优势卵泡或主导卵泡直径>18 mm 以上时使用人绒毛膜促性腺激素(HCG)或短效 GnRH-a 诱发排卵,在扳机后 36~38 h 行超声引导下取卵,再根据患者婚姻状况及个人需求选择冷冻卵子或行受精后冷冻胚胎。行冷冻卵子患者,于取卵后 2~3 小时拆除颗粒细胞观察卵子情况,采用玻璃化冷冻方式冷冻 MⅡ期成熟卵子;行冷冻胚胎患者,于诱发排卵后 39~40 h 行常规体外受精(in vitro fertilization, IVF),若有活力的精子密度小于 1×10^6/mL,则行卵胞质内单精子显微注射(intracytoplasmic sperm injection,ICSI),后置于培养箱(体积分数为5%的 CO_2,37℃恒温)中培养 16~18 h,观察受精情况。观察到受精正常的胚胎放入 G1 培养液中培养,培养至第 3 天或第 5~6 天,采用玻璃化冷冻方式分别进行卵裂期和囊胚期胚胎冷冻。

(3)卵母细胞体外成熟:对于不适合应用促排卵药物的患者,卵母细胞体外培养成为重要的生育力保存手段,即在排除手术禁忌证后行紧急取卵手术或在卵巢切除术后抽取未成熟卵泡,以上方式可在患者月经周期任意时间施行,且所需时间短,但所获得卵为未成熟卵,卵泡直径不定,需行卵母细胞体外成熟操作。即用吸针将卵泡中的卵丘细胞-卵母细胞复合物释放出来,置于含卵母细胞体外成熟液的培养皿内进行序贯培养,至 30h 观察卵母细胞的成熟情况,将成熟卵母细胞行 ICSI 或冷冻保存,未成熟的卵母细胞在原培养基中继续培养至42h,成熟的卵母细胞行 ICSI 或冷冻保存。

部分卵巢肿瘤患者已通过上述方法保存生育力并在 2014 年获得第一例活产,这种方法对于不适用促排卵药物的青春期前患者尤为重要。由于化疗对青春期前患者卵巢功能的影响小于成人,即使在化疗后行卵巢组织冷冻及卵母细胞体外成熟也是可行的。已有实验室比较化疗前及化疗后青春期前患者的卵泡体外成熟效果,两组取卵后卵泡闭锁率(29.6% vs. 37%)及卵母细胞体外成熟率(32% vs. 26.4%)无明显差异。虽然紧急取卵的卵母细胞体外成熟率较低,但对于肿瘤患者而言,考虑肿瘤治疗时机及促排卵适应证局限性,这种获卵方式仍是可取的,有待后续进一步改进体外培养系统以提高成熟率,为特殊的患者提供更多的可能。

(4)辅助生殖技术在女性肿瘤患者生育力保存中的应用:详见第二章。

4. 黄体支持及妊娠与肿瘤发生的影响

(1)黄体支持与肿瘤:在不孕症治疗的 IVF 方案中,补充孕酮是一个常规的黄体支持方案,然而关于孕酮对肿瘤发生的影响文献报道不一,大部分文献认为孕酮能抑制卵巢肿瘤细胞增殖,促进其凋亡;然而,也有少数研究认为孕酮增加卵巢肿瘤发生的风险。一项体外细胞实验表明孕酮可以拮抗顺铂诱导卵巢肿瘤细胞(HO-8910)凋亡的作用,使癌细胞恢复迁移能力。最近丹麦的一项回顾性病例对照研究纳入了 1963—2006 年间就诊的 96545 位不孕症患者,该研究分析了 CC、Gn(包括 HMG 和 FSH)、促性腺激素释放激素激动剂(GnRH-a)、HCG 和黄体酮对交界性卵巢肿瘤发生的影响,随访时间中位数为11.3年,结果发现所有促排卵药物均不增加交界性卵巢肿瘤发生的风险,而使用孕酮进行黄体支持却增加了浆液性交界性卵巢肿瘤发生的风险,如果孕酮使用≥4 个周期则风险将更高。然而,该研究的作者也认为黄体支持增加浆液性交界性卵巢肿瘤发生的风险仍需要其他大样本临床研究支持。因此,IVF后短暂黄体支持会不会增加卵巢肿瘤发生的风险尚无定论。

(2)妊娠与卵巢肿瘤:目前广泛认为妊娠对卵巢肿瘤的发生具有保护作用,可能与妊娠、哺乳期间不排卵,因此减少了Gn的分泌,增加了内源性雌激素和孕酮水平有关。孕激素已被推荐作为卵巢肿瘤发生的保护因素,它主要通过抑制上皮细胞增殖,促进细胞分化和凋亡,因此可以去除卵巢肿瘤前病变细胞。也有相关研究发现妊娠与肿瘤复发率并没有显著性关联。

五、肿瘤患者生育需关注的几个问题

(一)肿瘤综合治疗前后促排卵疗效的比较

部分恶性肿瘤本身即可能影响患者生育功能。Huang H等统计了223例为保存生育力而在放化疗前行超促排卵治疗的恶性肿瘤患者的治疗结局,结果显示,恶性肿瘤患者的取卵日 E_2 水平及获卵数均显著低于非肿瘤患者对照组,而这种差异在雌激素受体阳性的肿瘤患者中更为明显。Friedler等也通过系统回顾和荟萃分析证实,为保护生育力而行控制性超促排卵治疗的恶性肿瘤患者,在接受放化疗前其获卵数即显著低于同龄的健康对照组。原因可能在于恶性肿瘤会显著影响卵母细胞质量,并可通过影响内分泌及代谢而影响生育力。同时,肿瘤患者携带的特定的突变基因也可能导致卵巢低反应。

Wald K等统计了13例肿瘤治疗前冻存胚胎患者和113例单纯肿瘤切除术后行IVF/配子输卵管内移植(GIFT)患者的助孕治疗结局后认为,化疗前冻存胚胎患者获卵数和优质胚胎数均多于单纯肿瘤局部切除术后未行放化疗患者。原因不仅在于单侧或双侧卵巢手术会直接影响患者卵巢储备,其他盆腔手术操作也可能直接损伤卵巢组织及其血供,或由于术后盆腔炎等并发症而造成卵巢储备功能的降低。

该研究为临床医生对于肿瘤患者治疗前进行生育力保存提供了生育力和妊娠结局的信息。对于肿瘤患者尤其是年轻女性患者,进行放疗或化疗会破坏卵巢皮质,对女性生育能力产生负面影响,这些患者应该尽可能早地采取措施保存生育能力。肿瘤治疗前促排取卵并进行胚胎或卵母细胞冷冻是行之有效的方法之一,有研究证实其活胎出生率与没有恶性疾病的女性活胎出生率相似。生育力保存对提高其生活质量是非常重要的,因此,对于该类人群在进行肿瘤治疗前应优先考虑进行生育力保存。

(二)肿瘤患者胚胎植入前遗传咨询

胚胎植入前遗传咨询是阻断遗传性疾病垂直传播的一种稳定而有效的孕前检查技术,BRCA基因突变相关的遗传性卵巢癌及乳腺癌是其常见的适应证。Derks-Smeets等为至少有一位携带BRCA突变基因的70对夫妇提供PGD并进行随访研究,发现在720个接受BRCA1/2基因检测的胚胎中有294个(40.8%)未监测到BRCA基因突变。对于BRCA基因突变患者来说有50%的可能性将有害突变遗传给后代,接受PGD则可以避免植入具有该突变类型的胚胎。此外，由于 PGD 完成于胚胎形成前，并不涉及相关伦理问题。

（三）恶性肿瘤愈后患者妊娠时机的选择

目前关于卵巢恶性肿瘤 FSS 术后最佳妊娠时机仍存在争议，术后早期阶段妊娠是否增加复发风险、推迟妊娠对妊娠结局是否带来负面影响、生育后再行根治性手术的必要性等问题仍亟待解决。虽然有术后 3 个月即成功妊娠的报道，但部分专家认为术后早期妊娠会增加盆腔血流，有增加肿瘤复发的可能，所以建议避开复发高峰，术后 1~2 年后再妊娠；也有专家认为术后延迟妊娠会因术后输卵管粘连概率增加、患者年龄增大等降低生育力，带来负面的妊娠结局，所以建议手术恢复后尽快妊娠。

目前较为统一的观点认为术后 2 年，如临床症状（盆腔痛、体重减轻等）、肿瘤标志物生化指标（CA-125 水平等）、影像学检查无明显特殊的情况下，可以尽快考虑生育问题，患者获得妊娠后也需要持续随访，因为妊娠后也有肿瘤复发病例的报道。另一方面，尽管目前尚无证据证明化疗药物会对妊娠结果产生不良影响，但由于治疗的毒性反应可能会影响生长中的卵母细胞，而人类原始卵泡发育至成卵泡大约需要 7 个月至 2 年时间，因此建议患者在无瘤生存 2 年后再妊娠。

（四）生育力保存后的妊娠结局

目前，缺乏关于不同肿瘤类型患者生育力保存妊娠结局的大样本报道。现有文献认为：肿瘤患者生育力保存后每移植周期的妊娠率为 43.75%，累积妊娠率为 54.5%，与目前报道 IVF 结局相似。流产率为 57.1%，活产率为 22.72%，考虑慢速胚胎冷冻保存、化疗可能是流产率较高的原因。

目前研究的局限性在于，多为回顾性研究，时间跨度较大，在这期间医学技术和治疗方法都发生了新的变化。亚组分析中，肿瘤患者的不同类型、肿瘤治疗不同方案、年龄不同分布、卵巢刺激不同方案，都未行详细分析。同时，也缺乏子代安全的长期随访研究。

（五）肿瘤愈后患者接受助孕治疗的安全性

许多研究表明卵巢生殖细胞肿瘤在保守性手术治疗后，生育力保存且妊娠结局良好。交界性卵巢肿瘤复发常常发生在手术后 2 年，一般建议在此期间避免妊娠，因为妊娠会增加诊断早期复发的难度，但也有报道指出即使在术后两年内妊娠，也没有发现复发。因此一般认为大部分交界性卵巢肿瘤患者保守性手术后两年生育是安全的，但为减少肿瘤复发风险，在患者完成妊娠任务后可以考虑行卵巢切除手术。

已有的小样本的研究显示，对交界性、复发性交界性、侵袭性或低度恶性卵巢肿瘤保守术后患者行促排卵或 IVF 治疗是安全的，并未增加肿瘤的复发风险。同时，调查接受 IVF-ET 治疗的育龄妇女，结果发现生殖道肿瘤发生与超促排卵没有相关性。对 IVF 超促排卵的 Meta 分析也认为，以不孕人群做对照，IVF 超促排卵并未增加患者宫颈癌、子宫内膜癌及卵巢癌的发病风险。

由于乳腺癌与性激素关系密切，对于此类患者的促排卵治疗应更为谨慎。有专家提出对乳腺癌患者可在化疗前行促排卵,化疗后病情稳定时行冻融胚胎移植。但究竟此方案在超排卵时是否会加重乳腺癌病情,未有定论。此外,Cavagna F 等比较了使用不同方案对乳腺癌患者进行控制性超排促卵的结局后认为,相较于单独使用他莫昔芬,使用小剂量卵泡刺激素结合他莫昔芬或来曲唑进行超促排卵可得到更好的效果,而结合使用来曲唑时血清中的雌二醇峰值比使用他莫昔芬更低,可能对乳腺癌的患者更有益。

综上所述,对于非激素依赖性肿瘤患者促排卵治疗是相对安全的,而对于部分激素依赖性肿瘤术后患者,也可以通过选择合理的促排卵方案,使患者在获得妊娠的同时并不增加恶性肿瘤复发的风险。

六、儿童的生育力保存

对于尚未性成熟而不能产生成熟配子的儿童来说,如何保存生育能力仍然面临着一系列伦理和法治问题,主要表现为以下几个方面:①如何收集和储存未成年患者性腺组织。②冻存的性腺组织和干细胞是否能用于科学研究或捐赠。③如果患者死亡,其冻存的性腺组织应如何处置。④若患者死亡,其冻存的性腺组织的所有权归属。

更重要的是,目前青少年肿瘤患者生育力保存的方法均处于研究阶段,尽管其合理可行,但是否有必要运用于儿童仍然存在争议。有学者认为,儿童卵巢储备能力强,可从放化疗的打击中恢复;另一部分学者认为,肿瘤疾病的发展是无法预测的,放化疗的损害也是无法事先评估的,不能低估发生卵巢早衰的可能性。因此,生殖医学医师在行保留生殖能力治疗前,一定要充分与患者及监护人沟通,帮助患者及家属在权衡利弊后做出选择。

应综合考虑各种肿瘤的原发部位、手术方式和治疗方案,提前与患者监护人进行沟通,选择个体化治疗方案、运用不同的辅助生殖技术来保存患者的生育能力,满足患者将来的生育要求。

目前造血干细胞移植(hematopoietic stem cell transplantation,HSCT)是治疗部分恶性肿瘤及非恶性疾病的重要方式,然而 HSCT 前期的全身放疗已被证实会严重损伤生育力。由于患者的个体化差异,其接受的治疗对生育能力的影响也不尽相同,因此部分学者建议不孕不育风险在 50% 以上的患者,需要在治疗前积极地进行生育力的保存。

(一)有导致卵巢早衰风险的非恶性疾病

(1)自身免疫性疾病:骨髓移植、镰状细胞贫血,重型地中海贫血,再生障碍性贫血,免疫抑制治疗无效的。

(2)需要化疗的自身免疫性疾病:系统性红斑狼疮,类风湿关节炎,贝赫切特综合征(白塞病),韦格纳病,多发性硬化症。

(3)卵巢疾病:复发性卵巢囊肿,卵巢扭转。

(4)内分泌和染色体异常疾病:Turner 综合征,半乳糖血症,卵巢早衰家族史。

(二)儿童和青春期肿瘤患者治疗后不孕不育的风险

（1）低风险疾病（<20%）：急性淋巴细胞白血病，肾母细胞瘤，Ⅰ期软组织肉瘤，生殖细胞肿瘤（行性腺保护和未进行放疗者），视网膜母细胞瘤，颅内肿瘤（仅行手术者，头颅放射<24 Gy 者）。

（2）中度风险疾病（20%~80%）：急性髓系白血病，肝母细胞瘤，骨肉瘤，Ⅱ期或Ⅲ期尤因肉瘤，神经母细胞瘤，非霍奇金淋巴瘤，霍奇金淋巴瘤（行交替治疗者），颅内肿瘤（行脑脊髓照射者，脑部照射剂量>24 Gy）。

（3）高风险疾病（>80%）：全身放疗者，盆腔放疗者，骨髓移植前期化疗者，霍奇金淋巴瘤行烷化剂治疗者，Ⅳ期软组织肉瘤，转移性尤因肉瘤。

(三)青春期儿童生育力保存方案

对于青春期前儿童，目前尚无保存生育力方案的标准，应在患儿本人及其家长或监护人知情同意的前提下，选择现有的保存生育力方法：卵巢组织冻存，但有再次引入恶性细胞的风险。

卵巢皮质冻存是目前未性成熟女童保存生育能力的唯一选择。采集患儿卵巢皮质后，可以提取始基卵泡行体外促成熟再冻存卵细胞或直接冻存皮质。待需要时再将其移植回患者体内使卵巢功能复苏，或者直接提取卵母细胞体外促成熟后行体外受精。现在已有许多成人利用这种方式成功怀孕的案例。因儿童卵巢皮质卵母细胞储备多，且越小的儿童其储备越丰富，现代腔镜手术取卵巢皮质的技术可应用于任何年龄阶段的儿童，以上这些因素使我们将这一技术成功运用于儿童有极大的信心。

七、生育力咨询及方案制定流程

生育力咨询及方案制定流程详见图7-1。

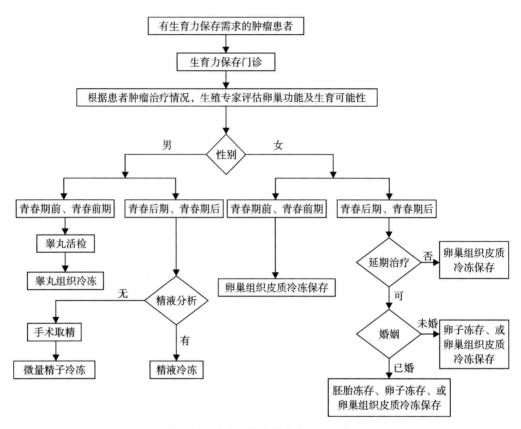

图 7-1　生育力咨询及方案制定流程

第四节　肿瘤患者妊娠的随访

随着肿瘤患者年轻化趋势的日益增多,其生育问题及其出生子代的健康成长问题越来越受到临床和社会的关注,做好生育力保存/保护技术实施后的随访是关系到人类健康发展的严肃而重要的工作。其重要性主要体现在以下几个方面。

(1)可以及早发现胚胎异常,为胚胎正常发育做好保障工作。

(2)通过随访及早了解孕产妇在围产期并发症,以适时做好健康指导,保障孕妇的健康。

(3)能有效降低缺陷儿的发生,提高人口素质,利于患者个人、家庭及社会。

(4)掌握客观的第一手资料,为临床以后的工作提供参考。

(5)针对存在问题和不足,不断完善和提高人类辅助生殖技术。为进一步的中长期随访观察打下良好的基础。

一、建档时签署知情同意书和婚前排查协议

肿瘤患者在行生育力保存和保护的过程中,如需行配子、胚胎或者生殖腺切片冷冻保存,需在建电子病历时,保留结婚证(如已婚)、身份证、户口本的复印件,电话号码除留取病人夫妇的以外,还应留取能联系到他们本人的第三方电话或者直系亲属的联系方式,以及当地户口所在地的联系方式等。并告知病人登记所有信息如变动及时通知中心固定人员。

二、设立大型宣教室

设置大型宣教室,不定时地邀请临床医师进行相关知识讲解,平时由专业知识丰富、沟通能力强的人员进行健康宣教,讲解生育力保存/保护详细过程、费用及注意事项,同时讲解提高生育能力的各种可能方法,以及血脂调整、体重管理方法,重点强调随访内容和随访的100%控制措施,并向病人讲解不同时间随访的重要性,保护病人隐私,提高病人的安全感,以方便随访顺利。

三、随访质量控制

专人随访员将随访结果进行汇报,临床负责人及临床护理全体人员监督随访质量,每个月整理资料,查看数据,形成文字形式汇报,积极讨论,出现问题,及时整改,形成新的工作模式,固定下来,每周将随访结果保存于生殖医学中心讨论。

肿瘤患者行生育力保存/保护后,随访任务非常重,随访工作烦琐,小细节需要反复确认,做到事无巨细。随访工作除了随访外,增加了更多的内容。而且随访要求更高,病人信息变动较大,要求随访人员除了最基本的生殖知识外,不仅需要随访妊娠情况,还要对肿瘤治疗后的情况进行详细登记,对子代健康状况进行随访记录。因此,确保随访成功最重要的是高素质的随访人员,更需要很强的耐心,在真诚态度基础上进行良好的沟通,以及最为重要的慎独精神。

随访工作更需要生殖医学中心各部门之间积极配合,同时保障病人到心理门诊随时就诊。创立一个积极温馨的环境,给病人一种信赖的感觉想病人所想,急病人所急,尽可能解决病人的紧急问题。只有如此才能与病人达成信任,科室人员积极努力配合,是随访成功的基础。

肿瘤患者综合治疗后,妊娠前后夫妇双方同时面临着较其他常规 IVF-ET 病人更多的家庭或者社会压力,更多的心理焦虑和担心。生殖中心所有人员必须高度注意言行举止,面对患者避免使用一些引起病人误解的言语或行为,尽量和患者建立良好的关系。必要时进行心理疏导,专门心理医师从专业的角度缓解患者紧张的情绪,帮助其增加妊

娠率的同时,更能够建立亲密的医患关系。让夫妇在放松心情的基础上,对我中心随访工作全面理解,理解随访的必要性,理解随访不是为了泄密,不是为了完成任务,全中心工作人员一起努力保障随访顺利完成。

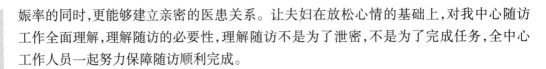

第五节 癌症后生育忧虑的概念及特点

Wenzel 等学者在 2005 年首先提出生育忧虑这一概念,并将其应用于妇科肿瘤和淋巴瘤等女性癌症幸存者。其生育忧虑主要侧重于患者对生殖能力方面的担忧,评估内容主要涉及其妇科症状、生活质量、情绪和身体健康。随着研究的深入,研究者发现年轻癌症患者还关心她们的孩子是否具有较大的患癌危险性,以及如果不能生育,有哪些替代办法可以使她们获得基因相关的后代等,研究对象也从妇科肿瘤逐渐扩展到非妇科肿瘤患者。随后 Gorman 等在应用过程中优化了癌症后生育忧虑这一概念的内涵,增加了配偶和子女方面的相关担忧,指个体对生殖能力、自身健康、子女健康及子女照护等方面的忧虑。癌症后生育忧虑在一定程度上评估了年轻女性癌症患者的心理、社会和身体健康相关的忧虑。包括长期的困扰、恐惧和焦虑;对约会、隐私泄露以及与交往同伴有关的担忧;对不育和难以确定的生育能力的困扰;对怀孕安全性的担忧以及对未来孩子癌症遗传风险的担忧。年轻女性癌症患者的生育忧虑越严重,可能由于心理或生理因素,往往其性功能与性满意度也越低,并且这种影响可能在癌症治疗后的 5 ~ 10 年仍然持续存在。

一、心理社会因素

1. 应激理论

癌症诊断作为强负性生活事件对患者产生消极影响,进而出现各种应激反应。

2. 认知评价

许多研究表明,对事件的认知评价决定应激反应。个体的认知评价受诸如个性、情绪、身体状况等许多心身特点的影响。癌症之所以会造成患者强烈的、消极的心身反应,就是因为个体通过次级评价,认为癌症的治愈可能性很小且会在痛苦中死亡。

3. 应对方式

不同应对方式与肿瘤患者的情绪有一定的相关性。对癌症疼痛患者和非癌症的慢性疼痛患者进行研究,结果表明,回避应对方式癌症患者的焦虑及抑郁程度呈正相关。

4. 社会支持

有研究证明,社会支持与心身健康呈正相关,社会支持对肿瘤患者的适应行为、疾病症状、应对方式、机体免疫力及生存期等都有影响。

5. 个性特征

个性特征可以影响个体对生活事件的感知、认知评价及应对方式,与社会支持也有联系。肿瘤患者的个性特征可以影响其生活质量、情绪的调整、对疾病的应对方式以及疾病的进程。

二、疾病因素

由于癌症的不良后果以及患者对疾病知识认知缺乏,癌症引起的心理问题相当普遍。在癌症的不同阶段有不同的心理反应,其中一些反应是正常的、适应性的,有的是异常的、适应不良的。有关专家将不同阶段癌症患者的心理反应进行了归纳,确诊前,患者关心各种与诊断有关的信息,担心患癌症后可能出现的疼痛、损容、死亡等,震惊并怀疑诊断的准确性。

这些反应都是正常的,但过度的警觉会导致焦虑,完全的否认会使患者拒绝治疗。诊断期,患者会出现部分的否认、焦虑、抑郁、愤怒等心理反应。治疗期,患者害怕麻醉及手术,担心形象的改变,害怕放、化疗引起的不良反应,会产生焦虑、抑郁。治疗后,患者恢复正常的应对方式,担心复发,产生治疗后焦虑和抑郁。复发期,出现情绪震荡,怀疑诊断的准确性,否认、愤怒、焦虑、抑郁。疾病恶化期,疯狂地搜寻新的信息,四处求治及试用各种偏方,最终产生抑郁心理。终末期,害怕被遗弃,害怕无法保持镇静以及失去尊严,害怕疼痛。

三、心理干预

1. 认知疗法

认知疗法(cognitive therapy)是根据认知过程影响情感和行为的理论假设,通过认知和行为技术来改变患者不良认知的一类心理治疗方法的总称。

2. 行为疗法

行为疗法是以行为学习理论为依据的一组心理治疗方法,自 20 世纪 80 年代初应用于肿瘤临床。放松疗法是一种通过训练有意识地控制自身的心理生理活动、降低唤醒水平、改善机体紊乱功能的行为疗法。包括渐进性肌肉放松和松弛想象训练。

3. 支持-表达式治疗

支持-表达式治疗与支持治疗有类同之处。它除了包含支持治疗的所有内容外,特别强调鼓励患者表达消极的情绪。这种心理干预方法适用于各种类型的肿瘤患者。

4. 暗示与催眠疗法

暗示治疗是指利用语言、文字、手势、姿势、药物、情景等手段,对患者施加积极的暗示,改变患者不良的知觉、判断、信念、情感或行为等的心理过程,从而达到治疗目的。

催眠治疗是指催眠者通过语言或其他方法把被催眠者诱导到一种特殊的意识状态-催眠状态,然后催眠者通过暗示、疏泄、支持,甚至各种行为等治疗手段,作用于被催眠者,使他们的感觉、知觉、思维、观念、记忆、情感、行为及生理活动等发生变化,从而达到改善心身症状的过程。20世纪60年代,暗示、催眠治疗开始用于肿瘤临床。

5. 音乐疗法

音乐疗法属心理治疗方法之一,是利用音乐促进健康,特别是作为消除心身障碍的辅助手段。在听音乐(包括听录制音乐和现场音乐)和即兴表演时被干预者的幸福感、放松度和能量水平均有提高,唾液免疫球蛋白A升高,皮质醇水平下降。

6. 教育性干预

教育性干预是指通过向患者提供有关诊断、治疗等信息,向患者解释疾病可能引起的强烈负性情绪反应,介绍不同的应对方式、不同的社会支持利用状况等对癌症适应的影响等状况,澄清患者的一些错误认知,并给予一定的保证、支持,减轻患者因癌症及其治疗而出现的不良反应。

7. 集体心理治疗

集体心理治疗是一种为了某些共同的目的将患者集中起来进行心理治疗的方法。20世纪70年代后期出现对癌症患者进行集体心理干预的报道。支持-表达式集体心理治疗不能延长转移性乳癌患者的生存期,但能改善患者的情绪及疼痛感,尤其是那些开始即有严重心理紊乱的患者。实施团体心理治疗能使患者的血浆皮质醇、催乳素水平下降,自然杀伤细胞、CD8$^+$及CD4$^+$细胞百分比下降,有丝分裂原的增殖反应减弱。

随着生物医学模式向现代的生物-心理-社会医学模式的转变,医学界对心理社会因素在肿瘤的发生及治疗中的作用越来越重视。不良的心理状态对肿瘤的病程转变会造成严重的负性作用,从而促进肿瘤患者的病情恶化,加速患者的死亡。因此,仅用手术、放疗、化疗、生物治疗,很难满足人们对现代医疗的需要。对癌症的治疗应当强调整体疗,既要注重躯体的治疗,又不可忽视心理支持,对癌症患者加强心理治疗,可使其消除不良心理反应,避免采取对抗行为,减轻精神压力,树立战胜疾病的信心,配合治疗,变消极心态为积极心态,对维持器官系统正常功能和心理平衡,增强应激能力和免疫力,减轻痛苦,提高生存质量和生存率有着非常积极的作用。

总之,生育力保护是一项需要长期关注和研究的生殖健康内容。首先需要提高全民对生殖健康的认识,做到早防早治,选择适时生育时机。目前,无论患者、患者家属和一些专科医师对生育力保护及保存的相关知识和研究知之甚少,而能提供这方面咨询的医疗机构和医师非常有限,从事生殖专科的医师有责任知晓生育力保护及保存的相关影响因素、适应证、生育力评估方法及保护措施等,对不孕不育人群、癌症患者、特殊职业人员及有生育需求但尚未生育者及时提供相关医疗咨询服务,采取生育力保护保存技术,制定个体化的生育力保护保存方案。此外,生育力保护保存的技术尚需继续研究和发展,目前可用的生育力保存技术虽然较多,但都存在一定局限。如何在手术、药物治疗疾病的同时保护好生育力还需多学科长期不懈的合作和努力。

女性生育力保存作为女性生育力保护手段和途径,已悄然将女性从两性角色中的被动生育方拉回到与男性相同的地位,体现了男女平等的精髓。诸如配子库的建立,需经过过程漫长、步骤烦琐、设计全面的立项、申报、评审、试运行、复审及校验等步骤,是为最大可能性确保人类配子的安全,防止滥用,因此女性生育力保存的生物样本库的建立也需各方面的审慎对待。

参考文献

[1] KRZASTEK S C, FARHI J, GRAY M, et al. Impact of environmental toxin exposure on male fertility potential[J]. Translational Andrology and Urology,2020,9(6):2797-2813.

[2] MEHEDINTU C, FRINCU F, CARP-VELISCU A, et al. A warning call for fertility preservation methods for women undergoing gonadotoxic cancer treatment[J]. Medicina (Kaunas,Lithuania),2021,57(12):1340.

[3] ESHRE GUIDELINE GROUP ON FEMALE FERTILITY PRESERVATION, ANDERSON R A, AMANT F, et al. ESHRE guideline:Female fertility preservation[J]. Human Reproduction Open,2020,2020(4):hoaa052.

[4] FISCH B, ABIR R. Female fertility preservation:Past,present and future[J]. Reproduction (Cambridge,England),2018,156(1):F11-F27.

[5] GHUNAIM S, GHAZEERI G, KHALIFE D, et al. Fertility preservation in patients with *BRCA* mutation[J]. Ecancermedicalscience,2020,14:1033.

[6] ALHILLI M M, PEDERSON H J. Controversies in hereditary cancer management[J]. Obstetrics and Gynecology,2021,137(5):941-955.

[7] CHATZIIOANNIDOU K, BOTSIKAS D, TILLE J C, et al. Preservation of fertility in non-Peutz-Jegher syndrome-associated ovarian sex cord tumour with annular tubules[J]. BMJ Case Reports,2015,2015:bcr2014207841.

[8] SOMIGLIANA E, COSTANTINI M P, FILIPPI F, et al. Fertility counseling in women with hereditary cancer syndromes[J]. Critical Reviews in Oncology/Hematology,2022,171:103604.

[9] YOSHIDA R. Hereditary breast and ovarian cancer (HBOC):Review of its molecular characteristics,screening,treatment,and prognosis[J]. Breast Cancer (Tokyo,Japan),2021,28(6):1167-1180.

[10] BILLER L H, CREEDON S A, KLEHM M, et al. Lynch syndrome-associated cancers beyond colorectal cancer[J]. Gastrointestinal Endoscopy Clinics of North America,2022,

32(1):75-93.

[11]CIPRIANO N M Jr,DE BRITO A M,DE OLIVEIRA E S,et al. Mutation screening of TP53,CHEK2 and *BRCA* genes in patients at high risk for hereditary breast and ovarian cancer (HBOC) in Brazil[J]. Breast Cancer,2019,26(3):397-405.

[12]VAN HEETVELDE M,VAN BOCKSTAL M,POPPE B,et al. Accurate detection and quantification of epigenetic and genetic second hits in BRCA1 and BRCA2-associated hereditary breast and ovarian cancer reveals multiple co-acting second hits[J]. Cancer Letters,2018,425:125-133.

[13]CORRADO G,MARCHETTI C,TROZZI R,et al. Fertility preservation in patients with BRCA mutations or Lynch syndrome[J]. International Journal of Gynecological Cancer: Official Journal of the International Gynecological Cancer Society, 2021, 31 (3): 332-338.

[14]HAGHI-AMINJAN H,ASGHARI M H,FARHOOD B,et al. The role of melatonin on chemotherapy - induced reproductive toxicity [J]. The Journal of Pharmacy and Pharmacology,2018,70(3):291-306.

[15]NGUYEN Q N,ZERAFA N,LIEW S H,et al. Loss of *PUMA* protects the ovarian reserve during DNA-damaging chemotherapy and preserves fertility[J]. Cell Death & Disease, 2018,9(6):618.

[16]KABIRIAN R,FRANZOI M A,HAVAS J,et al. Chemotherapy-related amenorrhea and quality of life among premenopausal women with breast cancer[J]. JAMA Network Open, 2023,6(11):e2343910.

[17]HONG Y H,KIM S J,KIM S K,et al. Impact of imatinib or dasatinib coadmistration on *in vitro* preantral follicle development and oocyte acquisition in cyclophosphamide-treated mice[J]. Clinical and Experimental Reproductive Medicine,2020,47(4):269-276.

[18]JIANG Y,HUANG Z,XU H R,et al. Chemotherapy-induced amenorrhea and its effects on fertility in long-term female survivors of classic osteosarcoma[J]. Supportive Care in Cancer:Official Journal of the Multinational Association of Supportive Care in Cancer, 2021,29(10):5999-6004.

[19]LI J H,LONG H,CONG Y Y,et al. Quercetin prevents primordial follicle loss via suppression of PI3K/Akt/Foxo3a pathway activation in cyclophosphamide-treated mice [J]. Reproductive Biology and Endocrinology,2021,19(1):63.

[20]GONFLONI S. DNA damage stress response in germ cells:Role of c-Abl and clinical implications[J]. Oncogene,2010,29(47):6193-6202.

[21]BILDIK G,ACILAN C,SAHIN G N,et al. C-Abl is not actlvated in DNA damage-induced and Tap63-mediated oocyte apoptosis in human ovary[J]. Cell Death & Disease,2018,9(10):943.

［22］MORGAN S,LOPES F,GOURLEY C,et al. Cisplatin and doxorubicin induce distinct mechanisms of ovarian follicle loss; imatinib provides selective protection only against cisplatin［J］. PLoS One,2013,8(7):e70117.

［23］YUKSEL A,BILDIK G,SENBABAOGLU F,et al. The magnitude of gonadotoxicity of chemotherapy drugs on ovarian follicles and granulosa cells varies depending upon the category of the drugs and the type of granulosa cells［J］. Human Reproduction,2015,30 (12):2926-2935.

［24］VODENKOVA S,BUCHLER T,CERVENA K,et al. 5 - fluorouracil and other fluoropyrimidines in colorectal cancer:Past,present and future［J］. Pharmacology & Therapeutics,2020,206:107447.

［25］TAL R,LIU Y,PLUCHINO N,et al. A murine 5-fluorouracil-based submyeloablation model for the study of bone marrow - derived cell trafficking in reproduction［J］. Endocrinology,2016,157(10):3749-3759.

［26］LAMBOURAS M,LIEW S H,HORVAY K,et al. Examination of the ovotoxicity of 5-fluorouracil in mice［J］. Journal of Assisted Reproduction and Genetics,2018,35(6): 1053-1060.

［27］ABRAHAMS C,WOUDBERG N J,LECOUR S. Anthracycline-induced cardiotoxicity: Targeting high-density lipoproteins to limit the damage?［J］. Lipids in Health and Disease,2022,21(1):85.

［28］SPEARS N,LOPES F,STEFANSDOTTIR A,et al. Ovarian damage from chemotherapy and current approaches to its protection［J］. Human Reproduction Update,2019,25(6): 673-693.

［29］LI F,TURAN V,LIERMAN S,et al. Sphingosine-1-phosphate prevents chemotherapy-induced human primordial follicle death［J］. Human Reproduction (Oxford,England), 2014,29(1):107-113.

［30］NISHI K,GUNASEKARAN V P,ARUNACHALAM J,et al. Doxorubicin-induced female reproductive toxicity:An assessment of ovarian follicular apoptosis, cyclicity and reproductive tissue histology in Wistar rats［J］. Drug and Chemical Toxicology,2018,41 (1):72-81.

［31］HAQUE A,RAHMAN M A,FAIZI M S H,et al. Next generation antineoplastic agents:A review on structurally modified vinblastine (VBL) analogues［J］. Current Medicinal Chemistry,2018,25(14):1650-1662.

［32］CHEN S,WU J L,LIANG Y,et al. Arsenic trioxide rescues structural p53 mutations through a cryptic allosteric site［J］. Cancer Cell,2021,39(2):225-239. e8.

［33］CHEN L,ZHU H M,LI Y,et al. Arsenic trioxide replacing or reducing chemotherapy in consolidation therapy for acute promyelocytic leukemia (APL2012 trial)［J］. Proceedings of the National Academy of Sciences of the United States of America, 2021, 118 (6):e2020382118.

[34]PATEL B,DAS R,GAUTAM A,et al. Evaluation of vascular effect of arsenic using *in vivo* assays[J]. Environmental Science and Pollution Research International,2017,24(18): 15521–15527.

[35]GUO M H,LV J,CHEN X T,et al. Arsenic trioxide therapy during pregnancy:ATO and its metabolites in maternal blood and amniotic fluid of acute promyelocytic leukemia patients[J]. Frontiers in Oncology,2022,12:887026.

[36]BEDOSCHI G M,NAVARRO P A,OKTAY K H. Novel insights into the pathophysiology of chemotherapy–induced damage to the ovary[J]. Panminerva Medica,2019,61(1): 68–75.

[37]PUJADE–LAURAINE E,FUJIWARA K,LEDERMANN J A,et al. Avelumab alone or in combination with chemotherapy versus chemotherapy alone in platinum – resistant or platinum–refractory ovarian cancer (JAVELIN Ovarian 200):An open–label,three–arm, randomised,phase 3 study[J]. The Lancet. Oncology,2021,22(7):1034–1046.

[38]SPEARS N,LOPES F,STEFANSDOTTIR A,et al. Ovarian damage from chemotherapy and current approaches to its protection[J]. Human Reproduction Update,2019,25(6): 673–693.

[39]BECKER D A,THOMAS E D,GILBERT A L,et al. Improved outcomes with dose–dense paclitaxel – based neoadjuvant chemotherapy in advanced epithelial ovarian carcinoma [J]. Gynecologic Oncology,2016,142(1):25–29.

[40]CHOW E J,STRATTON K L,LEISENRING W M,et al. Pregnancy after chemotherapy in male and female survivors of childhood cancer treated between 1970 and 1999:A report from the Childhood Cancer Survivor Study cohort[J]. The Lancet. Oncology,2016,17 (5):567–576.

[41]NGUYEN Q N,ZERAFA N,LIEW S H,et al. Loss of *PUMA* protects the ovarian reserve during DNA–damaging chemotherapy and preserves fertility[J]. Cell Death & Disease, 2018,9(6):618.

[42]ESLAMIFAR Z,MORIDNIA A,SABBAGH S,et al. Ameliorative effects of Gallic acid on cisplatin–induced nephrotoxicity in rat variations of biochemistry,histopathology,and gene expression[J]. BioMed Research International,2021,2021:2195238.

[43]JANG H,NA Y,HONG K,et al. Synergistic effect of melatonin and ghrelin in preventing cisplatin–induced ovarian damage via regulation of FOXO3a phosphorylation and binding to the $p27^{Kip1}$ promoter in primordial follicles[J]. Journal of Pineal Research,2017,63 (3):10. 1111/jpi. 12432.

[44]KIM S Y,NAIR D M,ROMERO M,et al. Transient inhibition of p53 homologs protects

ovarian function from two distinct apoptotic pathways triggered by anticancer therapies [J]. Cell Death and Differentiation,2019,26(3):502-515.

[45]ONDER G O,BALCIOGLU E,BARAN M,et al. The different doses of radiation therapy-induced damage to the ovarian environment in rats[J]. International Journal of Radiation Biology,2021,97(3):367-375.

[46]REISER E,BAZZANO M V,SOLANO M E,et al. Unlaid eggs:Ovarian damage after low-dose radiation[J]. Cells,2022,11(7):1219.

[47]TAN R R,HE Y H,ZHANG S Y,et al. Effect of transcutaneous electrical acupoint stimulation on protecting against radiotherapy – induced ovarian damage in mice[J]. Journal of Ovarian Research,2019,12(1):65.

[48]QU F,LI R,SUN W,et al. Use of electroacupuncture and transcutaneous electrical acupoint stimulation in reproductive medicine:A group consensus[J]. Journal of Zhejiang University. Science. B,2017,18(3):186-193.

[49]VOGIATZI P,POULIAKIS A,BETTOCCHI S,et al. Age at menarche and clinical outcomes following medically assisted reproduction (MAR):A cohort study [J]. Gynecological Endocrinology,2019,35(5):448-452.

[50]ZHANG X H,QIU L Q,YE Y H,et al. Chromosomal abnormalities:Subgroup analysis by maternal age and perinatal features in Zhejiang Province of China,2011-2015[J]. Italian Journal of Pediatrics,2017,43(1):47.

[51]WANG X,JIN L,MAO Y D,et al. Evaluation of ovarian reserve tests and age in the prediction of poor ovarian response to controlled ovarian stimulation-a real-world data analysis of 89,002 patients[J]. Frontiers in Endocrinology,2021,12:702061.

[52]ZHU R Y,LEE B H,HUANG Z W,et al. Antimüllerian hormone,antral follicle count and ovarian volume predict menstrual cycle length in healthy women [J]. Clinical Endocrinology,2016,84(6):870-877.

[53] KARĂDAG C, YOLDEMIR T, DEMIRCAN KARĂDAG S, et al. The effects of endometrioma size and bilaterality on ovarian reserve[J]. Journal of Obstetrics and Gynaecology,2020,40(4):531-536.

[54]CAMPBELL S. Ultrasound evaluation in female infertility:Part 1,the ovary and the follicle [J]. Obstetrics and Gynecology Clinics of North America,2019,46(4):683-696.

[55]LOREN A W,MANGU P B,BECK L N,et al. Fertility preservation for patients with cancer:American Society of Clinical Oncology clinical practice guideline update[J]. Journal of Clinical Oncology:Official Journal of the American Society of Clinical Oncology,2013,31(19):2500-2510.

[56]DEL-POZO-LÉRIDA S,SALVADOR C,MARTÍNEZ-SOLER F,et al. Preservation of fertility in patients with cancer (Review) [J]. Oncol Rep. 2019,41(5):2607-2614.

[57] MAHMOOD S, DRAKELEY A, HOMBURG R, et al. Fertility Preservation in Female Patients with Cancer [J]. Bambang K. Clin Oncol (R Coll Radiol). 2022, 34 (8): 508-513.

[58] BURNS K C, HOEFGEN H, STRINE A, et al. Fertility preservation options in pediatric and adolescent patients with cancer[J]. Cancer,2018,124(9):1867-1876.

[59] PAVONE M E, CONFINO R, STEINBERG M. Female fertility preservation: A clinical perspective[J]. Minerva Ginecologica,2016,68(4):458-465.

[60] RUSHING J S, APPIAH L, POLOTSKY A J, et al. Ovarian stimulation for fertility preservation in an oncology patient with etonogestrel implant in place [J]. Journal of Assisted Reproduction and Genetics,2021,38(2):513-516.

[61] LEE S S, SUTTER M, LEE S, et al. Self - reported quality of life scales in women undergoing oocyte freezing versus *in vitro* fertilization [J]. Journal of Assisted Reproduction and Genetics,2020,37(10):2419-2425.

[62] MILACHICH T, SHTEREV A. Are there optimal numbers of oocytes, spermatozoa and embryos in assisted reproduction? [J]. JBRA Assisted Reproduction, 2016, 20 (3): 142-149.

[63] TAKAI Y. Recent advances in oncofertility care worldwide and in Japan[J]. Reproductive Medicine and Biology,2018,17(4):356-368.

[64] KHALILI MA, SHAHEDI A, ASHOURZADEH S, et al. Vitrification of human immature oocytes before and after in vitro maturation: a review[J]. J Assist Reprod Genet. 2017,34 (11):1413-1426.

[65] COLOMBO M, ALKALI I M, LUVONI G C. Microenvironment factors promoting the quality of vitrified cat oocytes[J]. Theriogenology,2023,196:275-283.

[66] KHATTAK H, GALLOS I, COOMARASAMY A, et al. Why are women considering ovarian tissue cryopreservation to preserve reproductive and hormonal ovarian function? A qualitative study protocol[J]. BMJ Open,2022,12(4):e051288.

[67] KHATTAK H, MALHAS R, CRACIUNAS L, et al. Fresh and cryopreserved ovarian tissue transplantation for preserving reproductive and endocrine function: A systematic review and individual patient data meta - analysis [J]. Human Reproduction Update, 2022, 28 (3):400-416.

[68] DEVI K P, KUMAR L. Live-birth after transplantation of cryopreserved ovarian tissue [J]. The National Medical Journal of India,2005,18(5):257-258.

[69] FRAISON E, HUBERLANT S, LABRUNE E, et al. Live birth rate after female fertility preservation for cancer or haematopoietic stem cell transplantation: a systematic review and meta-analysis of the three main techniques: embryo,oocyte and ovarian tissue cryopreservation[J]. Hum Reprod. 2023,38(3):489-502.

[70] DONFACK NJ, ALVES KA, ARAÚJO VR, et al. Expectations and limitations of ovarian tissue transplantation[J]. Zygote. 2017 ,25(4) :391-403.

[71] DOLMANS M M, DONNEZ J, CACCIOTTOLA L. Fertility preservation: The challenge of freezing and transplanting ovarian tissue[J]. Trends in Molecular Medicine, 2021, 27 (8):777-791.

[72] MARIN L, BEDOSCHI G, KAWAHARA T, et al. History, evolution and current state of ovarian tissue auto-transplantation with cryopreserved tissue: A successful translational research journey from 1999 to 2020[J]. Reproductive Sciences,2020,27(4):955-962.

[73] POIROT C, BRUGIERES L, YAKOUBEN K, et al. Ovarian tissue cryopreservation for fertility preservation in 418 girls and adolescents up to 15years of age facing highly gonadotoxic treatment. Twenty years of experience at a single center[J]. Acta Obstetricia et Gynecologica Scandinavica,2019,98(5):630-637.

[74] LEE S, CHO H W, KIM B, et al. The effectiveness of anti-apoptotic agents to preserve primordial follicles and prevent tissue damage during ovarian tissue cryopreservation and xenotransplantation[J]. International Journal of Molecular Sciences,2021,22(5):2534.

[75] 国际妇科内分泌学会中国妇科内分泌学分会及共识专家. 卵巢组织冻存与移植中国专家共识[J]. 中国临床医生杂志,2018,46(4):496-500.

[76] DEL-POZO-LÉRIDA S, SALVADOR C, MARTÍNEZ-SOLER F, et al. Preservation of fertility in patients with cancer (Review)[J]. Oncology Reports, 2019, 41 (5): 2607-2614.

[77] TURKGELDI L, CUTNER A, TURKGELDI E, et al. Laparoscopic ovarian transposition and ovariopexy for fertility preservation in patients treated with pelvic radiotherapy with or without chemotherapy[J]. Facts, Views & Vision in ObGyn,2019,11(3):235-242.

[78] MOSSA B, SCHIMBERNI M, BENEDETTO L D, et al. Ovarian transposition in young women and fertility sparing [J]. European Review for Medical and Pharmacological Sciences,2015,19(18):3418-3425.

[79] RONN R, HOLZER H E G. Oncofertility in Canada: Gonadal protection and fertility-sparing strategies[J]. Current Oncology (Toronto, Ont.),2013,20(6):e602-e607.

[80] LAIOS A, OTIFY M, PAPADOPOULOU A, et al. Outcomes of ovarian transposition in LAIOS A, OTIFY M, PAPADOPOULOU A, et al. Outcomes of ovarian transposition incervical cancer: an updated meta-analysis[J]. BMC Women's Health,2022,22:305.

[81] WATKINS J A, IRSHAD S, GRIGORIADIS A, et al. Genomic scars as biomarkers of homologous recombination deficiency and drug response in breast and ovarian cancers [J]. Breast Cancer Research,2014,16(3):211.

[82] MACHIDA H, IWATA T, OKUGAWA K, et al. Fertility-sparing trachelectomy for early-stage cervical cancer: A proposal of an ideal candidate[J]. Gynecologic Oncology,2020,

156（2）：341-348.

［83］ZAMANI N，REZAEI POOR M，GHASEMIAN DIZAJMEHR S，et al. Fertility sparing surgery in malignant ovarian Germ cell tumor（MOGCT）：15 years experiences［J］. BMC Women's Health，2021，21（1）：282.

［84］MARAMAI M，BARRA F，MENADA M V，et al. Borderline ovarian tumours：Management in the era of fertility-sparing surgery［J］. Ecancermedicalscience，2020，14：1031.

［85］GHALLEB M，BOUZAIENE H，SLIM S，et al. Fertility-sparing surgery in advanced stage malignant ovarian germ cell tumor：A case report［J］. Journal of Medical Case Reports，2017，11（1）：350.

［86］KOVACEVIC N. Surgical treatment and fertility perservation in endometrial cancer［J］. Radiology and Oncology，2021，55（2）：144-149.

［87］INOUE O，HAMATANI T，SUSUMU N，et al. Factors affecting pregnancy outcomes in young women treated with fertility-preserving therapy for well-differentiated endometrial cancer or atypical endometrial hyperplasia［J］. Reproductive Biology and Endocrinology，2016，14：2.

［88］LI M，SONG J L，ZHAO Y，et al. Fertility outcomes in infertile women with complex hyperplasia or complex atypical hyperplasia who received progestin therapy and *in vitro* fertilization［J］. Journal of Zhejiang University. Science. B，2017，18（11）：1022-1025.

［89］PARK J Y，HEO E J，LEE J W，et al. Outcomes of laparoscopic fertility-sparing surgery in clinically early-stage epithelial ovarian cancer［J］. Journal of Gynecologic Oncology，2016，27（2）：e20.

［90］SUH-BURGMANN E. Long-term outcomes following conservative surgery for borderline tumor of the ovary：A large population-based study［J］. Gynecologic Oncology，2006，103（3）：841-847.

［91］VARLAS V N，BOR\U0219 R G，CRE\U021BOIU R，et al. Fertility-sparing surgery：A hopeful strategy for young women with cancer［J］. Journal of Medicine and Life，2023，16（7）：974-980.

［92］RIZZUTO I，BEHRENS R F，SMITH L A. Risk of ovarian cancer in women treated with ovarian stimulating drugs for infertility［J］. The Cochrane Database of Systematic Reviews，2013，2013（8）：CD008215.

［93］ELTER K，NELSON L R. Use of third generation gonadotropin-releasing hormone antagonists in *in vitro* fertilization-embryo transfer：A review［J］. Obstetrical & Gynecological Survey，2001，56（9）：576-588.

［94］HICKMAN L C，LLARENA N C，VALENTINE L N，et al. Preservation of gonadal function in women undergoing chemotherapy：A systematic review and meta-analysis of the potential role for gonadotropin-releasing hormone agonists［J］. Journal of Assisted

Reproduction and Genetics,2018,35(4):571-581.

[95] LAMBERTINI M, RICHARD F, NGUYEN B, et al. Ovarian function and fertility preservation in breast cancer: Should gonadotropin – releasing hormone agonist be administered to all premenopausal patients receiving chemotherapy? [J]. Clinical Medicine Insights. Reproductive Health,2019,13:1179558119828393.

[96] MOORE H C, UNGER J M, PHILLIPS K A, et al. Goserelin for ovarian protection during breast-cancer adjuvant chemotherapy[J]. The New England Journal of Medicine,2015, 372(10):923-932.

[97] LAMBERTINI M, MOORE H C F, LEONARD R C F, et al. Gonadotropin – releasing hormone agonists during chemotherapy for preservation of ovarian function and fertility in premenopausal patients with early breast cancer:A systematic review and meta-analysis of individual patient – level data[J]. Journal of Clinical Oncology:Official Journal of the American Society of Clinical Oncology,2018,36(19):1981-1990.

[98] SENRA JC, ROQUE M, TALIM MCT, et al. Gonadotropin-releasing hormone agonists for ovarian protection during cancer chemotherapy:systematic review and meta-analysis[J]. Ultrasound Obstet Gynecol. 2018,51(1):77-86.

[99] TURNER N H, PARTRIDGE A, SANNA G, et al. Utility of gonadotropin – releasing hormone agonists for fertility preservation in young breast cancer patients:The benefit remains uncertain[J]. Annals of Oncology:Official Journal of the European Society for Medical Oncology,2013,24(9):2224-2235.

[100] COATES A S, WINER E P, GOLDHIRSCH A, et al. Tailoring therapies—improving the management of early breast cancer:St Gallen International Expert Consensus on the Primary Therapy of Early Breast Cancer 2015[J]. Annals of Oncology:Official Journal of the European Society for Medical Oncology,2015,26(8):1533-1546.

[101] CARDOSO F, KYRIAKIDES S, OHNO S, et al. Erratum to "Early breast cancer:ESMO Clinical Practice Guidelines for diagnosis,treatment and follow-up":Annals of Oncology 30;2019:1194-1220[J]. Annals of Oncology:Official Journal of the European Society for Medical Oncology,2021,32(2):284.

[102] FLEURY A, PIRRELLO O, MAUGARD C, et al. Breast cancer and ovarian tissue cryopreservation:Review of the literature[J]. Journal of Gynecology Obstetrics and Human Reproduction,2018,47(8):351-357.

[103] PENTHEROUDAKIS G, ORECCHIA R, HOEKSTRA H J, et al. Cancer, fertility and pregnancy:ESMO Clinical Practice Guidelines for diagnosis, treatment and follow – up [J]. Annals of Oncology:Official Journal of the European Society for Medical Oncology, 2010,21(Suppl 5):v266-v273.

[104] BLEACH R, MADDEN S F, HAWLEY J, et al. Steroid ligands, the forgotten triggers of

nuclear receptor action; implications for acquired resistance to endocrine therapy[J]. Clinical Cancer Research: an Official Journal of the American Association for Cancer Research, 2021, 27(14): 3980-3989.

[105] JIANG M J, CHEN W Z, HU Y J, et al. Adjuvant ovarian suppression for premenopausal hormone receptor-positive breast cancer: A network meta-analysis[J]. Medicine, 2021, 100(33): e26949.

[106] EARLY Breast Cancer Trialists´ Collaborative Group (EBCTCG). Aromatase inhibitors versus tamoxifen in early breast cancer: Patient-level meta-analysis of the randomised trials[J]. Lancet (London, England), 2015, 386(10001): 1341-1352.

[107] RONESS H, SPECTOR I, LEICHTMANN-BARDOOGO Y, et al. Pharmacological administration of recombinant human AMH rescues ovarian reserve and preserves fertility in a mouse model of chemotherapy, without interfering with anti-tumoural effects[J]. Journal of Assisted Reproduction and Genetics, 2019, 36(9): 1793-1803.

[108] SONIGO C, BEAU I, GRYNBERG M, et al. AMH prevents primordial ovarian follicle loss and fertility alteration in cyclophosphamide-treated mice[J]. FASEB Journal: Official Publication of the Federation of American Societies for Experimental Biology, 2019, 33(1): 1278-1287.

[109] TSAI Y C, TZENG C R, WANG C W, et al. Antiapoptotic agent sphingosine-1-phosphate protects vitrified murine ovarian grafts[J]. Reproductive Sciences, 2014, 21(2): 236-243.

[110] BASTINGS L, OEI A, BEERENDONK C C. Ovarian reserve and oocyte maturity in cancer patients[J]. Fertility and Sterility, 2011, 96(2): e131; authorreplye132.

[111] RONN R, HOLZER H E G. Oncofertility in Canada: Cryopreservation and alternative options for future parenthood[J]. Current Oncology (Toronto, Ont.), 2014, 21(1): e137-e146.

[112] KURT M, UNCU G, CETINTAS S K, et al. Successful spontaneous pregnancy in a patient with rectal carcinoma treated with pelvic radiotherapy and concurrent chemotherapy: The unique role of laparoscopic lateral ovary transposition[J]. European Journal of Gynaecological Oncology, 2007, 28(5): 408-410.

[113] WILLOWS K, LENNOX G, COVENS A. Fertility-sparing management in cervical cancer: Balancing oncologic outcomes with reproductive success[J]. Gynecologic Oncology Research and Practice, 2016, 3: 9.

[114] NEZHAT C, ROMAN R A, RAMBHATLA A, et al. Reproductive and oncologic outcomes after fertility-sparing surgery for early stage cervical cancer: A systematic review[J]. Fertility and Sterility, 2020, 113(4): 685-703.

[115] LUNDBERG F E, JOHANSSON A L, RODRIGUEZ-WALLBERG K, et al. Association of

infertility and fertility treatment with mammographic density in a large screening-based cohort of women: A cross-sectional study [J]. Breast Cancer Research, 2016, 18 (1):36.

[116] LUNDBERG F E, JOHANSSON A L V, RODRIGUEZ-WALLBERG K, et al. Assisted reproductive technology and risk of ovarian cancer and borderline tumors in parous women: A population-based cohort study[J]. European Journal of Epidemiology, 2019, 34(11):1093-1101.

[117] SPAAN M, VAN DEN BELT-DUSEBOUT A W, LAMBALK C B, et al. Long-term risk of ovarian cancer and borderline tumors after assisted reproductive technology [J]. Journal of the National Cancer Institute, 2021, 113(6):699-709.

[118] AKEL R A, GUO X M, MORAVEK M B, et al. Ovarian stimulation is safe and effective for patients with gynecologic cancer [J]. Journal of Adolescent and Young Adult Oncology, 2020, 9(3):367-374.

[119] PARK C W, YANG K M, KIM H O, et al. Outcomes of controlled ovarian hyperstimulation/in vitro fertilization for infertile patients with borderline ovarian tumor after conservative treatment[J]. Journal of Korean Medical Science, 2007, 22 (Suppl): S134-S138.

[120] RIZZUTO I, BEHRENS R F, SMITH L A. Risk of ovarian cancer in women treated with ovarian stimulating drugs for infertility [J]. The Cochrane Database of Systematic Reviews, 2019, 6(6):CD008215.

[121] MALACARNE E, DEVESA M, MARTINEZ F, et al. COH outcomes in breast cancer patients for fertility preservation: A comparison with the expected response by age[J]. Journal of Assisted Reproduction and Genetics, 2020, 37(12):3069-3076.

[122] RODGERS R J, REID G D, KOCH J, et al. The safety and efficacy of controlled ovarian hyperstimulation for fertility preservation in women with early breast cancer: A systematic review[J]. Human Reproduction, 2017, 32(5):1033-1045.

[123] GANER HERMAN H, HOROWITZ E, MIZRACHI Y, et al. Prediction, assessment, and management of suboptimal GnRH agonist trigger: A systematic review [J]. Journal of Assisted Reproduction and Genetics, 2022, 39(2):291-303.

[124] BERCAIRE L M N, CAVAGNA M, DONADIO N F, et al. The impact of letrozole administration on oocyte morphology in breast cancer patients undergoing fertility preservation [J]. JBRA Assisted Reproduction, 2020, 24(3):257-264.

[125] KESKIN U, ERCAN C M, YILMAZ A, et al. Random-start controlled ovarian hyperstimulation with letrozole for fertility preservation in cancer patients: Case series and review of literature [J]. JPMA. the Journal of the Pakistan Medical Association, 2014, 64(7):830-832.

[126]BEDOSCHI G M,DE ALBUQUERQUE F O,FERRIANI R A,et al. Ovarian stimulation during the luteal phase for fertility preservation of cancer patients: Case reports and review of the literature[J]. Journal of Assisted Reproduction and Genetics,2010,27 (8):491-494.

[127]BERTOLDO M J,WALTERS K A,LEDGER W L,et al. *In-vitro* regulation of primordial follicle activation: Challenges for fertility preservation strategies [J]. Reproductive Biomedicine Online,2018,36(5):491-499.

[128]SANTOS ML,PAIS AS,ALMEIDA SANTOS T. Fertility preservation in ovarian cancer patients[J]. Gynecol Endocrinol. 2021,37(6):483-489.

[129]MASI M,RACCHI M,TRAVELLI C,et al. Molecular characterization of membrane steroid receptors in hormone-sensitive cancers[J]. Cells,2021,10(11):2999.

[130]BJØRNHOLT S M,KJAER S K,NIELSEN T S,et al. Risk for borderline ovarian tumours after exposure to fertility drugs:Results of a population-based cohort study[J]. Human Reproduction,2015,30(1):222-231.

[131]SUEBLINVONG T,CARNEY M E. Current understanding of risk factors for ovarian cancer[J]. Current Treatment Options in Oncology,2009,10(1/2):67-81.

[132]SERKIES K,SINACKI M,JASSEM J. The role of hormonal factors and endocrine therapy in ovarian cancer[J]. Contemporary Oncology,2013,17(1):14-19.

[133]CHEN R F,LI J,ZHU T T,et al. Fertility-sparing surgery for young patients with borderline ovarian tumors (BOTs):Single institution experience[J]. Journal of Ovarian Research,2016,9:16.

[134]HUANG H P,ITAYA Y,SAMEJIMA K,et al. Usefulness of random-start progestin-primed ovarian stimulation for fertility preservation[J]. Journal of Ovarian Research, 2022,15(1):2.

[135]DANIS R B,PEREIRA N,ELIAS R T. Random start ovarian stimulation for oocyte or embryo cryopreservation in women desiring fertility preservation prior to gonadotoxic cancer therapy[J]. Current Pharmaceutical Biotechnology,2017,18(8):609-613.

[136]WALD K,CAKMAK H,MOK-LIN E,et al. Back-to-back random-start ovarian stimulation prior to chemotherapy to maximize oocyte yield[J]. Journal of Assisted Reproduction and Genetics,2019,36(6):1161-1168.

[137]RODRIGUES P,MARQUES M,PIMENTEL S,et al. Oncofertility case report:Live birth 10 years after oocyte *in vitro* maturation and zygote cryopreservation [J]. Journal of Assisted Reproduction and Genetics,2020,37(12):3089-3094.

[138]DERKS-SMEETS I A P,VAN TILBORG T C,VAN MONTFOORT A,et al. BRCA1 mutation carriers have a lower number of mature oocytes after ovarian stimulation for IVF/PGD [J]. Journal of Assisted Reproduction and Genetics, 2017, 34 (11):

1475-1482.

[139] SILVINA J RIOS , LORENA MARTÍNEZ-MONTESINOS CRISTINA AROCA, et al. RIOS S J, MARTÍNEZ - MONTESINOS L, AROCA C, et al. Successful ovarian stimulation and pregnancy in an infertile woman with chronic myeloid leukemia[J]. Journal of Assisted Reproduction and Genetics,2020,37(10):2473-2476.

[140] MARKLUND A,LUNDBERG F E,ELORANTA S,et al. Reproductive outcomes after breast cancer in women with vs without fertility preservation[J]. JAMA Oncology,2021, 7(1):86-91.

[141] LAMBERTINI M, DEL MASTRO L, PESCIO M C, et al. Cancer and fertility preservation:International recommendations from an expert meeting[J]. BMC Medicine, 2016,14:1.

[142] DEVESA M,MARTÍNEZ F,COROLEU B,et al. Ovarian response to controlled ovarian hyperstimulation in women with cancer is as expected according to an age - specific nomogram[J]. Journal of Assisted Reproduction and Genetics,2014,31(5):583-588.

[143] CAVAGNA F,PONTES A,CAVAGNA M,et al. Specific protocols of controlled ovarian stimulation for oocyte cryopreservation in breast cancer patients[J]. Current Oncology (Toronto,Ont.),2018,25(6):e527-e532.

[144] JADOUL P, DOLMANS M M, DONNEZ J. Fertility preservation in girls during childhood:Is it feasible,efficient and safe and to whom should it be proposed? [J]. Human Reproduction Update,2010,16(6):617-630.

[145] MICHALCZYK K, CYMBALUK - PLOSKA A. Fertility preservation and long - term monitoring of gonadotoxicity in girls, adolescents and young adults undergoing cancer treatment[J]. Cancers,2021,13(2):202.

[146] GRUPP S A,DVORAK C C,NIEDER M L,et al. Children's Oncology Group's 2013 blueprint for research:Stem cell transplantation[J]. Pediatric Blood & Cancer,2013,60 (6):1044-1047.

[147] RODRIGUEZ - WALLBERG K A, ANASTACIO A, VONHEIM E, et al. Fertility preservation for young adults,adolescents,and children with cancer[J]. Upsala Journal of Medical Sciences,2020,125(2):112-120.

[148] FREYER D R,FELGENHAUER J,PERENTESIS J,et al. Children's Oncology Group's 2013 blueprint for research:Adolescent and young adult oncology[J]. Pediatric Blood & Cancer,2013,60(6):1055-1058.

[149] WENZEL L,DOGAN-ATES A,HABBAL R,et al. Defining and measuring reproductive concerns of female cancer survivors [J]. Journal of the National Cancer Institute. Monographs,2005(34):94-98.

[150] RIVES N,COURBIÈRE B,ALMONT T,et al. What should be done in terms of fertility

preservation for patients with cancer? The French 2021 guidelines[J]. European Journal of Cancer,2022,173:146−166.

[151] GORMAN J R,SU H I,PIERCE J P,et al. A multidimensional scale to measure the reproductive concerns of young adult female cancer survivors[J]. Journal of Cancer Survivorship:Research and Practice,2014,8(2):218−228.

[152] BENEDICT C,THOM B,N FRIEDMAN D,et al. Young adult female cancer survivors´ unmet information needs and reproductive concerns contribute to decisional conflict regarding posttreatment fertility preservation[J]. Cancer,2016,122(13):2101−2109.

第八章

生育力保存技术前沿

第一节 卵母细胞体外成熟

一、卵母细胞体外成熟的发展历程

1935年,Pincus等人在实验中意外观察到兔未成熟卵子在离体情况下可自发成熟,从而引入了未成熟卵母细胞体外成熟(in vitro Maturation,IVM)的概念。IVM传统并广泛被接受的定义是从有腔卵泡收集的未成熟卵丘-卵母细胞复合体(cumulus-oocyte complexes,COCs)后分离未成熟的生发泡(germical vesicle,GV)期卵子在体外培养,使其达到卵母细胞减数分裂第二次分裂中期(Metaphase-Ⅱ,MⅡ)阶段。在临床实际操作中,在获取COCs之前可能会根据患者的具体情况使用少量促排卵药物或使用人绒毛膜促性腺激素(human chorionic gonadotropin,HCG),旨在推进卵母细胞内源性成熟进程,实际获得的未成熟卵子可能已发生生发泡破裂或到达减数分裂第一次分裂中期(metaphase-Ⅰ,MⅠ期)。辅助生殖技术(assisted reproductive technology,ART)中IVM技术是指将未成熟的COCs从患者卵巢中取出,体外培养使其发育成熟至MⅡ期卵母细胞。目前IVM在家畜饲养领域中被广泛使用,每年约产生40万后代。未成熟卵母细胞体外成熟培养技术于1983年首次进入临床时并未获得成功。直到1991年,Cha等报道了首例经未成熟卵子体外培养后成功分娩的案例。历经多年发展,人类IVM研究也逐渐应用到治疗多囊卵巢综合征引起女性不孕症、提高辅助生殖技术中体外受精(in vitro fertilization,IVF)卵母细胞利用率、预防常规控制性促排卵(controlled ovarian stimulation,COS)后并发症、扩大供卵来源及肿瘤患者生育力保存等多个方面(图8-1)。目前未成熟卵母细胞体外成熟技术临床效率仍然较低,IVM后卵母细胞发育潜能低于体内自然成熟卵子,辅助生殖助孕过程中IVM后卵子临床妊娠率和着床率为35%～40%和15%～20%。

虽然如此,IVM在生育力保存方面的应用规避了卵巢组织冷冻再移植后将恶性细胞重新植入患者体内的风险。IVM原则上可以随时启动或紧急启动,必要时在超声引导下穿刺小窦卵泡即可,这一方案尤其适合不宜使用促排卵药物或治疗时间紧张的肿瘤患者。对于肿瘤患者而言,相较于传统促排卵周期冷冻卵子、胚胎而言,使用IVM技术可减少药物使用,可有效避免卵巢过度刺激的发生,同时也减少癌症患者放化疗前的等待时间。2016 年,Grynberg 进行了 248 名乳腺癌患者在辅助化疗前使用卵泡期或黄体期促排方案经阴道取卵后 IVM 进行生育力保存的研究报道,是目前查阅到的患者数目最多的有关采用 IVM 方案进行肿瘤患者生育力保存的研究,研究纳入患者的平均年龄为 31.5 岁,IVM 治疗后平均冻存 6.4 枚成熟卵母细胞。

2021 年,美国生殖学会(American Society for Reproductive Medicine,ASRM)最新的专家共识认为 IVM 技术对于接受治疗的患者本人和使用该技术出生的婴儿是安全的。目前数据表明在流产率、异位妊娠发生率、妊娠并发症、胚胎整倍体率及新生儿结局方面,IVM 与常规体外受精 IVF 技术之间无统计学差异。Saenz-de-Juano 团队检测了人类未成熟卵母细胞体外成熟培养中关键的印记基因状态,该团队认为 IVM 操作不会干扰基因组印记建立。胎儿绒毛膜细胞及脐血印记基因检测结果也进一步证实了这一观点,但目前观点尚不统一。总体来讲,通过 IVM 技术可以获得成功妊娠并诞生健康的婴儿,但其临床应用安全性尚需更多大样本研究佐证(图 8-1)。

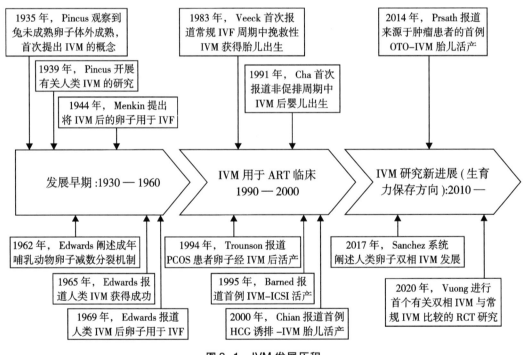

图 8-1 IVM 发展历程

二、卵母细胞体外成熟的新进展

（一）卵母细胞体外成熟的临床进展

1. Double IVM

一般来讲,进行生育力保存时冷冻保存的卵母细胞数目越多,解冻后获得活产胎儿的机会越大。因此在时间允许的情况下,一般建议肿瘤患者尽可能取到较多的卵子进行冷冻。但实际临床工作中留给肿瘤患者生育力保存的时间往往不多。2014年,中国匡延平教授等设计提出双刺激(double ovarian stimulation,DuoStim)方案,即上海方案,该方案在同一月经周期卵泡期和黄体期连续两次给予超促排卵治疗。Duostim最初被建议用于卵巢反应较差的患者,现这一方案已扩展到肿瘤患者生育力保存领域。Duostim方案可以在短时间内增加冻存卵母细胞数量。目前的研究已证实,整个月经周期中,卵巢组织内都存在可被募集的窦卵泡,其内的未成熟卵子具有发育成成熟卵母细胞的潜力。有学者针对性的提出了double-in vitro maturation的概念(Double IVM),Double IVM意味着在短时间内(多数<10天)重复两次IVM取卵周期,对时间较充裕的肿瘤患者,使用Double IVM是增加生育力保存成熟卵母细胞数量的可行且安全的选择。

2. 切除卵巢组织未成熟卵母细胞体外成熟

考虑到卵巢组织冻存后移植可能再次引入恶性肿瘤细胞的风险,交界性卵巢癌、白血病、神经母细胞瘤和伯基特淋巴瘤等对卵巢组织恶性侵袭风险高的疾病患者,可以考虑从切除的卵巢组织中取出未成熟卵母细胞进行IVM(in-vitro maturation of ovarian tissue oocytes,OTO-IVM),OTO-IVM的概念最早在2004年提出。OTO-IVM是指收集离体卵巢组织有腔卵泡中的未成熟卵母细胞行IVM培养。卵巢组织冷冻保存的标准程序通常是先在组织液中进行无菌机械切割,去除卵巢髓质及外周结缔组织,再将皮质组织切割成小长条(通常长5~10 mm,宽4~10 mm,厚≤2 mm)后将其暴露在冷冻保护剂再行冷冻。研究发现进行切割后的组织液中常含有大量的卵丘-卵母细胞复合体COCs,既往常规操作中卵巢髓质常规被丢弃,新近研究认为人卵巢髓质中直径1~3mm的卵泡中有可能获得未成熟卵母细胞。动物研究中,从离体卵巢组织中的小窦状卵泡中收集卵母细胞是动物IVM研究的标准做法。近年来这种方法在人类生育能力保存实践中逐渐开始广泛应用。对于放化疗前冷冻保存卵巢组织的患者,常规操作中废弃的分离卵巢组织也蕴含着一定的生殖潜能。2014年,Prasath团队首次报道了使用卵巢组织冷冻过程中废弃的卵巢组织分离其中的未成熟卵子,经IVM后冻存成熟卵母细胞最终获得活产。目前已有多例经过OTO-IVM方案完成活产的报道。

卵巢中不同直径的窦卵泡行IVM后发育潜能存在差异,当窦卵泡直径≥6mm时,IVM成熟率及后续囊胚形成率更高。中山大学梁晓燕教授团队主张在生育力保存前使用Gn刺激可有效提高OTO-IVM卵母细胞成熟率。总的来看,目前检索到有关切除卵巢

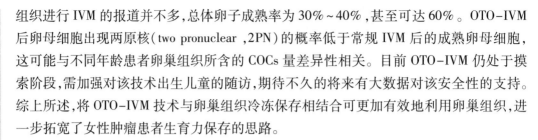

组织进行 IVM 的报道并不多,总体卵子成熟率为 30% ~ 40%,甚至可达 60%。OTO-IVM 后卵母细胞出现两原核(two pronuclear,2PN)的概率低于常规 IVM 后的成熟卵母细胞,这可能与不同年龄患者卵巢组织所含的 COCs 量差异性相关。目前 OTO-IVM 仍处于摸索阶段,需加强对该技术出生儿童的随访,期待不久的将来有大数据对该安全性的支持。综上所述,将 OTO-IVM 技术与卵巢组织冷冻保存相结合可更加有效地利用卵巢组织,进一步拓宽了女性肿瘤患者生育力保存的思路。

(二)卵母细胞体外成熟的实验室进展

1. 双相卵母细胞体外成熟

双相 IVM(biphasic IVM)是指在标准 IVM 过程之前增加了 IVM 前阶段(pre-IVM)的培养步骤,是一种序贯培养的 IVM 操作。新近研究显示双相 IVM(biphasic in vitro maturation)的引入,已经显示出更有希望的结果。研究认为双相 IVM 也许是近年来临床 IVM 最重要的发展。传统观点认为哺乳动物卵子减数分裂最早开始于胚胎期。卵母细胞进入第一次减数分裂前期的 GV 期停滞对卵母细胞质量至关重要。卵子减数分裂能否停滞于 GV 期取决于细胞内的环磷酸腺苷(cyclic adenosine monophosphate,cAMP)浓度。cAMP 在卵子减数分裂进程的调控与成熟中发挥重要作用,细胞内高浓度的 cAMP 能够使细胞周期蛋白依赖性激酶 1(cyclin-dependent kinase 1,CDK1)处于磷酸化状态,相关成熟促进因子(maturation promoting factor,MPF)失活,使卵子长期停滞在 GV 期。在常规的 IVM 培养体系中,COCs 脱离先前的卵子微环境后,卵母细胞内 cAMP 含量常迅速下降,导致其 GV 期停留时间较短。多数情况下,常规 IVM 后的成熟卵母细胞其细胞质很难与细胞核同步成熟化。因此常规 IVM 培养得到的 MⅡ卵母细胞往往存在发育潜能低下,不能很好地支持受精、受精卵发育和胚胎着床等问题,影响其后续受精、卵裂、妊娠及活产。卵母细胞质与核的不同步性很大程度上制约了 IVM 技术在人类辅助生殖领域的广泛应用。双相 IVM 技术比常规 IVM 出现晚了近 10 年,与常规 IVM 操作相比,双相 IVM 技术模拟卵子体内成熟生理过程,在一定程度上提高了卵母细胞成熟率和卵子发育潜能。双相 IVM 较标准 IVM 最明显的变化在于增加了 IVM 前阶段(pre-IVM)的培养步骤,以实现序贯培养。双相 IVM 包括两个阶段,即在标准 IVM 前先将 COCs 从未成熟卵泡中取出并置于添加有减数分裂抑制剂的培养液中,这一步的目的是在维持卵丘-卵母细胞间正常的通讯联系与卵母细胞的发育潜力的同时,保持未成熟卵母细胞减数分裂停滞状态,防止未成熟卵子体外过早自发成熟,pre-IVM 也称为获能 IVM(capacitation-IVM,CAPA-IVM)。pre-IVM 会使未成熟卵母细胞停滞在 GV 期的时间延长,以达成卵母细胞细胞核与细胞质的发育同步,pre-IVM 在提高小直径(2 ~ 5mm)窦卵泡 IVM 效率方面作用显著。pre-IVM 之后更换标准 IVM 培养液,此时卵母细胞内 cAMP 含量迅速下降,卵子减数分裂恢复,第一极体排出,进入 MⅡ期。研究认为双相 IVM 更接近体内卵母细胞发育过程,细胞核与细胞质更趋于同步化成熟,所获 MⅡ卵细胞的质量显著优于常规 IVM 培养。2017 年,Sanchez 研究团队在临床治疗多囊卵巢综合征患者的 IVM 方案中引入 pre-IVM

步骤,发现双相 IVM 系统的 M Ⅱ 卵子成熟率、受精后可利用胚胎率、优质囊胚率均显著高于常规 IVM 方案。2020 年,Vuong 等进行了有关人类双相 IVM 与常规 IVM 比较的随机对照研究,相关研究指标追踪至婴儿活产,短期随访认为该方案有效且安全,与其他团队的相关临床报道结论差异不大。目前双向 IVM 技术已经开始在辅助生殖临床治疗中应用于 PCOS 等不孕症患者的治疗,有效提高了患者卵母细胞成熟率及后续育发育潜能。Saenz-De-Juano 团队研究报道双相 IVM 卵母细胞来源的囊胚 DNA 甲基化水平及主要的表观遗传基因表达水平与 IVF 来源的囊胚无统计学差异。2021 年,Jonhan Smitz 团队报道了一项应用 C 型利尿钠肽(C-type natriuretic peptide,CNP)的 CAPA-IVM 培养系统在妇科恶性肿瘤患者中保存生育力的前瞻性研究,显示与标准 IVM 方案相比,双相 IVM 系统的卵母细胞成熟率更高,后续囊胚形成率更高,与 OTO-IVM 技术联用,可进一步提高癌症患者生育力保存的效率。目前双相 IVM 培养相关的安全性研究较少,需要更多高质量的长期安全性评价研究。随着该技术的不断完善,我们期待该技术可以逐渐过渡到肿瘤生育力保存领域,进一步改善人类 IVM 临床结局。

2. 培养体系的改良

卵母细胞成熟是一个高度特化的过程,包括细胞核和细胞质的成熟,卵母细胞与周围功能细胞相互作用,在多条分子通路共同调控下共同完成。在第一次减数分裂前期至促性腺激素达到峰值前,卵母细胞一直处于第一次减数分裂前期停滞状态。伴随着生发泡破裂(germinal vesicle breakdown,GVBD),卵子进入 M Ⅰ 期,随后完成纺锤体组装,正常情况下所有染色体整齐排列在赤道板上,之后进入第一次减数分裂后期,在排出第一极体(first polar body,PB1)后停滞在 M Ⅱ 期等待受精发生。第一极体的排出也标志着卵子细胞核的成熟。卵母细胞受精和后续胚胎发育潜力不仅取决于卵子的固有发育能力,也受到细胞质成熟程度的影响。细胞质成熟的过程包括细胞器重组、细胞骨架动力学和蛋白质合成、表观遗传及膜修饰等等。IVM 过程中卵母细胞往往能够实现第一极体的排出,完成核成熟,但经常存在卵母细胞质的不成熟,继而存在卵子质量偏差,整体发育潜能低下,后续失败/异常受精率高,囊胚形成率、种植率、活产率低的情况。针对这一系列问题,在 IVM 过程中进行科学干预、改良优化体外培养体系是必要的。关于如何改良 IVM 体外培养体系,提高卵母细胞质量,促进卵子成熟,提升后续发育潜能,无数专家学者从多个角度进行了积极的探索。

(1)培养体系的组分:IVM 的基础培养液以 TCM-199、Ham'F10、含 15%~20% 血清的 HTF、DMEM 等多见,目前多认为 IVM 培养无需特定培养液。常在基础培养液中添加促成熟因子(mature promoting factor,MPF)、卵泡液(follicular fluid,FF)、减数分裂抑制剂、促性腺激素(gonadotrophin,Gn)、抗氧化剂等物质以提高卵母细胞成熟效率及后期发育潜能。

在 IVM 培养液中添加接近生理浓度的 Gn 已达成共识。卵泡刺激素(follicle stimulating hormone,FSH)促进早期卵泡生长,加速卵丘细胞扩展,增加类固醇激素的分泌量,有效刺激细胞核质成熟,也有研究表明添加 FSH、黄体生成素(luteinizing hormone,

LH）可促进 IVM 过程中卵母细胞胞质成熟，可有效提高后期胚胎发育潜能。

其他可以提高 IVM 效率的因子包括：

1）HCG：IVM 培养体系中添加浓度范围为 10~100 IU/L 的,可促进卵母细胞核、胞浆成熟趋于同步,均可改善临床结局。

2）雌二醇（estradiol，E_2）：在 IVM 培养体系中添加雌二醇可帮助卵母细胞维持减数分裂停滞状态的作用,有利于卵母细胞核质成熟同步。

3）生长激素（growth hormone，GH）：生长激素可以促进卵巢颗粒细胞增殖、增加类固醇激素分泌,促进卵母细胞的核成熟。

4）生长因子（growth factor，GF）：生长因子贯穿整个卵泡发育过程。从始基卵泡到成熟卵母细胞,再到卵泡膜细胞、颗粒细胞以及排卵后的黄体中都存在着各种生长因子受体,比如表皮生长因子（epidermal growth factor，EGF）、转化生长因子-β（transforming growth factor-β，TGF-β）等的受体。将 EGF、造血生长因子（hematopoietic growth factor，HGF）、成纤维细胞生长因子（fibroblast growth factor，FGF）、胰岛素样生长因子（Insulin-like Growth Factor，IGF）添加到 IVM 培养液中,均能不同程度提高 IVM 的效率。IGF-2 可以改善卵母细胞质量,利于早期胚胎发育,促进囊胚形成。血管内皮生长因子（vascular endothelial growth factor，VEGF）主要参与微血管再造生成,在一定程度上调整卵母细胞的周围氧浓度,调节纤溶酶原激活物、腺苷酸环化酶以及孕酮分泌量。有学者尝试在改良的输卵管液中加入 VEGF 调整 IVM 培养体系,后续卵母细胞成熟率、受精率、卵裂率均得到了有效改善。

5）葡萄糖：IVM 过程中加入适宜浓度的葡萄糖能够促进卵母细胞核成熟。但葡萄糖浓度过高、过低都可能引发细胞核提早成熟。IVM 培养中添加丙酮酸能够起到影响 IVM 卵母细胞胞质发育速度的作用。

6）抗氧化剂：IVM 培养体系中的添加抗氧化剂一直是个热点议题,其中褪黑素（melatonin，MT）是一种生理功能强大的吲哚类神经激素,有强效自由基清除、抗氧化应激、调节免疫等多重功能,广泛分布在人体内多个器官,在人类卵巢中通过表达 mt1 和 mt2 受体亚型发挥作用。其分泌受到光照条件等外界环境的影响,从青春期开始有节率的释放,持续整个生育期,在一定程度上影响和调节卵巢的各种功能。本课题组在人类 IVM 培养液中添加适当浓度的 MT（1 nmol/L）,得到了有效促进卵母细胞核成熟的结论,但当 MT 添加浓度过高时,会产生相反效应。中国山东大学研究团队先后报道了植物源性抗氧化剂白藜芦醇和槲皮素在高龄女性的卵母细胞 IVM 过程中发挥效应,研究显示添加植物源性抗氧化剂白藜芦醇和槲皮素显著增加卵子正常形态染色体比例的作用,促进卵母细胞质量提高,提高了后期囊胚形成率。

7）内源性因子内皮素-1：内源性因子内皮素-1通过下调卵丘细胞连接蛋白-26 的表达,降低卵母细胞内 cAMP 水平,推进人类卵母细胞 IVM 体外成熟进程。内源性激活素 A 也在人类卵母细胞 IVM 过程中发挥积极作用。

目前商品化的 IVM 培养液中的血清多使用人血清白蛋白（human serum albumin，

HSA)。其中所含有的生长因子和氨基酸成分对卵母细胞成熟至关重要。但血清成分复杂,其中也包含的许多在正常卵泡中未发现的元素可能对后续胚胎发育不利。相关研究认为在 IVM 培养体系中添加去除类固醇激素的母体血清或使用活性炭处理后的血清,能够提高患者 IVM 的成熟效率,提高后续受精能力,促进胚胎发育,但在 IVM 培养体系添加母体血清的操作相对复杂,报道不多。动物 IVM 培养液已有使用血清代用品或无血清培养液的报道,但人类 IVM 培养关于无血清培养系统的报道很少。

促进 IVM 进程中卵母细胞核质成熟同步是 IVM 培养体系优化的重点。目前商品化的 IVM 培养液应用较广泛,有报道商品化的人类囊胚培养液用于 IVM 同样有效。总的来看,单纯通过添加成分改良 IVM 培养体系很难取得突破性进展。

(2)培养条件:多种间充质干细胞条件培养液(mesenchymal stem cell-conditioned media,MSC-CM)已被用于多种疾病研究,被证明可以在提升治疗效果和改善疾病预后方面发挥作用。间充质干细胞(mesenchymal stem cell,MSCs)培养液上清中富含多种生长因子和细胞因子,Akbari 等人研究认为多种间充质干细胞条件培养液有益于人类卵母细胞的胞质发育,可有效提高卵母细胞成熟率和胚胎卵裂率。

也有研究关注卵母细胞与其他细胞共培养带来的益处。细胞共培养的研究应严格规避污染风险,重点应放在细胞-卵母细胞的相互作用。Virant-Klun 等认为 IVM 过程通过调控细胞周期、发育转录、胚胎发生、表观遗传等相关基因,影响人类卵母细胞发育的基因表达谱。与本人的成熟的卵丘-卵母细胞复合体共培养在一定程度上可为未成熟卵母细胞 IVM 提供了接近自然条件的卵巢"生态位",进而有效提高卵子成熟率,该条件下 IVM 成熟的卵子与体内自发成熟卵子基因表达谱趋于接近。有报道人类原代/永生化输卵管壶腹部上皮细胞与未成熟卵母细胞共培养也能在提高卵子质量的同时显著提高 IVM 成熟率。

目前大多数 IVM 操作常规选用平面无菌塑料培养皿在经典三气培养箱中静态培养(static culture,SC)未成熟卵母细胞。而在体内自然发育成熟的卵子则经历了充分的机械刺激,因此模拟体内物理环境的体外培养系统对人类卵子及胚胎后续发育有积极意义。有研究者利用微管道、倾斜和微振动(micro-vibration system,MVC)等手段开发了动态培养系统。与静态培养系统相比,人类胚胎体外培养使用微振动系统对胚胎进行机械刺激可有效提高妊娠率、着床率和活产率,显著改善了患者临床妊娠结局。Yang 等人研究发现,未成熟卵子 IVM 周期中使用 MVC 系统可使未成熟卵母细胞具有相当于体内成熟卵子的发育能力。有研究报道 GV 期卵子应用微振动系统进行 IVM 培养,获得了与标准促排卵周期相似的临床妊娠率和活产率。动态培养系统可以在一定程度上弥合常规 IVM 效率低下,临床结局偏差的问题,为肿瘤患者生育力保存中 IVM 效率的提高提供了新的切入点。

在肿瘤患者生育力保存方面,2018 年美国临床肿瘤学会(American Society of Clinical Oncology,ASCO)临床指南仍认为 IVM 技术尚处于试验阶段。目前常规 IVM 技术保存生育力仅在其他技术不宜使用的特殊情形下为肿瘤患者提供选择,如需立即开始化疗的妇女及不能接受卵巢刺激的幼女和青春期女孩。另外超声诊断为卵巢多囊样改变的肿瘤患者也是使用 IVM 技术进行生育力保存的较优候选者,IVM 可有效规避常规 IVF 促排卵诱发的卵巢过度刺激综合征风险,避免了因卵泡生长时间过长发生的周期取消及延误肿瘤治疗时间的风险。

总的来看,IVM 具有捕获生长卵泡中未成熟卵子生殖潜能的能力,可以与现有的生育力保存手段结合起来,IVM 技术既有优势与现有的生育力保存技术有机结合起来,可以为目标肿瘤患者临床治愈后获得血亲后代增加成功概率。

第二节　卵泡体外发育

卵巢组织冷冻技术被越来越多地应用于女性肿瘤患者的生育力保存。考虑到卵巢组织移植再次引入恶性肿瘤细胞的风险。对于交界性卵巢癌、白血病、神经母细胞瘤和伯基特淋巴瘤等一大类对卵巢组织恶性侵袭风险高的疾病患者以及青春期前女性,还可以考虑从切除的卵巢组织中取出卵泡进行体外培养。卵泡体外发育需尽可能地模拟体内卵巢环境,从卵巢组织分离出的窦前卵泡,在特定的体外培养系统中继续生长、发育,发育到窦卵泡后再通过体外成熟获得具备生育能力的卵母细胞。这种技术可以很大程度上增加冻存卵巢组织重建生育力的机会。1964 年 Grob 首次提出卵泡体外发育的概念,该团队使用链霉蛋白酶分离小鼠卵泡,进行了有关卵泡生长和内分泌的相关研究。1989 年,Eppig 团队首次进行了小鼠窦前卵泡体外发育培养,窦前卵泡发育成熟后具备了受精能力,与精子结合后移植到假孕小鼠体内产生了子代。此后,牛、猴、猪、仓鼠、山羊、绵羊等多种动物都进行了窦前卵泡体外培养的相关研究,相关报道以啮齿类动物研究最为多见。人类卵泡因生长期长,体积巨大,体外培养相对困难,相关研究相对较少。

正常女性生育力的维持就是原始卵泡池中卵泡不断周期性募集发育成熟的过程。卵泡是卵巢最基本的功能单位,由一个卵母细胞和多层颗粒细胞、卵泡膜细胞构成。始基卵泡即原始卵泡,是最初、最不成熟的阶段,原始卵泡中卵母细胞停滞在减数分裂第一次分裂前期。部分原始卵泡被激活后,形成含有一层颗粒细胞的初级卵泡,随后单层颗粒细胞继续增殖成 6-7 层围绕卵母细胞,卵泡膜细胞也围绕在卵泡基底膜周围,使初级卵泡逐渐过渡为次级卵泡,基因组也发生激活转录。FSH 作用下,卵巢颗粒细胞继续增殖分化成包绕卵母细胞的卵丘和基底膜内的壁颗粒细胞,卵丘颗粒细胞转移对卵母细胞存活至关重要的分子。卵泡膜细胞分化成分泌雄激素的卵泡内膜层和支持卵泡结构的卵泡外膜层结构,卵巢颗粒细胞间开始产生液体。卵泡整体体积增大,形成一个充满液体的窦状卵泡之后继续长大,至排卵前卵泡直径约 $18\,000 \sim 23\,000$ μm,在 LH 作用下发生破裂,排卵随即发生,释放 COCs,理想状态下 COCs 内卵子同时完成了第一次减数分裂随即进入了 MII 期。人类及大型家畜类哺乳动物的卵泡体外发育所需时间较长,约为 180 天。卵泡体外发育体系的要点是要在体外模拟完成这一完整过程,利用卵巢内更大数量级别的始基/初级/次级卵泡,通过体外培养发育,形成窦卵泡后再通过体外成熟保存生育力。

一、卵巢皮质片原位培养

早期关于卵泡体外培养的研究,多采用卵巢皮质片原位培养的方案。即直接进行卵巢皮质片的原位培养,原位培养可以避免因机械/酶解引起的卵泡损失,也提供了更接近体内的培养环境,可较好地维持了卵母细胞与重要体细胞间的间隙连接。Telfer 等的研究发现培养卵巢皮质的厚度形状是卵泡体外培养启动的重要影响因素,边缘卵泡比被卵巢基质包裹的卵泡生长速度更快。因此在卵巢组织进行培养前,去除多余的结缔组织很有必要。体积小且薄的皮质组织通过扩散能较好地满足卵泡发育所营养物质的需求,发生组织坏死的概率较低。卵巢皮质原位培养的培养液成分差异不大,常在 MEM、McCoys5A、DMEM/F12 等基础培养液的基础上添加葡萄糖、HAS、胰岛素、维生素 C 等。多项研究表明人类卵巢皮质原位培养还存在内部血管不能再生,易发生缺氧缺血组织坏死的问题,这一问题目前无更好的解决方案。

二、卵泡体外培养多步骤培养系统

卵泡发育是一个自分泌、旁分泌、近分泌协同调控的动态过程,所需的支撑需求存在动态变化。因此使用多步骤培养系统对卵泡体外培养是必须的。1996 年,Eppig 团队首次运用分步培养的方法,实现了小鼠窦前卵泡的体外成熟培养全过程,受精移植后获得了活产的正常子代。2015 年,Xiao 等通过多步骤卵泡体外培养方法首次获得具有减数分裂能力的人类成熟卵子,后续也有类似研究。常规卵泡体外培养的多步骤策略包含卵巢组织培养(实现原始卵泡激活)、分离培养窦前卵泡、卵泡体外成熟三个阶段(图 8-2)。多步骤卵泡培养系统更进一步地模拟了卵泡发育过程中的生理环境,较好地维持了卵巢颗粒细胞的完整性,尽可能保障其与卵母细胞见正常的旁分泌信号传导,以促进卵母细胞核质成熟。下面进行具体阐述。

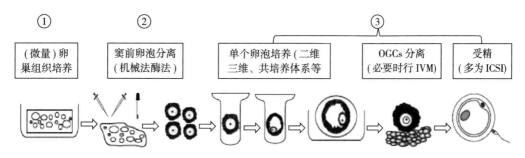

图 8-2　卵泡体外培养多步骤培养过程

(一)卵巢组织的培养

基本操作同卵巢皮质片原位培养,但相对培养时间缩短。常规操作中推荐选择体积小、扁平状的卵巢皮质组织进行培养。Kristensen 等人曾报道在冷冻卵巢组织时从常规废弃的卵巢组织中收集 COC,获得了一定量的窦前卵泡。为支持激活原始卵泡,有研究在基础培养液中添加激活素等成分用于原始卵泡激活,但也有研究认为体外激活打破了正常卵泡发育进程。目前对是否常规进行体外激活,尚存在争议。卵巢组织培养多将其培养至次级卵泡阶段。

(二)生长卵泡的分离培养

生长卵泡在离体的卵巢皮质内不能很好的存活,继续生长常受到抑制,需要及时进行卵泡分离,促进窦前卵泡自发向窦卵泡阶段过渡。从培养的卵巢组织中分离窦前卵泡的方法主要有机械分离和酶法分离两种。多数研究报道采用酶法分离,效率较机械法高。卵泡分离常通过显微镜监测等方法密切观察,分离过程应注意卵泡膜细胞、颗粒细胞卵母细胞等各层次的完整性。

卵泡的发育与成熟涉及一系列复杂的调控事件,为卵泡体外培养构建合适、可控的培养体系使其发育至窦卵泡期至关重要。目前最常使用的窦前卵泡培养系统为分二维培养系统和三维(three dimensional,3D)培养系统两大类。

1. 卵泡二维培养系统

二维(two dimensional,2D)卵泡培养系统是最早的卵泡体外培养技术,它将卵泡在一个平面培养液上进行培养,其研究历史较 3D 培养系统时间长,实际应用范围广泛,但因 2D 培养系统常不能维持卵泡的三维立体结构,使卵泡发育在一定程度上受限。目前的卵泡体外 2D 培养系统涵盖液滴培养系统、2D 基质培养系统和膜插入培养系统等。

液滴培养系统是将单个卵泡接种到含有一滴培养液的培养皿中。由于卵泡对外部环境变化十分敏感,通常会在培养皿上覆盖石蜡油以产生油层,用于阻止较大的 pH 及渗透压变化。卵巢中细胞外基质(extracellular matrix,ECM)与多种细胞聚集、通讯、增殖及类固醇激素合成等密切相关,为卵泡发育成熟提供结构支持。ECM 还充当了卵巢内旁分泌和自分泌信号的储存库,其分泌的 ECM 蛋白也会影响调节卵泡发育。2D 培养系统常将卵泡置于含有 ECM 成分涂层的培养皿表面进行培养。

膜插入培养系统的工作原理是将卵泡接种到培养板孔内的插入物上,将其浸润在培养液中,以进一步改善卵泡生长和发育。机械法分离的人类卵泡首次使用膜插入系统在体外培养有长达 4 周的培养记录。

总的来看,通过卵泡体外 2D 培养系统在短期卵泡培养中有积极意义,2D 培养系统在小型动物卵泡体外方面较为成功,但 2D 培养系统培养的人类卵泡时常会在培养 3 ~ 5 天后,发生卵巢颗粒细胞增殖扩散突破基底膜,从卵母细胞旁迁移粘附到二维培养皿表面的现象。卵泡立体结构不能维持,这种非自然的形态会导致颗粒细胞与卵子之间的间隙连接常出现功能障碍,进而出现后续一系列培养失败的相关问题。

2. 卵泡三维培养系统

针对人类等大型哺乳动物,卵泡二维培养系统无法维持卵母细胞与颗粒细胞较长时间的贴合,不能满足卵泡生长发育对空间结构的要求。因此在卵泡培养过程中提供完整的三维结构支持很重要。研究者采用支架/非支架的形式,构建与天然卵泡相近的球形三维立体结构以支持卵泡与功能细胞间联系的培养系统称为三维(three dimensional,3D)培养系统,可有效维持卵泡中各级细胞间的对话,保存卵泡内各细胞的相互分泌调节功能。目前常用的有悬浮卵泡培养系统、封装卵泡培养系统等,不同的3D培养系统之间存在较大的差异。3D培养体系构建的重点是模仿体内生理卵泡的几何形状,创造接近体内的微环境,减少颗粒细胞对培养平面的附着。

悬浮卵泡培养系统是一种不依赖基质的卵泡培养方式,属于非支架3D培养的一种,通过滚轴系统、倒置培养或磁悬浮等方法使卵泡在悬浮状态下进行培养。滚轴系统是通过机械滚动培养装置,防止细胞贴壁生长的一种方法。倒置培养是先将卵泡置于圆底悬浮组织培养板中培养,后倒置培养板,通过表面张力作用实现卵泡培养位置的固定。在有袋类动物卵泡培养研究中发现,相比于滚轴系统,倒置培养方法可以更高效的获得成熟卵母细胞。磁悬浮培养在水凝胶中加入磁性氧化铁等物质,使培养装置处于一定量的磁场中,以实现卵泡在培养装备中的悬浮培养。

封装卵泡培养系统中,将卵泡植入包裹到基质内,以维持卵泡的三维结构。其培养液质可分为天然成分和合成成分两种。目前作为卵泡3D培养最多的支架是海藻酸盐,它是由褐藻产生的天然水凝胶,可通过钙离子溶液进行交联,具有高度可调节性,生物相容性良好。海藻酸盐作为基质已用于小鼠、灵长类动物及人等多物种的卵泡体外培养。不同物种卵泡体外培养对基质刚性要求存在差异,小鼠和山羊的卵泡在低浓度的海藻酸盐中培养存活率更高。对于人类和非灵长类动物等大型物种的卵泡,需要在海藻酸盐浓度高、刚性也高的环境。同一物种卵泡培养的不同阶段对基质刚性的要求也存在差异。人早期卵泡发育对基质刚性要求相对高,发育过程中会需要及时调整基质海藻酸盐的浓度,加入可降解的水凝胶,逐渐转移到刚性相对较低的环境中,更好的模仿体内卵巢微环境。Shikanov 等报道将纤维蛋白加入到海藻酸盐基质中开发了纤维蛋白/海藻酸盐互通网络(fibrin-alginate interpenetrating network,FA-IPN),为卵泡提供了动态适宜的培养环境。海藻酸盐属于不可降解的惰性材料,加入纤维蛋白后,卵泡发育过程中释放的蛋白酶会逐渐降解纤维蛋白,封装卵泡的培养液质刚性实现动态变化,对卵泡体外培养有益,研究中 FA-IPN 体系产生 MⅡ期卵子的比例为 82%,显著高于常规体外培养体系。除了海藻酸盐,Matrigel 也是近年封装卵泡培养系统较常用的基质,Matrigel 是从小鼠肉瘤细胞分泌物中提取出的一种可溶性胶原成分,含有多种 ECM 成分,包括层粘连蛋白、副层粘连蛋白、类肝素硫酸脂蛋白聚糖、胶原酶 IV 等等,可释放 TGF-β、EGF 等多种生长因子。Matrigel 是鼠源性基质,成分复杂,不同批次 Matrigel 产品间可能存在较大的波动。也有研究使用海藻酸盐和 Matrigel 两种基质进行肿瘤患者卵巢组织分离后卵泡的 3D 体外培养,认为海藻酸盐和 Matrigel 两种基质环境均能有效支持卵泡在体外生长 30 天,效果上无显著差异。此外,透明质酸(hyaluronic acid,HA)也可作为培养液质使用,HA 本身就是 ECM 的重要组成成分,生物相容性好,可塑性高。研究证实 HA 与 ECM 结合作为基质进行卵泡体外培养时,产生的类固醇激素量更多。聚乙二醇(polyethylene glycol,PEG)属于一种常见的合成水凝胶培养基质,2016 年首次报道 PEG 作为小鼠卵泡 3D 体外培养的基质,维持卵子和体细胞的结构,支持卵泡生长。在培养过程中 PEG 会随着卵泡发育过程中释放的蛋白酶逐渐分解。壳聚糖(chitosan,CS)是甲壳素的脱乙酰产物,因其组织相容性好、免疫原性低、生殖毒性低等特点被广泛应用于组织工程和再生医学领域。2020 年一项研究首次将 CS 凝胶用于卵泡体外培养中,认为其在 3D 培养系统中维持卵泡完整性,在激素产生、卵子成熟及排卵方面有促进作用。总的来说,悬浮卵泡培养系统弥补了密封卵泡培养系统缺乏 ECM 物理结构支撑的缺陷,效果相对更优。

3. 卵泡培养条件的改善

(1)卵泡发育共培养:卵巢基质细胞通常指不分泌甾体激素的成纤维细胞等,基质细胞将卵泡、黄体与邻近结构进行了隔离,产生生长因子和生长因子结合蛋白,参与旁分泌,也在原始卵泡激活及卵泡膜细胞募集分化过程中发挥作用。上述在培养体系中直接添加激素、生长因子等效果有限。将基质细胞与卵泡体外共培养,也是改善卵泡体外成熟环境,提高卵母细胞质量的一个切入点。Yin 等人的研究将包裹在海藻酸盐中的人类窦前卵泡与卵巢间质细胞共培养,没有明显获益,与在小鼠卵泡培养的相关研究结论相反。

将骨髓间充质干细胞(bone mesenchymal stem Cell,BMSC)与人窦前卵泡共培养后发现,BMSC 能增加体外培养的卵巢皮质组织微血管密度并分泌多种细胞因子,可优化培养微环境,有效促进窦前卵泡发育。

卵泡体外培养与体细胞共培养过程应该注意的问题是,需选择合适的基质,在卵泡生长的同时保障共培养体细胞的存活。理论上细胞外基质蛋白能够提供细胞附着位点,胶原蛋白、聚乙二醇等均可用作为共培养液质。另外共培养细胞的浓度应该示具体情况进行必要调整,在保障足够旁分泌的同时,不影响卵泡氧气及营养供应。2019 年,陈礼的研究构建了四种 3D 卵泡体外培养体系,发现窦前卵泡在藻酸盐/DNA 水凝胶组中的发育速度快,颗粒细胞层数最多。与 BMSC 共培养时,卵泡窦腔形成率及卵子成熟率升高,纺锤体异常率下降,综合认为 BMSC 共培养藻酸盐/DNA 水凝胶培养体系是一个较为优秀体外卵泡 3D 培养系统。

(2)卵泡培养条件改善的发展方向:众所周知卵泡发育过程中最重要的激素是 FSH,由于不同种类 FSH 的糖基化水平及位点不同,因此不同种类 FSH 在活性上的差异也在一定程度上影响培养结局。另外,雌二醇、AMH、GDF9、BMP15 等卵泡分泌因子被证实参与调控卵泡生长及卵泡发育成熟,是不可或缺的卵泡体外发育培养液成分。

回顾体内卵泡发育过程,始基卵泡、初级卵泡、次级卵泡多位于卵巢皮质,卵巢皮质部分血管较少,不成熟卵泡均处于相对低氧的状态。自然状态下,随着卵泡不断发育会逐渐向卵巢中心髓质部分移动,卵泡周围血管逐渐增多,以保证卵泡生长所需的氧气供应以完成氧化代谢。卵泡体内发育对氧气浓度的需求是动态变化的,因此动态氧气浓度培养应运而生,目的是为始基卵泡、初级卵泡、次级卵泡提供低氧环境,待其发育为窦卵泡后提高氧气浓度,但是现阶段相关研究较少。

卵泡发育过程中不同时期所需要消耗的代谢底物和对能量的需求存在差异。早期卵泡生长环境相对缺氧,葡萄糖利用率偏低,随着卵泡的发育,葡萄糖利用率逐渐提高。卵丘卵母细胞复合体出现后,卵泡壁上的颗粒细胞以葡萄糖作为主要的代谢底物,卵丘卵母细胞复合体通过糖酵解途径、己糖胺生物合成、磷酸戊糖等途径进行能量代谢,最终产生的乳酸等有害产物,这些物质的堆积也可能对卵泡发育造成不良影响。因此相对于传统系统的静态培养,有学者提出了微流体培养系统的概念。微流体培养系统模仿体内卵巢丰富的血管循环状态,包含供应槽、卵泡培养室、代谢废物槽,构建了一个持续循环的动态培养系统,卵泡能够时时接受新鲜培养液,排出废物。现阶段,相关研究数据有效,小鼠卵泡微流体培养系统能够获得次级卵母细胞,但其卵母细胞受精及后续发育能力有待评估。

(三)卵母细胞-颗粒细胞复合体分离及后续培养

卵泡成熟后应进行卵母细胞-颗粒细胞复合体(oocyte-granulosa cell complexe,OGC)的分离,以判定获得成熟卵子或未成熟的卵子。卵泡体外发育的根本目的是得到具备发育潜能的卵母细胞,因此在未成熟卵母细胞培养体系添加支持卵子胞质、胞核成熟的促进因子是必要的。目前,卵母细胞体外成熟已成为一种相对独立的技术策略详见本章"第一节 二、卵母细胞体外成熟的新进展"。卵泡体外培养过程的重点更关注卵母细胞的发育,而不是构建很大的卵泡结构,通常体外培养卵泡的直径要比体内同时期卵泡小得多。这可能意味着目前临床上常用的IVM培养系统并不完全适合这些来自较小体外卵泡的未成熟卵母细胞。需要为体外卵泡培养卵子设计专用的IVM系统,将两种技术有机结合起来。

随着卵泡体外培养体系不断改进和完善,从简单到复杂,由静止到动态变化,在啮齿类动物已经实现了完全体外生长(in vitro growth,IVG)。目前小鼠是唯一一个可以完成始基卵泡培养到子代出生的物种,人类次级卵泡体外培养获得成熟卵母细胞的报道仅有3项报道,体外培养获得的窦卵泡直径远小于体内发育卵泡,仅为 $500 \sim 800\ \mu m$,后续经IVM仅有20%~28%的成熟率,同时存在巨大极体等形态异常,相关研究还有许多亟待解决的问题。目前许多新兴技术也不断为卵泡体外培养提供新的方法和手段,如微流控技术模拟卵泡培养过程中相关激素变化,动态氧环境模拟体内生理水平的氧张力变化等,期望为卵泡提供更加适宜的微环境。考虑到不同年龄阶段女性卵巢数量存在差异,常规为成人开发的体外卵泡发育体系可能并不适合青春期前幼女,针对患者不同年龄调整完善培养体系也是IVG的一个发展方向。在保存生育力的背景要求下,卵泡体外培养的核心在于提供一个保障卵泡持续生长发育的离体环境,从未成熟卵泡中获得有受精能力的卵母细胞,这个过程不应损害卵母细胞后续发育潜力。研究认为小鼠促排卵和卵泡体外发育获得的卵母细胞印记基因甲基化状态相似,形成遗传印记相关基因表达相似,后续体外受精发育至囊胚的印记基因甲基化状态相似。尚无人类卵泡体外发育后续胚胎表观遗传学数据。总体来看,在将该技术临床应用于肿瘤患者恢复生育力以前,还需大量的研究资料进一步确认卵泡体外培养所获卵母细胞的安全性及有效性。

第三节 干细胞相关的生育力保存进展

干细胞(stem cell,SC)的"干"意味着起源和高度可塑性,SC 的定义是指一类具有自我更新和分化为多种功能细胞能力的未成熟细胞。不同 SC 形态上有一定的共性,常为圆形或椭圆形,细胞核比例偏大,端粒酶活性较高。从发育生物学的角度,人类成长发育的过程就是具有不同分化潜能的干细胞通过不断的增殖分化完成的。干细胞可一般根据发育阶段分为胚胎干细胞和成体干细胞。又常按照其发育潜能分为全能干细胞(如胚胎干细胞)、多能干细胞(如造血干细胞)和专能干细胞(如神经干细胞)。在生殖医学领域,人们普遍关注胚胎干细胞、诱导多能干细胞。这两种干细胞属于多潜能干细胞,具备向三胚层来源的各种组织细胞分化的潜力。

干细胞相关技术也为肿瘤患者保存和重构生育力提供了新的思路。目前人类生殖细胞相关发育机制研究尚不完全清楚,生殖细胞的最初形式是原始生殖细胞(primordial germ cell,PGC)。人 PGC 首先出现于胚胎卵黄囊,后逐渐迁移定植在生殖腺嵴上。发育过程中的减数分裂及调控、转录后调控、表观遗传学变化是相对研究较多的部分。干细胞相关研究中也应当重视对应的问题,关注干细胞向生殖细胞转化过程中 miRNA 的重要作用、表观遗传印迹改变等等。

一、胚胎干细胞

1981 年,英国 Evans 等首次从小鼠胚胎中分离囊胚内细胞团(inner cell mass,ICM)后培养,发现具有长期传代及多潜能分化的特征,由此提出胚胎干细胞(embryonic stem cells,ESC)的概念。ESC 来源于 ICM 或卵裂期胚胎,具备自我更新和分化成外胚层、中胚层、内胚层多种细胞的潜能,是研究胚胎发育、细胞生物学的重要工具。1998 年,Thomson 团队取材于 IVF 助孕周期中的废弃囊胚,首次建立了人类胚胎干细胞系(human embryonic stem cells,hESC),其具有完整的人类基因组。2008 年,Lerou 团队利用临床认为无发育潜能的早期卵裂期胚胎建立了人类 ESC 系。人类 ESC 聚集生长成克隆,边界清楚,细胞核质比例高,具有分化成 200 多种不同细胞的潜力。目前在再生医学领域,参与多种组织替代治疗广受关注。Ware 团队研究报道不同的建立 hESC 的方法可能会影响细胞的后续分化潜力及遗传特征。体外培养过程也会对细胞 DNA 甲基化修饰状态产生影响,细胞分离和传代也常影响人类 ESC 的印记基因表达。目前尚缺乏建立人类 ESC 的标准化技术体系。

在生殖领域,Hubner 团队使用小鼠胚胎干细胞(mouse embryonic stem cell,mESC)培养获得类卵泡结构,从中分离出类卵母细胞样细胞(oocyte-like cell,OLC)孤雌激活后形成囊胚样的发育胚胎。2006 年,Novak 等发现小鼠胚胎干细胞来源的 OLC 尽管表达一部分减数分裂标志物,但染色体存在大量非整倍体,与体内卵母细胞区别很大,并且后续很难纠正这类减数分裂错误。同年,Nayernia 团队由小鼠 ESC 诱导形成精原干细胞,后续体外培养形成了具有生殖功能,能够产生子代的单倍体配子。目前仅有一项报道使用小鼠 ESC 来源诱导得到的精子获得了活产子代。2012 年,Hayashi 团队在小鼠 ESC 分化到原始生殖细胞 PGC 后,借助体外构建卵巢诱导 PGC 分化,最终获得具备受精和后续胚胎发育能力的类卵母细胞样细胞,该团队利用这些卵母细胞完成体外受精后将胚胎移入受体小鼠子宫获得了表型正常的活产小鼠,该研究入选 2012 年度十大科技进展。

人类 ESCs 向生殖细胞分化的研究进展缓慢,具有挑战性,且伴随一系列伦理问题。2004 年,Clark 团队率先证明了人类 ESC 在类胚体(embryoid body,EB)分化体系中成为生殖细胞的潜力,也为后续鉴定人类 ESC 体外分化效果建立了参照模型。2009 年,Aflatoonian 团队从人 ESC 中获得了 PGC 和减数分裂后的精子细胞。2017 年,Jung 等使用外源性生长分化因子 9(growth differentiation factor 9,GDF9)和骨形态发生蛋白 15(bone morphogenetic protein15,BMP15)诱导人类 ESC 分化,获得的卵泡样细胞(follicle-like cells,FLC)与体内原始卵泡相似。ESC 多源于多个废弃胚胎,在临床应用中存在与遗传学受体不一致的问题,另外免疫排斥也是临床应用的障碍。人类 ESC 的建立不可避免破坏了已形成的胚胎结构,存在巨大的伦理争议。

肿瘤患者对生殖配子的需求也推动干细胞向生殖细胞分化研究的不断深入,目前人类 ESC 特异分化常用的验证手段是 EB 形成能力的评价。但 EB 三维体外分化体系尚不能有效模拟胚胎体内自然发育过程。近年来出现了体内注射 SC 成畸胎瘤的分化验证体系,但在人类 ESC 真正分化潜力的认证上,还期待更有说服力的研究。ESC 向生殖细胞的分化主要通过共培养或改善培养体系的办法模拟体内生殖细胞的生长微环境,在体外建立配子发育的培养环境是需要解决的核心问题。人类 ESC 细胞建系和维持技术是在小鼠 ESC 基础上发展来的,使用了较相似的培养体系,传统培养体系还存在种属差异性等伦理问题。近年研究者从体外生殖脊培养和添加关键因子等角度不断优化培养体系,促进人类 ESC 向生殖细胞的分化。使用人包皮成纤维细胞、人胎儿性腺间质细胞、羊膜细胞共培养取代鼠胚成纤维细胞,但效果均一般。Wang 等使用高浓度碱性成纤维细胞生长因子(basic fibroblast growth factor,bFGF)连同基底膜基质胶 metrigel 一同包被培养皿,实现了人类 ESCs 的无饲养细胞培养,但单倍体形成率的很低,相关子代安全性数据不多,尚需更多更深入的研究。

综上所述,ESC 具备体外分化成配子的潜力,是研究人类配子发生机制的良好模型,但人类 ESC 向功能性配子转化,用于生育力保存还有很长的路要走。

二、诱导多潜能干细胞

研究发现,某些关键转录因子是影响细胞命运的关键调控因素,其表达变化可以影响干细胞变为其他细胞类型。2006 年,Yamanaka 等首次将 Oct3/4、Sox2、c-Myc 和 Klf4 基因通过逆转录病毒的方法作用于小鼠成纤维细胞,使其自发分化为干细胞样细胞,获得了与小鼠 ESC 相似的克隆形态、细胞特征和多潜能性,提出了"诱导多能干细胞(induced pluripotent stem cell,iPSC)"的概念。一般把分化终末细胞经过人工诱导重编码逆分化的多潜能干细胞称为 iPSC。早期 iPSC 就形态和增殖方式而言与 ESC 相似,常存在异常 DNA 甲基化模式等表观遗传学错误。后续该团队在人体细胞中重复了实验结果,Yamanaka 也由此获得 2012 年诺贝尔医学与生理学奖。同年,Okita 等人通过抗生素选择分离的方法,对小鼠成纤维细胞重编码成 iPSC,最终产生了可存活的嵌合体。后续研究团队使用慢病毒系统等方法产生人类诱导多能干细胞(human induced pluripotent stem cell,hiPSC)。人类 iPSC 研究中应关注其相关的伦理问题,在人类 DNA 中随机插入病毒可能导致编码 DNA 突变和表观遗传学错误。目前非整合病毒、重编码蛋白分子、microRNA 等方法已成功应用于细胞重编程建立 iPSC。2009 年,Park 团队等将人类 iPSC 与胎儿性腺细胞共培养,获得了原始生殖细胞 PGC,为肿瘤患者 iPSC 有望诱导分化成配子带来了希望。同年,中国研究者使用 iPSC 囊胚注射技术获得了有生育能力的小鼠健康子代,第一次论证了 iPSC 具有与 ESC 近似的全能性,意义重大。2010 年,Imamura 团队报道 iPSCs 可经诱导生成小鼠原始生殖细胞(mouse primordial germ cell,mPGC)。2012 年,Hayashi 团队用 iPSC 替代 ECS 进行了将其诱导分化成有功能的卵子的实验,进一步验证了 iPSC 同 ECS 一样具备体外分化成配子的潜力,但效率很低。2017 年,Yokobayashi 团队报道 hiPSC 可诱导发育成原始生殖细胞样细胞(primordial germ cell-like cell,PGCLC),iPSC 向 PGClC 分化是 iPSC 特化为生殖细胞的必经之路。2019 年,Wang 等开发了一种较为简单的从 hiPSC 到 PGCLC 的三维诱导系统,效率较高,有一定的推广价值。目前 iPSC 来源生殖细胞的功能评估存在一定困难,PGCLC 再分化得到的生殖细胞需经过减数分裂,获得有功能的配子十分不易。iPSC 是遗传学、免疫学特性与成体干细胞一致的多潜能干细胞,不属于胚胎组织源性细胞,相较 ESC 存在的免疫屏障和伦理争议,其涉及的伦理问题相对较少。但应该注意到 iPSC 本质上是由成熟体细胞经重编程得到的,先前细胞成熟过程中发生的遗传突变、表观遗传学修饰可能会在 iPSC 中体现,可能存在染色体畸变增加、基因拷贝数变异等情况,在一定程度上影响其分化潜能及分化后细胞在体内的功能,并非所有 iPSC 都具备产生配子的潜能。iPSC 可以再嵌合胚胎中发育成生殖系,获得生育后代的能力,也可能在合适环境中分化为生殖细胞。目前可以预见 iPSC 定向分化成配子是一个可行的多步骤过程,很有希望在生育力保存领域发挥更大的价值。该方法涉及 iPSC 建系、诱导分化、遗传修饰、原始生殖细胞有丝分裂、PGC 减数分裂、单倍体配子成熟、分离纯化等很多步骤,但目前的临床应用前景仍存在技术瓶颈,并且我们应该关注 iPSC 来源配子的安全性,例如早期常用的转录因子如癌基因 Myc 等存在致癌风险,将化合物或重组蛋白用于体细胞重编程 iPSC 的优化诱导方案是可行的,但是需要更多研究数据支持。

三、成体干细胞

既往普遍认为成体干细胞发育潜能局限,近年研究表明成体干细胞也具备一定的生殖细胞分化潜能。相较 ECS 成体干细胞具有数目多、来源广、伦理争议小等特点。现重点阐述生殖干细胞及骨髓来源干细胞两类。

(一)生殖干细胞

传统观点认为成年雌性哺乳动物中不存在生殖干细胞(germline stem cells,GSC)。1951 年 Zuckerman 提出的"固定卵泡池理论"认为:哺乳动物在出生时已拥有了数目恒定且不可更新的卵泡池和卵母细胞,在出生后卵泡数目不断地减少直至全部耗竭。人类大量卵泡在青春期前闭锁凋亡,在青春期时剩余 30 万 ~ 40 万个,而且每个月经周期都要消耗近千个卵泡直至绝经期。1993 年,Lin 等发现果蝇的卵巢组织存在生殖干细胞。2004年,Johnson 的研究发现出生后及成年期小鼠卵巢存在新生卵泡来补充闭锁卵泡的消耗,提示成年哺乳动物卵巢组织内存在生殖干细胞,但该研究并未获得卵巢组织内存在雌性生殖干细胞(female germline stem cell,FGSC)最直接的证据。2009 年,中国吴际团队首次报道使用生物信息学技术通过制备针对性抗体及磁珠免疫分选技术(magnetic activated cell sorting, MACS)分离了幼鼠卵巢组织中的一种卵圆形、胞核较大的细胞。体外培养后可成簇传代 80 次以上,首次完成了雌性生殖干细胞的成功建系。将此类细胞用绿色荧光蛋白(green fluorescent protein,GFP)标记后移植到不孕小鼠卵巢组织内,后续长出了正常的卵泡结构,合笼后,产生的部分子代阳性表达 GFP。随后,也有研究团队从小鼠卵巢内发现分离 FGSC,将其与颗粒细胞共培养可形成类卵母细胞样细胞 OLC,启动后续发育。目前小鼠 FGSC 的分离、鉴定、培养技术已相对成熟稳定,大鼠、猪等越来越多哺乳动物中也分离出了雌性生殖干细胞。2005 年,Bukovsky 团队将卵巢早衰(premature ovarian failure,POF)患者部分卵巢组织在含有雌激素的培养液中培养,获得了卵泡样结构,提示卵巢早衰患者卵巢内可能存在 FGSC,通过微环境的改善可能诱导其向卵母细胞分化。2012 年,White 等首次应用流式细胞荧光分选技术(fluorescence activated cell sorting,FACS)从人类卵巢组织皮质分离出类似细胞,体外培养分化为 OLCs,后该团队将移植了 FGSC 的人卵巢组织皮质植入小鼠卵巢,产生了新的卵泡结构,证实了雌性生殖干细胞在体内外均有向卵母细胞分化的潜力。2014 年,Virant-Klum 使用磁珠免疫分选技术和荧光分选两种方法从正常及绝经妇女卵巢上皮组织中分离出了一类 SSEA-4 阳性的细胞,被认定为 FGSC。目前 MACS 和 FACS 是最主流的分离雌性生殖干细胞的方法。2018年,Silvrstris 等报道正常及绝经期女性雌性生殖干细胞体外分化均可获得 OLC,并表达减数分裂的标志物,上述此类新的类卵母细胞样细胞生成模型将有助于不孕女性的助孕治疗。2019年,Telfer等人提出FGSC用于体外生长和异种移植的设想,但GSC体内含量很低,目前分离纯化难度较大,其体外分化尚无明确的方案。尽管经过多个研究组的努力已经证实在人类及多种哺乳动物中均可分离得到GSC,生殖干细胞的发现极大程度上挑战了传统生殖发育学的观点,但不少学者对雌性生殖干细胞仍存在一定质疑。

FGSC可以定向分化成卵母细胞和原始的卵巢颗粒细胞来补充卵泡池储备,这一技术为有效增加原始卵泡池、改善患者卵巢功能带来了希望。正常卵母细胞的发生是一个涉及多因素调控的、复杂的生理过程。人类雌性生殖干细胞在卵巢内如何分化发育,完成减数分裂,形成具有受精能力的正常卵母细胞,是更有挑战性的研究方向。对有生育要求女性来说,获得有发育潜能的卵母细胞至关重要。通过干细胞的定向诱导,探索有效的诱导FGSC向类卵母细胞样细胞分化的方法,是一个有价值的研究方向,应重点关注多条信号通路在时间上和空间上协同作用。体内FGSC所处微环境主要由细胞外基质、颗粒细胞、血管及周围细胞因子构成,影响干细胞分化的精细调控,在卵巢功能衰老过程中起着重要作用。目前常用的定向诱导方法主要是通过不同的细胞因子调控干细胞增殖分化,影响细胞–生长因子/信号分子的表达推进FGSC的分化。但单纯添加细胞因子的方法有一定的局限性。卵巢受损时,如放化疗后,卵巢组织微环境相应受到破坏,其微环境的恢复对于卵巢修复具有重要作用。有研究认为卵巢功能不全主要是由于卵巢生殖干细胞微环境的老化造成的。来自卵巢早衰疾病模型的FGSC具有体外分化为卵母细胞的能力,有望改善卵巢早衰状态下病理的卵巢微环境。有研究在卵巢早衰动物卵巢组织微环境中添加间充质干细胞促进FGSC向OLC分化,研究者应探索一个更接近人类卵巢的微环境,提高FGSC分化为卵母细胞的能力。

在女性癌症患者放化疗之前,从卵巢组织中分离FGSC,体外完成OLC的诱导分化,选择有活力的卵母细胞行冷冻保存,是一种可以促排卵过程中激素刺激的生育力保存方案,对于女性激素依赖型肿瘤特殊患者是一种安全的方案,同时避免自体卵巢皮质冻存后移植的风险。与目前干细胞领域关注度较高的ESC或iPSC相比,雌性生殖干细胞研究前景巨大,有望为更多患者生育力保存提供新思路。

(二)间充质干细胞

间充质干细胞(mesenchymal stem cell,MSC)在人体内分布广泛,可以从骨髓、肝脏、脂肪、脐带、羊水、外周血、经血等多种器官组织中获得,形态通常为较均一的、成纤维样的长梭形细胞。不同来源的MSC主要体现在增殖能力、分泌细胞因子及免疫调节能力的差异。MSC是Fridenstein等在1968年研究造血干细胞过程中发现的,当时认为这类细胞的祖细胞仅存在于骨髓中,能够支持造血和分化为骨细胞。随后该类细胞成功的进行了体外培养,最早被命名为"骨髓基质细胞"。1991年,Caplan等验证了这类细胞的自我更新能力和多能性,开始将其命名为MSCs,当时的英文名为"mesenchymal stromal cell",后来多数学者更多的使用"mesenchymal stem cell"的表达。1995年,Caplan等从白血病患者骨髓中分离出MSC后又回输给患者,实现了MSC研究从基础到临床实践应用的跨越。1999年研究证实MSC有分化成为成骨细胞、成软骨细胞和脂肪细胞的多向分化潜能。2006年国际细胞治疗协会（international society for cellular therapy, ISCT）统一了间充质干细胞的鉴定标准：①细胞贴壁生长；②该细胞表面特异表达CD105、CD73、CD90，不表达CD45、CD34、CD14、CD19、HLA-DR；③具备向脂肪细胞、成骨细胞、软骨细胞定向分化的能力。目前已有多项研究证实MSC具有免疫原性低、成瘤性低、迁移能力强、免疫调节等特点，其具有调节细胞增殖、迁移以及血管生成等作用，近年在自身免疫性疾病治疗、再生医学领域发崭露头角。

骨髓间充质干细胞（bone marrow mesenchymal stem cell, BMMSC）是一类研究较早且深入的间充质干细胞。早在1994年就有报道称，育龄女性因化疗所致的卵巢早衰可经骨髓移植恢复卵巢功能。1996年，Logothetou-Rella等报道在大鼠和人的骨髓移植物中存在生殖细胞。后续有研究从人类男性和雄性小鼠骨髓中分离得到了精原细胞，因此有学者认为骨髓与配子形成关系密切。2008年，有报道BMMSC通过释放细胞因子，调节卵巢微环境、促进卵泡发育等机制可起到修复化疗后大鼠卵巢结构，促进生育力重建的作用。目前多数学者认为BMMSC具有恢复女性生育力的临床价值，是一种很有潜力的生育力保存资源。研究表明骨髓间充质干细胞分化能力随着年龄增长而降低。研究报道对卵巢进行注射移植/尾静脉反复灌注BMMSC对治疗动物早发型卵巢功能不全（premature ovarian insufficiency, POI）动物模型效果显著，在一定程度上改善了卵巢功能，提高了妊娠率。目前已有很多关于不同类型的间充质干细胞移植到POI动物模型卵巢后，增加患者窦卵泡数目，改善卵泡发育的报道，这类间充质干细胞涵盖脂肪来源MSC、羊膜来源MSC、经血来源MSC等。研究证实多种MSC体外培养时分泌血管内皮生长因子VEGF、成纤维细胞生长因子FGF2、骨形态发生蛋白BMP4、胰岛素样生长因子IGF和造血生长因子HGF等细胞因子，可有效减少生殖细胞的凋亡，同时抑制卵巢颗粒细胞凋亡。BMMSC参与局部组织损伤修复的机制可能与其旁分泌途径产生多种细胞因子促进受损部位的血管生成、颗粒细胞增殖和激素合成有关。同时移植的BMMSC可能定位于受损组织部位并分化为相应细胞，部分代偿受损组织的细胞功能。也有研究发现BMMSC能够有效减少顺铂诱导的卵巢颗粒细胞凋亡。由此推论骨髓间充质干细胞可以定向分化为卵母细胞或卵巢功能细胞以促进化疗后的卵泡再生。

临床实践中研究者发现因来源于骨髓的BMMSC含量较低，传统的收集方法为有创操作，应用受限。为了寻找更适合临床应用的MSC，研究者尝试从羊水、羊膜、脐血、脐带等常规废弃的胎儿附属物中分离间充质干细胞。这几类来源的MSC不存在伦理问题，供体来源相对广泛，是组织学工程和生物医学工程未来重要的细胞来源。具体来看，羊水来源的MSC浓度很低，提取难度较大，数量有限；人羊膜来源的MSC在体内尚无分化为器官/组织的报道；脐血来源的MSC具有一定的免疫原性；脐带来源的MSC因从分娩后的脐带中分离出来的，具有来源相对丰富，取材方便，便于体外培养，免疫原性低、微生物感染率低，无致瘤性，利于异体移植等特点，成为研究关注的重点。脐带充质干细胞（umbilical cordmesen-chymal stem cell, UCMSC）提取过程中不会对供者造成二次伤害，规避了伦理风险，可多次传代大量扩增，具备自我更新、定向分化的能力，是较为理想的

MSC。研究报道人类 UCMSC 通过多条途径可发挥修复 POI 大鼠模型卵巢功能的作用。人类 UCMSC 与胎盘细胞共培养过程中,胎盘细胞分泌的相关因子可为 UCMSC 提供了适宜的微环境,诱导 UCMSC 分化为生殖干细胞。但研究缺乏对 SCP1 等减数分裂标记物的评价,结论较局限,尚需进一步验证。

进行间充质干细胞卵巢移植可通过血管重塑、免疫应答等多种方式有效诱导卵巢微环境重建,减少生殖干细胞消耗。MSC 分泌的生长因子可能促进生殖干细胞向生殖细胞分化。另外,卵巢冻融移植后常伴随原始卵泡的大量损失,MSC 与卵巢组织共移植在一定程度上改善了这一状况。间充质干细胞在促进血管新生方面发挥着重要作用,为其提供了良好的氧和条件,有效的重建了移植物的血供,促进其定植,减少了原始卵泡损失。目前应用 MSC 对抗化疗后的卵泡丧失或恢复受损的生育力已经显示出了良好的结果。虽然 MSC 对卵巢功能修复治疗的有效性、安全性已得到初步验证,但仍需进行更多的MSC 移植或共培养的研究来评估其长期风险。

(三)极小胚胎样干细胞

2006 年,Kucia 等从小鼠骨髓中分离细胞时发现了一种同时表达 ESC 和 PGC 标志分子的特殊细胞,含量极低,体积极小,直径仅 2 ~ 4 μm,被命名为极小胚胎样干细胞(very small embryonic-like stem cell,VSEL)。之后该团队又从脐血中分离得到 VSEL 并认为其可能是原肠胚形成时留下的,器官发生时作为诱导多能干细胞储存起来,激活后体积会扩增,具备多重分化潜力,对损伤器官的修复发挥积极作用。Golioppr 等报道,小鼠骨髓来源的 VSEL 可向受损的脊髓迁移,发挥重要的修复功能。VSEL 属于原始干细胞的一个类别,普遍存在于成人所有器官中,可分化为三个胚层。因其细胞体积小,长期处于静止状态,不易被发现等因素,VSEL 自提出后也存在一定争议。最早认为 VSEL 主要存在于成人生殖腺和骨髓中,现在认为其在所有的机体组织器官中都可能存在,发育上接近于较晚期的原始生殖细胞,在表观遗传学上发育较成熟,与已经广泛研究的间充质干细胞相比,其分化能力更强,有在体外自发产生精子和卵母细胞的能力,近年研究中逐渐显示出其独特的优势。研究发现 VSEL 在培养中相对静止,不会产生畸胎瘤,能在各种毒理损伤中存活。肿瘤治疗后存活的 VSEL 可靶向诱导无功能的性腺再生,相对安全。相关研究已经在小鼠中产生可生育的后代。这一新发现提示肿瘤治疗后失去性腺组织的癌症幸存者也有望助力 VSEL 恢复生育能力,且不存在伦理及免疫排斥的问题。多项研究证实人 VSEL 基础状态下数量偏少,相对不活跃,不能在常规培养液中完成扩增,给临床使用带来了挑战,需逐渐完善其体外培养的流程。

利用性腺中的原始生殖细胞诱导分化为精子/卵母细胞是配子缺乏患者拥有自己血亲后代的方案之一使用人类 ESC 诱导成 PGC 是人造配子的一个潜在来源,但伦理争议不可避免。hiPSCs 诱导为原始生殖细胞样细胞 PGCLC 已有一定数量的报道,仍需要更多研究数据来验证安全性及有效性。使用 GSC 向类卵母细胞样细胞 OLC 分化继而产生人造卵子,是癌症患者治疗后恢复生育力的一个备选方案。但迄今为止,尚无干细胞直接诱导成人卵母细胞的报道。

因不同国家历史、文化、宗教等诸多差异,全球范围内对干细胞临床研究监管的态度也不尽相同。英国、日本、韩国等国家在特定的条件下允许进行体细胞核移植,意大利、德国等实行限制性政策,仅允许使用体外受精废弃的胚胎进行人类胚胎干细胞科学研究。波兰、奥地利等则完全禁止干细胞临床研究。目前我国境内获批的干细胞临床研究仅涉及 MSC 细胞类型。2020 年 8 月,国家药品监督管理局药品审评中心组织起草了《人源性干细胞及其衍生细胞治疗产品临床试验技术指导原则(征求意见稿)》,以期强化管理,为开展药物临床试验的干细胞研究者提供更有针对性的建议,进一步规范干细胞临床研究流程。

从人类多能干细胞分化得到有功能的配子可以为没有配子的患者拥有生物学上"自己的孩子"带来希望。利用 ESC/iPSC 细胞制造"人工配子"目前仍处于研究阶段,仅有少量获得了子代动物的报道,且妊娠率很低。相关研究存在较大的发展空间,期待后续研究为癌症幸存者恢复生育力带来更安全有效的方案。

第四节　生殖器官重建

在过去的十年里,科学界在器官移植和探索使用人造器官来替代、模拟生理机能方面取得了巨大的进展。当前人类骨骼、皮肤、肝脏、心脏、肾脏等诸多人造器官及组织在临床已经取得了较高的成效。癌症患者生育能力丧失的病因涵盖配子、卵巢和子宫因素。针对来不及进行卵子、胚胎、卵巢组织的冻存的肿瘤患者,重建生殖器官、恢复生育能力也是未来发展的方向。迄今为止,人造生殖器官在临床应用还很不成熟,需要更多动物模型研究以验证其安全性。

一、人造卵巢

为帮助女性肿瘤患者克服卵源性不孕因素,及时冻存患者的成熟/不成熟卵子、胚胎,或进行冻存卵巢组织自体移植及接受卵子捐献被认为是癌症患者较理想的选择,这几种方法在临床实践中均存在一些问题。此外,全能/多能干细胞定向诱导分化和特定干细胞卵巢注射移植是较新颖和创新的选择,发展空间巨大但是临床实践十分不足。尽管上述治疗方案已经应用了几十年,但仍未完全解决女性肿瘤幸存者的生育问题。因此,选择使用人造卵巢恢复和改善患者生育力有望解决这一难题。

(一)人造卵巢概念

2010 年 Krotz 团队首次报道人造卵巢(artificial ovary,AO),引起了不小的轰动,为重塑卵巢功能提供了一个崭新的选择,该发现被美国《时代》周刊列为当年十大医学突破之一,引起了全球研究者的广泛关注。自此,人造卵巢作为一种卵巢组织移植的补充技术,成为重建患者生育力的一种新选择。科学家建立人造卵巢,期望尽可能地模拟体内卵巢结构构造。一般情况下,该方案先从患者卵巢组织中分离出未成熟卵泡,将其放置在特定的卵巢基质骨架中,同时尽可能模拟卵泡自然的三维立体分布结构及卵泡生长的环境。构建此类体外卵巢模型的目的是期待后续将其移植回患者体内并发挥近似天然卵巢的功能(见图8-3)。目前大多数人造卵巢动物模型研究的本质是为窦前卵泡寻找一个具备生殖功能和性激素分泌功能的生物支撑。2017年,Laronda等人使用明胶支架打印出具有最佳孔隙结构的三维卵巢结构,实现了卵泡的正常存活和发育,将其移植到切除卵巢的雌性小鼠后,卵巢逐渐具备了激素分泌的功能,可产生卵子,后续与雄鼠合笼,产生了子代小鼠。同年中国团队也使用3D打印技术成功构建了人造小鼠卵巢,在移植回体内后,可正常排卵受孕,产生健康子代。目前动物模型和人类卵巢存在的生理差异也是人造卵巢发展中突出的难题,给人类人造卵巢研究带来挑战。基于非人类灵长类动物和人类在进化上的相似性,很多研究人员关注于非人类灵长类动物的相关研究,近年来恒河猴的卵泡培养就取得了一定进展,也拓宽了AO应用人类的可能性。

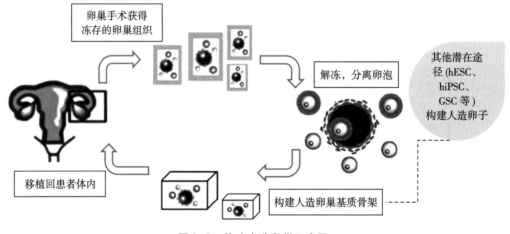

图8-3 构建人造卵巢示意图

(二)人造卵巢的必备条件

对可移植人造卵巢的技术探索很大程度上依赖于我们对卵泡发生机制的研究进展,了解卵泡与细胞外基质的相互作用对人造卵巢内卵泡发育至关重要。人体内卵巢所有卵泡周围都有一层特殊的细胞外基质,即基底膜。Ⅳ型胶原蛋白、层黏蛋白、纤维连接蛋白、蛋白多糖等共同组成了这层重要的卵泡基底膜。

1. 基质骨架要求

人类卵泡发育从直径0.03 mm的原始卵泡到20~23 mm的成熟卵泡呈指数式增长,寻找合适的基质骨架用以维持容纳分离卵泡至关重要。人造卵巢是一个由特定基质构成的,密封维持卵泡自然三维结构,要求其有效维持卵泡正常生长发育、迁移、血管生成及组织细胞增殖分化。移植后,该基质骨架应逐渐降解吸收,因此该骨架应具备适宜的生物相容性和可降解性,同时又符合生物安全及临床标准。目前已有多种基质成为备选,包括血浆凝块、藻酸盐、纤维蛋白凝胶、胶原等天然材料及聚二乙醇等合成材料。天然材料含生物活性分子,在细胞粘附、迁移、增殖、分化中发挥作用。Seybold等选择血浆凝块作为人造卵巢基质,其生物相容性较好,富含生长因子,利于组织细胞粘附和增殖的特点,但存在降解率高,易发生卵泡丢失的问题。Sun团队报道藻酸盐水凝胶用作卵巢体外培养中封装分离的窦前卵泡和人造卵巢基质。海藻酸钠是无毒、生物相容性好的水凝胶,易于制备,是卵泡三维培养最常用的支架之一。近年脱细胞组织/器官在组织工程和再生医学领域引起了广泛关注,相关技术已成功应用于心脏、肝脏、肺和肾脏等多种器官。脱细胞组织提供了天然的细胞外基质成分和生长因子,其多孔结构有助于改善卵泡活力。2015年,Laronda等人使用十二烷基硫酸钠对牛和人卵巢进行了脱细胞处理,将原代卵巢细胞接种在脱细胞ECM支架上,使其在体外能够产生雌二醇。将使用该脱细胞卵巢ECM支架构建人造卵巢移植到卵巢切除的小鼠体内后,小鼠阴门开启,青春期启动。2021年,Nikniaz等报道使用SDS-Triton-Ammonium脱细胞的小鼠卵巢ECM残留遗传物质较少,生物相容性更好。尽管研究证实脱细胞卵巢ECM支架对分离的小鼠卵泡效果很好,但人类卵泡能否在脱细胞卵巢ECM上存活和发育的问题仍是个值得深入探讨的话题。由纤维蛋白原与凝血酶组成的复合型纤维蛋白凝胶,因其炎性反应小、相容性较好、降解能力良好等优点被组织工程领域青睐,用于多种人造器官组织的基质。人造器官构建过程中应示其具体实际情况,参照各种基质的生物相容性、降解率、多孔性、弹性调整浓度合成聚合基质。由于天然卵巢皮质与髓质结构不同,硬度差异大,在选择基质时也要考量模拟真实的卵巢形态以促进人造卵巢功能和性能的实现。目前人类人造卵巢的最佳基质骨架的选择仍在试验阶段。

2. 分离卵泡

卵泡是卵巢最基本的功能单位,从患者卵巢内分离卵泡是构造人造卵巢的关键步骤。分离方法一定程度上影响着后续卵泡植入的数量与质量。当前卵泡分离方法得到了不断优化,Schmidt等人发现使用肿瘤分离酶(tumor dissociation enzyme,TDE)对卵巢皮质进行消化提取后卵泡活力较好。卵泡分离方案最关键的是不携带肿瘤细胞。2015年,Soares等人首次报道了免疫缺陷小鼠人造卵巢移植模型中携带少数白血病恶性细胞的可能。当其移植人造卵巢携带100个白血病细胞时似乎不足以在20周后诱发白血病,虽然该结果看起来令人放心,但在临床应用时,即使是最轻微的风险也应该规避,分离卵泡时必须清除所有的恶性细胞。该团队认为在进行白血病患者卵泡分离时,加入一个三次的简单清洗操作可在有效清除白血病细胞的同时,保持良好的卵泡活力。

3. 卵巢功能细胞

众所周知,卵母细胞生长发育过程中,临近卵巢颗粒细胞是最重要的功能细胞。人造卵巢需起到维持卵子和卵巢颗粒细胞之间代谢连接及信号传导的作用。早期卵泡发育受卵巢复杂的自分泌/旁分泌信号影响较大,基质细胞为卵泡提供结构支持,并通过释放多种调节因子促使原始卵泡向初级卵泡转化。因此,将卵巢功能细胞整合到人造卵巢中有助于更好地模拟卵巢微环境,重建卵泡与周围细胞的相互作用,并可能改善卵泡生长和生存。卵巢功能细胞也可采取类似分离卵泡一样的方法从卵巢组织中分离出来。Soares 等人评估了 AO 最佳的卵巢基质细胞来源,他们发现新鲜卵巢髓质组织分离得到的卵巢功能细胞数量均高于冷冻髓质和新鲜卵巢皮质,且有助于人造卵巢的血管化。同样来自肿瘤患者的卵巢基质细胞必须经过清除癌细胞的后才能安全使用。单侧卵巢肿瘤的患者,可考虑使用对侧健康卵巢的功能细胞。卵巢内皮细胞与基质细胞共移植增加了卵泡植入后的血运重建。总的来看,卵巢功能细胞具有体内增殖、合成新的细胞外基质、促进卵泡发育、促进基质支架降解等潜在功能,在人造卵巢中为分离卵泡提供了结构及功能支持。

4. 血管化

人造卵巢移植后的血管发育是必须的。血管化是衡量人造卵巢成功与否的关键一环,血管形成对卵泡和植入细胞的供氧代谢非常重要。卵巢移植后如果血液灌注不理想可能导致卵泡大量丢失,影响移植效果。在人造卵巢构建过程中,有孔结构利于功能细胞氧气交换和代谢物排泄,在一定程度上促进了卵泡生长发育。使用有孔结构的基质支架有利于改善血管化条件。促血管形成因子的加入进一步为体外卵泡生长发育创造了条件,一般通过物理或化学方式嵌入支架。Perets 等报道将释放成纤维细胞生长因子(basic fibroblast growth factor,bFGF)的支架移入小鼠体内能够进一步促进血管形成。多项研究已证实分离的卵巢基质细胞与分离卵泡共移植促进了植入后人造卵巢的血管化。

2014 年 Vanacker 等人的研究实现了原始卵泡分离后,将卵巢组织固定到纤维蛋白基质中形成人造卵巢,在原位移植到小鼠体内后,观察到了少量的窦卵泡。Laronda 等人则使用明胶作为基质,建立了含血管并且有卵泡生长的 3D 打印小鼠卵巢模型。2019 年 Liverani 等人结合静电纺丝技术,合成了一种机械性能良好、降解缓慢的聚合物—生物相容性明胶,能有效延长人造卵巢的可移植时间并保持良好的生物相容性。在什么位置植入人造卵巢能最大化地发挥其生殖能力和内分泌功能以及人造卵巢移植后的使用寿命也是科学家需要解决的问题。目前人造卵巢研究进展较缓,人造卵巢的研究均未开展人体移植。

一个有效的人造卵巢模型可以为特殊患者恢复卵巢功能和维持生育能力带来的希望,未来人类人造卵巢可用于先天卵巢缺如、卵巢发育不全、妇科癌症的妇女。人造卵巢的不断发展,也将为减少卵子捐献和规避代孕伦理争议做出贡献。此外在研究价值方面,人造卵巢相关研究倾向于揭示人类卵泡发生的详细机制,有望用于解释女性卵巢功能障碍相关疾病的发病机制。人造卵巢可以为研究卵原干细胞和评估其启动人类配子发生能力提供合适的研究环境。

人造卵巢的发展将是生殖组织工程领域革命性的一步。在当前的 IVF-ET 胚胎实验室中,常规用于配子和胚胎培养的耗材多是塑料器皿,其对卵子和胚胎的表观遗传影响并不清晰。未来若使用人造卵巢支架用于卵母细胞的培养,模拟自然状态的体内环境,期待获得更好的培养结果,进一步提高辅助生殖技术助孕效率。因此人造卵巢在基础研究和临床应用方面均有较高的价值。

二、人造子宫

人造子宫(artificial uterus,AU)可在体外支持、补充适宜的营养物质和氧气,模仿孕期母体宫内环境,保障胎儿正常发育。对于先天性无子宫、子宫异常或因肿瘤切除子宫的女性而言,人造子宫是实现其生育的选择之一。目前相关研究仍处于探索阶段,在将AU应用于人类之前,应在动物模型上进行深入研究,期待该领域研究为早产胎儿提供一种新生儿护理选择。相关研究期望建立一个成熟的人造子宫模型支持胚胎植入到孕晚期妊娠全周期,降低了胎儿极端早产发生风险。AU对于禁止代孕国家的无子宫妇女是一个福音。

极端早产是婴儿早期死亡的主要原因,半数脑瘫的发生可归因于早产。近年来新生儿重症监护的发展能够将存活极限推至妊娠 22 周左右,提高了极端早产儿出生存活率,但早产儿存活率与慢性肺病及其他器官发育欠成熟相关,其中呼吸衰竭是最常见和最具挑战性的问题,极端早产儿常出现肺发育停滞的现象,迫切需要一种更接近母体宫内生理环境的方法来支持极端早产儿。胎儿体外支持与自然胎儿生理学类似,由胎盘维持体外气体交换,在动物模型上有多个相关研究。2017 年,Partridge 等设计了一个由无泵动静脉回路、具有连续液体交换的封闭羊水环境和脐血管通路三部分组成的“生物孵化器”,极端早产的小羊可以在该体外装置中持续生长 4 周,使其发育程度相当于“刚刚能存活”的人类早产儿。该研究中极端早产小羊后续发育良好,且未出现明显的生理紊乱和器官衰竭,结果优于既往体外支持极端早产动物的尝试,被认为是早产新生儿护理方面的一个突破。2019 及 2020 年也有类似的研究报道,该研究建立了“人工胎盘系统”,将极端早产小羊密封在一个消毒的“生物袋”中,使用导管模仿脐带功能,提供所需营养,清除废物,使用氧合器保证了充足氧气供应,以维持心脏血液循环。这一研究进一步证实了人造子宫的潜在临床应用价值。除此之外,也有不少研究专注于人造子宫组织工程方面的探索。

一个有效的人造子宫模型可能彻底解决子宫病因相关的不孕问题,有望在未来成为辅助生殖技术的一个新的组成部分。女性子宫源性不孕症缺乏行之有效的治疗方法。在精准医疗的时代,我们期望为患者提供更优的治疗方案。目前患有先天性子宫异常或子宫缺如的女性,及曾诊断为子宫内膜癌或因宫颈癌而切除子宫的女性,仅有代孕或子宫移植两个选择。代孕在很多国家被禁止,子宫移植需要合适的器官供体,且常伴有移植器官的排异可能,手术过程较复杂。有研究发现先天无子宫、子宫异常或因肿瘤切除子宫的女性通常经受一定程度的心理压力,人造子宫可以为上述患者提供不同的医疗选择方案并可在一定程度上缓解患者心理压力和抑郁状态。

辅助生殖助孕过程中胚胎着床过程极其复杂,其中可能出现的胚胎植入失败问题涉及胚胎和子宫内膜间的激素、免疫及分子对话。一个可行的人造子宫可提供安全、标准化的宫内环境，可能是解决子宫病因所致的胚胎着床失败的方法之一。寻找反复胚胎植入失败的病因常需要通过宫腔镜探查确定，慢性子宫内膜炎可能影响内膜的容受能力，需要抗生素规范治疗。当胚胎种植失败确切归因于母体子宫内膜容受性因素时，代孕可能是其最有效的选择，但其在很多国家存在伦理及法律限制。建立一个可行有效的 AU 模型也有助于深入研究早期胚胎植入过程，可拓展该方向的深入研究。

目前，体外人造子宫研究在改善极端早产预后方面的进展令人鼓舞，但其局限性也非常明显。研究样本量相对很小，需要进一步重复研究验证。同时，动物生理机能与人差异较大，有必要在更接近人类的灵长类动物身上进行更多的研究验证。有研究认为体外人造子宫模型的使用有导致脑损伤的风险，另有研究中也发现部分受试动物发生了肝功能障碍。在临床应用之前，还必须认真考量其相关的伦理法律问题。随着人造子宫研究的不断深入，出现了"ectogenesis"这一新词，它指的是发生在自然状态女性子宫外的整个妊娠过程。它的提出严重挑战了现有的生物伦理学，也将挑战人类胚胎目前 14 天培养的限制。已有媒体报道了在体外使用子宫内膜组织支架培养人类胚胎超过 10 天，但未见正式论文发表。该领域研究尚需更多的研究数据与伦理讨论。

三、子宫移植

子宫移植（uterus transplantation，UTx）属于公认的提高生命质量，治疗完全性子宫源性不孕症（absolute uterine factor inferitility，AUFI）的有效手段。AUFI 患者主要指子宫缺失或存在无功能子宫的人群，也包含因妇科肿瘤切除子宫的病人，在育龄女性中占比 3%~5%，1 亿人口中有超过 3 万名育龄女性属完全性子宫源性不孕症患者。过去 AUFI 患者仅能通过代孕或领养获得后代，患者无法体验到子代孕育的过程。近年来随着外科学和移植免疫学的不断进展，子宫移植为 AUFI 患者带来了新的希望，子宫移植避免了代孕和领养相关的法律困境和伦理纠纷，有望帮助相应病人实现遗传母亲和法律母亲的身份统一。

（一）子宫移植的发展

1988 年，Bulletti 团队首次报道了切除子宫体外血液灌注 52 小时，用于人类囊胚早期植入的研究，但由于涉及伦理、法律冲突，研究很快被禁止。2003 年，有报道同卵双生小鼠间的子宫移植，获得首例子代活产。2010 年首次报道了非同卵双生小鼠子宫移植后的子代活产。在过去十余年里，啮齿类动物、家畜和非人灵长类动物许多物种，都进行了有关子宫移植系统深入的研究，涵盖大鼠、小鼠、兔子、猪、绵羊、猿等实验模型，解决了子宫移植手术术式、缺血再灌注损伤、免疫抑制、免疫排斥等诸多问题，在一定程度上推进了人类子宫移植技术的发展。2000 年，沙特阿拉伯 Fageeh 团队进行了第一次人类子宫移植的尝试，一名 46 岁围绝经期女性将子宫移植给了一名因产后出血切除子宫的26 岁年轻女性，该患者术后使用环孢素、硫唑嘌呤和糖皮质激素进行免疫抑制，手术 3 月后发生了移植子宫的坏死,后行子宫切除,该研究引起了极大的伦理争议。2011年,土耳其一个研究团队进行了首次经伦理认证的人类子宫移植的尝试,一名22岁的MRKH综合征(Mayer-Rokitansky-Küster-Hauser syndrome)患者接受了一名与她同龄的车祸后脑死亡的供者子宫。移植后使用抗胸腺细胞球蛋白、泼尼松龙、他克莫司、霉酚酸酯、硫唑嘌呤进行免疫抑制。术后患者恢复了正常月经周期,随后进行了辅助生殖助孕治疗。在行胚胎移植后使用泼尼松龙、硫唑嘌呤和他克莫司治疗,患者发生了1次生化妊娠及3次早期流产。回顾分析该研究中供体子宫来源于未产妇,认为未经证实生育力的供体状态可能会对怀孕产生不利影响。瑞典于2013年启动了全球首个人类子宫移植临床试验,8名MRKH综合征患者和1名因宫颈癌行子宫全切术的患者参与了该研究,所有子宫捐赠者均在纳入研究前均完成了正常的妊娠,且无早产及复发性流产病史。子宫移植后半年,9名受者中2名因发生了子宫血管栓塞和持续宫内感染,进行了移植子宫的切除。另7名受者在子宫移植术后2个月内出现了自然规律的月经。2014年初该临床试验进行了首名受者的胚胎移植,该名患者是一位35岁的先天性子宫缺如的女性,她接受了一位61岁的经产妇供者的子宫进行移植,同年9月该患者经剖宫产手术生产了第一个人类子宫移植婴儿,后续2014年底又有2例子宫移植后的婴儿出生。这是一项里程碑性的成功,自此完全性子宫源性不孕症成为一种可治疗的疾病。目前,该临床研究接受子宫移植和胚胎移植的7名受者的妊娠率为100%,已经诞生了多个孩子。此后,欧洲、北美洲、南美洲和亚洲的一些研究机构都有报告子宫移植后分娩的病例。2019年,巴西研究团队报道了首例死亡供体来源的子宫移植后成功分娩。到目前为止,仅文献中检索到的人类子宫移植手术就超过了60例,但据专家预计全球实际应至少进行了超过80例的子宫移植手术。

(二)子宫移植可能涉及的伦理问题

子宫移植涉及的伦理问题是多方面的。首先,子宫移植是一种短暂的移植,不属于挽救生命的救助手段,与传统的面部、手部移植程序类似,以提高受者生活质量为主要目的。该类程序应该在不显著增加供者/受者其他风险的情况下进行,不应以降低供者生活质量为代价。对活体供者进行复杂手术可能导致永久性损伤,目前已有长时间手术操作和广泛的输尿管剥离导致部分供者长期泌尿系统疾病的报道。使用DaVinci机器人等技术有助于帮助手术医生高质量完成手术,缩短操作时间,更灵活精准的实现活体供者的子宫深部剥离,在一定程度上降低了手术并发症的发生率,更大限度减少其对供者可能的"伤害"。子宫移植前应与捐赠者深入讨论这些可能的风险,并在术前将其纳入知情同意书中。选择多器官死亡供体进行子宫移植可以将手术相关供体发病率降至零。选择活体供者和死亡供者均存在相应的优缺点,详见表8-1。

表8-1　活体/去世供者优劣性比较

供者类型	优势	劣势
活体供者	可获得详细的既往史/孕产生育史/手术史	供者手术风险
	可在较近地理位置,甚至同家医院进行手术	供者心理压力
	便于随访研究	移植失败引发供者可能的心理问题
		老龄供者子宫/血管移植后可能的潜在风险
		进行血管移植可能需要供者切除卵巢
去世供者	供者无手术风险	术前评估相对受限
	年轻供者占比高	无法预测供受者地理距离,常间隔过远,调度不便
	提供多种可移植的血管选择	存在去世者亲属拒绝的可能

　　子宫移植是以帮助受者生育遗传学后代为目标的器官移植,原则上移植后子宫将在目标实现后被切除,这就提出了移植子宫存在寿命和受者接受免疫抑制治疗的时间问题。关于移植后子宫切除时机的选择,对于有强烈生育欲望的受者,可能在生育一个孩子后,仍要求保留子宫,继续生育。因此需要医生充分告知,使受者完全了解可能存在的免疫抑制风险及严重排异反应的风险。若出现导致妊娠终止的特殊情况如严重排异反应等应及时切除移植子宫。

　　另外,除了供者和受者,未出生的胎儿及受者配偶也是需要关注的对象。子宫移植要求在受者子宫内使用较长时间及较大剂量的免疫抑制剂,这就对未出生胎儿的潜在风险。有研究认为,免疫抑制药物会显著影响妊娠期免疫细胞活性和数量,作用母婴界面,可能与早产、流产、妊娠期高血压疾病、胎盘早剥等相关。综述目前已发表的子宫移植后患者妊娠结局,总体预后结局良好。有很多研究团队采用了较低剂量的免疫抑制方案,期望降低免疫抑制对胎儿可能的影响。另外,需要考虑受者是否一定要把自身的病情告知配偶的问题,受者的隐私权与配偶的知情权是否存在冲突。在我国,卫健委针对肝脏、肾脏、心脏、肺脏、胰腺、小肠移植制定的《人体器官移植技术临床应用管理规范(2020年版)》规定:实施人体器官移植前,医疗机构应当向患者和其家属告知手术目的、手术风险、术后注意事项、可能发生的并发症及预防措施等,并签署知情同意书。

　　最后,为了增加怀孕的机会,子宫移植后受者通常需要进行辅助生殖助孕治疗,这伴随着多胎妊娠率增加,子宫移植受者是否可以进行多个胚胎移植也是一个有待探讨的话题,目前更推荐选择性单胚胎移植。

　　人体子宫移植技术的蓬勃发展是器官移植、免疫抑制研究、辅助生殖技术共同发展の結果。子宫移植技术为完全性子宫源性不孕症患者提供了成为母亲的机会,也给因妇科肿瘤切除子宫的女性带来希望,极大地抚慰病患生理及心理创伤。目前子宫移植技术还处于初步阶段,整体手术难度高、风险大,应尽可能建立统一、成熟、高效的标准手术方式。专家共识认为,子宫移植仍需进一步的探索研究,临床上应制定严格统一的供受体纳入、排除标准;免疫调控方面应加强高敏的免疫排斥监测策略。未来将子宫移植作为临床常规操作的建立速度取决于目前全球范围内正在开展的 10 多个子宫移植临床试验的研究结果,也许需要较长时间,但可以相信随着医学技术的不断完善,子宫移植这一技术会得到更广泛的认可,其术式、免疫调控策略将会更规范、安全、有效,有望成为广大完全性子宫源性不孕症患者及切除子宫的癌症幸存者的常规治疗方案。

四、人造配子

人造配子(artifical gametes,AG)是指利用其他类型的细胞创造出雌雄配子。人造配子概念的提出为辅助生殖助孕过程中只能选择供卵/供精的患者(无精症男性、卵巢早衰/围绝经期女性、同性伴侣、遗传病/染色体异常患者等等)带来了新的曙光。人造配子可能来源于多种方法,其主要区别在于所用细胞的来源不同。常见的细胞来源有生殖干细胞 GSC、诱导多能干细胞 iPSC、进行体细胞核移植(somatic cell nuclear transfer,SCNT)的胚胎干细胞 ESC 和进行 SCNT 的供体卵母细胞等等。创造人造配子涉及的未知因素很多,该类技术是否能有效促进肿瘤幸存患者不孕症的治疗尚不明确。人们期待创造人造配子后移植到卵巢或睾丸组织,用于自然受孕或 IVF/ICSI 助孕。迄今为止,人造配子发生的成功妊娠仅在动物模型中见报道,是将 ESC/iPSC 诱导成原始生殖细胞 PGC 后,出现少量子代鼠活产,目前尚无关于人造配子来源子代长期随访的相关报道。

人类配子发生的核心机制尚不明确,人造配子形成过程中的表观遗传变化也是研究关注的重点。目前相当一部分产生人造配子的方法并未达到我们所期望的亲本遗传相关性。在不久的未来,人造配子获得技术可行是可能的,但它是明智合理的吗?人造配子概念的提出最早是希望为极端病例(如现行技术无法获得亲源配子的女性或男性等)提供可能的生育解决方案,为其提供生育遗传学后代的机会。研究人造配子的发生,不只是科学问题,更包含丰富的伦理争议,一个定义明确、强有力的立法框架有助于相关研究在未来的推广。

目前人造器官的发展已经使大量患者受益,可以预见辅助生殖技术很可能受益于人造配子、人造卵巢、人造子宫等技术的实施,以解决有关配子、卵巢、子宫等具有挑战性的不孕症病例,有望获得新的诊疗思路。新技术的研究和开发应涵盖动物模型研究,胚胎体外随机对照试验,临床试验等,在临床应用前确保其绝对的有效性和安全性。

第五节　男性肿瘤患者生育力保存的研究进展

罹患肿瘤疾病本身可能导致男性少弱精子症甚至无精子症,影响男性生育力。睾丸肿瘤、白血病、淋巴瘤、消化系统恶性肿瘤等是目前公认的影响精液质量的重要因素。睾丸肿瘤生长可能侵袭正常睾丸组织,直接影响患者生精功能,也可通过产生抗精子抗体等自身免疫抗体破坏血睾屏障而直接影响精原干细胞(spermatogonial stem cell,SSC),破坏局部免疫,影响精子获能及顶体活性,诱发肿瘤患者特有的免疫性不育,干扰后续的精卵结合。单侧睾丸肿瘤不仅影响自身功能,也影响对侧睾丸精子发生。恶性肿瘤患者常伴发的营养不良、微量元素缺乏等也影响睾丸组织发育和精子发生。多数肿瘤常伴随的发热症状常会引起睾丸器官温度的波动,也会影响精液质量。

近年来,随着癌症早期诊断和治疗方案的不断发展,年轻男性癌症幸存人数急剧增加。经历性腺毒性药物治疗后的患者,能否具备生育遗传学子代的能力成为一个重要的临床问题。

一、肿瘤治疗对男性生育力的影响

手术、放疗、化疗都可能引起下丘脑-垂体-性腺轴紊乱而影响男性生育力。盆腔手术治疗如睾丸肿瘤行睾丸切除可能引起泌尿生殖道损伤,神经、血管受损,同时导致性功能障碍,进而影响男性生育力。研究报道睾丸癌标准疗法中单侧睾丸切除可导致85%患者精子活力、密度下降,使9%~10%患者罹患无精症。睾丸肿瘤中发病率最高的非精原细胞瘤多数需要行腹膜后淋巴结清扫术,容易损伤盆腔神经及腹下神经,若损伤男性射精的低级中枢交感神经节,会伴随患者勃起功能障碍、逆行射精等并发症。直接作用于睾丸、腹膜后及骨盆的放疗会产生大量辐射导致性腺毒性,损伤睾丸,放疗后男性肿瘤患者常伴随生育力低下。0.1 Gy放疗剂量即可影响精液质量,0.35 Gy放疗剂量可引起短期的无精子症,超过4~6 Gy放疗剂量有引起永久性不育的可能。精母细胞对性腺毒性药物非常敏感。化疗药物可引起精子短期DNA结构损伤,可靶向作用于SSC和精母细胞,激活细胞凋亡通路,影响精子发生。既往常用的烷基类化疗药物生殖毒性最大,有研究报道男幼童使用7.5~9.0 g/m² 的环磷酰胺化疗即有可能导致不育,成年男性使用10 g/m² 的环磷酰胺即有可能导致不育,环磷酰胺化疗剂量为19.0 g/m² 时会导致无精子症的发生。抗生素类化疗药物作用参与抑制生精细胞的转录翻译,植物衍生物类化疗药物可影响精子活力。除此之外,铂类化疗药物也有较大的生殖毒性。白血病、淋巴瘤常用的联合化疗方案导致患者后续无精症的发生比例较高。

精子发生是SSC通过减数分裂增殖和分化产生精子的过程。生殖内分泌和旁分泌系统均参与精子发生调节。其中卵泡刺激素FSH主要影响睾丸支持细胞产生雄激素结合蛋白、转铁蛋白、抑制素、雄激素受体等,LH 则特异性地影响睾丸间质细胞以产生睾酮。人类 SSC 具有较完整的自我更新能力,但总体增殖效率不高。总体来讲,癌症患者只要接受抗肿瘤治疗,生精功能就会受到一定程度的影响。一些轻症患者可在半年之后逐步恢复精子发生,部分患者则可能出现生育力的永久性丧失。精子发生恢复与否取决于存活的 SSC 数量及其分化能力。肿瘤幸存患者生育力恢复情况与具体的药物治疗方案、辐射剂量、治疗时间等相关。

二、男性肿瘤患者生育力保存研究进展

保留男性肿瘤患者生育力的建议方案详见图 8-5。

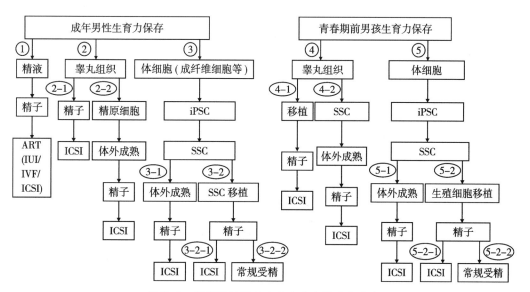

图 8-5　保留男性肿瘤患者生育力的建议方案

注:对于成年患者,如果精液中有精子(选择1),行自精精液冷冻用于生殖力保存。若精液中没有精子(选择2)。但在睾丸组织中发现精子,后续可行 ICSI 助孕(2-1)。如睾丸组织中未发现精子,则分离 SSC 行体外成熟培养,期待产生用于 ICSI 的精子(2-2)。如睾丸组织中无 SSC(选择3),可使用体细胞诱导 iPSCS 以形成 SSC,体外成熟培养生成精子用于 ICSI(3-1)或行生殖细胞移植,期待精子发生(3-2),经常规受精(3-2-1)或 ICSI(3-2-2)方式完成受精。对于青春期前的患者,若睾丸组织活检发现 SSC(选择4),行组织移植获得用于 ICSI 的精子(4-1),也可通过 SSC 体外成熟培养获得精子用于 ICSI(4-2)。若睾丸组织不含有 SSC(选择5),则使用体细胞诱导 iPSC 以形成 SSC,体外成熟培养生成精子用于 ICSI(5-1)或生殖细胞移植,期待精子发生(5-2),再通过常规受精(5-2-1)或 ICSI(5-2-2)方式完成受精。

(一)自体精液冷冻保存

精子冷冻是公认成熟男性生育力保存的标准化方法,最近美国临床肿瘤协会指南也建议男性患者在进行肿瘤治疗前进行精液冷冻。精子冷冻保存的最佳时机是在开始肿瘤治疗之前,因为即便一个疗程的化疗也会影响患者精液的质量及精子的 DNA 完整性。

精液冷冻技术的发展成熟也历经了漫长的过程。1776年，Spallanani最早研究了冷冻对人类精子的影响，1954年，Sherman报道使用干冰冻存精液，复苏后人工授精产生3名健康婴儿，其后该团队又不断改进冷冻方案，调整操作细节，建立起较成熟的近代精子冷冻技术。生物学角度上冷冻精液可以无限期储存，目前可查文献显示冻存40年的精液经IVF后可生育健康后代。一项大样本的追踪人类精子库长期冻存精液标本助孕结局的研究发现，超过5年的精液冻存标本活力降低、DNA碎片率增加，但并未影响助孕后的临床妊娠率及活产率。2019年的一项研究表明，在行精子冷冻前加入褪黑素、咖啡因等抗氧化剂是改善冻存精液质量的可靠方法。

手淫取精是成年肿瘤患者首选的，安全的和无创的留取精液方法，对于取精困难的病人，推荐口服磷酸二酯酶5型抑制剂，促进勃起取精，也可选择阴茎振动刺激或电刺激的方法获得精子。取出的精液后应迅速加入冷冻保存剂，经过玻璃化或程序化冷冻后，最终放入液氮进行保存。有研究报道11岁男孩即可获得足量的精液标本。11~14岁未成年男孩中，有高达64.5%的人成功地进行了精子冷冻。自体精液冻存的方法并不适合没有精子产生能力的青春期前男孩和接受药物维持治疗的变性患者。通过手淫取精无法获得精液的部分患者可以选择局部麻醉下经皮附睾穿刺、睾丸穿刺、睾丸切开的方法进行取精后行冷冻，这也是自精冻存方法的一个组成。睾丸肿瘤患者在病理医师诊断、评估肿瘤边界后，通过切除的睾丸/附睾组织、剩余的睾丸/附睾组织获得冻存精子。

近年来精子冷冻技术的主要进展体现在冻存精度的发展，稀少精子，甚至单个精子都能进行冻存，相关技术手段涵盖透明带内微量精子冷冻、微滴冷冻、显微注射针冷冻、藻酸盐微量冷冻、琼脂糖微量冷冻等等。

（二）睾丸组织冷冻保存

睾丸组织冷冻技术可以帮助无法产生精子的年幼肿瘤患者保存生育力，这是使其在疾病控制后成为父亲的唯一可行方案，具体过程包括经阴囊切除组织和使用慢速冷冻技术冻存睾丸组织两个步骤，以细胞悬液或组织的形式进行冷冻保存。SSC位于基底膜，是青春期前男孩保存生育力的关键。最新的研究进展支持将睾丸组织冻存应用于首次放疗后肿瘤患者，这时快速分裂的癌细胞受化疗作用被大量清除，而SSC则因自我更新速度慢可以在化疗后存活。睾丸组织冷冻保存较好地维持了SSC的微环境生态位，为后续睾丸组织移植/器官培养或生殖细胞移植等操作创造了条件。对于青春期前患癌的男孩和十几岁的男性癌症患者，建议通过冻存睾丸组织，成年后将SSC注射回睾丸网已恢复生育力，但应警惕这种方法带来的癌细胞播散的风险。为防范癌症复发，也可选择自体移植或异种移植，有研究报道可将冻存睾丸组织移植入阴囊皮下，获得精子后经ICSI受精后进行胚胎移植方法助孕。目前，未成熟睾丸组织冷冻的发展主要依赖于精原干细胞向精子诱导培养的实验技术发展。未成熟睾丸组织冻存后的生育力保存主要涉及睾丸组织同种移植和睾丸组织异种移植、睾丸组织培养、精原干细胞移植等等，该项技术尚处于开发中，尽管在动物模型或体外实验中取得了令人鼓舞的结果，但目前有关人类的研究仍处于初级阶段，距离临床实践还有很长的路要走。我们呼吁更多的研究中心进行标准化方案的高质量研究,专业医师、患者及其家属均应充分了解相关治疗风险,加强临床咨询及后期随访。

1. 睾丸组织移植

睾丸组织移植包括同种移植和异种移植两种,目前多为动物研究。供体的年龄或发育阶段是影响移植后睾丸存活和发育的重要因素。Ntemou 等报道解冻冻存的年幼恒河猴的睾丸组织,将其移植到免疫缺陷小鼠后,最终观察到完整的精子发生,绝大多数生精小管内可看到减数分裂后的精子细胞,具备受精能力,仓鼠、山羊、猴、公牛、猪和猫也有类似的报道,将睾丸组织异种移植到免疫缺陷小鼠体内可观察到精子发生。恒河猴的研究中,异种移植后产生的精子行 ICSI 后受精率、胚胎体外发育速度与正常精子无统计学差异。直接行组织移植时,应注意维持较低的睾丸温度,经 12 个月的观察期,移植组织恢复生长,并释放睾酮,及产生精子,生育出健康后代。新鲜异种移植的非人类青春期前睾丸组织研究也被证实具有受精能力。目前人青春期前男性冻存的睾丸组织异种移植到免疫缺陷小鼠阴囊皮下的研究也得到了健康的精子。异种移植睾丸组织碎片无需到患者体内,就有可能获得具备受精能力的精子,可有效避免了癌细胞污染的问题。但人睾丸组织异种移植还应慎重考虑相关的动物病毒传播问题。2019 年,Fayomi 团队报道冻存青春期前恒河猴睾丸组织,在其移植到自体背部及阴囊皮下后可观察到睾丸组织生长,并检测到睾酮分泌,最终形成了有受精能力的精子并产生了健康的子代。新鲜睾丸组织的自体移植效率要高于冷冻组织,自体移植需考虑可能的肿瘤细胞污染问题,不适用于全身性肿瘤或转移性肿瘤患者。总体看来,睾丸组织移植是一种可期待的、相对有效的肿瘤患者生育力保存方法。

2. 未成熟睾丸组织培养

使用人类睾丸组织体外培养可以避免睾丸移植操作将癌细胞植入治愈患者体内的风险。体外睾丸组织培养较好地维持了正常精子发育过程中精原干细胞 SSC 所需的三维微环境。已有大量有关青春期前小鼠睾丸组织冷冻复苏后培养在体外培养获得精子的报道。目前研究建议在 34℃ 温度和促性腺激素存在的情况下进行未成熟睾丸组织的培养。2018 年,Michele 团队首次报道解冻青春期前男孩冻存的睾丸组织,复苏后在体外培养能形成单倍体的生殖细胞,但并未观察到精子发生。后续也有研究认为目前的睾丸组织培养系统能够很好地维持新鲜或冷冻睾丸组织的正常结构和内分泌功能,但该培养体系无法诱导体外精子的生成。

(三)干细胞相关的男性生育力保存进展

1. 精原干细胞移植和培养

精原干细胞(SSC)属于成体干细胞的一种,位于生精上皮基底层,具备多向分化潜能和高度的自我更新能力。未成熟睾丸组织中的精原干细胞具有启动精子发生的潜能。精原干细胞移植的具体操作是使用酶消化法处理冷冻保存的未成熟睾丸组织,将含有 SSC 的细胞悬液移植到睾丸生精小管中以期待精子发生。1994 年,Brinster 团队率先在

lacZ 转基因小鼠中分离睾丸生殖细胞,在注射到不孕小鼠的生精小管中几个月后观察到精子发生,后续受体小鼠完成了生育,子代小鼠成功遗传了 lac Z 基因。随后该技术在牛、猪、狗、大鼠、山羊、绵羊猴子等动物实验中也得到了成功验证。以上实验证明即使经过长期的冷冻保存,SSC 仍能保持生物活性。目前报道的最长的冷冻时间是 14 年,在复苏后获得的 SSC 移植到小鼠之后可以观察到精子发生。有报道将狒狒、旱獭和人类的 SSC 移植入小鼠体内后仅能观察到其定植,但未见后续分化。相较于单倍体精子,精原干细胞作为二倍体细胞在保存患者的遗传信息方面更为优越。

成年小鼠睾丸细胞中 SSC 仅占 0.03%,青春期前男孩睾丸细胞中 SSC 约占 3%。通常年幼患者可活检的睾丸组织很少,因此可能获取不到足量的 SSC 来保障在移植后产生有功能的精子。因此,在移植前很有必要扩大培养以保障 SSC 的数量。以下介绍几种已被用于诱导 SSC 增殖和分化的培养体系

目前研究较多的二维、三维培养系统,通过添加黏附细胞、条件培养液或重组生长因子等模拟体内生精小管环境,主要用于诱导 SSC 增殖。迄今为止,未见明确的影响 SSC 体外分化的报道。Huleihel 团队较早提出将甲基纤维素培养系统(MCS)和软琼脂培养系统(SACS)作为可能的三维(3D)基质用于精原细胞在体外生长和发育。报道使用甲基纤维素培养系统(MCS)和软琼脂培养系统的 3D 培养系统更接近小鼠体内条件,可诱导正常和白消安处理后的未成熟小鼠精原细胞增殖分化至减数分裂期和减数分裂后期,并产生具有头、颈和尾的细长精子样细胞,该方法产生精子样细胞的效率很低,报道中未提及其使成熟卵子受精的能力。该团队后续报道青春期前癌症患者化疗前睾丸组织中存在的精原细胞可经甲基纤维素 3D 培养系统培养进入减数分裂期和减数分裂后期,最终培养后出现了少量精子样细胞。

3D 打印系统可能为 SSC 提供了与体内生精小管类似的空间和微环境,这对于精子发生至关重要。Baert 等报道了一种新的 3D 生物打印培养系统,用基于海藻酸盐的水凝胶 3D 打印支持睾丸细胞固有的天然三维空间,该系统用于小鼠实验可体外诱导产生分化的减数分裂后期的细胞。该系统仍需要在不同支架水平上进行优化,以提供小管样结构提高 SSC 分化效率。

将睾丸组织进行细胞分离后,使用睾丸细胞外基质、间质细胞、支持细胞共同培养可构建类睾丸组织。该方法在大鼠中的相关研究证明形成生精小管样结构需要约 1 周时间,有关人的研究显示在共培养约 4 周后可聚集形成类睾丸组织的三维立体结构并有睾酮的分泌,但其组织学上与睾丸组织还存在很大区别。目前认为类睾丸组织可在睾丸支持细胞间形成功能性的睾丸血屏障,但精母细胞并未进一步分化。

传统的二维/三维培养系统常无法有效模拟体内营养和气体循环条件。在培养体系中加入微流体装置有望解决这一问题。Yamanaka 团队在小鼠模型上进行了研究,通过血管样结构的设计完成了连续灌注,使培养液可充分扩散到睾丸组织,该装置显示出有效地促进精子发生的能力,使用该装置可以观察到有生育能力的圆形精子细胞,后续通过卵母细胞胞浆内单精子注射-胚胎移植后产生了健康的子代。

有观点认为有基因突变或者基因异常的患者,应提前分离体外培养精原干细胞,在进行相关基因缺陷的编辑纠正后再将具有矫正基因的精原干细胞移植回患者睾丸组织中。目前此类基因编辑工作尚存在较大伦理争议。

综上所述,目前已有大量动物睾丸组织 SSC 培养的研究,关于人类睾丸组织的培养方案,许多实验室已描述了不少方案,但总体效率仍有待提高,后期需更多重复性研究验证及随访数据。

2. 胚胎干细胞向精子诱导分化

胚胎干细胞 ESC 具有分化成三胚层所有细胞的能力,理论上可分化为有生育能力的精子。2011 年,Hayashi 等选择小鼠 ESC 诱导分化为原始生殖细胞样细胞(PGCLC),在移植回小鼠睾丸曲细精管内后最终完成了精子发生,经卵胞浆内单精子注射后使卵母细胞成功受精,在进行胚胎移植后产生了子代小鼠,这一报道验证了小鼠 ESC 来源精子具备较完整的功能。2016 年,中国科学家首次报道体外重建雄性配子发生,该团队使用小鼠 ESC 体外诱导分化形成 PGCLC 后与睾丸体细胞共培养后观察到遗传印记的擦除及染色体的联会重组,在完成减数分裂后产生了具备功能的单倍体精子样细胞。经卵母细胞胞浆内单精子注射后完成受精,并获得了有生育能力的子代,这些研究为研究人类体外精子发生奠定了基础。

3. 诱导多能干细胞向精子分化

多能干细胞 iPSC 具有向雄性配子分化的能力,iPSC 在类胚体 EB 分化体系中自发分化,能表达不同时期生精细胞的关键基因。通过结合转录因子进行转染,可从体细胞(成纤维细胞、肝细胞、血液细胞、角质细胞等)中产生诱导多能干细胞(iPSC),再将其向原始生殖细胞(PGC)诱导分化。近年来 iPSC 分化为雄性生殖细胞的相关报道涵盖啮齿类动物、猴和人。研究发现将 iPSC 源性生精细胞与幼鼠睾丸细胞共同移植到裸鼠皮下可观察到类睾丸样组织。将 iPSC 源性生殖细胞移植入受体鼠生精小管中,可观察到"归巢"现象,重构生精小管。iPSC 向原始生殖细胞样细胞 PGClC 诱导分化是 iPSC 特化为生殖细胞的必经步骤。有研究报道向小鼠 iPSC 培养液中添加骨形态发生蛋白 BMP4 诱导生殖细胞发育后移植到不育小鼠生精小管内可诱导完整的精子发生并产生有生育能力的精子。但是经卵胞浆内单精子注射-体内移植(ICSI-ET)后,出现了部分活产子代因颈部癌症死亡的情况,研究人员推测该培养体系可能存在缺陷,尚需进一步优化。因此我们应重视人类 iPSC 向精子诱导存在的伦理问题及可能发生的由基因转染导致的子代患肿瘤的风险。

目前辅助生殖技术和精子库可以保存绝大多数不育的成年男性肿瘤患者生育力,但青春期前男孩的生育力保存仍处于实验阶段。干细胞研究和基因编辑技术的快速发展可为年幼患者提供新的生育力保存选择,新近研究中将支持细胞来源的精原干细胞体外诱导分化为精母细胞/精子也成为业内关注的热点。人类精子体外分化的目标是获得有生育能力的成熟精子以保存肿瘤幸存者生育能力,但同时对相应的子代安全问题应保持持续的关注。在临床工作中,青春期前肿瘤患者的生育力保存还涉及一些特有的伦理问题,如父母决策权、未成年子女认知决策力、知情同意等等,具体的权利冲突处理原则尚需更多的法律依据及临床案例支持。

参考文献

[1]PINCUS G,ENZMANN E V. The comparative behavior of mammalian eggs *in vivo* and in vitro:I. the activation of ovarian eggs[J]. The Journal of Experimental Medicine,1935,62(5):665-675.

[2]CHA K Y,KOO J J,KO J J,et al. Pregnancy after *in vitro* fertilization of human follicular oocytes collected from nonstimulated cycles,their culture *in vitro* and their transfer in a donor oocyte program[J]. Fertility and Sterility,1991,55(1):109-113.

[3]YANG Z Y,CHIAN R C. Development of *in vitro* maturation techniques for clinical applications[J]. Fertility and Sterility,2017,108(4):577-584.

[4]GRYNBERG M,POULAIN M,PARCO S L,et al. Similar *in vitro* maturation rates of oocytes retrieved during the follicular or luteal phase offer flexible options for urgent fertility preservation in breast cancer patients[J]. Human Reproduction,2016,31(3):623-629.

[5]*In vitro* maturation:A committee opinion [J]. Fertility and Sterility, 2021, 115 (2): 298-304.

[6]FINDEKLEE S, HACHENBERG J, KIENAST K. *In vitro* maturation of oocytes with consecutive clinical pregnancy after accidental premature ovulation induction - a rescue strategy in art[J]. Acta Endocrinologica,2021,17(1):106-110.

[7]STROWITZKI T, BRUCKNER T, ROESNER S. Maternal and neonatal outcome and children's development after medically assisted reproduction with *in-vitro* matured oocytes -a systematic review and meta-analysis[J]. Human Reproduction Update,2021,27(3): 460-473.

[8]SAENZ-DE-JUANO M D,IVANOVA E,ROMERO S,et al. DNA methylation and mRNA expression of imprinted genes in blastocysts derived from an improved *in vitro* maturation method for oocytes from small antral follicles in polycystic ovary syndrome patients[J]. Human Reproduction,2019,34(9):1640-1649.

[9]SERMONDADE N, GRYNBERG M, COMTET M, et al. Double - in vitro maturation increases the number of vitrified oocytes available for fertility preservation when ovarian stimulation is unfeasible[J]. Scientific Reports,2020,10(1):18555.

[10]LEONEL E C R,CORRAL A,RISCO R,et al. Stepped vitrification technique for human ovarian tissue cryopreservation[J]. Scientific Reports,2019,9(1):20008.

［11］PRASATH E B,CHAN M L,WONG W H,et al. First pregnancy and live birth resulting from cryopreserved embryos obtained from *in vitro* matured oocytes after oophorectomy in an ovarian cancer patient［J］. Human Reproduction,2014,29(2):276-278.

［12］SEGERS I,BARDHI E,MATEIZEL I,et al. Live births following fertility preservation using *in-vitro* maturation of ovarian tissue oocytes［J］. Human Reproduction (Oxford, England),2020,35(9):2026-2036.

［13］NIKIFOROV D,CHENG J P,CADENAS J,et al. Improving the maturation rate of human oocytes collected *ex vivo* during the cryopreservation of ovarian tissue［J］. Journal of Assisted Reproduction and Genetics,2020,37(4):891-904.

［14］KIRILLOVA A,BUNYAEVA E,VAN RANST H,et al. Improved maturation competence of ovarian tissue oocytes using a biphasic *in vitro* maturation system for patients with gynecological malignancy:A study on sibling oocytes［J］. Journal of Assisted Reproduction and Genetics,2021,38(6):1331-1340.

［15］SÁNCHEZ F,LOLICATO F,ROMERO S,et al. An improved IVM method for cumulus-oocyte complexes from small follicles in polycystic ovary syndrome patients enhances oocyte competence and embryo yield［J］. Human Reproduction, 2017, 32 (10): 2056-2068.

［16］VUONG L N, HO V N A, HO T M, et al. *In-vitro* maturation of oocytes versus conventional IVF in women with infertility and a high antral follicle count:A randomized non-inferiority controlled trial［J］. Human Reproduction,2020,35(11):2537-2547.

［17］VUONG L N,LE A H,HO V N A,et al. Live births after oocyte *in vitro* maturation with a prematuration step in women with polycystic ovary syndrome［J］. Journal of Assisted Reproduction and Genetics,2020,37(2):347-357.

［18］GONG X Q,LI H M,ZHAO Y Q. The improvement and clinical application of human oocyte *in vitro* maturation (IVM)［J］. Reproductive Sciences (Thousand Oaks,Calif.), 2022,29(8):2127-2135.

［19］姜李乐,韦多,张翠莲. 人未成熟卵母细胞培养体系研究进展[J]. 生殖与避孕,2014, 34(5):388-394.

［20］PAN B,LIU C Y,ZHAN X S,et al. Protegrin-1 regulates porcine granulosa cell proliferation *via* the EGFR-ERK1/2/p38 signaling pathway *in vitro*［J］. Frontiers in Physiology,2021,12:673777.

［21］PEREIRA L M C,BERSANO P R O,ROCHA D D,et al. Effect of EGF on expression and localization of maturation-promoting factor,mitogen-activated protein kinase,p34[cdc2] and cyclin B during different culture periods on *in vitro* maturation of canine oocytes［J］. Zuchthygiene,2019,54(2):325-341.

［22］CONDE P,MORADO S,ALVAREZ G,et al. Effect of the hematopoietic growth factors erythropoietin and kit ligand on bovine oocyte *in vitro* maturation and developmental competence[J]. Theriogenology,2019,123:37-44.

[23]LIU H B,MUHAMMAD T,GUO Y S,et al. RNA-binding protein IGF_2BP_2/IMP2 is a critical maternal activator in early zygotic genome activation[J]. Advanced Science, 2019,6(15):1900295.

[24]RAI S,GHOSH H. Modulation of human ovarian function by melatonin[J]. Frontiers in Bioscience (Elite Edition),2021,13(1):140-157.

[25]WEI D,ZHANG C L,XIE J K,et al. Supplementation with low concentrations of melatonin improves nuclear maturation of human oocytes *in vitro*[J]. Journal of Assisted Reproduction and Genetics,2013,30(7):933-938.

[26]谢娟珂,韦多,宋小兵,等.外源性褪黑素在人类未成熟卵母细胞体外成熟中的应用研究[J].生殖医学杂志,2013,22(11):828-831.

[27]CAO Y Z,ZHAO H B,WANG Z,et al. Quercetin promotes *in vitro* maturation of oocytes from humans and aged mice[J]. Cell Death & Disease,2020,11(11):965.

[28]MARDOMI A,NOURI M,FARZADI L,et al. Human charcoal-stripped serum supplementation enhances both the stearoyl-coenzyme a desaturase 1 activity of cumulus cells and the *in vitro* maturation of oocytes[J]. Human Fertility,2019,22(3):212-218.

[29]AKBARI H,EFTEKHAR VAGHEFI S H,SHAHEDI A,et al. Mesenchymal stem cell-conditioned medium modulates apoptotic and stress-related gene expression,ameliorates maturation and allows for the development of immature human oocytes after artificial activation[J]. Genes,2017,8(12):371.

[30]VIRANT-KLUN I,BAUER C,STÅHLBERG A,et al. Human oocyte maturation *in vitro* is improved by co-culture with cumulus cells from mature oocytes[J]. Reproductive BioMedicine Online,2018,36(5):508-523.

[31]YANG S H,YOON S H,JUNG J H,et al. Improvement of embryonic development and clinical outcomes of germinal vesicle stage oocytes using a microvibration culture system [J]. Systems Biology in Reproductive Medicine,2019,65(4):333-341.

[32]YANG S H,HUR Y S,YOON S H,et al. A Comparison of Embryonic Development and Clinical Outcomes between *in vitro* Oocytes Maturation Using Micro-Vibration System and *in vivo* Oocytes Maturation in Polycystic Ovarian Syndrome Patients[J]. Gynecologic and Obstetric Investigation,2020,85(3):252-258.

[33]XIAO S,ZHANG J Y,ROMERO M M,et al. *In vitro* follicle growth supports human oocyte meiotic maturation[J]. Scientific Reports,2015,5:17323.

[34]MCLAUGHLIN M,ALBERTINI D F,WALLACE W H B,et al. Metaphase II oocytes from human unilaminar follicles grown in a multi-step culture system[J]. Molecular Human Reproduction,2018,24(3):135-142.

［35］HASSANI F, EBRAHIMI B, MOINI A, et al. Chitosan hydrogel supports integrity of ovarian follicles during *in vitro* culture：A preliminary of A novel biomaterial for three dimensional culture of ovarian follicles［J］. Cell Journal, 2020, 21（4）：479–493.

［36］YIN H, KRISTENSEN S G, JIANG H, et al. Survival and growth of isolated pre–antral follicles from human ovarian medulla tissue during long–term 3D culture［J］. Human Reproduction, 2016, 31（7）：1531–1539.

［37］陈礼. BMSCs 在窦前卵泡体外培养中的作用研究及 3D 培养体系的构建［D］. 武汉：华中科技大学, 2019.

［38］BERTOLDO M J, SMITZ J, WU L E, et al. Prospects of rescuing young eggs for oncofertility［J］. Trends in Endocrinology and Metabolism, 2020, 31（10）：708–711.

［39］SEQUEIRA R C, CRISWELL T, ATALA A, et al. Microfluidic systems for assisted reproductive technologies：Advantages and potential applications［J］. Tissue Engineering and Regenerative Medicine, 2020, 17（6）：787–800.

［40］HAYASHI K, OGUSHI S, KURIMOTO K, et al. Offspring from oocytes derived from *in vitro* primordial germ cell–like cells in mice［J］. Science, 2012, 338（6109）：971–975.

［41］CLARK A T, BODNAR M S, FOX M, et al. Spontaneous differentiation of germ cells from human embryonic stem cells *in vitro*［J］. Human Molecular Genetics, 2004, 13（7）：727–739.

［42］AFLATOONIAN B, RUBAN L, JONES M, et al. *In vitro* post–meiotic germ cell development from human embryonic stem cells［J］. Human Reproduction, 2009, 24（12）：3150–3159.

［43］GAUTHIER–FISHER A, KAUFFMAN A, LIBRACH C L. Potential use of stem cells for fertility preservation［J］. Andrology, 2020, 8（4）：862–878.

［44］VERMEULEN M, GIUDICE M G, DEL VENTO F, et al. Role of stem cells in fertility preservation：Current insights［J］. Stem Cells and Cloning：Advances and Applications, 2019, 12：27–48.

［45］YOKOBAYASHI S, OKITA K, NAKAGAWA M, et al. Clonal variation of human induced pluripotent stem cells for induction into the germ cell fate［J］. Biology of Reproduction, 2017, 96（6）：1154–1166.

［46］WANG X M, LIAO T T, WAN C, et al. Efficient generation of human primordial germ cell –like cells from pluripotent stem cells in a methylcellulose–based 3D system at large scale ［J］. PeerJ, 2019, 6：e6143.

［47］DAKHORE S, NAYER B, HASEGAWA K. Human pluripotent stem cell culture：Current status, challenges, and advancement［J］. Stem Cells International, 2018, 2018：7396905.

［48］LIN H, SPRADLING A C. Germline stem cell division and egg chamber development in transplanted *Drosophila* germaria［J］. Developmental Biology, 1993, 159（1）：140–152.

[49]ZOU K,YUAN Z,YANG Z J,et al. Production of offspring from a germline stem cell line derived from neonatal ovaries[J]. Nature Cell Biology,2009,11(5):631-636.

[50] SILVESTRIS E, CAFFORIO P, FELICI C, et al. Ddx4$^+$ oogonial stem cells in postmenopausal women's ovaries:A controversial,undefined role[J]. Cells,2019,8 (7):650.

[51]TELFER E E,ANDERSON R A. The existence and potential of germline stem cells in the adult mammalian ovary[J]. Climacteric,2019,22(1):22-26.

[52]AKAHORI T,WOODS D C,TILLY J L. Female fertility preservation through stem cell-based ovarian tissue reconstitution *in vitro* and ovarian regeneration *in vivo*[J]. Clinical Medicine Insights. Reproductive Health,2019,13:1179558119848007.

[53] VOGA M, DRNOVSEK N, NOVAK S, et al. Silk fibroin induces chondrogenic differentiation of canine adipose-derived multipotent mesenchymal stromal cells/mesenchymal stem cells [J]. Journal of Tissue Engineering, 2019, 10:2041731419835056.

[54]WANG Z,WANG Y L,YANG T,et al. Study of the reparative effects of menstrual-derived stem cells on premature ovarian failure in mice[J]. Stem Cell Research & Therapy,2017,8(1):11.

[55]MOHAMED S A,SHALABY S M,ABDELAZIZ M,et al. Human mesenchymal stem cells partially reverse infertility in chemotherapy-induced ovarian failure[J]. Reproductive Sciences,2018,25(1):51-63.

[56]ELFAYOMY A K,ALMASRY S M,EL-TARHOUNY S A,et al. Human umbilical cord blood-mesenchymal stem cells transplantation renovates the ovarian surface epithelium in a rat model of premature ovarian failure:Possible direct and indirect effects[J]. Tissue & Cell,2016,48(4):370-382.

[57]徐峰波,崔光晶,刘倩,等. 极小胚胎样干细胞研究进展[J]. 中华细胞与干细胞杂志 (电子版),2018,8(3):182-186.

[58]KROTZ S P,ROBINS J C,FERRUCCIO T M,et al. *In vitro* maturation of oocytes via the pre-fabricated self-assembled artificial human ovary [J]. Journal of Assisted Reproduction and Genetics,2010,27(12):743-750.

[59]CHITI M C,DOLMANS M M,MORTIAUX L,et al. A novel fibrin-based artificial ovary prototype resembling human ovarian tissue in terms of architecture and rigidity[J]. Journal of Assisted Reproduction and Genetics,2018,35(1):41-48.

[60]ANDERSON R A,TELFER E E. Being a good egg in the 21st century[J]. British Medical Bulletin,2018,127(1):83-89.

[61]LARONDA M M,RUTZ A L,XIAO S,et al. A bioprosthetic ovary created using 3D printed microporous scaffolds restores ovarian function in sterilized mice[J]. Nature Com-

munications,2017,8:15261.

[62]关毅.3D打印卵巢结构重塑小鼠的生育能力[J].自然杂志,2017,39(03):172.

[63]CHITI M C,DONNEZ J,AMORIM C A,et al. From isolation of human ovarian follicles to the artificial ovary:Tips and tricks[J]. Minerva Ginecologica,2018,70(4):444-455.

[64]CHO E,KIM Y Y,NOH K,et al. A new possibility in fertility preservation:The artificial ovary[J]. Journal of Tissue Engineering and Regenerative Medicine,2019,13(8):1294-1315.

[65]LARONDA M M,JAKUS A E,WHELAN K A,et al. Initiation of puberty in mice following decellularized ovary transplant[J]. Biomaterials,2015,50:20-29.

[66]NIKNIAZ H,ZANDIEH Z,NOURI M,et al. Comparing various protocols of human and bovine ovarian tissue decellularization to prepare extracellular matrix-alginate scaffold for better follicle development *in vitro*[J]. BMC Biotechnology,2021,21(1):8.

[67]PORS S E,RAMLØSE M,NIKIFOROV D,et al. Initial steps in reconstruction of the human ovary:Survival of pre-antral stage follicles in a decellularized human ovarian scaffold[J]. Human Reproduction,2019,34(8):1523-1535.

[68]SCHMIDT V M,ISACHENKO V,RAPPL G,et al. Comparison of the enzymatic efficiency of Liberase TM and tumor dissociation enzyme:Effect on the viability of cells digested from fresh and cryopreserved human ovarian cortex[J]. Reproductive Biology and Endocrinology,2018,16(1):57.

[69]MOULOUNGUI E,ZVER T,ROUX C,et al. A protocol to isolate and qualify purified human preantral follicles in cases of acute leukemia,for future clinical applications[J]. Journal of Ovarian Research,2018,11(1):4.

[70]SOARES M,SAUSSOY P,SAHRARI K,et al. Is transplantation of a few leukemic cells inside an artificial ovary able to induce leukemia in an experimental model? [J]. Journal of Assisted Reproduction and Genetics,2015,32(4):597-606.

[71]JIANG L L,CUI J Q,ZHANG C L,et al. Sigma-1 receptor is involved in diminished ovarian reserve possibly by influencing endoplasmic reticulum stress-mediated granulosa cells apoptosis[J]. Aging,2020,12(10):9041-9065.

[72]VANACKER J,DOLMANS M M,LUYCKX V,et al. First transplantation of isolated murine follicles in alginate[J]. Regenerative Medicine,2014,9(5):609-619.

[73]LIVERANI L,RAFFEL N,FATTAHI A,et al. Electrospun patterned porous scaffolds for the support of ovarian follicles growth:A feasibility study[J]. Scientific Reports,2019,9(1):1150.

[74]USUDA H,WATANABE S,SAITO M,et al. Successful use of an artificial placenta to support extremely preterm ovine fetuses at the border of viability[J]. American Journal of Obstetrics and Gynecology,2019,221(1):69. e1-69. e17.

［75］USUDA H,WATANABE S,SAITO M,et al. Successful use of an artificial placenta-based life support system to treat extremely preterm ovine fetuses compromised by intrauterine inflammation［J］. American Journal of Obstetrics and Gynecology,2020,223（5）:755. e1-755755. e20.

［76］BRÄNNSTRÖM M,KÄHLER P D,GREITE R,et al. Uterus transplantation:A rapidly expanding field［J］. Transplantation,2018,102（4）:569-577.

［77］PUNTAMBEKAR S,TELANG M,KULKARNI P,et al. Laparoscopic-assisted uterus retrieval from live organ donors for uterine transplant:Our experience of two patients［J］. Journal of Minimally Invasive Gynecology,2018,25（4）:622-631.

［78］ASHARY N,TIWARI A,MODI D. Embryo implantation:War in times of love［J］. Endocrinology,2018,159（2）:1188-1198.

［79］BENNER M,FERWERDA G,JOOSTEN I,et al. How uterine microbiota might be responsible for a receptive,fertile endometrium［J］. Human Reproduction Update,2018,24（4）:393-415.

［80］BOSTEELS J,VAN WESSEL S,WEYERS S,et al. Hysteroscopy for treating subfertility associated with suspected major uterine cavity abnormalities［J］. The Cochrane Database of Systematic Reviews,2018,12（12）:CD009461.

［81］ROMANIS E C. Artificial womb technology and clinical translation:Innovative treatment or medical research? ［J］. Bioethics,2020,34（4）:392-402.

［82］陈高文,李湘元,郑友红,等.临床子宫移植相关问题的探讨[J].中华器官移植杂志,2018,39（11）:684-688.

［82］陈高文,李湘元,郑友红,等.临床子宫移植相关问题的探讨[J].中华器官移植杂志,2018,4（11）:684-688.

［83］BULLETTI C,JASONNI V M,TABANELLI S,et al. Early human pregnancy *in vitro* utilizing an artificially perfused uterus［J］. Fertility and Sterility,1988,49（6）:991-996.

［84］BRÄNNSTRÖM M,ENSKOG A,KVARNSTRÖM N,et al. Global results of human uterus transplantation and strategies for pre-transplantation screening of donors［J］. Fertility and Sterility,2019,112（1）:3-10.

［85］BRÄNNSTRÖM M. Womb transplants with live births:An update and the future［J］. Expert Opinion on Biological Therapy,2017,17（9）:1105-1112.

［86］黄钰桃,张玄玄,陈化.伦理学视域下异体子宫移植相关问题探究[J].中国医学伦理学,2018,31（12）:1528-1531.

［87］PRACTICE COMMITTEE OF THE AMERICAN SOCIETY FOR REPRODUCTIVE MEDICINE ELECTRONIC ADDRESS:ASRM@ ASRM ORG,PRACTICE COMMITTEE OF THE AMERICAN SOCIETY FOR REPRODUCTIVE MEDICINE. American Society for Reproductive Medicine position statement on uterus transplantation:A committee opinion[J]. Fertility and Sterility,2018,110(4):605-610.

[88]HENDRIKS S,DANCET E A F,VAN PELT A M M,et al. Artificial gametes:A systematic review of biological progress towards clinical application [J]. Human Reproduction Update,2015,21(3):285-296.

[89]SIMOPOULOU M,SFAKIANOUDIS K,TSIOULOU P,et al. What will the future hold for artificial organs in the service of assisted reproduction:Prospects and considerations[J]. Frontiers of Medicine,2019,13(6):627-638.

[90]A S V,DHAMA K,CHAKRABORTY S,et al. Role of antisperm antibodies in infertility, pregnancy, and potential forContraceptive and antifertility vaccine designs: Research progress and pioneering vision[J]. Vaccines,2019,7(3):116.

[91]MEISTRICH M L. Risks of genetic damage in offspring conceived using spermatozoa produced during chemotherapy or radiotherapy[J]. Andrology,2020,8(3):545-558.

[92]SINEATH R C,MEHTA A. Preservation of fertility in testis cancer management[J]. The Urologic Clinics of North America,2019,46(3):341-351.

[93]高杨杰. 睾丸肿瘤治疗对性与生殖功能影响的研究进展[J]. 中华男科学杂志,2019, 25(7):651-654.

[94] PRACTICE COMMITTEE OF THE AMERICAN SOCIETY FOR REPRODUCTIVE MEDICINE ELECTRONIC ADDRESS:ASRM @ ASRM ORG. Fertility preservation in patients undergoing gonadotoxic therapy or gonadectomy:A committee opinion [J]. Fertility and Sterility,2019,112(6):1022-1033.

[95]SZELL A Z,BIERBAUM R C,HAZELRIGG W B,et al. Live births from frozen human semen stored for 40 years[J]. Journal of Assisted Reproduction and Genetics,2013,30 (6):743-744.

[96]HUANG C,LEI L,WU H L,et al. Long-term cryostorage of semen in a human sperm bank does not affect clinical outcomes[J]. Fertility and Sterility,2019,112(4):663-669. e1.

[97]PARIZ J R,RANÉA C,MONTEIRO R A C,et al. Melatonin and caffeine supplementation used,respectively,as protective and stimulating agents in the cryopreservation of human sperm improves survival,viability,and motility after thawing compared to traditional TEST -yolk buffer[J]. Oxidative Medicine and Cellular Longevity,2019,2019:6472945.

[98]NTEMOU E,KADAM P,VAN SAEN D,et al. Complete spermatogenesis in intratesticular testis tissue xenotransplants from immature non-human primate [J]. Human Reproduction,2019,34(3):403-413.

[99]UIJLDERT M,MEIBNER A,DE MELKER A A,et al. Development of the testis in pre-pubertal boys with cancer after biopsy for fertility preservation[J]. Human Reproduction (Oxford,England),2017,32(12):2366-2372.

[100] PELZMAN D L, ORWIG K E, HWANG K. Progress in translational reproductive science: Testicular tissue transplantation and *in vitro* spermatogenesis[J]. Fertility and Sterility,2020,113(3):500-509.

[101] FAYOMI A P, PETERS K, SUKHWANI M, et al. Autologous grafting of cryopreserved prepubertal rhesus testis produces sperm and offspring[J]. Science,2019,363(6433): 1314-1319.

[102] MEDRANO J V, VILANOVA-PÉREZ T, FORNÉS-FERRER V, et al. Influence of temperature, serum, and gonadotropin supplementation in short- and long-term organotypic culture of human immature testicular tissue[J]. Fertility and Sterility,2018,110(6): 1045-1057. e3.

[103] MICHELE F D, POELS J, WEERENS L, et al. Preserved seminiferous tubule integrity with spermatogonial survival and induction of Sertoli and Leydig cell maturation after long-term organotypic culture of prepubertal human testicular tissue[J]. Human Reproduction,2017,32(1):32-45.

[104] MICHELE F D, POELS J, VERMEULEN M, et al. Haploid germ cells generated in organotypic culture of testicular tissue from prepubertal boys [J]. Frontiers in Physiology,2018,9:1413.

[105] PORTELA J M D, DE WINTER-KORVER C M, VAN DAALEN S K M, et al. Assessment of fresh and cryopreserved testicular tissues from (pre)pubertal boys during organ culture as a strategy for *in vitro* spermatogenesis[J]. Human Reproduction,2019, 34(12):2443-2455.

[106] HERMANN B P, SUKHWANI M, WINKLER F, et al. Spermatogonial stem cell transplantation into rhesus testes regenerates spermatogenesis producing functional sperm[J]. Cell Stem Cell,2012,11(5):715-726.

[107] KUBOTA H, BRINSTER R. Spermatogonial stem cells[J]. Biology of Reproduction, 2018,99:52-74.

[108] SHARMA S, WISTUBA J, POCK T, et al. Spermatogonial stem cells: Updates from specification to clinical relevance [J]. Human Reproduction Update, 2019, 25 (3): 275-297.

[109] HULEIHEL M, NOURASHRAFEDDIN S, PLANT T M. Application of three-dimensional culture systems to study mammalian spermatogenesis, with an emphasis on the rhesus monkey (*Macaca mulatta*)[J]. Asian Journal of Andrology,2015,17(6):972-980.

[110] ABUMADIGHEM A, SOLOMON R, STEPANOVSKY A, et al. Development of spermatogenesis *in vitro* in three-dimensional culture from spermatogonial cells of busulfan-treated immature mice[J]. International Journal of Molecular Sciences,2018, 19(12):3804.

[111] BAERT Y,DVORAKOVA-HORTOVA K,MARGARYAN H,et al. Mouse *in vitro* spermatogenesis on alginate-based 3D bioprinted scaffolds [J]. Biofabrication,2019,11(3):035011.

[112] PENDERGRAFT S S,SADRI-ARDEKANI H,ATALA A,et al. Three-dimensional testicular organoid: A novel tool for the study of human spermatogenesis and gonadotoxicity *in vitro*[J]. Biology of Reproduction,2017,96(3):720-732.

[113] KOMEYA M,HAYASHI K,NAKAMURA H,et al. Pumpless microfluidic system driven by hydrostatic pressure induces and maintains mouse spermatogenesis *in vitro* [J]. Scientific Reports,2017,7(1):15459.

[114] YAMANAKA H,KOMEYA M,NAKAMURA H,et al. A monolayer microfluidic device supporting mouse spermatogenesis with improved visibility [J]. Biochemical and Biophysical Research Communications,2018,500(4):885-891.

[115] MURDOCK M H,DAVID S,SWINEHART I T,et al. Human testis extracellular matrix enhances human spermatogonial stem cell survival *in vitro*[J]. Tissue Engineering. Part A,2019,25(7/8):663-676.

[116] ZHOU Q,WANG M,YUAN Y,et al. Complete meiosis from embryonic stem cell-derived germ cells *in vitro*[J]. Cell Stem Cell,2016,18(3):330-340.

[117] SHIMIZU T,SHIOHARA M,TAI T,et al. Derivation of integration-free iPSCs from a Klinefelter syndrome patient [J]. Reproductive Medicine and Biology,2016,15(1):35-43.

[118] SOSA E,CHEN D,ROJAS E J,et al. Differentiation of primate primordial germ cell-like cells following transplantation into the adult gonadal niche[J]. Nature Communications,2018,9(1):5339.

第九章

生育力保存的伦理与管理

生育力保存是国内外生殖医学进展最为迅速的领域,技术不断完善,患者知晓度越来越高,寻求生育力保存的人群也不断增加。我国生育力保存技术主要面向各类肿瘤患者,兼顾其他有需求的群体。近些年恶性肿瘤呈现出低龄化趋势,随着恶性肿瘤治疗学的发展,患者长期生存率得到了很大提高,如乳腺癌患者5年生存率可达90%。然而,细胞毒性药物与放射治疗等可导致女性生育力的严重损伤,从而导致女性不孕症。70%以上的年轻肿瘤患者有生育意愿,如何满足这部分患者的生育需求已经成为主要公共卫生问题之一。目前肿瘤患者的生育力保存和保护技术已经成为临床研究的热点问题,肿瘤患者生育力保存是一项长期而具挑战性的工作,涉及肿瘤、妇科、生殖、产科等众多学科,涵盖法律、伦理及管理等诸多方面,在欧洲、大洋洲及美国等已开展多年。近年来我国在这方面也取得了长足的进步。自2006年美国临床肿瘤学学会(ASCO)与美国生殖医学学会(ASRM)联合发表肿瘤患者生育力保存指南以来,英国、澳大利亚、日本等国先后发布生育力保存指南。而我国在近几年也发布了多部生育力保存方面的专家指南和共识,例如生育力保存中国专家共识(2021年版)、卵巢组织冻存移植防治医源性早发性卵巢功能不全临床应用指南、卵巢组织冻存移植技术规范、中国育龄期女性乳腺癌病人生育力保存临床实践指南(2023版)等,旨在通过对肿瘤患者治疗前采取冷冻保存精子、卵母细胞、胚胎和卵巢组织等措施,为肿瘤等疾病康复者的生育需求和生殖健康提供保障和希望。

生育力保存技术为年轻的恶性肿瘤患者提供了有效的生育保障。但这项技术的发展也引发了诸多社会问题和伦理争议。从伦理学角度探讨年轻女性肿瘤患者是否有必要进行生育力保存,所保存的生育力资源归属权的问题以及其实施过程中涉及的卫生资源公平公正分配的问题就非常有必要。同时也需要讨论在提供生育力保存服务的过程中,应当如何遵循有利不伤害、知情同意、谨慎应用以及伦理监管等各项伦理原则,以期消除社会大众对生育力保存技术的疑虑和误解,促进生育力保存技术在临床上进一步开展和应用。生育力保存方面的伦理问题主要体现在法律、部门规章、操作规范之中,而伦理具有技术约束性、时代性、民族性/国别性,它的背后是一个社会丰富的历史沉淀和现实的文化多样性,以及社会中不同利益群体的博弈。没有伦理学,就没有现代医学;它保驾护航了生育力保存的技术的健康发展,以及相应的临床实践的可持续开展。"管理"在本章中的含义,主要指管理技术,即按照一定的规范进行相应的指导和技术引导。

第一节 生育力保存的技术伦理

女性生育力保存技术包括胚胎冷冻、卵母细胞冷冻、卵巢组织冷冻和未成熟卵母细胞体外成熟培养等技术。卵巢组织冷冻并移植可同时恢复患者的内分泌和生育功能,将成为理想有效的卵巢功能保存方法。而卵母细胞冷冻、卵巢组织冷冻和体外成熟培养等技术联合应用,提供了更灵活、可行的生育力保存方案。

相对于女性生育力保存,男性生育力保存更成熟,精子冷冻是男性生育力保存主要方式,自精冻存是指将精子(来自睾丸、附睾)或精液冷冻保存起来,是目前临床上最主要的生育力保存措施,精原干细胞冻存目前尚处于实验室阶段。冷冻的方法有慢速冷冻和玻璃化冷冻两种,而玻璃化冷冻技术将成为日后冻存趋势。

生育力保存技术其内在的技术演化路径,应具备与其相调适的伦理和管理办法。如何将尊重、有利、不伤害、公正等伦理原则更好的用于生育力保存技术及其实施,是生育力保存伦理相关的重要工作内容。生育力保存的伦理相关方包括管理者,如政策制定者和实施者、医院管理者、科室主任;技术实施者,如医生、技师;技术受用者,如冷冻胚胎或配子的患者。

一、技术的安全性、有效性评估

任何一项医疗技术在推向临床之前,都需要进行安全性、有效性的评估。安全性和有效性达到标准是伦理讨论的前提。安全性、有效性的另一面是风险和失败。如何让需要生育力保存的患者理解和接受技术,单单在知情同意书中罗列风险事件远远不足以让患者理性的选择对自己有利的诊疗方案。在信息不对等的条件下建立医患信任,在尊重、友好的氛围中共同努力做好生育力保存,是医患双方的应有之义。医生的伦理责任更重,医生在医学伦理决策中的第一个角色是提供信息与教育。他们需要向患者和家属解释医学事实、诊断结果、预后情况以及可能的治疗选择。通过向患者提供准确与全面的信息,医生可以帮助患者和家属理解疾病的本质和可能的治疗方式,进而做出符合自身价值观和意愿的决策。其次,医生在医学伦理决策中的另一个重要角色是尊重患者的自主权。患者拥有知情同意的权利,医生应该尊重患者的意愿和决策,不得擅自干涉。医生应该为患者提供各种治疗选择的信息,并帮助患者理解可能的影响和后果,但最终决策权应归属于患者自己。

生育力保存技术涉及药物、手术或配子冷冻技术等不同的方法。目前,可选择的方法有 GnRH-a 类药物(促性腺激素释放激素激动剂)、卵母细胞/精子冷冻、胚胎冷冻、卵巢组织冷冻保存与移植等。

男性生育力保存以冻精为主,技术难度低,成功率高。对于青春期后的男性,生育力保存的主要方法是精子冷冻保存。在进行任何可能对生殖腺有毒的治疗之前,应进行精子冷冻保存。对于青春期前的男性,可以在批准的临床试验中考虑冷冻保存睾丸组织。知情同意需要解释目前没有临床护理途径可以使用青春期前睾丸组织。而女性生育力保存技术仍有较大的提升空间。

胚胎冷冻技术和卵母细胞冷冻是一种较为成熟的生育力保存技术。冷冻胚胎移植后的着床率和临床妊娠率不低于同等质量的新鲜胚胎移植,是已婚育龄女性进行生育力保存的有效方法。卵母细胞冷冻和胚胎冷冻保存一样,都是生育力保存的一线治疗方案,前者主要针对无配偶的未婚女性,或取卵日男方无精等特殊情况下的生育力保存。现已有足够的研究数据表明,胚胎冷冻保存和卵母细胞冷冻对患者是有效和安全的。目前成熟卵母细胞玻璃化冷冻存活率可达 80% ~ 95%,胚胎移植周期平均临床妊娠率为 30%,累积活产率为 33%。这种技术越来越多地被用于医疗疾病和其他非肿瘤性疾病的治疗。

卵母细胞体外成熟技术(IVM)用于生育力保存的研究数据仅限于卵母细胞成熟率,关于后续的受精和胚胎着床的资料很少,更缺乏长期的安全性、操作的可靠性和效率的相关数据,该技术被归类为"新技术",目前尚未广泛应用于临床,实施前需要进行伦理审查。IVM 需要在特定的具备完善流程及专业知识的中心完成,只能在需行卵母细胞冷冻但卵巢刺激不可行的情况下进行。体外成熟也曾作为卵巢组织冷冻的辅助方法使用,然而成功率不明确,迄今为止活产儿有限。

卵巢组织冻存及移植是癌症患者接受治疗后恢复生育能力及内分泌功能切实有效的方法,是目前可用于青春期前女性和激素依赖性疾病患者唯一的生育力保存方法。根据目前的文献报道,解冻的卵巢组织移植的妊娠率在 25% ~ 30% 不等。截至 2021 年全球已有超过 200 例婴儿通过该技术诞生。目前最大问题仍然是再植入卵巢组织是否会重新引入恶性或癌前病变细胞。任何类型的肿瘤都不能排除卵巢转移的风险。迄今为止,已发现白血病、神经母细胞瘤、伯基特淋巴瘤和恶性卵巢肿瘤的卵巢转移风险增加。因此,全身性或播散性恶性肿瘤患者,由于卵巢组织保存的有效性及安全性尚未明确,需要非常谨慎地选择是否进行卵巢组织冻存及冻存的时机。在获取卵巢组织之前必须充分告知患者,移植卵巢组织后可能会面临恶性肿瘤细胞转移和复发的风险。虽然目前不可能准确地获得卵巢组织冷冻移植的成功率,越来越多专家均提议将卵巢皮质移植作为一项开放技术应用于临床之中。

2012 年,北京妇产医院建立了中国首个人卵巢组织冻存库,迄今共为 300 多例患者进行了冻存,最小的患者只有 1 岁 3 个月。此外,团队还成功进行了 10 例冻融卵巢组织移植,术后卵巢功能全部恢复正常,移植成功率 100%,达到了国际领先水平。从取材、处理到转运和冻存,每一步都有严格的操作规范。目前国内已经有多家生殖中心包括河南省人民医院开展了卵巢组织冷冻技术,为肿瘤患者的生育力保存提供保障。

生育力保存技术的前沿不断推陈出新,伦理问题也愈加凸显。精子、卵母细胞、胚胎冻存是比较常见的技术,而前沿技术主要有:睾丸组织冷冻、卵巢组织冷冻技术,原始卵泡体外激活技术(IVA),子宫移植、卵巢移植技术,人造子宫技术,人造胎盘技术,延缓卵巢衰老技术,干细胞诱导分化为精子、卵子技术,干细胞修复子宫和卵巢技术等等。

二、生育力保存涉及的伦理原则

生育力保存涉及的伦理原则应遵循辅助生殖技术实施的伦理原则。对于开展女性生育力保存的医疗机构,生殖医学伦理委员会或医学伦理委员会应严格审查,并对治疗实施过程和结果进行伦理监督与管理,以保障患者的权益和技术合理应用。

2003年,原卫生部修订了《人类辅助生殖技术和人类精子库伦理原则》,此后辅助生殖技术中的伦理原则就通过部门规章的形式确定下来。在《人类辅助生殖技术和人类精子库伦理原则》中,主要包括有利于患者/供受者的原则、知情同意原则、保护后代的原则、社会公益原则、保密原则、严防商业化的原则和伦理监督的原则等七大原则。2014年出版的《辅助生殖的伦理与管理一书》中把伦理学原则细化为17项,包含尊重原则、知情同意原则、保密原则、自主原则、不伤害原则、有利于供受者原则、辅助检查伦理原则、用药伦理原则、双重效应原则、最优化原则、保护后代原则、严禁商业化、严禁技术滥用、严防医源性疾病传播、社会公益、公正原则、伦理监督原则。细化具体的指导内容本质离不开伦理学的核心价值理念——尊重、有益、公平。在辅助生殖技术开展中,与患者最直接相关的是"有利于患者的原则""知情同意原则""保护后代原则"和"保密原则"。

(一)有利于患者原则

在生育力保存技术的应用中,有利于患者原则是一个重要的考量因素。这一原则强调在实施生育力保存技术时,需要充分考虑患者的利益和需求,以提供最佳的医疗服务和支持。医生需要根据患者的具体情况,告知患者目前可供选择的治疗手段、利弊及其所承担的风险,在患者充分知情的情况下,提出有医学指征的选择和最有利于患者的治疗方案,以最大限度地保护患者的生育能力。《中华人民共和国民法典》(简称《民法典》)第六编第六章医疗损害责任第一千二百二十一条规定:医务人员在诊疗活动中未尽到与当时的医疗水平相应的诊疗义务,造成患者损害的,医疗机构应当承担赔偿责任。

(二)知情同意原则

知情同意权是患者权利的重要组成部分,《民法典》第六编继承第六章医疗损害责任第一千二百一十九条的规定:医务人员在诊疗活动中应当向患者说明病情和医疗措施。需要实施手术、特殊检查、特殊治疗的,医务人员应当及时向患者具体说明医疗风险、替代医疗方案等情况,并取得其明确同意;不能或者不宜向患者说明的,应当向患者的近亲属说明,并取得其明确同意。应当向患者说明实施技术的必要性、实施程序、可能承受的风险,以及为降低这些风险可采取的措施、该机构稳定的成功率、治疗方案、药物选择、相关费用等与患者做出合理选择相关的实质性信息,并获得其书面知情同意。在生育力保存实施过程中,医生同样需要确保患者的知情同意权。在进行治疗前,医生需要向患者详细解释生育力保存技术的原理、操作过程、可能的风险和效益等，以便患者做出知情的决定。医生还应该尊重患者的自主权，协助患者做出最佳的决策。

（三）保护后代原则

在辅助生殖技术生育力保存技术的应用中，保护后代原则也是需要考量的因素。在国内各界多数医学、伦理学和社会学专家仍不赞同"社会指征"的卵母细胞冷冻，社会指征的卵母细胞冷冻可能导致的婚育年龄推迟和婚育观念的改变势必增加高龄女性生育的占比，不利于优生优育。

（四）保密原则

机构和医务人员对使用人类辅助生殖技术的参与者有实施匿名和保密的义务。同样，对实施保存生育力的患者的个人信息、病情、治疗措施也有保密的义务。

随着大数据的发展，我国也在逐渐完善有关个人信息保护和信息安全方面的制度。目前涉及个人信息保护的相关法律法规已超过 30 部，最新的《民法典》第六编第六章医疗损害责任第一千二百二十六条规定：医疗机构及其医务人员应当对患者的隐私和个人信息保密。泄露患者的隐私和个人信息，或者未经患者同意公开其病历资料的，应当承担侵权责任。因此，在开展相关业务时，应当注意个人信息保护的合法合规，避免法律风险。

第二节　我国生育力保存技术的管理体系

我国生育力保存技术的管理体系归于国家和地方的卫生管理部门。因此主要由各级卫生健康委员会对医院生殖中心、精子库开展的生育力保存业务进行管理。实施生育力保存技术的主体是：国家审批的有相应资质的医疗机构，主要是生殖中心和精子库。因此生育力保存技术的管理体系包括各级卫健委对生殖中心或精子库的管理、医疗机构对生殖中心或精子库的管理、生殖中心或精子库技术、人员、患者档案等的管理。

一、辅助生殖技术相关管理办法

2001 年，原卫生部颁布《人类辅助生殖技术管理办法》和《人类精子库管理办法》，正式将辅助生殖技术纳入医疗技术监管范围。同年，原卫生部颁布了《人类辅助生殖技术规范》《人类精子库基本标准和技术规范》和《实施人类辅助生殖技术的伦理原则》，作为首个辅助生殖领域技术规范、基本标准和伦理原则文件，有效促进和规范我国人类辅助生殖技术和人类精子库的发展和应用。

2003 年，原卫生部颁布了《人类辅助生殖技术和人类精子库评审、审核和审批管理程序》，标志着我国人类辅助生殖技术和人类精子库已步入规范有序的程序化监管阶段。

其后,国家又颁布了多部行政法规、部门规章以规范辅助生殖技术的发展。共同形成了现有的我国辅助生殖技术规范体系。同时,生殖医学伦理委员会依据上述原则进行监督。

二、辅助生殖技术法律监管

我国政府自2001年起一直不断完善辅助生殖技术相关的法律法规制定和监管。每隔几年就会出台或更新相关的行政法规和部门规章。内容涉及医疗资源规划、机构准入、医疗技术监管、临床研究监管、医学伦理和科研伦理等多方面。虽然我国生殖医学事业起步较晚,但发展较快,目前已形成较完整的产业体系。2001年以来相关重点法律法规列见表9-1。

表9-1 我国辅助生殖技术领域重点法律法规

时间、颁布者	法律法规	意义
2001年2月 原卫生部	《人类辅助生殖技术管理办法》《人类精子库管理办法》	作为首个辅助生殖领域技术规范、基本标准和伦理原则文件,有效促进和规范我国人类辅助生殖技术和人类精子库的发展和应用
2001年5月 原卫生部	《人类辅助生殖技术规范》《人类精子库基本标准和技术规范》《实施人类辅助生殖技术的伦理原则》	标志着我国人类辅助生殖技术和人类精子库已步入规范有序的程序化监管阶段
2003年 原卫生部	《卫生部关于修订人类辅助生殖技术与人类精子库相关技术规范、基本标准和伦理原则的通知》	为指导各省(区、市)推进人类辅助生殖技术(含人类精子库)规范有序应用,为群众提供安全优质的人类辅助生殖技术服务
2003年 原卫生部	《人类辅助生殖技术和人类精子库评审、审核和审批管理程序》	为确保2001年两个《办法》的有效实施,保证上述技术准入评审、审核与审批管理工作的科学、严谨、客观和公正,使其更具公平性、合理性和可操作性,更加公开、透明并有章可循
2003年 原卫生部	《人类辅助生殖技术和人类精子库伦理原则》	辅助生殖技术中的伦理原则通过部门规章的形式确定下来。包括七大原则:有利于患者/供受者、知情同意、保护后代、社会公益、保密原则、严防商业化、伦理监督

时间、颁布者	法律法规	意义
2006 年 原卫生部	《人类辅助生殖技术与人类精子库校验实施细则》	详细规定了校验标准、校验程序、校验内容、校验结果。防止技术滥用,保护生物资源数据安全
2007 年 5 月 原卫生部	《关于加强人类辅助生殖技术和人类精子库设置规划和监督管理的通知》	此项技术的设置规划仍不够平衡,一些地区和机构不顾条件和设置规划的要求盲目进行筹建;一些未经批准的机构违规开展上述技术;代孕及买卖配子、合子和胚胎等违规行为偶有发生;部分已经审批通过的机构忽视内部管理,技术水平提高缓慢;部分地区和机构受经济利益驱动,存在商业化的倾向。
2014 年原卫计委 2018 年卫健委	《人口健康信息管理办法》 《国家健康医疗大数据标准、安全和服务管理办法》	定义了人口健康信息,保护包括人类精子库中的信息在内的健康医疗大数据。信息采集时,应当遵照"最少够用"的原则
2015 年 原卫计委	《人类辅助生殖技术配置规划指导原则(2015 版)》	以辅助生殖技术服务需求为依据,以促进辅助生殖技术规范有序应用为目的,合理利用区域内医疗卫生资源,建立健全规范的辅助生殖技术服务体系,促进生殖医学事业健康发展。加强属地化和行业管理,将所有开展辅助生殖技术的医疗机构纳入《配置规划》,统一规划布局,统一实施监管
2015 年 原卫计委	《人类辅助生殖技术配置规划指导原则(2015 版)》 《关于规范人类辅助生殖技术与人类精子库审批的补充规定》	针对各地对人类辅助生殖技术准入把关不严的问题而颁发,用来指导各省份科学制订辅助生殖技术配置规划,严格开展技术评审,组建国家辅助生殖技术管理专家库,为各地开展审批提供技术支撑
2015 年 原卫计委	《关于加强人类辅助生殖技术与人类精子库管理的指导意见》	部分地区监管不力,违法违规现象时有发生,危害群众健康权益,造成不良社会影响。需要进一步加强人类辅助生殖技术与人类精子库管理

时间、颁布者	法律法规	意义
2015 年 原卫计委	《国家卫生计生委关于规范人类辅助生殖技术与人类精子库审批的补充规定》	部分地方在审批管理中准入审批把关不严,擅自降低准入门槛,一些明显不符合条件的医疗机构被批准开展辅助生殖技术。进一步规范审批行为,保证审批工作的科学严谨和公开透明
2017 年 卫计委联合公安部、食药监局、最高人民法院等 12 部门	《关于建立查处违法违规应用人类辅助生殖技术长效工作机制的通知》	明确各部门职责分工,推动多部门联合执法,规范辅助生殖技术服务的市场秩序
2018 年 8 月 原卫计委	《医疗技术临床应用管理办法》	加强医疗技术临床应用管理,促进医学科学发展和医疗技术进步,保障医疗质量和患者安全,维护人民群众健康权益
2019 年 2 月 卫健委	《生物医学新技术临床应用管理条例(征求意见稿)》	为避免再次出现类似基因编辑婴儿事件,同时也为进一步完善生物医学新技术临床研究与转化应用管理制度,推动生物医学新技术临床研究与转化应用规范有序进行
2019 年 8 月 卫健委	《辅助生殖技术随机抽查办法》	督促辅助生殖机构和医护人员行为自律
2019 年 9 月 卫健委	《关于加强辅助生殖技术服务机构和人员管理的若干规定》	为加强辅助生殖技术服务机构(包括经批准开展人类辅助生殖技术和设置人类精子库的医疗机构)和相关从业人员管理,防范辅助生殖技术应用风险
2021 年 全国人大	《民法典》	人格权编中,提示要不断加强对个人信息数据的保护和监管

三、辅助生殖技术临床应用的准入及监管

在我国辅助生殖技术属于限制性应用的特殊临床诊疗技术,对医疗机构的资质也有较高的要求。目前我国对辅助生殖技术的开展主要依托政府规划,以国务院卫生行政管理部门每五年颁发一次的《人类辅助生殖技术配置规划指导原则》为指导,地方政府及卫生管理部门再依据当地具体情况做具体行政区划。

截至 2022 年 12 月 31 日,全国共有 559 家医疗机构经批准开展人类辅助生殖技术,

有 29 家医疗机构经批准设置人类精子库,提供供精人工授精技术的医疗机构有 96 家,提供植入前胚胎遗传学诊断技术的医疗机构目前有 93 家。

四、辅助生殖技术临床应用的监管

辅助生殖技术和人类精子库涉及医学、伦理、社会、法律等诸多复杂问题,在卫生行政部门审批的基础上,也在不断加强辅助生殖技术的监管,以期这项技术能够合法合规的得到应用。目前,我国已经确立了批准证书校验、随机抽查、机构自查三层次的监督管理体系。

(一)批准证书校验

依据《人类辅助生殖技术管理办法》的规定,人类辅助生殖技术和人类精子库的批准证书都是每 2 年由原审批机关组织校验一次。校验合格的,可以继续开展人类辅助生殖技术或人类精子库;校验不合格的,收回其批准证书。为更好地发挥批准证书校验的作用,2006 年当时的卫生部发布了《人类辅助生殖技术与人类精子库校验实施细则》,对校验标准、校验程序、校验内容、校验结果有详细规定。依据《实施细则》的规定,校验内容涉及场地、人员、技术等各方面,尤其是对实施供精体外受精 - 胚胎移植技术和供精人工授精技术的控制管理以及人类精子库对外供精的管理,防止技术滥用,保护生物资源数据的安全。

(二)随机抽查

随机抽查是指卫生健康行政部门从辅助生殖机构(经批准开展人类辅助生殖技术和设置人类精子库的医疗机构)中随机抽取一定比例的机构,随机选派检查人员,对被检查机构实施检查。抽查情况及查处结果按规定向社会公布。随机抽查的结果作为批准证书校验结果的重要参考。

(三)机构自查

机构自查是开展辅助生殖技术的机构自己定期或不定期、对照现行的法律法规展开的自查。机构自查机制也是随机抽查和批准证书校验的重要内容。

第三节　国外生育力保存的伦理与管理

中国 2001 年颁布的《人类辅助生殖技术管理办法》规定,人类辅助生殖技术的应用应当在医疗机构中进行,以医疗为目的,并符合国家计划生育政策、伦理原则和有关法律规定。2023 年《人类辅助生殖技术和人类精子库伦理原则》规定,医务人员必须严格贯彻国家人口和计划生育法律法规,不得对不符合国家人口和计划生育法规和条例规定的夫妇和单身妇女实施人类辅助生殖技术。《中国女性肿瘤患者生育力保护及保存专家共识》指出,罹患肿瘤的未婚女性,亦可考虑实施卵母细胞冷冻或卵巢组织冷冻生育力保存,但未婚女性的卵母细胞冷冻仅限于此类医疗适应证。在辅助生殖技术领域内,只有已婚夫妇才能为生殖目的进行胚胎冷冻保存,主要是为了解决不孕问题,其中少数特殊情况下,获得的剩余卵母细胞可以进行低温保存。

根据各国国情不同,对于生育力保存的管理策略也不相同。英国政府于2000年修改了有关法律使冷冻卵母细胞技术应用合法化。但英国人类授精与胚胎学管理局规定,冷冻卵母细胞的保存期不得超过10年,以防止一些女性拖延到50岁以上再生孩子。近年英国监管机构人类受精和胚胎管理局(HFEA)已经认识到冷冻卵母细胞保存期相关问题,平等和人权委员会也同意改变现行立法的要求。2021年9月6日,英国政府宣布将民众冷冻卵子、精子、胚胎等的最长期限从10年延长至55年。这一政策将帮助人们更好地掌控自己的未来,并减轻生育带来的压力。新的年限将适用于所有人,其间每10年委托人需要确认是否继续冷冻样品。不过,这一规定尚未通过立法。在英国,所有接受癌症治疗的患者的配子和胚胎的低温保存都得到了政府资助,但各个州资助标准和储存资金的持续时间差异依然很大。

美国生殖医学会2013年的指南中为卵母细胞冷冻摘下实验性技术的标签。美国目前对于卵母细胞冷冻的政策相对较为宽松,并不要求患者一定结婚才能冷冻卵子,单身也是可以进行冷冻的。此外,一些医院可能会要求患者提供护照和签证等证件,以证明其身份和合法性。需要注意的是,虽然美国政策较为宽松,但冷冻卵子是一项复杂的医疗过程,需要谨慎评估个人的生育能力和需求。对于因化疗或其他性腺毒性治疗而面临不孕的患者,建议通过专业的咨询,对卵母细胞进行冷冻保存。

在2004年,加拿大联邦政府通过了《人体组织法案》(HTA),该法案为卵子冷冻和储存提供了法律框架。根据该法案,女性可以在任何年龄段将自己的卵子冷冻保存,以备将来使用。这一政策旨在为那些希望延迟生育或保留生育能力的女性提供更多的选择。2018年澳大利亚政府宣布了一项新的法律,允许女性在任何年龄段将自己的卵子冷冻保存,以备将来使用。而在此之前,澳大利亚的法律只允许女性在35岁之前冷冻保存自己的卵子。这一政策的变化引起了广泛的关注和讨论。新加坡的卵母细胞冷冻政策在2022年进行了修改。具体来说,从2023年1月1日开始,所有21岁至35岁女性,不管婚姻状况,都可以选择冻卵,但只有合法夫妻能使用冷冻的卵子生育子女。同时,37岁以下女性冻卵的成功率被证明是相对平稳的,新加坡政府还决定将女性合法冻卵年龄上限从35岁上调至37岁。这一修改是为了鼓励更多女性实现她们的生育愿望,同时也为了解决新加坡的人口数量下滑问题。日本卵母细胞冷冻的政策相对较为严格,主要是因为日本的传统观念认为婚姻和生育是家庭和社会责任的核心。不过,随着社会观念的逐渐开放和女性地位的提高,日本政府也在逐步放宽相关政策。日本最早的卵母细胞冷冻政策是针对未婚女性或婚后不孕的夫妇,允许他们进行卵母细胞冷冻。随后,政策逐渐放宽,允许女性在生育年龄早期进行卵母细胞冷冻,以备将来使用。

基于全世界各国生育力保存政策日趋宽松,一些人认为,政策的改变为女性提供了更多的选择和自由,可以帮助她们更好地掌控自己的生育计划。而另一些人则担心,政策的改变可能会导致滥用和伦理问题,例如"卵子银行"的出现和商业化操作的风险。

第四节 经典伦理案例

【案例叙述】

徐某,女,30岁,2018年12月向首都医科大学附属北京妇产医院寻求冻卵服务,被医院以其"单身身份"及"非医疗目的"为由拒绝。随即,徐某以"一般人格权纠纷"案由将医院告上法庭,请求法院判令被告为其提供冻卵服务此案引发了社会强烈讨论。

医学讨论:

女性生育功能除受遗传和诸多后天因素的影响之外,年龄是最为重要的影响因素。女性生育力保存是面向育龄期或青春期女性,保护她们可能受损的生育功能的医疗措施。目前女性生育力保存多见于育龄期癌症病人和辅助生殖治疗周期中的病人,保存的手段和条件已较为规范,包括卵巢皮质冷冻、卵母细胞冷冻和胚胎冷冻保存等。

自1986年首次报道卵母细胞冷冻复苏后通过辅助生殖技术获得妊娠,至今已有三十多年的历史。卵母细胞冷冻广泛地应用在患有癌症需要进行化疗、放疗等损害生育力的年轻女性上。我国女性生育力保存专家共识提出,对于乳腺癌、淋巴瘤、宫颈癌等好发于年轻女性的肿瘤和有生育力下降高风险的非肿瘤疾病如子宫内膜异位症、自身免疫性疾病的患者,应当尽早确定治疗过程对生育力的影响程度,对有生育意愿的、疾病预后良好的患者尽早地开展生育力保存。目前临床上应用的卵母细胞冷冻保存方法主要有两种:慢速冷冻和玻璃化冷冻。胚胎/卵母细胞玻璃化冷冻已成为最为成熟的保存方法,广泛应用于辅助生殖临床工作中。卵细胞是人体最大的细胞,对冷冻十分敏感,在冻融过程中极易受到细胞内外形成的冰晶的影响,较胚胎更容易受到冷冻损伤,这也使得冷冻卵母细胞技术的发展相对缓慢。但仍有很多学者报道了卵母细胞冷冻后试管婴儿成功的案例。冷冻保存技术的进步使得卵母细胞冷冻保存在女性生育力保存方面的可行性不断提高。据报道,目前成熟卵母细胞玻璃化冷冻存活率可达80%-95%,胚胎移植周期平均临床妊娠率为30%,累积活产率为33%。有生育力保存需求的女性可考虑尽早进行卵母细胞冷冻。

【伦理讨论】

大龄单身女性在我国能否申请生育力保存,目前学术界尚有争议。

有的学者认为我国法律法规明确禁止单身女性的卵母细胞冷冻,单身女性在实施卵母细胞冷冻的准备阶段就已经构成对其生殖健康的潜在危害,有着较大风险,即已经违反了生命伦理学不伤害原则。冷冻卵母细胞使用效率很低,已经冷冻卵母细胞的女性在想要受孕之时,首先考虑的并不是使用之前冷冻的卵母细胞,在条件允许的情况下还是会先尝试自然受孕。同时,冷冻卵母细胞的保存需要投入大量的人力、物力和财力,而冷冻卵母细胞使用效率低,不能够产生良好的社会效益,除了占用医疗资源外,也存在卵母细胞被商品化的风险。另外,受孕和怀孕的过程会受到多方因素影响,高龄生育增大了妊娠期不良后果的风险。在《中国女性肿瘤病人生育力保护及保存专家共识》中,卵母细胞冷冻适应证只包括罹患肿瘤的未婚女性,不包括因大龄产生的需求。故不支持对单身女性进行社会因素的卵母细胞冷冻。

但也有学者认为,伦理原则中的尊重原则、有利于患者原则要求医务人员能充分尊重患者的要求,维护患者的利益,主张对于疾病因素和非疾病因素的人群给予平等的生育力保存,应允许单身女性在一定条件下使用冻卵技术。在当今生育力下降的社会环境下,开放冻卵保护单身女性生育权是可行的,也是必要的,符合我国现阶段实际情况。如果病人的意愿,没有危害他人,我们应尊重他们的意愿和选择。不伤害原则是底线伦理原则,要充分地告知患大龄女性生育力保存技术操作过程中可能出现的风险,对流程及其利弊做出真实而全面的说明,并由她们全面衡量之后自主决策。

【法理讨论】

2003年《人类辅助生殖技术和人类精子库伦理原则》规定,医务人员必须严格贯彻国家人口和计划生育法律法规,不得对不符合国家人口和计划生育法规和条例规定的夫妇和单身妇女实施人类辅助生殖技术。按照《人类辅助生殖技术管理办法》中规定,人类辅助生殖技术是指:运用医学技术和方法对配子、合子、胚胎进行人工操作,以达到受孕目的的技术。

而生育力保存是一项医学技术,其目的是保存女性的生育能力,如冻卵是为了长时间保持卵母细胞的质量和活力,并不是让卵母细胞受孕。卵母细胞冷冻生育力保存是不是应归属到人类辅助生殖技术的范畴,目前法律没有明确的规定,对大龄单身女性进行生育力保存是否违背《人类辅助生殖技术规范》,部分学者仍对此存疑。

2021年9月17日,徐某要求冻卵案第二次开庭审理。2022年7月22日,当事人徐某收到一审判决书,法院驳回其所有的诉讼请求。法院认为:我国法律和行政法规尚未对人类辅助生殖技术具体应用作出明文规定,作为行政规章的《人类辅助生殖技术管理办法》第三条规定:"人类辅助生殖技术的应用应当在医疗机构中进行,以医疗为目的,并符合国家计划生育政策、伦理原则和有关法律规定。"此外,原卫生部(现国家卫健委)发布《关于修订人类辅助生殖技术与人类精子库相关技术规范、基本标准和伦理原则的通知》,该通知附件1的《人类辅助生殖技术规范》中规定:"禁止给不符合国家人口和计划生育法规和条例的夫妇和单身妇女实施人类辅助生殖技术。"上述部门规章和技术规范中,明确规定了人类辅助生殖技术的应用必须以医疗为目的,且明令禁止给不符合国家人口和计划生育法规和条例的夫妇和单身妇女实施人类辅助生殖技术。本案中,北京某医院作为非营利性医疗机构,其执业必须按照核准登记的诊疗科目开展诊疗活动,且必须遵守我国有关法律、法规、部门规章和医疗技术规范等要求。徐某作为单身女性,在本人健康的情况下,向北京某医院提出的冻卵服务要求,并非基于医疗目的,也不符合国家计划生育政策,其以延迟生育为目的向北京某医院提出冻卵服务要求,并不符合上述部门规章和技术规范的规定。因此,北京某医院拒绝为其提供冻卵服务,并未违反卫生行政主管部门的规章及技术规范的要求。综上,徐某要求北京某医院停止对其一般人格权的侵害的请求,法院不予支持。对徐某基于北京某医院构成对其一般人格侵权提出的本案全部诉讼请求,法院亦不予支持。

此案例是医疗伦理、生命伦理、家庭伦理、社会伦理之间的综合矛盾放大镜。在辅助生殖技术帮助下孕育新生命固然难能可贵,但不能忽视随之产生的一系列伦理问题。学界与社会应深入研讨人文、社会、法理及伦理方面的问题,不断完善现有法律法规与技术规范。

参考文献

[1]刘长秋.冻卵:法律应采取怎样的立场与对策[J].探索与争鸣,2016(11):88-92.

[2]李善国,倪正茂,刘长林.辅助生殖技术法研究[J].法律与医学杂志,2006(1):78.

[3]陆小溦,郭松,冯云.人卵子冷冻技术的伦理思考[J].生殖医学杂志,2017,26(3):224-227.

[4]王彬,李燕姿.年轻乳腺癌患者生育力保存的治疗与伦理思考[J].中国医学伦理学,2021,34(1):88-92.

[5]杨帆.辅助生殖技术对生育权的冲击及立法调整[J].法学杂志,2010,31(4):93-96.

[6]杨国利.简论儒家生命医学伦理学"四原则"[J].中国医学伦理学,2017,30(2):178-183.

[7]中国男性生育力保存专家共识编写组.中国男性生育力保存专家共识[J].中华生殖与避孕杂志,2021,41(3):191-198.

[8]张伟伟,杨琨,张云山.社会性卵子冷冻保存的伦理思考[J].国际生殖健康/计划生育杂志,2017,3(5):400-403.

[9]梁晓燕,方丛,李晶洁,等.中国女性肿瘤患者生育力保护及保存专家共识[J].中国肿瘤临床,2020,47(5):217-221.

[10]DRUCKENMILLER S,GOLDMAN K N,LABELLA P A,et al. Successful oocyte cryopreservation in reproductive-aged cancer survivors[J]. Obstetrics and Gynecology,2016,127(3):474-480.

[11]YASMIN E,BALACHANDREN N,DAVIES M C,et al. Fertility preservation for medical reasons in girls and women:British fertility society policy and practice guideline[J]. Human Fertility (Cambridge,England),2018,21(1):3-26.

[12]ETHICS COMMITTEE OF THE AMERICAN SOCIETY FOR REPRODUCTIVE MEDICINE. Practice Committee of the American Society for Reproductive Medicine Fertility preservation in patients undergoing gonadotoxic therapy or gonadectomy:a

committee opinion[J]. Fertil Steril,2019,112(6):1022-1033.

[13]ESHRE GUIDELINE GROUP ON FEMALE FERTILITY PRESERVATION,ANDERSON R A,AMANT F,et al. ESHRE guideline:Female fertility preservation[J]. Human Reproduction Open,2020,2020(4):hoaa052.

[14]HENRY L,LABIED S,JOUAN C,et al. Preservation of female fertility:The Current therapeutic strategy[J]. International Journal of Gynaecology and Obstetrics:the Official Organ of the International Federation of Gynaecology and Obstetrics,2022,156(1):3-9.

[15]SEGERS I,BARDHI E,MATEIZEL I,et al. Live births following fertility preservation using *in-vitro* maturation of ovarian tissue oocytes[J]. Human Reproduction,2020,35(9):2026-2036.

[16]DONNEZ J,DOLMANS M M. Fertility preservation in women[J]. Nature Reviews. Endocrinology,2013,9(12):735-749.

[17]MARTINEZ F,INTERNATIONAL Society for Fertility Preservation – ESHRE – ASRM Expert Working Group. Update on fertility preservation from the Barcelona International Society for Fertility Preservation-ESHRE-ASRM 2015 expert meeting:Indications,results and future perspectives[J]. Fertility and Sterility,2017,108(3):407-415. e11.

[18]DONNEZ J,DOLMANS M M. Fertility preservation in women[J]. The New England Journal of Medicine,2018,378(4):400-401.

[19]DITTRICH R,KLIESCH S,SCHÜRING A,et al. Fertility preservation for patients with malignant disease. guideline of the DGGG,DGU and DGRM (S2k-level,AWMF registry No. 015/082,November 2017) – recommendations and statements for girls and women [J]. Geburtshilfe Und Frauenheilkunde,2018,78(6):567-584.

[20]SCHLEGEL P N,SIGMAN M,COLLURA B,et al. Diagnosis and treatment of infertility in men:AUA/ASRM guideline PART II[J]. The Journal of Urology,2021,205(1):44-51.

[21]MARTINEZ G,WALSCHAERTS M,MITOUARD M L,et al. Impact of Hodgkin or non-Hodgkin lymphoma and their treatments on sperm aneuploidy:A prospective study by the French CECOS network[J]. Fertility and Sterility,2017,107(2):341-350. e5.

[22]MARTIN R H,ERNST S,RADEMAKER A,et al. Analysis of sperm chromosome complements before, during, and after chemotherapy [J]. Cancer Genetics and Cytogenetics,1999,108(2):133-136.

[23]MAJZOUB A,AGARWAL A. The Complete Guide to Male Fertility Preservation[M]. Cham:Springer International Publishing,2018.

[24]GOETSCH A L,KIMELMAN D,WOODRUFF T K. Fertility Preservation and Restoration for Patients with Complex Medical Conditions [M]. Cham:Springer International Publishing,2017.

[25]FLAMIGNI C. The Ethics of Fertility Preservation [M]. New Haven:Yale

University,2009

[26]SABANEGH E S. Cancer and Fertility[M]. Cham:Humana Press,2016

[27] ETHICS COMMITTEE OF THE AMERICAN SOCIETY FOR REPRODUCTIVE MEDICINE ELECTRONIC ADDRESS:ASRM@ ASRM ORG. Fertility preservation and reproduction in patients facing gonadotoxic therapies:An Ethics Committee opinion[J]. Fertility and Sterility,2018,110(3):380-386.

[28]MERTES H,PENNINGS G. Ethical considerations of fertility preservation[M]//Female and Male Fertility Preservation. Cham:Springer International Publishing,2022:627-640.

[29]DONNEZ J,DOLMANS M M. Fertility preservation in women[J]. The New England Journal of Medicine,2017,377(17):1657-1665.

[30]ELSTER N R. Legal aspects of fertility preservation[M]//Principles and Practice of Fertility Preservation. Cambridge:Cambridge University Press,2011:488-496.

[31]HANSELIN M R,ROYBAL D L,LEININGER T B. Ethics and oncofertility:A call for religious sensitivity[J]. Journal of Oncology Practice,2017,13(7):e582-e589.

[32]SUZUKI NAO,AND JACQUES DONNEZ.. Gonadal Tissue Cryopreservation in Fertility Preservation[M]. Tokyo:Springer Japan,2016.

[33]NUFFIELD COUNCIL IN BIOETHICIS. Genome editing and human reproduction:social and ethical issues[M]. Nuufield Coucil on Bioethics,2018.

[34] PRACTICE Committee of the American Society for Reproductive Medicine Electronic address:asrm@ asrm org. Fertility preservation in patients undergoing gonadotoxic therapy or gonadectomy: A committee opinion [J]. Fertility and Sterility, 2019, 112 (6): 1022-1033.

[35]HIRTZ D G,FITZSIMMONS L G. Regulatory and ethical issues in the conduct of clinical research involving children[J]. Current Opinion in Pediatrics,2002,14(6):669-675.

[36]MULDER R L,FONT-GONZALEZ A,HUDSON M M,et al. Fertility preservation for female patients with childhood,adolescent,and young adult cancer:Recommendations from the PanCareLIFE Consortium and the International Late Effects of Childhood Cancer Guideline Harmonization Group[J]. The Lancet Oncology,2021,22(2):e45-e56.

[37]KLIPSTEIN S,FALLAT M E,SAVELLI S,et al. Fertility preservation for pediatric and adolescent patients with cancer:Medical and ethical considerations[J]. Pediatrics,2020, 145(3):e20193994.

[38] ETHICS COMMITTEE OF THE AMERICAN SOCIETY FOR REPRODUCTIVE MEDICINE. Fertility preservation and reproduction in cancer patients[J]. Fertility and Sterility,2005,83(6):1622-1628.

[39]PENG Y J,HUANG X R,ZHOU Q. Ethical and policy considerations for human embryo and stem cell research in China[J]. Cell Stem Cell,2020,27(4):511-514.

［40］ESHRE GUIDELINE GROUP ON FEMALE FERTILITY PRESERVATION,ANDERSON R A, AMANT F, et al. ESHRE guideline：Female fertility preservation［J］. Human Reproduction Open,2020,2020(4)：hoaa052.

［41］YU L Y, ZHAI X M. Oocyte cryopreservation for non－medical reasons：Ethical and regulatory concerns in China［J］. Developing World Bioethics,2024,24(3)：198－206.

［42］LATIF S,MARTINS DA SILVA S,DAVIES M,et al. Fertility preservation provision in the NHS：A national assessment of care policies［J］. Human Fertility, 2023, 26 (3)：433－438.

［43］HARZIF A K,SANTAWI V P A,MAIDARTI M,et al. Investigation of each society for fertility preservation in Asia［J］. Frontiers in Endocrinology,2019,10：151.

［44］MELAN K,AMANT F,VERONIQUE－BAUDIN J,et al. Fertility preservation healthcare circuit and networks in cancer patients worldwide：What are the issues？［J］. BMC Cancer,2018,18(1)：192.

［45］HENRY L, BEREK J S, DIAZ I, et al. FIGO statement：Fertility preservation［J］. International Journal of Gynaecology and Obstetrics：the Official Organ of the International Federation of Gynaecology and Obstetrics,2023,163(3)：790－794.

［46］孙宁霞,严杰,李文,千日成. 女性生育力保存临床实践中国专家共识. 中华生殖与避孕杂志,2 021,41(5)：383－391.

［47］侯云鹏,周光斌,傅祥伟. 动物配子与胚胎冷冻保存原理及应用［M］. 2016：北京：科学出版社,2016：288.

［48］全国人民代表大会. 中华人民共和国民法典［Z/OL］. (2020－06－02)［2024－09－17］. http://www. npc. gov. cn/npc/c2/c30834/202006/t20200602_306457. html

［49］周璇,郭莎娜,陈其臻,等. 卵子冷冻在女性生育力保存中价值的研究进展［J］. 同济大学学报(医学版),2024,1－6.

［50］梁晓燕,李晶洁. 生育力保存中国专家共识中华医学会生殖医学分会［J］. 生殖医学杂志,2021,30 (09)：1129－1134.

［51］杨同卫,张迎春,苏永刚. 大龄单身女性生育力保存的伦理学研究［J］. 医学与哲学,2022,43(4)：9－12.